AF357664

TRAITÉ COMPLET
DE PHARMACIE
THÉORIQUE ET PRATIQUE

CONTENANT

LES ÉLÉMENS, L'ANALYSE ET LES FORMULES DE TOUS LES MÉDICAMENS, LEURS PRÉPARATIONS CHIMIQUES ET PHARMACEUTIQUES, CLASSÉES MÉTHODIQUEMENT SUIVANT LA CHIMIE MODERNE, AVEC L'EXPLICATION DES PHÉNOMÈNES, LES PROPRIÉTÉS, LES DOSES, LES USAGES, LES DÉTAILS RELATIFS AUX ARTS QUI SE RAPPORTENT A CELUI DE LA PHARMACIE, ET A TOUTES LES OPÉRATIONS.

ON A JOINT

Un très-grand nombre d'autres Préparations nouvelles, des Figures explicatives avec beaucoup de Tableaux;

PAR J.-J. VIREY,

Membre titulaire de l'Académie royale de Médecine et du Conseil supérieur de Santé, Docteur en médecine de la Faculté de Paris, ancien Professeur d'histoire naturelle à l'Athénée de Paris, Maître en pharmacie et ancien Pharmacien en chef à l'Hôpital Militaire de Paris, Membre de l'Académie impériale des Curieux de la Nature, des Sociétés de pharmacie de l'Allemagne septentrionale et des États-Unis d'Amérique, des Académies de Lyon, Rouen, Bordeaux, Mâcou, etc., et de plusieurs autres françaises et étrangères, etc;

MEMBRE DE LA CHAMBRE DES DÉPUTÉS
ET DE LA LÉGION-D'HONNEUR.

QUATRIÈME ÉDITION,
AUGMENTÉE DE TOUTES LES DÉCOUVERTES LES PLUS MODERNES.

Deux gros vol. in-8°. — Prix: 16 fr.

L'auteur, l'un des plus anciens rédacteurs du *Journal de Pharmacie*, long-temps secrétaire de la Section de Pharmacie, de l'Académie royale de Médecine, ex-président de la Société des pharmaciens de Paris, et concourant sans cesse, par ses nombreux travaux, aux progrès des *sciences exactes*, ne pouvait rien négliger pour élever cette quatrième édition, de son Traité de pharmacie, à la hauteur des connaissances les plus modernes. Placé au centre des correspondances pharmaceutiques par ses relations étendues, soit en France, soit dans les pays étrangers, il a puisé à la source des *journaux scientifiques* et des *ouvrages nouveaux* publiés en différentes langues, et a su profiter des avantages de cette position favorable pour améliorer et pour compléter son livre. Il s'est efforcé d'atteindre enfin ce perfectionnement graduel, mieux que dans tout autre traité du même genre, par les fruits de l'*expérience* et des précieux renseignemens qu'il a recueillis avec des soins judicieux, comme *pharmacien* et comme *médecin*.

L'ART D'ELEVER LES ENFANS. Considérations sur l'éducation physique et morale; dédié aux pères et aux mères, par le professeu. *Froissent.* 1 vol. in-8º. Prix : 5 frr

Ouvrage honoré de la souscription de la Reine.

L'ART D'EMPAILLER LES OISEAUX, contenant des principes de Théorie nouveaux, et des procédés de pratique, avantageux pour conserver à chaque famille les formes et les attitudes naturelles, par *Mouton-Fontenille*, in-8º, avec 5 planches, broc. Prix : 2 fr. 50 c.

L'ART DE FORMULER, ou tableaux synoptiques des doses, des médica-mens et des formes pharmaceutiques sous lesquelles ils doivent être administrés. Ouvrage utile aux jeunes praticiens. 1 vol. in-18 , br. Prix : 3 fr.

Cet ouvrage est divisé en 4 parties, la première contient des généralités sur le médicament et sur les différentes formes pharmaceutiques, des règles sur l'art de formuler et l'explication du mode d'emploi des tableaux synoptiques. Ces tableaux constituent la seconde partie. La 3me contient un recueil des formules consacrées, c'est-à-dire celles qui indiquent la composition des médicamens journellement employés dans les hôpitaux. Enfin, la 4me partie est un vocabulaire destiné a quelques particularités sur les agens thérapeutiques, mentionnés dans les tableaux, telles que leurs noms latins, les denominations diverses sous lesquelles plusieurs d'entre eux sont connus, les principes actifs de certaines substances, la composition des principaux sirops, des principales teintures, etc. , etc.

CHIMIE ORGANIQUE APPLIQUÉE A LA PHYSIOLOGIE ET A LA MÉDECINE, contenant l'analyse des substances animales et végétales; par *Léopold Gmelin*, docteur en médecine, professeur de chimie médicale à l'Université de Heidelberg, etc.; traduit de l'allemand, d'après la seconde édition, par *J. Ineichen*, professeur de physique et de chimie à Lucerne ; avec des notes et des additions sur diverses parties de la chimie et de la physiologie; par *J. J. Virey*, docteur en médecine de la Faculté de Paris, etc. , etc., 1 vol. in-8º br., couverture imprimée. Prix : 5 fr.

On trouvera dans cette ouvrage concis, rempli de faits très-curieux et de résultats d'expériences, tout ce que les recherches de plusieurs savans chimistes du nord de l'Europe ajoutent à celles que nous devons aux plus illustres de la France.

COURS THEORIQUE ET PRATIQUE D'ACCOUCHEMENS, par *J. Capuron*, docteur en médecine et professeur d'accouchemens, etc. , 4e édition, 1 gros vol. in-8º, br. 9 fr.

ACCOUCHEMENT (de l'), lorsque le bras de l'enfant se présente et sort le premier, Dissertation où l'on discute les raisons pour et contre la mutilation de ce membre, etc., etc.; par *J. Capuron*; in-8, br. 2 fr.

COURS DE CHIMIE GENERALE, par M. *Laugier*, professeur de chimie à l'Ecole de pharmacie de Paris, et au Jardin de Roi, 3 vol. in-8º et atlas, br. Prix : 18 fr.

COURS DE CHIMIE, professé à la Faculté des sciences, comprenant l'histoire des sels, la chimie végétale et animale; par M. *Gay-Lussac*, membre de l'Institut, 2 vol. in-8º, br. Prix : 15 fr.

COURS DE L'HISTOIRE NATURELLE DES MAMMIFÈRES partie comprenant quelques vues préliminaires de philosophie naturelle et l'histoire des singes, des makis, des chauve-souris et de la taupe, servant de complément à l'histoire naturelle des quadrupèdes de Buffon; par M. *Geoffroy Saint-Hilaire*, membre de l'Institut etc. 1 gros vol. in-8°, avec fig., br. Prix : 7 fr.

POISONS (des) considérés sous le rapport de la médecine pratique et de la médecine légale, par *D.-Ph. Mutel*, ancien médecin en chef des hôpitaux militaires du Helder et du Texel, membre de plusieurs sociétés médicales françaises et étrangères. Paris, 1832; 1 vol. in-8, couv. imp, br. Prix : 6 fr.

Cet ouvrage est précédé de considérations générales sur les poisons, et d'un modèle de rapport, lorsque le médecin se trouve requis pour constater un décès. UTILE AUX MAGISTRATS, AUX MÉDECINS ET AUX OFFICIERS DE SANTÉ.

ELEMENS DE CHIMIE PRATIQUE, appliquée aux arts et manufactures; par *James Millar*, membre du Collège royal de physique et professeur d'histoire naturelle et de chimie à Edimbourg; traduits de l'anglais et augmenté de notes par *Ph.-J. Coulier*; 1 vol. in-8, avec 4 fig., br., couv. imp. Prix : 6 fr.

FLORE GÉNÉRALE DES ENVIRONS DE PARIS, selon la méthode naturelle. Description de toutes les plantes agames, cryptogames et phanérogames qui y croissent spontanément; leurs propriétés, leur usage dans la médecine, les arts et l'économie domestique; avec une classification naturelle des agames et des cryptogames, basée sur l'organisation de ces végétaux, et accompagnée de *dix-huit tableaux iconographiques* formant un *Genera* propre à en rendre l'étude facile; par *F.-F. Chevallier*, docteur en médecine de la Faculté de Paris, professeur de botanique, etc.; 3 vol. in-8° de près de 1700 pages, petit-texte et petit-romain, 18 planches, couv. imp. Prix : 15 fr.

— Le même ouvrage, figures en couleur, retouchées au pinceau. Prix : 21 fr.

HISTOIRE NATURELLE DES MÉDICAMENS, DES ALIMENS ET DES POISONS, tirés des trois règnes de la nature, classés suivant les méthodes naturelles modernes les plus exactes; avec l'indication de leurs propriétés, de leurs usages, de leurs qualités nuisibles et des moyens d'y remédier; leur analyse chimique, leur emploi médical, etc.; par *J.-J. Virey*, docteur en médecine de la Faculté de Paris, 1 vol. in-8°, br. Prix : 6 fr

LETTRES TOPOGRAPHIQUES ET MÉDICALES SUR VICHY, ses eaux minérales et leur action thérapeutique sur nos organes; par *Victor Noyer*, docteur en médecine, chirurgien de l'hospice de Vichy, etc., etc. 1 vol. in-8°. Prix, br. 4 fr.

MANUEL DU VÉTÉRINAIRE, DU CULTIVATEUR ET DE L'AMATEUR DE CHEVAUX (nouveau); par *Lafosse*, vétérinaire, ancien inspecteur-général en chef des remontes de cavalerie. 6e édition, revue, corrigée et augmentée par *U. Leblanc*, médecin vétérinaire, à Paris, ancien répétiteur à l'école royale d'Alfort. Paris, 1832; 1 vol. in-12, fig. et tableaux indicatifs des différentes morves; couv. imp, br. Prix : 2 fr. 50 c.

METHODE ANALYTIQUE COMPARATIVE DE BOTANIQUE, appliquée aux plantes phanérogames qui composent la Flore française; par *B.-L. Peyre*, membre de la Légion-d'Honneur, chirurgien-major au 18me régiment d'infanterie de ligne; 1 vol. in-4°, sur grand raisin.   9 fr.

PRÉCIS DE MINÉRALOGIE MODERNE, donnant la connaissance de la structure, la nature, les caractères et la classification des minéraux, avec la description et l'histoire naturelle de chacune de leurs espèces; précédé d'une Introduction historique, et suivi d'une Biographie, d'une Bibliographie et d'un Vocabulaire formant table synonymique; par *J.-Odolant Desnos*, 2 vol. in-32, fig., br., couv. imp. Prix: 2 fr. 50 c.

TABLEAU ÉLÉMENTAIRE DE BOTANIQUE, dans lequel toutes les parties qui constituent les végétaux sont expliquées et mises à la portée de tout le monde, où l'on trouve les systèmes de Tournefort, Linné et les familles de Jussieu; par *Sébastien Gérardin de Mirecourt*; 1 vol. in-8, avec huit grandes planches en taille-douce, br.   4 fr.

TRAITÉ ÉLÉMENTAIRE D'ORNITHOLOGIE, contenant : 1° Les principes et les généralités de cette science; 2° L'analyse du système de Linné sur les oiseaux; 3° La synonymie de Buffon; 4° Les caractères des genres; 5° La description et l'histoire des espèces européennes; suivie de l'art d'empailler les oiseaux, avec 10 planches en taille-douce, par *Mouton Fontenille*; 3 vol. in-8o, br. Prix: 7 fr.

TRAITÉ DES MALADIES DES YEUX, observées sur les principaux animaux domestiques, principalement le cheval; contenant les moyens de les prévenir et de les guérir de ces affections; ouvrage qui a obtenu une médaille d'or décernée par la Société royale et centrale d'Agriculture, dans sa séance du 6 avril 1823; par *Leblanc*, médecin vétérinaire, ancien répétiteur de botanique, de pharmacie, de matière médicale, de physique et de chimie à l'école vétérinaire d'Alfort; 1 vol. in-8°, beau papier, *avec 7 grandes planches en taille-douce, représentant les diverses maladies des yeux et les instrumens pour opérer,* couverture imprimée. Prix :   6 fr.

Il n'existait aucun traité sur cette matière, et cependant la nécessité en était généralement sentie. L'ouvrage de M. Leblanc a entièrement rempli l'attente de la Société royale d'Agriculture, qui en avait en quelque sorte provoqué la composition. Il est indispensable aux vétérinaires et à tous les amateurs de chevaux, qui y trouveront les moyens de prévenir des accidens trop communs.

JOURNAL DE LA SOCIÉTÉ DES SCIENCES PHYSIQUES, CHIMIQUES, ET ARTS AGRICOLES ET INDUSTRIELS, offrant un résumé des découvertes, perfectionnemens et progrès de toutes les connaissances utiles et usuelles, propres à améliorer les besoins de la vie et à utiliser les diverses productions de la nature. Prix de l'abonnement: 10 fr. par an, franc de port pour toute la France, 12 fr. pour l'étranger.

Le *Journal des Sciences physiques, chimiques*, etc., paraît tous les mois par cahiers de deux feuilles à deux feuilles et demie en petit texte; de manière à offrir le plus grand nombre d'articles dans le minimum de pages : *multa paucis.*

Imprimerie de DUCESSOIS, quai des Augustins, 55.

TRAITÉ COMPLET

DE PHARMACIE

THÉORIQUE ET PRATIQUE.

OUVRAGES DU MÊME AUTEUR,

HISTOIRE NATURELLE DES MÉDICAMENS, DES ALIMENS ET DES POISONS, tirés des trois règnes de la nature, classés suivant les méthodes naturelles modernes, avec l'indication de leurs propriétés, de leurs usages, de leurs qualités nuisibles, et des moyens d'y remédier ; leur analyse chimique, leur emploi médical, etc. ; 1 vol. in-8, 1820. Chez Ferra, libraire.

HISTOIRE NATURELLE DU GENRE HUMAIN, etc., avec figures ; 3 vol. in-8, seconde édition. Paris, 1824. Crochard, libraire.

DE LA FEMME, SOUS SES RAPPORTS PHYSIOLOGIQUE, MORAL ET LITTÉRAIRE ; 1 vol. in-8. Paris, 1825 ; deuxième édition. Crochard, libraire.

ÉPHÉMÉRIDES DE LA VIE HUMAINE, *dissertation inaugurale*. Paris, 1814 ; in-4°.

RECHERCHES MÉDICO-PHILOSOPHIQUES SUR LA NATURE ET LES FACULTÉS DE L'HOMME. Paris, in-8, 1817. Déterville et Panckoucke, libraires.

L'ART DE PERFECTIONNER L'HOMME, ou de la médecine intellectuelle et morale ; 2 vol. in-8. Paris, 1808. Déterville, libraire.

EXAMEN IMPARTIAL DE LA MÉDECINE MAGNÉTIQUE ; brochure in-8. Paris, 1818. Panckoucke, libraire.

HISTOIRE DES MŒURS ET DE L'INSTINCT DES ANIMAUX, *avec leurs distributions méthodiques*, etc. Cours fait à l'Athénée royal de Paris ; 2 vol. in-8, et un atlas formant le troisième volume (Il ne reste que peu d'exemplaires de cet ouvrage). Déterville, libraire.

DE LA PUISSANCE VITALE CONSIDÉRÉE DANS SES FONCTIONS PHYSIOLOGIQUES, *chez l'homme et tous les êtres organisés , avec des recherches sur les forces médicatrices et les moyens de prolonger l'existence* ; 1 vol. in-8. Paris, 1825. Crochard, libraire.

HYGIÈNE PHILOSOPHIQUE appliquée au régime physique, moral et politique de la civilisation moderne. Paris, 2 parties , in-8 ; 2ᵉ édition. Crochard, libraire.

CHIMIE ORGANIQUE APPLIQUÉE A LA PHYSIOLOGIE ET A LA MÉDECINE, contenant l'analyse des substances animales et végétales ; par *Léopold Gmelin*, docteur en médecine, professeur de chimie médicale à l'Université de Heidelberg, etc. ; traduit de l'allemand, d'après la seconde édition , par *J. Ineichen*, professeur de physique et de chimie à Lucerne, avec des notes et des additions sur diverses parties de la chimie et de la physiologie ; par *J.-J. Virey*, docteur en médecine de la Faculté de Paris, etc. 1 vol. in-8, broché. Ferra, libraire.

IMPRIMERIE DE DUCESSOIS,
Quai des Augustins, 55.

TRAITÉ COMPLET

DE PHARMACIE

THÉORIQUE ET PRATIQUE.

CONTENANT

LES ÉLÉMENS, L'ANALYSE ET LES FORMULES DE
TOUS LES MÉDICAMENS, LEURS PRÉPARATIONS CHIMIQUES
ET PHARMACEUTIQUES, CLASSÉES MÉTHODIQUEMENT SUIVANT LA
CHIMIE MODERNE, AVEC L'EXPLICATION DES PHÉNOMÈNES, LES PROPRIÉTÉS,
LES DOSES, LES USAGES, LES DÉTAILS RELATIFS AUX ARTS QUI
SE RAPPORTENT A CELUI DE LA PHARMACIE, ET
A TOUTES LES OPÉRATIONS.

ON A JOINT

*Un très-grand nombre d'autres Préparations nouvelles, des Figures
explicatives avec beaucoup de Tableaux;*

PAR J.-J. VIREY,

Membre titulaire de l'Académie royale de Médecine et du Conseil supérieur de Santé,
Docteur en médecine de la Faculté de Paris, ancien Professeur d'histoire naturelle à
l'Athénée de Paris, Maître en pharmacie et ancien Pharmacien en chef à l'Hôpital
Militaire du Val-de-Grâce, Ex-Président de la Société de Pharmacie de Paris, Ex-Secré-
taire de la Section de Pharmacie, l'un des rédacteurs du Journal de Pharmacie, Membre de
l'Académie impériale des Curieux de la Nature, des Sociétés de pharmacie de l'Allemagne
septentrionale et des États-Unis d'Amérique, des Académies de Lyon, Rouen, Bordeaux,
Mâcon, etc., et de plusieurs autres françaises et étrangères, etc;

MEMBRE DE LA CHAMBRE DES DÉPUTÉS
ET DE LA LÉGION-D'HONNEUR.

QUATRIÈME ÉDITION,

AUGMENTÉE DE TOUTES LES DÉCOUVERTES LES PLUS MODERNES.

TOME PREMIER.

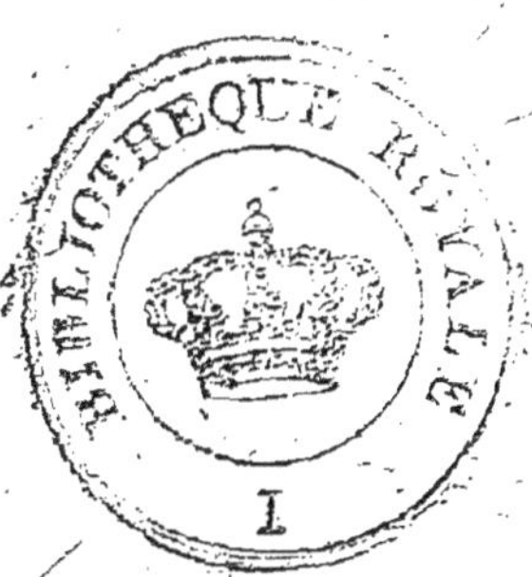

PARIS,

FERRA, LIBRAIRE,   JUST ROUVIER ET E. LE BOUVIER
RUE DES GRANDS-AUGUSTINS, 23;   RUE DE L'ÉCOLE-DE-MÉDECINE, 8.

—

1833

AVERTISSEMENT

SUR

CETTE QUATRIÈME ÉDITION.

Toutes les sciences exactes, la chimie, la physique et l'histoire naturelle, concourant aux progrès et à la splendeur de l'art pharmaceutique, aucune de leurs découvertes les plus modernes à cet égard n'a dû être négligée, afin d'améliorer cette quatrième édition et lui conserver la faveur dont le public a bien voulu honorer les précédentes.

Long-temps chargé des fonctions de secrétaire de la section de pharmacie de l'Académie de médecine, élevé à la présidence de la savante Société de pharmacie de Paris, puisant dans les communications amicales des membres les plus illustres de l'Institut et des diverses Académies qui ont surtout contribué à l'essor de notre art, qu'il me soit permis de leur rendre ici cet hommage public de ma reconnaissance pour les excellens travaux dont ils l'ont enrichi. Témoin journalier de leurs immenses recherches, je les dois remercier de tous les perfectionnemens que cet ouvrage a reçu. Je dois beaucoup également à mes doctes collègues les rédacteurs du *Journal de pharmacie*, depuis plus de vingt années de coopération, et à plusieurs professeurs de l'Ecole de pharmacie de Paris, enfin, à tant d'autres habiles praticiens de la capitale cités dans cet ouvrage et desquels j'ai obtenu une foule de renseignemens précieux. Placé ainsi au centre des correspondances pharmaceutiques et chimiques, à la source de tous les ouvrages nouveaux qui se publient en différentes langues, sur cette partie des sciences, nous avons dû profiter des avantages que nous offrait cette position favorable.

Afin que notre Traité puisse suffire à enseigner les diverses préparations, afin aussi que les médecins y trouvent toutes les formules anciennes et nouvelles, généralement usitées, avec les modes de leur composition, nous nous sommes efforcés d'atteindre ce but plus que dans aucun autre ouvrage de ce genre (1).

Aussi les connaissances médicales sont fort nécessaires pour éviter les erreurs grossières de certaines recettes, ou pour écarter les imperfections qu'on a signalées en divers écrits sur la pharmacie, quel que soit leur mérite d'ailleurs. Un médecin qui ne serait pas pharmacien, comme un pharmacien qui manquerait du savoir étendu d'un médecin pourrait laisser également imparfait un ouvrage destiné à ces deux branches de l'art de guérir, ou se permettre des altérations dangereuses de formules, sous le prétexte de les perfectionner. En effet, il ne s'agit point de savoir seulement si tel mélange est conforme aux *lois chimiques*, mais surtout s'il répond aux besoins des *lois vitales*, en qualité de médicament. Le pharmacien qui ne considérerait que l'opération chimique, dans une formule, ne produirait pas, à proprement parler, un vrai remède, comme le médecin qui cherche à approprier les substances à l'état pathologique de nos organes.

Voilà le caractère de notre livre; tout en rendant justice à ceux qui traitent le même sujet, nous espérons n'être inférieur à aucun, après tant d'années que nous consacrons à ces sciences avec un amour sincère pour leur perfectionnement.

Ne prenant des théories que les résultats avérés par une pratique constante et réitérée, nous avons élagué quelques détails pour les remplacer par des procédés plus corrects, des faits certains, des observations éprouvées, et dans un cadre limité.

---

(1) Partout de doubles indications de poids et mesures garantissent contre toute erreur dans les formules ; ce qui est un point capital.

Le nombre des préparations nouvelles a été beaucoup accru; ainsi aucune formule du *Codex*, dont l'emploi est consacré, n'a été oubliée, non plus que les meilleures de celles publiées récemment par de savans confrères. Quoique sévère dans nos choix, nous n'avons pas négligé néanmoins les compositions les plus modernes et les plus vantées en divers pays : celles qui nous ont paru défectueuses, ont été réformées d'après l'expérience. Nous n'avons pas dû cependant entasser cette foule de recettes insignifiantes, préconisées par tant de charlatans et d'empiriques, véritable fléau et déshonneur du plus noble des arts.

Sans doute quelques anciennes formules très-compliquées paraîtront surannées et hors d'usage aujourd'hui. Cependant elles peuvent être encore prescrites par d'anciens praticiens qui en ont expérimenté les effets. D'ailleurs ces préparations ou singulières ou remarquables, nous ont semblé dignes d'être conservées, ne fut-ce que comme exercice, soit pour connaître les phénomènes que ces mixtions présentent, soit à titre de renseignement pour les modifications qu'elles ont subi. Le pharmacien ne peut pas rompre entièrement avec le passé de son art, et dans ses antiques débris, il reste encore quelques perles à recueillir.

Nous aimons rendre hommage à tous les savans dont les découvertes et les conseils nous ont été si profitables : notre livre reçoit d'eux un nouveau prix et une grande partie de son mérite; lorsque nous avons cru devoir cependant nous écarter des opinions et des procédés adoptés, nous en exposons les raisons afin qu'on les juge.

Comme il était impossible d'offrir ici des développemens suffisans à la matière médicale, nous en avons traité à part dans notre *Histoire naturelle des médicamens, des alimens et des poisons*, 1 vol. in-8°. Ce travail concis réunit toutes les indications les plus fidèles des médicamens, tant anciens que modernes, usités dans l'art médical chez toutes les nations et régulièrement classés, suivant les méthodes les plus rationnelles. Il rapporte exactement surtout chaque substance à sa véritable origine, d'après les connaissances actuelles en histoire naturelle, l'une des choses les plus essentielles pour éviter des erreurs déplorables.

Nous avons ambitionné enfin, de rendre plus complet et plus riche en faits que tous les autres modernes ce *Traité de pharmacie*, afin de ne rien laisser d'essentiel sans indication suffisante. Nous recevrons avec reconnaissance toutes les remarques sur des imperfections qui auraient pu échapper encore à nos soins.

L'étude des sciences qui a fait le destin de ma vie, sera toujours la plus douce de mes occupations et le charme de mes pensées. Rien de vrai ni de nouveau ne nous peut être indifférent.

Nous espérons de la justice de nos contemporains qu'on distinguera notre œuvre de conscience et d'expérience de plus de trente années, de ces compilations qui surchargent ou salissent l'art médical. Il faudrait flétrir ces honteuses spéculations qui déshonorent l'humanité sous le prétexte de services rendus à l'humanité, tandis qu'on débite ainsi pour elle des poisons.

Dans la route éternelle du temps, les productions des sciences et des arts, comme celles de la nature elle-même, s'accumulent sans cesse. Il importe à leurs progrès de rassembler, d'espace en espace, ces matériaux qui représentent l'état de chaque science ou de chaque art, à une époque déterminée. Les hommes qui nous succéderont profiteront de ce laborieux héritage; ils s'efforceront, comme nous, de l'agrandir en y joignant les heureux fruits de leurs travaux et de l'expérience; mais sans jamais épuiser la fertilité du sol. *At, me Hercules, si hoc totis membris premeremus, si in hoc juventus sobria incumberet, hoc majores docerent, hoc minores addiscerent, vix ad fundum veniretur : in quo veritas posita est, quam nunc in summâ terrâ et levi manu quærimus.*

SENEC., Natural. quæstion. L. VII, cap. ult.

DISCOURS

SUR

L'ART DE LA PHARMACIE.

———

Tout art, toute science s'égarent s'ils marchent sans règles et sans principes. Il faut donc s'attacher à ceux-ci lorsqu'on désire de parcourir avec fruit quelque carrière que ce soit dans la vie. Quoique les diverses conditions humaines semblent être, au premier coup-d'œil, très-inégalement partagées, soit en biens de fortune, soit en pouvoir, soit en éclat de renommée, chaque état a ses plaisirs et ses avantages, comme ses peines, qui égalent à peu près tout dans le monde. Combien de laboureurs ont été réellement plus fortunés que des rois! Car aux yeux du vrai sage, qui ne se laisse point séduire par de vaines apparences, combien un ingénieux et habile artisan est supérieur, dans sa modeste existence, à ces puissans de la terre qui n'ont d'autre mérite qu'une fastueuse opulence, dont ils abusent, et qui les fait croupir dans une honteuse nullité! Que le peuple se crée des idoles et les traîne ensuite dans la fange; c'est le sort éternel des grandeurs qui ne sont pas assurées sur la base de l'estime et du vrai mérite. Mais ces arts salutaires, qu'un poëte a crus *muets* et *sans gloire* (1), ont pourtant traversé les siècles; et, dans des âges plus

———

(1) *Et mutas agitare inglorius artes.* Virg.

heureux, des héros et des rois se faisaient honneur de les exercer ; en effet, si la véritable gloire consiste à faire du bien aux hommes, quelle profession mérite plus de considération et de justes louanges que celle qui soulage nos peines et qui fournit des remèdes à nos maux ?

Le vrai pharmacien honore son art, et il en est honoré ; il en connaît les principes et les suit. SCIENCE, ORDRE, EXACTITUDE, telles sont les maximes fondamentales de toute sa conduite. Nous comprenons sous le nom de *science*, non-seulement tout ce qu'il doit connaître nécessairement, la physique générale, la chimie, l'histoire naturelle des médicamens tirés de tous les règnes, comme la minéralogie, la botanique, la zoologie, mais encore l'art de mêler, de composer industrieusement ces médicamens, ou plutôt la science de leurs principes constitutifs, et les moyens de les administrer convenablement. Nous entendons aussi, par *exactitude*, cette probité scrupuleuse qui ne se permet aucun changement de quantité, aucune substitution de matières, ce soin religieux dans les préparations, qui donne des produits toujours réguliers et uniformes. Cette maxime est comme l'âme de la confiance et de la bonne foi, non moins nécessaires dans le commerce que dans la pratique médicale. C'est encore par *l'ordre* que se conservent toutes choses : sans l'ordre, tous les genres d'erreurs sont possibles ; tous les médicamens mêlés, confondus, n'offrent que des résultats infidèles ou dangereux ; tout se corrompt ou se dégrade et ne présage que malheur et que ruine. Enfin la propreté est le plus puissant moyen de déterminer la préférence en sa faveur ; elle fait supposer les autres qualités. Quoi de plus révoltant que d'ajouter à ce que les drogues ont déjà de repoussant, le dégoût de la malpropreté ! Mais, au contraire, lorsqu'on prend toutes les précautions pour épargner à l'être souffrant les idées de déboire ; lorsque la netteté, le soin, l'ornement, tournent l'imagination sur des objets agréables, quoi de plus propre à nous concilier le plus d'avantages ? Et ce moyen est encore le seul qui prévienne une foule de détériorations dans les médicamens, lesquels n'ont souvent pour cause que le défaut de soin et de surveillance.

Qui ne possède aucune de ces trois grandes qualités que nous exigeons ici, ne doit point songer à devenir un bon pharmacien, un chimiste experimenté et honoré; il traînera son existence ignoble et méprisée : confondu dans la foule obscure des manœuvres, sans industrie, sans soin, sans mérite, il sera tout au plus un marchand de drogues ignorant, ou peut-être un de ces charlatans subalternes et impudens, un de ces fléaux publics qui, spéculant sur la crédulité du peuple, vivent, comme les misérables, de fraudes et de turpitudes; l'opprobre de son état et la risée des honnêtes gens.

Combien le portrait du vrai pharmacien est différent! Il est l'homme estimable et instruit qui tient son rang dans la société ; il est le savant que l'on consulte le plus souvent, nous ne parlons point pour la santé seulement, mais pour toutes les opérations de la vie ordinaire ; lui seul peut répandre de vraies lumières sur la salubrité publique. S'il y a un vin frelaté, une eau malsaine, un air méphitique, un aliment dangereux, à qui peut-on mieux s'adresser qu'au pharmacien-chimiste pour y remédier? Un minéral contient-il des substances métalliques ou des sels qu'on puisse exploiter? telle plante est-elle utile pour aliment, pour teinture, pour médicament, pour les arts, etc.? comment extraire de tel fruit ou de telle racine du sucre ou une fécule nourrissante? comment neutraliser tel poison, analyser telle liqueur? Qui se connaît mieux dans les arts ou la technologie que le pharmacien vraiment digne de ce titre? Nous croyons que plus il approfondira les sciences, plus il méritera de confiance et d'honneur de la part de ses concitoyens. Nous avons donc dû ne rien négliger dans cet ouvrage pour atteindre ce but. Le pharmacien doit pouvoir répondre sur tout ce qui concerne son art et sur les connaissances qui y sont accessoires ; il doit se montrer au moins l'égal des hommes les plus distingués dans la société par leurs lumières et leur habileté. Sans les recherches des premiers chimistes, qui n'étaient rien autre que des pharmaciens; la métallurgie et tous les instrumens qu'elle fournit à l'industrie, auraient laissé les sociétés humaines dans une longue enfance; enfin l'une de ces découvertes qui changent la face de l'univers, celle de la poudre à canon, n'est-elle pas sortie du laboratoire de pharmacie et d'alchimie du moine Berthold Schwartz ou de Roger Bacon? Quels arts, quelles autres découvertes la pharmacie n'a-t-elle pas enfantés? Sans elle l'agriculture seule eût peu perfectionné et agrandi la botanique, et sans elle il n'y aurait pas de chimie, cette science aujourd'hui si belle, si utile et si profonde. La pharmacie a droit de revendiquer ces connaissances et beaucoup d'autres dont elle a été la mère.

Sans doute, si nous pouvions exposer ici les immenses services que la chimie et la pharmacie ont rendus à la civilisation, nous ferions retentir des acclamations de reconnaissance du sein de ces ateliers, de ces manufactures élevées de toutes parts, depuis les entrailles du globe, visitées, la lampe de Davy à la main, par les mineurs, jusque dans les hauteurs de l'atmosphère, où s'élancent plus loin que l'aigle de hardis aéronautes, sur les ailes du gaz hydrogène.

Eh! qu'importent aujourd'hui les insultes de quelques détracteurs contre tous ces arts ennoblis par de si glorieux travaux, par tant d'étonnantes découvertes? Lorsqu'il s'agissait de la défense de la France contre les nations conjurées, ce furent des pharmaciens, des chimistes qui créèrent d'inépuisables ressources en salpêtre, en bronze, pour conquérir notre indépendance, pour faire refleurir notre antique valeur, et pour assurer tant d'éclatans triomphes qui ont excité la jalousie même de l'Europe.

Non, Molière, n'en déplaise à votre art inimitable, vous n'eussiez plus rencontré d'ignorans apothicaires : le chimiste, agrandissant son existence, s'élevait alors à la dignité du guerrier vainqueur, et la même renommée proclamait, du haut des pyramides égyptiennes, les noms des héros avec ceux des savans, également immortels. Ce n'est pas une faible science que celle qui apprend à lancer la foudre, et à secouer les rochers mêmes du globe terrestre ; et cependant il est telle opération délicate de laboratoire mille fois plus industrieuse, plus importante pour nous dévoiler les merveilleux secrets de la nature ou les profondes combinaisons des lois par lesquelles notre frêle existence est détruite ou conservée.

Ces faits, ces expériences chimiques, sont devenus aujourd'hui le riche patrimoine de l'espèce humaine ; ils ont élevé les arts et les sciences modernes à un dégré de splendeur et d'industrie inouïs de toute l'antiquité. C'est par cette route que les nations s'élancent dans la brillante carrière de la civilisation, et laissent loin d'elles les siècles obscurs de férocité sauvage des anciens temps. Le moindre citoyen de Paris ou de Londres est mieux vêtu, mieux logé que les Dagobert, les Elthérède ou les anciens rois de France et d'Angleterre ; le moindre élève en chimie est plus éclairé que les illustres philosophes de la Grèce antique. Un seul Européen instruit est plus puissant avec ses arts et ses inventions que ces milliers d'imbécilles esclaves courbés en Asie sous le sceptre des Sultans. C'est par là que l'Europe est devenue maintenant reine et dominatrice de l'univers qu'elle a su se rendre partout tributaire.

Que l'ignorance vante donc les avantages de la stupidité et d'une ignoble paresse ; désormais il n'est plus d'existence sociale honorable et glorieuse sans l'emploi des sciences physiques et chimiques, à moins de redescendre dans les abîmes de la barbarie et l'éternelle enfance de l'esprit humain, pour son asservissement et sa ruine.

Si nous recherchons l'origine de l'art chimique et pharmaceutique, il faudra confesser qu'il remonte, comme la médecine, à l'antique berceau du monde. Le premier homme qui fut malade ou blessé dut être son médecin, son chirurgien et son pharmacien. Ces trois professions furent long-temps réunies dans la même personne qui s'adonnait à l'art de guérir, non qu'un homme d'alors en valût trois d'aujourd'hui, mais parce qu'à peine la science était au tiers de ce qu'elle est devenue depuis. Les Egyptiens (1), les Indiens (2), nés sur une terre féconde en remèdes, paraissent avoir les premiers reçu l'art de préparer quelques médicamens, soit d'Hermès trismégiste, soit des mages et des enchanteurs (3): aussi les historiens ont dit que les peuples de l'Egypte étaient tous médecins, et qu'ils abusaient des remèdes.

Cet empirisme passa d'abord dans la Grèce; les femmes même l'exerçaient, et la poésie nous a raconté les *sorcelleries* de Médée et de Circé (4). Dans ces âges antiques, les demi-dieux Esculape et Hercule, ou les héros, tels que Podalyre, Machaon, Achille, Mélampe, Chiron, Pœon, s'honoraient de guérir les maux des hommes, et de préparer eux-mêmes les remèdes. Parmi les Grecs devenus savans et polis, Hippocrate portait encore des médicamens avec lui lorsqu'il était appelé pour la guérison de Démocrite. Les plus illustres philosophes se livraient à la médecine pharmaceutique; Aristote en faisait même profession dans sa jeunesse. Théophraste, son disciple, fut le père de la botanique, et traita de quelques compositions médicamenteuses.

Chez les vieux Romains, la pharmacie resta d'abord aussi bornée que la médecine; le chou fut, pendant six siécles, presque le seul médicament dont ils firent usage (5), et que Caton l'ancien recommanda. Cependant, dès que les Romains pénétrèrent dans l'Asie, la matière médicale s'augmenta. Les livres de recettes que le grand Mithridate avait recueillis, les antidotes que ce roi-pharmacien avait composés, furent apportés à Rome par Pompée. Aussi, dès le premier siècle de notre ère,

---

(1) Plin., *Hist. nat.*, l. XIII; Clément d'Alexandrie, *Strôm.*, l. II; Hérodote, *Hist.*, l. II. L'art d'embaumer les corps est né parmi eux. *Isin apud Ægyptios multa sanitati hominum pharmaca invenisse, Ægypti tradunt, utpotè quæ scientiæ medicæ fuerit peritissima, adeòque multa solerter excogitasse.* Diodor. Sicul.. *Bibl.*, l. I, part. I (Isis est la lune.

(2) Aussi les Chaldéens, les Assyriens, selon Hérodote, l. I; Strabon, *Géogr.*, l. XVI.

(3) Sortes de sorciers et de jongleurs, comme il s'en voit encore chez les peuplades sauvages d'Amérique, d'Asie et d'Afrique.

(4) *Voyez* aussi la *Pharmaceutria* de Théocrite et Virgile, *Eclog.* 8.

(5) Plin., *Hist. nat.*, l. XXVIII, ch. 1.

on trouve le roi Agrippa, auteur d'un onguent qui porte son nom ; Moschion, le philosophe Philon, inventeurs de divers électuaires, et surtout Andromachus et Nicander qui, du temps de Néron, composèrent la thériaque. A cette époque parut Dioscoride, qu'on peut regarder comme le fondateur de la matière médicale. Au deuxième siècle vécut Galien, qui donna le premier des formules précises pour la pharmacie, appelée *galénique* de son nom. Il avait une officine de pharmacie à Rome, dans la voie sacrée, comme il l'annonce lui-même ; car ce médecin illustre ne dédaignait pas d'exercer de ses mains ce bel art. Ensuite Aétius, au cinquième siècle (1), sous Constantin et Théodose, remplit ses ouvrages de la polypharmacie des Egyptiens. Il fut suivi, au septième siècle, par Paul d'Egine, au temps de Constantin-Pogonate, ou le Barbu. Vers cette époque, un Etienne, d'Athènes, publia quelques essais de préparations chimiques. Telle fut la première période de la pharmacie. Des médicamens, d'abord simples, sont compliqués ensuite avec plus de profusion que de choix et de connaissances ; on s'imaginait qu'en mettant presque de tout dans un électuaire il guérirait aussi de tout, comme si tant de propriétés contraires ne réagissaient pas souvent entre elles, et ne neutralisaient pas ainsi mutuellement leurs efforts !

La seconde période, qui commence vers le huitième sièle et au temps de l'élévation des Arabes, est l'époque véritable de la polypharmacie, et pourtant celle où l'on vit poindre les premiers rayons de la chimie. L'Arabe Geber paraît être le premier qui enseigna l'art de distiller. Les mots *alambic, alcool, julep, sirop, alcali,* etc., sont dus à la langue arabe. Vers le neuvième siècle, Jean Mesué, qu'on a nommé l'évangéliste des pharmaciens, et Jean Sérapion, le meilleur pharmacologiste de ce temps, ont donné à l'art la forme qui lui convenait, parce qu'il commençait à se séparer en une branche

---

(1) Dès l'an 500 de l'ère vulgaire, les pharmaciens commencèrent à préparer les médicamens, et à séparer leur art de celui du médecin. (Joan. Jacob Manardi), (*medici ferrariensis*) ιατρολογία επιστολικη, *sive curia medica,* Hanov.; 1611, fol.

particulière de la médecine. Rhasis, au dixième siècle, et Avicenne, au onzième, tous deux Persans, enrichissent la matière médicale des médicamens de l'Inde, et surtout d'aromates précieux, Abenbitar, Averrhoès de Cordoue, Abenguefit, Alchindi, dans le douzième siècle, publièrent divers écrits sur les médicamens et leurs préparations. Par eux, tous les remèdes de l'Orient ont été transportés dès-lors en Europe; et tel est l'empire de l'opinion, que, depuis le temps des croisades, on n'a point cessé d'en faire usage, préférablement à ceux de nos propres contrées qui pourraient les égaler.

Malgré la barbarie du moyen âge, la pharmacie, comme la médecine, obtint plusieurs priviléges et de grands avantages, parce que l'amour de la vie est le dernier sentiment qui abandonne le cœur de l'homme, même le plus sauvage. Myrepsus, J.-B. Sylvaticus, Arnaul de Villeneuve, à qui l'on rapporte la découverte de l'eau-de-vie; Raymond Lulle, qui fit le premier de l'eau-forte; Cuba, Platéarius, Hermolaus Barbarus, au treizième siècle, transportèrent chez nous les connaissances des Arabes, mais les étendirent peu. Une foule de commentateurs expliquèrent ensuite les écrits des anciens, sans perfectionner la science.

Elle serait restée stationnaire, comme parmi les Chinois, sans l'alchimie dont les semences avaient germé pendant cette époque de superstition et de ténèbres. C'est vers la fin du quinzième siècle que toutes les sciences et tous les arts éprouvèrent une commotion générale. L'imprimerie multipliant leurs lumières, la découverte du Nouveau-Monde et le passage du cap de Bonne-Espérance ouvrirent à l'histoire naturelle médicale, en quelque manière, les portes des deux Mondes. Les esprits, vivement frappés de tant de merveilles, tentèrent des efforts inouïs : on tourmenta la nature par de nouvelles expériences. Les *philosophes par le feu* ne parvinrent point à faire de l'or; mais du milieu de leurs bizarres tentatives, il jaillit de nouvelles découvertes auxquelles ils ne s'attendaient pas. La liste des pharmacologistes de cette époque est nombreuse depuis

Mathiole, Fuchs, Clusius, Ruelle, Gesner, Dodonée, Lonicer, Daléchamp, Cordus, Monardès, Jacques Sylvius de Leboë, etc., jusqu'à ceux du dix-septième et du dix-huitième siècle.

C'est en effet dans ces deux siècles que la pharmacie acquit ses plus grands développemens. Auparavant on faisait des mélanges hasardés et téméraires ; on entassait drogues sur drogues. Mais bientôt les vapeurs de l'alchimie s'étant dissipées laissèrent luire l'aurore de la vraie science chimique ; on connut un peu mieux ce qu'on faisait. Après les essais imparfaits de Lefebvre, Béguin, Bauderon, Jacques Lemort, parurent, en France, Lémery, Boulduc, Charas, Geoffroy, Homberg ; en Allemagne, Otto Tachenius, Kerkring, Rhuland, Maurice Hoffmann, Schrœder, Glauber, Juncker, Glaser, Kunckel, Wedelius, Dippel, et surtout l'illustre Stahl, le savant Boerhaave, qui portèrent le plus grand jour dans la pharmacie chimique, et mirent en usage beaucoup de nouvelles et meilleures préparations. Les autres parties de l'art ne furent pas moins bien étudiées. Chesneau et Nonnius examinaient la nature de nos alimens ; Pomet, Chomel, Manget, Simon Pauli, Paul Hermann, J. Burmann, Jacques Petiver, Valisneri, Breyn, Seba, Dale et une foule d'autres enrichissaient l'histoire naturelle et la matière médicale. C'est alors qu'on vit paraître plusieurs excellentes Pharmacopées, des Dispensaires, des *Codex*, à Wittemberg, à Londres, à Edimbourg, à Vienne, à Strasbourg, à Ausbourg, à Madrid, à Paris, etc.

Il faut l'avouer, la pharmacie et la chimie paraissent avoir été bien mieux cultivées, avoir reçu d'abord plus de lumières dans les pays du nord de l'Allemagne, surtout dans les parties protestantes, que dans l'Europe méridionale ; car la plupart des pharmaciens y sont encore fort instruits, soit parce que les autres sciences physiques y sont aussi très-répandues, soit que les travaux des mines y multiplient les connaissances en minéralogie, en docimasie, soit parce que les confréries des Rose-Croix et les alchimistes ont long-temps pullulé dans ces contrées.

La révolution que l'illustre Linné fit dans l'histoire naturelle établit la matière médicale sur ses vraies bases; car on connaît aujourd'hui l'origine de presque toutes les substances employées dans la médecine; et une observation précieuse d'A. L. Jussieu confirme cette vérité, déjà entrevue, que les végétaux du même genre et de la même famille possèdent à-peu-près les mêmes propriétés médicales (1). Les ouvrages de Linné, de Murray, de Bergius, et de quelques autres, laissent peu de lacunes à remplir sur ces objets. La chimie pharmaceutique, cultivée avec cette nouvelle ardeur qu'excitent toujours les découvertes, prenait, entre les mains de Margraff, de Pott, de Lewis, de Cartheuser, de Neumann, de Model, de Spielmann, des Rouelle, de Baumé, de Bayen, de Machy, de Bucquet, de Charles Pelletier, de Parmentier, de Cl. Cadet, et surtout des célèbres Macquer, Bergmann et Schèele, les plus brillans accroissemens.

Bientôt on vit s'élever la chimie pneumatique, qui, renversant les bases anciennes de la science, s'établit sur de nouvelles expériences. Dès ce moment, la pharmacie reçut des changemens importans; elle fut beaucoup simplifiée. Les opérations auxquels on n'arrivait que par une longue suite de détours, mieux connues, mieux raisonnées, devinrent plus faciles. L'inutilité d'une foule de complications médicamenteuses étant démontrée, on les réduisit beaucoup, et trop peut-être d'abord; car telle substance dont l'action chimique n'est point prouvée, peut bien produire cependant des effets considérables dans les corps, quoique la raison en soit difficile à connaître. Tout ce qui semble inerte à nos sens ou dans un vase, ne l'est pas pour cela sur les membranes sensibles de l'estomac ou des autres organes.

Dans cette période, nous devons citer avec honneur les noms de Klaproth, de Westrumb, de Wiegleb, de

----

(1) *Voyez* le développement de cette importante vérité, dans l'*Essai sur les propriétés médicales des Plantes*, par A. P. Décandolle; Paris, 1816, in-8°, seconde édit.

Bucholz, de Trommsdorff, de Brande, de Sérullas, de Proust, de Deyeux, de Vauquelin, et de plusieurs autres que l'envie elle-même, qui s'attache à tout ce qui est voisin de nous, ne saurait méconnaître. Les plus illustres chimistes de nos jours n'ont pas dédaigné de rendre d'éminens services à l'art pharmaceutique, de s'associer même à ses travaux. Tout lui présage d'heureuse destinées, si l'aveugle empirisme, si le charlatanisme effronté, sont toujours écartés avec soin des officines; si les pharmaciens, jaloux de s'instruire et d'honorer leur état, ne se bornent pas au simple rôle de manipulateurs et de marchands; et si, mettant le mérite avant la fortune, ils sont toujours, suivant leur institution primitive, une des classes les plus éclairées et les plus estimables de la société.

Parmi les savans qui ont concouru à l'illustration de la pharmacie moderne, comme de la chimie, nous devrions citer avec reconnaissance les hommes éminens en savoir soit les membres de l'Académie des sciences et de celle de médecine, soit tous les autres qui ont publié ces nombreux travaux recueillis dans les *Annales de chimie et de physique*, le *Bulletin* et le *Journal de pharmacie* et celui de *chimie médicale;* nous nous plairions à louer davantage les auteurs de ces importantes archives de nos connaissances, si nous étions moins liés d'amitié avec eux. Mais nous n'avons pas dû les frustrer de la juste part d'éloge qui leur est méritée, lorsque nous profitons, avec reconnaissance, de leur immenses et laborieuses recherches, dans cet ouvrage.

Indépendamment des hommes célèbres que nous venons de nommer, nous voyons aujourd'hui une foule de pharmaciens recommandables, que je ne puis pas tous citer ici. Plusieurs des plus habiles chimistes se sont formés à leur école; et dans tout autre pays, leur instruction les placerait dans les premiers rangs. Je me plais à le reconnaître d'autant plus, que, n'ayant aucune liaison particulière qui puisse influer sur mon jugement, je leur rends un témoignage désintéressé et sincère. Mais on ne saurait nier aussi qu'il n'en existe d'autres, surtout dans les lieux éloignés des grandes

villes, qui croupissent encore dans une honteuse ignorance, et qui, multipliés hors de toute proportion, dé-
gradent l'art pour subsister; ils mériteraient d'être re-
poussés du corps honorable où ils se sont introduits :
vice commun, du reste, à tous les états et à toutes les
conditions.

Vues sur le perfectionnement de l'art pharmaceutique.

Cet art, non plus que beaucoup d'autres, n'est point
parvenu à son dernier période de perfection. Pendant
ces derniers temps, il a suivi, quelquefois devancé, et
souvent éclairé la marche et les progrès de la chimie,
surtout dans le règne minéral; mais nous sommes obli-
gés de confesser qu'à plusieurs égards il est demeuré stationnaire.

Bien des fois on s'est plaint de cette foule de *compositions galéniques*, dont le vain fatras et l'échafaudage
semblent plutôt encombrer et surcharger l'art, que de
servir utilement l'humanité. On a cru qu'il suffisait
d'émonder ce grand étalage de drogues et ces longues
formules pour perfectionner la science. Il est sans doute
facile de simplifier et de détruire; on peut porter la
cognée même à la racine, et réformer, par une entière
suppression, presque tous les électuaires composés, les
confections, les emplâtres, onguens, etc., etc., et ne
se servir que de drogues simples. Il est même beaucoup
plus facile de rejeter entièrement une composition, que
d'en réformer plusieurs ingrédiens. De même que dans
les anciens bâtimens ruineux, pour peu qu'on enlève
quelque partie qui ne sert plus, tout le reste de l'édifice
menace de s'écrouler; de même, si vous supprimez quelques drogues à la thériaque et à d'autres compositions
semblables, vous détruisez non seulement la confiance
dans cet ancien électuaire, mais encore les autres ingrédiens s'y trouveront proportiellement plus considérables
ou plus voisins, et agiront différemment sur l'économie
animale, comme on en a l'expérience. De plus, telle
substance que vous écarter comme inerte et qui l'est
en effet, peut servir à tempérer des médicamens trop

énergiques, à s'interposer dans leurs molécules ; elle peut agir chimiquement dans l'agrégé, et produire des effets encore inobservés. C'est pourquoi la plupart des grandes réformes tant de fois proposées, n'ont point prévalu, quoique plusieurs soient évidemment utiles. Nous en avons adopté plusieurs, mais en indiquant les matières sur lesquelles elle portent, afin que le praticien les connaisse. Les médecins anciens qui ont imaginé ces compositions, étaient trop peu familiarisés avec les connaisances physiques et chimiques, et souvent trop livrés à l'empirisme, pour ne pas entasser, dans leurs bizarres formules, des mélanges extravagans ; mais l'essai de ces mélanges étant fait, leurs propriétés étant déterminées, si on les change, même en bien, on forme un nouveau médicament dont les qualités diffèrent quelquefois beaucoup des précédentes.

En général, l'analyse des végétaux et des animaux est encore peu avancée, la réaction de leurs *principes immédiats* les uns sur les autres, encore trop faiblement étudiée, pour qu'on puisse bien connaître ce qui se passe dans un mélange de plusieurs drogues de propriétés diverses. Pourquoi la racine fraîche de raifort peut-elle colorer en bleu la gayacine, comme les acides nitreux et sulfureux ? Comment la décoction de graine de chenevis neutralise-t-elle l'effet empoisonnant des baies de laurier-amandier *(prunus lauro-cerasus)* selon Bulliard ? ou le vin amer, l'action du suc de ciguë, d'après Buchan ? ou le suc de pourpier, fait-il cesser l'agacement des dents ? ou le suc de chou dissipe-t-il l'ivresse, etc. ?

On ignore souvent quels principes se neutralisent, quels s'exaltent, quels se transforment ; et jusqu'à ce que le progrès des connaissances chimiques et naturelles ait dévoilé la nature des différens corps organisés sur lesquels on agit, les réformes seront prématurées. Il est un temps de maturité pour chaque art, comme pour les productions des fleurs et des fruits. Les élémens plus simples des substances minérales ont permis de pénétrer plus tôt ou plus facilement dans leur étude : aussi, la chimie minérale a subi les changemens les plus salutaires. Elle s'est rapprochée, ainsi que la physique, des

sciences mathématiques, par une précision plus rigou-
reuse dans l'étude de leurs phénomènes : elles ont tenté
de les soumettre aux lois du calcul (1). La théorie atomistique surtout est parvenue à ce degré inespéré
d'exactitude qui constitue une science perfectionnée,
quelles que soient désormais les explications systé-
matiques qui en coordonnent les résultats dans l'a-
venir.

C'est que les proportions définies et stables des combinés minéraux offrent presque toutes des limites bien
déterminées. Les élémens ou peu nombreux ou peu
composés, s'associent soit sous des formes cristallines
régulières, soit par des degrés constans de saturation,
comme les sels. Ainsi les quantités sont ou simples, ou
doubles, ou en parties aliquotes, en fractions toujours
plus ou moins proportionnées à la nature de la combinaison.

La chimie organique, celle qui traite des substances
végétales et animales, agissant sur des composés bien
plus compliqués et d'une nature sans cesse modifiable,
sous l'empire de la vie et des transformations des âges,
des tissus, ou des secrétions, etc., est loin d'atteindre
encore à la même précision et n'en sera peut-être jamais
susceptible. De plus, il faut mener de front l'étude des
phénomènes physiologiques, ou même pathologiques,
et celle des phénomènes chimiques. L'histoire naturelle
des divers produits organisés est également indispensable. Aujourd'hui plus que jamais, la connaissance des
substances diverses que la botanique et la zoologie présente au chimiste, au pharmacien, enchaîne ces
sciences, pour conquérir de nouvelles découvertes dans
la nature. Ainsi, l'analyse chimique des végétaux vient
de faire des progrès remarquables par la découverte de
plusieurs alcaloïdes organiques, et d'autres principes
analogues. De nouveaux médicamens ont été introduits

---

(1) *Jérémie-Benjamin Richter*, est le premier fondateur du calcul stœchio-
métrique en chimie, entrevu par Bergmann et développé par Proust, Higgins,
Dalton, Gay-Lussac, Berzélius, Davy, Trommsdorff, Gilbert, Wollaston,
Doebereiner, Schweigger, Meinecke et Thomson.
Voir Richter, *Diss. de usu matheseos in chymiâ*. Kœnigsberg, 1789; in-4°.

dans l'art de guérir, et il n'est pas permis d'en ignorer la préparation.

Le pharmacien qui n'est que marchand, se contente de faire ce qu'on demande, comme l'ont pratiqué ses maîtres et les anciens; et peut-être que les simplifications de son art lui font peur, ou doivent en diminuer et l'importance et le produit. Mais aujourd'hui, l'art exige plus d'instruction et d'habileté pour l'exercer, et la quantité des prescriptions nouvelles remplace leur complication.

Des études propres au pharmacien.

Lorsqu'un jeune élève se destine à l'exercice de l'art pharmaceutique, il lui est indispensable d'avoir reçu une éducation libérale, de connaître la langue latine, et même la langue grecque, d'avoir des notions plus ou moins étendues de physique, de géographie et des mathématiques.

Il a besoin d'un jugement sain, d'une logique sûre, d'un caractère exact, avec plus ou moins de sagacité pour observer, avec un grand fonds d'amour pour le travail et l'instruction; car dans cet état, comme en tout autre, il n'y a point de limites à la perfection, et, de même qu'en chaque genre de savoir, l'honneur est toujours réservé aux plus habiles.

On se plaint, avec raison peut-être, qu'on ait initié le vulgaire peu instruit dans l'art pharmaceutique, en publiant des écrits en langue française sur ce sujet, d'où il est résulté une multitude de mauvais ouvrages en ce genre; mais si l'on doit en jeter la faute sur quelqu'un, ne serait-ce pas sur les premiers qui n'entendant qu'imparfaitement les *Codex*, les Dispensaires latins, ont senti le besoin, pour éviter des erreurs et les dangers qu'elles entraînent, qu'on s'expliquât dans un idiome plus clair? Les études des langues anciennes s'étaient beaucoup affaiblies en France dans le dernier siècle. Ceux même qui déplorent le plus cet abandon du latin, écrivent en leur langue maternelle également et n'ignorent pas que l'art a beaucoup gagné depuis qu'on s'en occupe davantage à cause de cette facilité de l'étudier. Au reste, des ouvrages en français sur la pharmacie ne dispensent nullement le pharmacien de la connaissance du latin, si nécessaire pour apprendre la botanique, et langue dans laquelle sont écrits de savans ouvrages. Quant au grec, il serait honteux au pharmacien de ne pas connaître l'étymologie même de son titre, et d'une foule de substances qu'il emploie à chaque instant.

Il n'est pas besoin de montrer la nécessité de la physique pour le pharmacien; la plus simple opération, celle d'allumer du feu, la lui fait sentir. La manière d'exciter l'inflammation, de diriger la chaleur, et d'en obtenir le plus avec le moins de combustible, l'art d'appliquer convenablement ce calorique, sont des objets qui intéressent le pharmacien sous tous les rapports, et même sous celui de l'économie. On ne peut pas se livrer d'ailleurs à la chimie sans connaître la physique.

La géographie paraît, au premier coup-d'œil, moins nécessaire; mais si l'on fait attention combien il importe de savoir si un médicament vient d'un pays plutôt que de tel autre, on ne sera pas surpris de sa nécessité. Les scammonées de Smyrne et d'Alep sont souvent données l'une pour l'autre par plusieurs pharmaciens qui n'y remarquent presqu'aucune différence. Il y en a cependant une grande : d'après l'analyse de MM. Vogel et Bouillon-Lagrange. Il s'ensuit qu'elles purgent bien différemment à la même dose, soit par solution aqueuse, soit par l'intermède de l'alcool (1). Les quinquinas diffèrent prodigieusement selon leur pays natal; les tamarins d'Amérique ne valent pas autant que ceux du Levant; le castoréum du nord de l'Europe est préférable à celui du Canada; le musc du Tunquin est plus recherché que celui de Tartarie, etc. Nous dirons plus loin les principales causes de ces différences.

Quant aux mathématiques, on ne peut s'en passer pour les poids et quantités, pour les proportions des diverses substances d'un composé. Il faut un peu de géométrie même, pour connaître les figures cristallines

______

(1) Cette différence tient à la diversité des plantes qui donnent ces sucs concrets. (*Voyez* notre *Histoire naturelle des médicamens.*)

des sels; et, par exemple, lorsqu'on fait de l'émétique (tartrate de potasse et d'antimoine), les cristaux tétraèdres qu'on obtient sont bien ceux de ce sel, mais ceux qui cristallisent en prismes quadrangulaires, avec les extrémités coupées en biais, ne sont que du surtatrate de potasse qu'il faut séparer, et qui ne s'est pas combiné à l'oxide d'antimoine.

On voit donc la nécessité de toutes ces connaissances, et il serait superflu de prouver l'utilité des autres qualités que nous demandons à l'élève.

Après ces instructions préliminaires, il s'agit d'étudier les diverses substances qui nous environnent, ce qui devient le sujet de l'histoire naturelle proprement dite. L'on ne peut pas contester la nécessité de connaître les médicamens, leur origine et leur substance propre, mais il faut avoir pour cela des notions plus ou moins étendues sur la zoologie, la botanique et la minéralogie: il est même important, pour tout homme au-dessus du commun, de jeter des regards philosophiques sur la planète que nous habitons et sur sa constitution; rien n'agrandit plus le champ des idées, rien ne nous découvre tant de vérités élevées dans les sciences physiques et mêmes morales, que cette noble étude. Le médecin y verra combien les climats, les saisons, les températures influent sur les maladies; c'est le meilleur commentaire qu'il puisse faire du fameux traité d'Hippocrate *De aëribus, aquis et locis;* le pharmacien chimiste y étudiera toutes les différences que ces mêmes causes apportent aux productions qu'il emploie.

De la Nature et des corps naturels.

Si nous considérons abstractivement l'ensemble de tous les corps, de toutes les propriétés et de tous les principes de l'univers, nous aurons une idée de la matière : c'est un mélange hétérogène des propriétés les plus dissemblables, des élémens les plus ennemis, des objets les plus disparates, des principes de vie et des semences de mort, enfin de toute les contrariétés de la nature. Il est donc nécessaire de classer et de séparer ce chaos en substances similaires et homogènes entre elles. Ces matières, regardées comme simples, sont les *élémens*, non pas ces quatre grandes classes de substances que l'ancienne physique désigna sous les noms de *terre*, d'*eau*, d'*air* et de *feu*; car on a découvert que ces prétendus élémens étaient déjà composés de corps plus simples qui sont peut-être encore un mélange d'élémens plus subtils, sans que nous en puissions trouver le terme extrême.

Les premières de toutes les lois qui semblent inhérentes à la matière, bien qu'elles soient un présent de la nature, sont celles de l'*attraction* et de la *pesanteur*. Tantôt, agissant à de grandes distances, elles font circuler les mondes autour du soleil et déterminent l'étendue de leurs ellipses, l'équilibre de leurs sphères; tantôt, circonscrites dans les bornes des affinités chimiques ou des agrégations, la masse des corps entre comme élément, et doit être évaluée dans la somme totale des forces : ainsi ces lois pénètrent généralement dans toute la matière de l'univers.

La seconde loi est celle de la *raréfaction* qui contrebalance sans cesse la précédente, en écartant les molécules des corps que l'attraction tend toujours à rapprocher. La chaleur ou le feu est le principe de cette force universellement répandue dans le monde. Peut-être se lie-t-elle, par des rapports inconnus aux premières lois de la matière, et devient-elle le germe secret de la vie des corps organisés. Au moins elle semble se confondre avec la lumière, le fluide électrique et le magnétique, qui jouent sans doute un très-grand rôle dans l'univers, qui pénètrent là terre, la vivifient, et sont les principaux instrumens des métamorphoses de tous les corps.

Les autres lois générales de la matière sont celles du mouvement. Par la première, *chaque corps persévère de lui-même, et par sa propre inertie, dans son état de repos ou de mouvement rectiligne uniforme, à moins que des causes étrangères ne le forcent à changer de direction ou d'état de repos.* Dans la seconde loi, *tout changement qui arrive dans le mouvement est toujours proportionnel à la force qui le produit, et agit dans la direction suivant la-*

quelle cette force opère. Par la troisième loi, *la réaction est toujours contraire et égale à l'action,* ou pour s'exprimer avec plus d'exactitude, *les actions de deux corps l'un sur l'autre sont mutuellement égales et de directions contraires.* Enfin, les propriétés générales de toute matière, outre celles dont nous avons parlé, sont la divisibilité, la porosité, la condensabilité, la compressibilité et la dilatabilité.

On a divisé tous les corps du globe terrestre (excepté l'air, l'eau, le feu, etc.) en trois grands règnes, et l'on a dit : *les minéraux croissent, les végétaux croissent et vivent, les animaux croissent, vivent et sentent.* Cette distinction ne paraît réelle que par rapport à notre manière de voir ; mais, en envisageant la nature sous un point de vue général, nous reconnaîtrons que sa marche est plus grande, et que ces règnes, ces étroites limites dans lesquelles nous la circonscrivons, ne sont que des moyens qu'emploie notre intelligence pour faciliter nos études, comme ces cercles que les astronomes supposent tracés dans les cieux.

La nature est une ; elle n'admet point d'interruption dans la série de ses œuvres ; elle s'avance par gradation, sans saut brusque ; tous les êtres se correspondent par une chaîne d'analogies. L'homme tient au règne animal, celui-ci au règne végétal, qui se rattache à son tour aux minéraux.

La distinction la mieux fondée qu'on puisse établir est celle entre les corps organisés vivans, et les substances inorganiques ; ces dernières subsistent par elles seules ; chacune de leurs molécules intégrantes est indépendante du tout, se suffit à elle-même, et porte dans elle la raison de son existence et la cause de son état. Les modifications qu'elle subit lui viennent du dehors, et ses métamorphoses sont amenées par des forces étrangères à son être. Un atôme de terre, de fer, de soufre existe, par sa propre nature, et resterait toujours le même jusqu'à la fin des siècles, si rien d'extérieur ne sollicitait un changement dans ses qualités. L'être brut est fixe ; ses forces sont régulières, susceptibles d'être calculées ; les lois chimiques et mécaniques suffisent pour expliquer les phénomènes divers qu'il présente. L'invariabilité de ses qualités tient à la nature simple et élémentaire de sa substance; car plus les êtres sont composés, plus ils éprouvent de modifications, comme il arrive dans les corps organisés où un principe de vie également actif et changeant fait varier sans cesse leur état (1).

Aussi la nature a-t-elle travaillé dans les corps organisés sur un plan différent de celui de la matière brute, inanimée. Dans les animaux et les végétaux, les molécules de chaque individu ne sont point indépendantes et subsistantes par elles-mêmes, elles ne vivent que par rapport au tout, elles ne sont rien sans l'ensemble, et changent de nature quand on les sépare; elles n'ont qu'une existence corrélative; tout y tient à tout : le corps vivant n'est qu'un assemblage d'harmonie, un cercle où chaque partie s'enchaîne, où les rapports sont réciproques et continuels.

Une autre preuve est que les substances minérales peuvent exister sans les animaux et les végétaux, tandis que ces derniers ne peuvent pas se passer des premières. Ainsi, notre globe subsisterait évidemment, quand même tous les êtres vivans et végétans périraient à sa surface.

Cette considération témoigne que nous ne sommes que les parasites de la terre, et que notre existence tient à un état susceptible de modifications et de changemens. Si notre globe a jamais changé de température et de constitution physique, les êtres vivans qui correspondaient essentiellement à son état primitif, ont dû subir des altérations profondes, ou périr, lorsque cette révolution s'est opérée. Les êtres organisés sont donc subordonnés au tout, et leur vie est relative à une foule de combinaisons qui leur sont extérieures. C'est principalement la chaleur et le froid, la sécheresse et l'humidité, l'abondance ou la disette d'alimens, la nature de l'air ou des eaux, etc., qui apportent les plus grandes va-

---

(1) *Voyez* notre ouvrage : *De la Puissance vitale, considérée dans ses fonctions physiologiques*, etc. 1 vol. in-8°; Paris, 1823.

riations dans l'habitude des corps animés, dans la taille, la couleur, la saveur, l'odeur, la vivacité, l'énergie des espèces ou des individus, animaux ou végétaux : aussi le climat, l'âge, le sexe et plusieurs autres causes moins connues, influent plus ou moins profondément sur les races qui s'y trouvent le plus exposées.

Si nous recherchons la disposition des productions vivantes sur la terre, nous les trouverons, en général, placées en zones parallèles à l'équateur. Quelquefois elles entourent le globe dans leur immense ceinture; c'est ainsi que plusieurs plantes aquatiques de nos climats, telles que l'*acorus* (ou *calamus aromaticus*), se trouvent aussi en Chine et dans l'Amérique septentrionale sous le même parallèle qu'en Europe. Cependant, l'élévation des montagnes, la disposition des continens, influent beaucoup sur les lieux originaires des productions vivantes. On peut établir en principe, que la même température, toutes choses d'ailleurs égales, est capable de nourrir les mêmes plantes et les mêmes animaux. Aussi, ces êtres vivans suivent moins, dans leurs habitations, le même parallèle, qu'ils ne cherchent les degrés de température isotherme, comme l'a remarqué Zimmermann (1). Ce sont donc principalement la chaleur et le froid qui déterminent les plus grands changemens dans les corps animés; ainsi l'accroissement, le développement des facultés sont plus rapides, plus complets, la vie est plus accélérée sous les climats ardens des tropiques, que sous les zones glacées des pôles. C'est par la même raison, que les végétaux vivaces dans les pays chauds, et qui s'y développent beaucoup, comme le *palma christi*, le tabac, ne deviennent plus qu'annuels et assez faibles, lorsqu'on les cultive dans nos contrées; pareillement, quelques-unes de nos plantes potagères bisannuelles, transportées sur le sol brûlant de nos colonies, y sont devenues vivaces et ligneuses, et ont perdu, par cette cause, de leur qualité comestible. Au contraire, la pêche, qui devient purgative et trop sapide

---

(1) *Zoolog. geogr. Introd.* Et aussi M. de Humboldt, *de Distributione geographicâ plantarum*; Paris, 1816, in-8°.

en Perse, s'est adoucie et n'acquiert un parfum et un goût délicats qu'en Europe sous un ciel plus tempéré. L'on aurait donc tort de croire qu'il suffit d'employer, pour l'usage médical, une substance végétale ou animale désignée, sans s'inquiéter du lieu qui l'a fait naître.

L'action que la lumière exerce sur les corps naturels est l'une des principales causes de ces différences. On connaît les effets de l'*étiolement* des plantes lorsqu'on les fait croître a l'obscurité; elles y deviennent pâles, fades, humides ou molles; elles s'allongent pour chercher la lumière; elles ne développent, sans elle, ni fleurs ni graines. Elles ne fournissent à la médecine que des sucs mucilagineux, presque insipides, sans odeur, sans saveur, sans couleur : elles ne sont même nullement propres aux préparations pharmaceutiques. On ne fait subir cette dégénération à des herbes alimentaires que pour les rendre plus tendres, leur enlever des saveurs ou des odeurs trop fortes et désagréables, comme à la chicorée, aux cardons, etc. Les animaux souterrains, les individus casaniers, éprouvent une dégénération analogue dans leurs forces et leur constitution. La vive lumière, au contraire, décore les végétaux de couleurs d'autant plus foncées qu'ils y sont plus exposés, elle imprime aussi plus de densité à leur tissu, plus de concentration et des propriétés plus énergiques à leurs sucs, des odeurs plus intenses : de là vient que les aromates croissent presque tous sous des climats ardens, et plus l'année est chaude et sèche, plus les plantes fournissent abondamment des huiles essentielles. Les végétaux vénéneux acquièrent aussi beaucoup plus d'activité délétère sous un soleil brûlant ; l'opium, la ciguë de nos climats, n'ont pas autant d'énergie que sous un ciel plus méridional. On sait combien la lumière influe sur la maturité des fruits; ceux d'Italie ou d'Espagne sont bien plus sucrés, plus suaves que ceux d'Angleterre ou de Suède; le raisin ou les figues de Provence sont hors de comparaison avec ceux de Normandie. La chair même des bœufs en Espagne fournit un tiers de plus d'extrait nutritif que celle des bœufs d'Allemagne, selon Senac; mais la chaleur contribue surtout à la sapidité et aux autres propriétés des substances animales et végétales. C'est ainsi que plus la canne à sucre est cultivée dans un pays chaud, plus elle produit un sucre solide et pur. Les baumes, les médicamens précieux et actifs du règne végétal se tirent aussi des pays chauds.

Les lieux froids paraissent favorables, au contraire, à la production des arbres résineux, toujours verts, de la famille des conifères, et aux principes âcres des plantes crucifères. Les huiles animales des poissons, la potasse, en viennent encore. Mais ces climats rendent plusieurs végétaux inertes comme les champignons vénéneux. Linné a même vu en Uplande de jeunes pousses d'aconit mangées en salade, sans causer le moindre mal.

Il faut observer que tout corps organisé devient plus grand, plus volumineux, plus mou dans les lieux abrités, profonds, humides et chauds; plus grèle, plus dense, plus velu, plus sec sur les terrains élevés, arides, éventés, sablonneux. Par exemple, les vents froids sont propres à développer les poils dans les animaux et les plantes; aussi ces êtres sont plus velus sur les hautes montagnes et sous les climats voisins des pôles, que dans des lieux de nature opposée.

On voit par là pourquoi ces herbes médicinales qu'on cultive dans les jardins, y deviennent glabres, plus procères et plus molles; c'est parce qu'elles vivent dans un terrain plus humide, plus *gras*, plus abrité, que dans leur sol natal. De là vient aussi que leurs propriétés ont moins d'énergie, parce que leurs parties sont plus humides, leur constitution plus muqueuse. Les plantes des montagnes jouissent, comme les vulnéraires de Suisse, de plusieures propriétés actives, dues à la sécheresse.

L'abondance de la nourriture augmente donc le volume des êtres organisés, mais non pas leurs propriétés. Cependant la disette ne forme aussi que des avortons qui ne jouissent point de toute la plénitude de leurs facultés.

L'influence des âges est non moins remarquable. Tous les êtres marchent par une progression journalière de l'humidité au dessèchement des organes, ou de la flexibilité à la rigidité, d'un prompt accroissement à la langueur vitale, etc. On n'extrait point d'une plante jeune, et avant sa floraison, la même nature de sucs qu'après cette époque (1). Par exemple, les palmiers à sagou sont presque épuisés de cette fécule, après avoir porté des fruits pendant plusieurs années; et si l'on entaille leurs tiges trop jeunes, elles fournissent une sève sucrée au lieu de donner de la fécule nutritive. La canne a moins de sucre avant qu'après sa floraison, et si on la cueille trop jeune, on n'obtient que du mucoso-sucré, peu ou point cristallisable : au contraire les chairs des animaux, après la gestation ou le coït, sont coriaces et presque sans sucs.

Pareillement, quelques fruits deviennent meilleurs lorsqu'ils sont produits par d'anciens végétaux : c'est ainsi que la sève, mieux élaborée dans les grands et vieux ceps de vigne, que dans de jeunes sarmens, présente des raisins plus sucrés et plus suaves. Il en est de même de plusieurs arbres à fruit, et la greffe semble produire le même effet en filtrant diversement les sucs du végétal. Les vieux arbres portent aussi des fruits plus tôt mûrs, parce que la sève descendante, arrêtée par l'endurcissement des parties, reflue vers les organes de la fructification; et l'on obtient le même effet en empêchant, au moyen de la compression, ou d'une incision annulaire de l'écorce, la descente de cette sève (2).

Les sexes ne sont pas non plus indifférens à la qualité des substances naturelles. Les avantages du sexe masculin se font sentir, par exemple, dans les chairs de plusieurs animaux, tandis que c'est pour d'autres un

____

(1) Selon Knigth, les racines à la fin de l'été sont plus riches en principes nutritifs et autres qu'au printemps. *Philos. trans.* 1805, part 2.

(2) Wahlenberg a trouvé que la sève des érables et autres plantes était plus sucrée en haut du végétal qu'en bas près des racines, car elle est plus élaborée en montant. Voir *De Sedibus materiarum immediatarum in plantis.* Upsal, 1806-1807.

Ce fait a été reconnu depuis par M. Biot, dans l'examen du sucre (*cristallisable ou non*) de beaucoup de sèves. De plus, les progrès de la végétation peuvent changer ce sucre en fécule, comme l'acte de la germination et la fermentation peuvent transformer la fécule en sucre.

désavantage qu'on évite par la castration : ainsi la chair des taureaux, verrats, coqs, etc., serait déplaisante sans cette opération. Parmi les végétaux dioïques, les femelles ont la supériorité, en ce qu'elles portent les fruits ou graines, et se multiplient de bouture plus aisément que les mâles, témoins le mûrier à papier, divers peupliers, etc.; elles sont donc, en quelque manière, le centre de l'espèce. Les individus mâles, parmi les animaux, ont des odeurs, des saveurs plus fortes, comme le musc, le castoréum, la civette, etc.; les femelles sont plus humides et plus grasses.

Ce que nous prenons pour un agrément, les fleurs doubles, ne sont que des monstruosités dans le règne végétal, et elles n'ont jamais autant de vertus que les fleurs simples; car cette exubérance de production ne s'opère dans les roses, par exemple, qu'au détriment des étamines, qu'un excès de nutrition fait développer en pétales : aussi ces fleurs sont stériles. Mais celles qui n'ont pas cet excès de sucs et de sève jouissent de propriétés plus actives, et sont préférables. De même chez les animaux, la polysarcie, ou l'extrême embonpoint, n'a souvent lieu que par suite de l'affaiblissement des facultés génératives.

Considérations sur la matière médicale indigène et exotique.

Ce n'est pas d'aujourd'hui qu'on se plaint, avec raison, de la préférence que nous accordons aux remèdes étrangers sur les indigènes. C'est une disposition naturelle de l'esprit humain, toujours porté à plus estimer ce qu'il ne possède pas, ou ce qui est rare et cher, ce qui attire tous les regards, que ce qu'il possède ou ce qu'il voit croître à ses pieds. Il n'est donc pas étonnant que les étrangers fassent plus de cas de nos productions que nous n'en faisons ; car nous avons la même opinion par rapport aux leurs; ce qui entretient les liaisons du commerce entre les différens membres de la grande famille du genre humain, mais ce qui les rend tributaires les uns des autres. Les Chinois achètent notre petite sauge,

comme nous achetons leur thé ; les Orientaux recher-
chént notre cumin, notre angélique, notre valériane
des Alpes, tandis que nous leurs demandons le séné et la
casse. Il ne suffirait, pour déprécier les meilleures choses,
que de les multiplier dans notre propre climat, comme
il est arrivé à la pomme de terre. « On fait à Liége grande
» feste des bains de Lucques, et en la Toscane de ceux
» de Spa, » dit Montaigne :

Quod licet ingratum est ; quod non licet, acriùs urit.

Mais nous ne croyons pas que la nature ait tellement
disposé les choses, qu'elle ait mis la fièvre en Europe et
le quinquina en Amérique, ou séparé les maux de leurs
remèdes. Avant la découverte du Nouveau-Monde, avant
l'emploi d'un grand nombre de nouveaux médicamens,
il est permis de douter que la mortalité fût plus grande
qu'actuellement. Des maladies étaient peut-être plus
longues, moins bien traitées, mais certainement les productions de nos climats pouvaient suffire à nos maux.
Ce n'est pas qu'on doive rejeter le mieux quand on le
trouve ; et, par exemple, le quinquina contient la quinine, la cinchonine, principes fébrifuges, toniques,
dont la gentiane, la germandrée manquent ; mais un
injuste dédain nous fait souvent aussi négliger nos
propres biens, comme la salicine. Les feuilles et les pé-
doncules du cérisier noir, en infusion ne cèdent en rien
aux qualités du thé, et il ne manque que l'habitude pour
y trouver un pareil agrément. Les Chinois regardent le
ninsin comme une panacée qu'ils nous vendent au poids
de l'or ; mais ce n'est qu'une espèce de chervi, qui ne
l'emporte nullement sur la nôtre.

Il est vrai, toutefois, que les contrées ardentes de la
terre font croître des végétaux bien plus sapides, plus
aromatiques et bien autrement actifs que les nôtres,
comme ils font naître des poisons plus violens, des venins plus funestes. Mais il est probable que la nature
approprie, dans chaque climat, la nature de ses productions à celle des êtres qui l'habitent. Certainement,
lorsqu'elle multiplie les antiscorbutiques, le cochléaria,
le cresson, le raifort, dans les lieux froids et humides

où le scorbut est endémique ; lorsqu'elle fait croître le *calamus aromaticus*, qui est stomachique, dans les lieux marécageux, où l'estomac est débilité ; lorsqu'elle fait mûrir les fruits acidules et rafraîchissans dans les saisons ardentes ; lorsqu'elle couvre de végétaux émolliens et mucilagineux les régions brûlantes et arides de l'Afrique, il paraît bien qu'elle a pris soin des êtres vivans. Les animaux eux-mêmes ne sont point oubliés dans sa sollicitude ; l'instinct naturel indique au chien de se purger en mâchant des gramens qui picotent son estomac, et l'excitent à vomir ; on dit que l'ours sortant, au printemps, de sa tanière, mâche de l'*arum* pour ranimer ses viscères engourdis, et s'il est trop gras ou dégoûté, il dévore des fourmis, dont l'acide le réveille. Ce qu'on raconte des belettes, qui mangent de la rhue pour se garantir du venin des serpens qu'elles attaquent ; ou des cerfs et chamois, qui se guérissent des blessures par des plantes vulnéraires, comme le dictame ; ou des singes qui couvrent leurs plaies de baumes d'arbres et de feuilles mâchées ; ou de l'ibis, qui s'injecte dans l'anus des clystères, avec son long bec ; ou de l'hippopotame, qui se saigne en s'ouvrant la peau sur la pointe aiguë des roseaux : tout nous annonce qu'il existe une médecine naturelle, et qu'en instruisant chaque être de ce qui convient à sa santé, la nature a mis le remède auprès du mal (1).

Les recherches que plusieurs botanistes de nos jours ont faites sur les végétaux d'Europe ou de France, capables de servir avec autant d'utilité que les végétaux exotiques dans les maladies, ont prouvé, depuis plus de quarante ans, que l'on pouvait remplacer avantageusement les remèdes étrangers par les indigènes. Nous en citons une multitude d'exemples dans notre *Histoire naturelle de médicamens*, etc.

Il est vrai, cependant, que les grandes relations de tous les peuples entre eux, et le nouvel état de société qui est résulté en Europe de cette vaste étendue de com-

---

(1) Nous traitons de beaucoup de faits curieux sur ce sujet, dans notre *Histoire des mœurs et de l'instinct des animaux*, 2 vol. in-8°; Paris, 1822.

merce dans toutes les parties du monde, ont mêlé le sang, les générations, ont développé le germe de nouvelles maladies inconnues aux anciens, comme la petite vérole, le rachitisme, le scorbut, la maladie vénérienne, etc. L'usage, dans nos alimens, du sucre, du café, du thé, des eaux-de-vie et liqueurs, des aromates et épices des deux mondes, celui du tabac, enfin tous les raffinemens du luxe et de la sensualité, ont bien certainement changé notre constitution, altéré ou modifié l'état originel de nos organes, augmenté parmi nous les affections nerveuses et catarrhales, etc. Nous ne pourrions plus nous en tenir à l'austère simplicité de nos ancêtres. Pour prix de ces nouveautés, nous avons acquis de nouvelles infirmités qui nécessitent, par cette raison, l'emploi de nouveaux remèdes ; nous avons mis à contribution les trois règnes de la nature ; le mercure, l'antimoine, inusités des anciens dans leur médecine, sont devenus nécessaires à la nôtre, et même spécifiques en plusieurs circonstances.

Nous voyons par là de quelle nécessité devient au médecin, au pharmacien, au chimiste, l'étude de l'histoire naturelle ou des propriétés de ses productions. Elle n'est pas seulement utile pour nos maux, mais encore pour la vie sociale, par les avantages qu'elle procure, les secours qu'elle promet dans toutes les circonstances où l'on peut se trouver, et dans les événemens imprévus. Ainsi, lorsqu'éloigné de tous moyens, il survient des accidens funestes à l'homme ou aux animaux, le médecin, le pharmacien naturalistes, trouvent, dans les objets qui les environnent, de quoi parer les coups de la maladie, ou du moins de quoi calmer sa violence.

Du Droguier et de l'Étude de l'histoire naturelle.

Le premier qui examina la propriété qu'à le succin frotté d'attirer les pailles ne devinait guère tout ce qu'on trouverait un jour sur l'électricité ; qu'on expliquerait par elle la nature de la foudre, qu'on la ferait descendre à son gré sur la terre, et qu'on établirait des paratonnerres pour lui défendre en quelque sorte d'éclater sur nos édifices.

Celui qui s'amusait à poser sur un pivot de petites aiguilles de fer aimantées, se serait-il imaginé qu'il donnait par là le moyen de découvrir un nouveau monde?

Comment saura-t-on profiter de tout ce que nous offre la nature, si l'on en dédaigne l'étude, et si l'on en ignore les propriétés? C'est à l'homme qu'il appartient de harponner la baleine, d'aller recueillir le coton aux Indes, l'or au Mexique, le café dans l'Arabie, de naturaliser en son pays le maïs, la pomme de terre, la poule d'Inde, le ver à soie, etc. Sans la connaissance des productions naturelles, nous serions encore sauvages et barbares; nous recueillerions le gland et la faîne pour notre nourriture; l'eau fraîche nous désaltérerait, comme au temps de Saturne, temps que les poëtes ont nommé l'*âge d'or*, mais qui pour nous ne serait en effet que le siècle de fer.

Il faut donc commencer par rassembler un droguier composé des substances les plus essentielles ou les plus intéressantes, afin de les examiner et de les bien étudier. Ce n'est pas que la curiosité doive passer avant l'utilité, et nous n'approuverions pas qu'on perdît son temps à approfondir l'histoire de quelques insectes, ou des mousses, ou des raretés parmi les coquillages, etc. Toutefois il faut connaître les minéraux, les plantes et la plupart des animaux de nos climats. Nous ne devons donner à chaque chose que l'importance qu'elle mérite pour son utilité ou pour une solide instruction. Ce n'est point d'ailleurs la seule science que doive étudier le pharmacien, et l'on doit être économe d'un temps précieux, lorsqu'on désire d'atteindre son but.

Des échantillons de minéraux, des substances sèches de la matière médicale végétale, comme les bois, écorces, racines, fruits, semences, gommes, sucs desséchés, résines, etc., étiquetés, placés dans des bocaux hors de la poussière; un herbier contenant la plupart des plantes usitées, quelques productions animales, sont des objets sur lesquels l'élève doit s'instruire. Mais comme il n'est pas possible souvent de se procurer tous les objets utiles, ni même de les voir, il convient d'étudier la matière médicale, soit chez les droguistes et les pharmaciens instruits, en suivant les cours des professeurs, soit en lisant de bons livres sur cet objet. Surtout l'essentiel est de bien observer par soi-même les phénomènes qui se passent autour de nous, et que l'habitude de les voir sans réflexion rend indifférens aux stupides regards du vulgaire.

Chaque production de la nature est pourvue de quelque propriété importante, soit à l'homme, soit aux êtres dont il se sert. Les poisons eux-mêmes sont efficaces, et ne sont pas des poisons pour tous les animanx. La ciguë est nuisible pour l'homme; cependant les chèvres la recherchent avec plaisir, et n'en sont point incommo-dées. Le laurier-amandier, le mérisier, ne sont pas sans danger pour l'homme, à haute dose; mais ils deviennent d'agréables condimens, à faible dose : ainsi, en distillant l'eau-de-vie avec des fruits du *prunus padus*, L., on obtient une liqueur suave comme le marasquin. D'ailleurs, on peut se servir avec un grand avantage de quelques poisons, soit comme remède héroïque pris à petites doses, soit pour se défaire des animanx nuisibles. Par exemple, l'aconit s'emploie pour empoisonner les loups, qui craignent peu les autres poisons, et qui ne meurent pas même de l'arsenic : cependant les chevaux mangent l'aconit sans danger. Les mulots se détruisent aisément, en leur offrant à ronger des pois infusés dans une dé-coction d'ellébore blanc (*veratrum album*). L'agaric attire les belettes et les putois dans les piéges. Si l'on veut allécher les loups-cerviers, l'on emploira l'herbe au chat (*nepeta cataria*), ou le *marum* (*teucrium*). On empêche les cochons de labourer les terres ensemencées et les prés en leur fendant le groin; et l'on fait périr, par le moyen du poivre, les sangliers qui dévastent les champs.

Le pharmacien n'est pas étranger à l'économie rurale ou domestique; plusieurs objets sont du ressort de ses études, et ne doit-il pas chercher à étendre sa sphère, à montrer que l'homme instruit n'est déplacé nulle part sur la terre, et en quelque rang que l'ait placé la fortune?

Qu'un navigateur aborde dans une île nouvelle, s'il ignore l'histoire naturelle, il n'ose toucher à aucune plante, à aucun fruit, à aucun reptile inconnu, de crainte de s'empoisonner. Mille objets précieux se présentent à sa vue sans qu'il sache en profiter. Combien de choses perdues par ignorance ! Sans l'observation, nous n'aurions pas la pomme de terre, qui vient du Pérou, qui nourrit un quart des Européens, et devient plus nécessaire que l'or lui-même dans les temps de disette. L'*oxalis crenata* du Chili est meilleure encore. Si les hommes qui voyagent, si les commerçans n'étaient pas quelquefois si peu instruits en histoire naturelle, souffrirait-on qu'une seule nation pût conserver le monopole de la cannelle, du girofle, de la muscade et des autres aromates ? Ceux-ci croissent déjà dans nos colonies américaines, lorsqu'on sait pendre les soins convenables ? Sans Witsen, le café serait encore le trésor des seuls Arabes, et l'arbre à pain, le cannellier, n'auraient pas été si tard transportés à Cayenne par les Français, sans cette négligence d'étudier l'histoire naturelle.

On reconnaît de jour en jour la nécessité de réparer nos forêts ; déjà le chêne quercitron croît au bois de Boulogne ; mais nos agriculteurs n'étudient, pour la plupart, ni le temps propre à recueillir la semence des arbres, ni l'exposition qui leur convient pour les faire élever, ni les soins qui leur sont indispensables pour les empêcher de périr jeunes. Ils ne savent pas tous combien la mousse est nécessaire pour garantir les jeunes plants du froid, des pluies, des grandes chaleurs, des vents, etc.

Pourquoi l'arbre du thé n'est-il pas introduit en Europe ? La Corse est assez chaude pour qu'il n'y périsse pas. On peut s'en procurer des plants ou des semences non rances en Chine ; cet arbuste, naturalisé dans nos climats, y croîtrait aussi facilement que le syringa sorti des mêmes contrées de l'Asie orientale.

Le lin est originaire des terrains inondés de l'Égypte, ce qui nous enseigne que le sol le plus convenable à cette plante est un marais desséché. C'est ainsi que toutes les cultures des végétaux dépendent de la connaissance de leur station naturelle, car il n'existe aucune plante qui ne naisse spontanément quelque part.

Une multitude de végétaux pourraient nous offrir de nouveaux alimens, si nos agriculteurs voulaient se livrer à leur étude. Combien on tirerait plus de parti de ce qu'on a, si l'on savait mieux ce qui convient à chaque contrée ! C'est ainsi que le froment préfère les terres fortes et argileuses ; le seigle, les fonds pierreux ; l'orge, les terrains meubles ; l'avoine, un sol sablonneux. Le moyen de rendre un état florissant, riche, agricole et commerçant, serait d'y introduire l'amour des connaissances naturelles, de ces sciences bienfaitrices du genre humain, qui apprennent à le soulager dans ses maux, qui l'accompagnent dans toutes les occasions de la vie, qui le vêtissent, le réchauffent, le nourrissent et fournissent à tous ses besoins, comme à tous ses plaisirs.

> *O fortunatos nimium, sua si bona norint,*
> *Agricolas.*   VIRG., *Georg. II.*

On n'a pas assez remarqué, en effet, que les connaissances étant, dans la réalité, des puissances, les nations les plus éclairées acquièrent à la longue une haute prépondérance sur les peuples les moins civilisés ; ainsi la petite Europe, aujourd'hui policée, domine sur toutes les autres régions du globe, et une poignée de ses guerriers, armés de la foudre et guidés par le savoir de la navigation, va régner sur l'Asie ou l'Amérique. Les connaissances méritent donc d'être recherchées par elles-mêmes, puisqu'elles donnent le sceptre et l'empire à ce faible animal jeté nu et sans défense sur une terre marâtre et sous un ciel rigoureux.

Des méthodes en histoire naturelle.

L'expérience a fait voir que l'étude de l'histoire naturelle et des autres sciences ne nous présenterait que chaos et qu'obscurité, sans le fil des méthodes. Les premiers hommes qui se livrèrent à ces recherches n'ayant d'abord que peu d'objets à comparer, se bornaient à remarquer ce qui les environnait ; ils ne les considéraient que par rapport à leurs besoins, pour se nourrir, se vêtir ou se guérir. Ils empruntaient aux animaux leur instinct pour reconnaître la propriété des plantes que la nature leur a indiquées. Abandonnés à l'ignorance, au milieu du monde, ils tournèrent leurs regards sur la nature entière, pour lui demander des secours ; il leur fallait distinguer le fruit salutaire du poison qui croît auprès : ils avaient besoin de tout apprendre pour combattre les infirmités d'une vie misérable et précaire.

Mais à mesure que leurs observations se multiplièrent, que la société, augmentée, répandue sur la face de la terre, connut de nouveaux objets, que les arts s'enrichirent de découvertes, il fallut transmettre à l'homme naissant le dépôt des expériences anciennement acquises ; autrement la société serait retombée dans l'ignorance primitive, s'il avait fallu que chaque individu n'acquît aucune lumière que par lui-même. C'est pour cela que les animaux, qui ne se transmettent que leurs facultés et leurs instincts primitifs, ne se perfectionnent en rien et demeurent dans un état toujours également brute. Mais l'homme jouit, au contraire, des moyens de propager les connaissances de ses aïeux à ses descendans, par la parole et l'écriture. C'est ainsi que les travaux de nos ancêtres ne sont point perdus pour nous, et que ceux de notre temps serviront à nos héritiers pour élever l'édifice des sciences jusqu'au faîte de la perfection. Et l'on reconnaît ainsi la nécessité d'étudier les travaux contemporains, puisque la vie bornée de chaque individu ne suffit pas pour voir par soi-même tout ce qui a été vu et découvert, soit par le hasard, soit par les recherches et les méditations des autres hommes.

Les divisions arbitraires ou par de simples nombres, peuvent bien conduire à trouver un être individuel, mais n'en indiquent ni la nature ni la qualité. De là vient qu'il y a des méthodes seulement *conductrices* d'autres *instructives* : l'on doit préférer celles-ci. Par exemple, on pourrait encore, à l'exemple des premiers naturalistes, ranger les lézards et divers reptiles parmi les autres quadrupèdes ; les cétacés avec les poissons, les coraux avec les plantes, etc. : à toute force on reconnaîtrait encore les individus, pourvu qu'ils fussent décrits exactement. Mais qui ne voit pas que c'est tout confondre? que c'est donner les analogies les plus fausses, les plus inexactes de ces êtres? Quelle instruction peut-on tirer, et quelle induction servira d'un objet à un autre, en rassemblant des espèces si disparates? De même, distribuer un végétal d'après le nombre de ses étamines, un minéral d'après sa couleur ou quelque autre apparence extérieure, n'est connaître ni une plante, ni un minéral, ni leur nature intime et leur famille originelle, ni leurs propriétés et leurs principes constituans.

Les vraies méthodes sont donc celles fondées le plus possible sur les rapports intimes des êtres, sur les élémens qui les composent. Il est bien plus important d'examiner ce qui distingue le reptile du mammifère, ou le cétacé du poisson, que tel ou tel individu de ces classes d'animaux : parce qu'en connaissant les caractères et la constitution de la classe entière, nous acquérons une science de principes applicables à tous les individus, tandis qu'en étudiant chaque production en particulier, nous n'obtenons souvent que des notions partielles, isolées et vagues. De même, si nous connaissons bien la famille naturelle d'un végétal et les qualités distinctives de cette famille; si nous apprenons quelles substances composent chimiquement tel minéral, et en quelle proportion, nous aurons une science bien plus exacte, bien plus précieuse, que celle du nombre des pistils d'une fleur, ou des angles et des faces d'un cristal. Ce n'est pas à dire cependant que nous devions dédaigner cette étude aussi; mais il est évident que sa moindre utilité la relègue au second rang.

Des méthodes de zoologie (1).

C'est ce qu'avaient compris les anciens, et en particulier Aristote, dans l'*Histoire naturelle des animaux*; aussi ne nous ont-ils laissé aucune classification métho-

---

(1) Ζωον animal, λογοσ discours *ou* traité.

dique. Mais le célèbre philosophe de Stagyre avait établi déjà les bases de la science zoologique et de l'anatomie comparée dans son Traité des animaux.

C'est d'après ces principes éclaircis, multipliés par les observations des modernes, qu'on a pu former les divisions en classes naturelles et en ordres dans le règne animal. Elien, Pline, ne nous ont guère transmis que des descriptions de mœurs et d'habitudes des animaux. Au rétablissement des sciences, Conrad Gesner, Pierre Belon, Ulysse Aldrovandi, firent refleurir la zoologie ; d'autres observateurs vinrent après, tels que Swammerdam, Redi, Lyonnet, Réaumur, De Gëer, Fabricius, Olivier, Latreille, Duméril, pour les insectes ; Lister, d'Argenville, Poli, Lamarck, Blainville, pour les coquillages ; Rondelet, Willugby, Artedi, Bloch, Lacépède, Cuvier, pour les poissons ; Belon, Albin, Brisson, Buffon, Latham, Vieillot, pour les oiseaux ; Rajus, Brisson, Buffon, Pennant, Pallas, Camper, Vicq-d'Azyr, Cuvier et plusieurs autres, pour les mammifères.

Avant Linné, personne n'avait bien entrevu les divisions naturelles du règne animal, si ce n'est l'Anglais Jean Rajus. Mais l'imperfection des connaissances sur les animaux à *sang blanc* (ou sans vertèbres) n'avait pas permis au savant Suédois de les classer dans l'ordre convenable ; ce n'est même que depuis peu d'années qu'on a reconnu les véritables limites de leurs classes ou familles. Linné divisa le règne animal ainsi qu'il suit :

ANIMAUX.	Cœur à deux ventricules ou biloculé et, à deux oreillettes, sang rouge et chaud.	Vivipares...................	*Mammifères.* 1.
		Ovipares...................	*Oiseaux.* 2.
	Cœur uniloculaire, à une oreillette, sang rouge et froid.	ayant des poumons qui respirent à volonté...	*Amphibies.* 3.
		des branchies extérieures...................	*Poissons.* 4.
	Cœur uniloculaire, sans oreillettes, humeur blanchâtre, froide, au lieu de sang.	ayant des antennes....	*Insectes.* 5.
		ayant des tentacules...	*Vers.* 6.

Il établit en cette sorte ce qu'il nomme le *vivier de la nature*, d'après six caractères principaux :

Les *mammifères* velus marchent sur terre et *parlent* (ou ont des voix);

Les *oiseaux* emplumés voltigent dans l'air et chantent;

Les *amphibies* à peau coriace rampent dans la chaleur humide et sifflent;

Les *poissons* écailleux nagent dans l'eau et marmottent;

Les *insectes* cuirassés sautillent dans les lieux secs et bruissent;

Les *vers* écorchés (ou à peau molle) s'étendent dans l'humidité et sont muets.

Il donne encore pour caractère à chacune de ces classes :

Aux *mammifères*, des poumons, des mâchoires se mouvant du haut en bas, garnies de dents à la plupart, cinq sens, une verge; des femelles vivipares et allaitant; quatre membres (excepté aux cétacés qui manquent de ceux de derrière), une queue à la plupart;

Aux *oiseaux*, des poumons, des mâchoires nues, cornées, sans dents, ou un bec; une verge courte, des femelles ovipares et des œufs à test calcaire, couvés; cinq sens (l'oreille sans conque externe); deux pieds et deux ailes; un croupion;

Aux *amphibies*, des poumons celluleux respirant à volonté, des mâchoires de haut en bas; une verge double à plusieurs, des œufs à coque membraneuse à la plupar; cinq sens; quatre membres aux uns, deux à d'autres, point à d'autres;

Aux *poissons*, des branchies extérieures qui se compriment sous des opercules, des mâchoires de haut en bas, point de verge (excepté aux chondroptérygiens), des œufs sans albumen; cinq sens, s'ils ont l'odorat (et ils l'ont en effet), des nageoires à rayons;

Aux *insectes*, des trachées latérales (pour respirer par des stigmates), des mâchoires latérales (non de haut en bas), ou un suçoir; des verges entrantes; femelles ovipares; pour sens, la bouche, les yeux, les antennes servant au tact, point d'oreille ni de narines (cependant ils ont l'odorat et peut-être l'ouïe); à tous des pieds articulés : aux hexapodes des ailes ;

Aux *vers*, des organes respiratoires peu connus (les mollusques ont des branchies), des mâchoires ou des suçoirs, etc., variables selon les genres : des organes sexuels souvent hermaphrodites ou androgynes à sexes réunis ou séparés; pour sens, des yeux à plusieurs, point d'ouïe (les sèches l'ont), ni d'odorat, des tentacules pour le tact; pour couvertures, à plusieurs un test calcaire, point de pieds ni de nageoires (excepté à quelques-uns).

Les divisions ultérieures de ces classes suivent assez l'ordre naturel dans le système Linnéen, surtout pour les oiseaux et les insectes. Quant à la division des poissons, elle est toute artificielle depuis Artedi ; personne, que nous sachions, ne les a distribués dans un ordre purement naturel; G. Cuvier l'a tenté cependant.

Dans ces derniers temps, l'histoire naturelle des animaux a subi une heureuse révolution, et nous pensons que désormais elle ne peut plus éprouver que des perfectionnemens; les divisions de ses principales classes sont établies d'une manière fixe et en quelque sorte irrévocable.

Nous avons ajouté à la division des animaux vertébrés, et à ceux sans vertèbres, la considération importante du système nerveux (dont les vertèbres et la boîte du cerveau ne sont que l'enveloppe), et qui est le fondement de l'animalité (1). Ainsi nous partageons le règne animal, comme il suit : *voyez* Nouv. Dict. d'Hist. nat., seconde édition, tom. II, art. ANIMAL, pag. 25.

---

(1) M. Cuvier a bien voulu reconnaître les mêmes bases de l'organisation animale, que nous avions établies, le premier, dès l'année 1803 dans le nouveau *Dictionnaire d'histoire naturelle*, article ANIMAL (première édition). Voyez sa distribution du règne animal, *Annales du muséum d'hist. natur.*, tom. XIX, an 1812; et son ouvrage intitulé *Règne animal distribué d'après son organisation*, Paris, 1817, in-8°, tom I, préface, pag. xxj.

Nous rappelons ici cette priorité, dont les preuves sont faciles à constater, parce qu'on a plusieurs fois affecté de la passer sous silence, pour en attribuer l'honneur à un naturaliste aussi illustre.

ANIMAUX.			
à deux systèmes nerveux, *le cérébral, le sympathique* ou *ganglionnaire;* une colonne vertébrale.	Cœur à deux ventricules, deux oreillettes, sang rouge chaud.	Homme et Mammifères. / Oiseaux.	
	Cœur à un ventricule, une ou deux oreillettes, sang rouge froid.	Reptiles. / Poissons.	
à un système nerveux, entourant l'œsophage; *le sympathique* ou *ganglionnaire;* nulles vertèbres.	Un cœur et des branchies respiratoires. Sang blanc.	Mollusques ou Coquillages. / Cirrbipèdes. / Crustacés.	
	Point de vrai cœur, quelques vaisseaux; des trachées pour l'air ou l'eau.	Arachnides. / Insectes à métamorphoses. / Annélides ou Helminthides, plusieurs ont des sortes branchies. / Vers intestinaux, nulles trachées connues.	
à *molécules nerveuses* : plus ou moins visibles. Zoophytes.	Ascidiens......................	Sociaux, Botryles, etc.	
	Animaux rayonnés ou radiaires.	Échinodermes. / Hydres et Polypes.	
	Réunis en polypiers, coralligènes.	Coraux et Cératophytes. / Madrépores et Éponges.	
	Microscopiques................	Infusoires.	

ANIMAUX VERTÉBRÉS. Les caractères particuliers de chaque
  classe sont :

1.º Pour les *mammifères*, ceux donnés par Linné,
qui sont très-bons. Ces animaux ont le cerveau différent de celui des oiseaux, par la présence du corps cal-
leux, de la voûte et des tubercules quadrijumeaux ; leur
vue est moins étendue que chez l'oiseau ;

2.º Pour les *oiseaux*, mêmes caractères que ceux de
Linné, etc. ;

3.º Pour les *reptiles*, on ajoute aux caractères Lin-
néens, des branchies accompagnant quelquefois les
poumons, dans le jeune âge, chez la famille des batra-
ciens, qui manque aussi de verge et de côtes ;

4.º Pour les *poissons*, même caractères que les Lin-
néens.

ANIMAUX SANS VERTÈBRES. Doués d'un système nerveux
  distinct, analogue au sympathique, ayant un cœur
  avec des vaisseaux sanguins, ou seulement un vaisseau dorsal.

5.º Les *mollusques* ont un système nerveux à gan-
glions ; des branchies respiratoires pour l'air ou l'eau,
formant une sorte de manteau de figure variable : habi-
tation souvent aquatique : des coquilles univalves ou
bivalves à la plupart : hermaphrodisme et accouplement
aux univalves qui ont les deux sexes (quelques-uns n'ont
qu'un sexe mâle ou femelle, comme les céphalopodes) :
androgynisme et fécondation sans accouplement aux
bivalves : celles-ci sont sans yeux : les premiers en ont
souvent.

6.º Les *annélides* ou vers *helminthides ;* corps cylindrique ayant des muscles annulaires, des branchies ;
point de pattes articulées, une moelle épinière noueuse,
des vaisseaux sanguins : point de cœur. Vivent dans l'humidité, s'accouplent, sont privés d'yeux.

7.º Les *crustacés* ont un cœur, des vaisseaux sanguins,
une moelle épinière noueuse, au moins dix pattes articulées, des branchies, un corps recouvert d'une coque
calcaire, qui se renouvelle chaque année, des yeux por-

tés sur un pédoncule, plusieurs mâchoires latérales. Animaux aquatiques, à sexes séparés : s'accouplent : double verge aux mâles.

8° Les *arachnides*, point d'antennes ni d'ailes : aucune métamorphose : tête confondue avec le thorax; six ou huit pates : respiration ou par des sacs pulmonaires, ou par des trachées. Animaux souvent venimeux et vivant de proie.

9° Les vrais *insectes* à métamorphoses manquent de vaisseaux sanguins, excepté un dorsal, ont une moelle épinière noueuse, des trachées qui s'ouvrent au dehors par des stigmates aux côtés du corps pour respirer ; six pattes articulées, jamais plus, et dans tous les individus ailés, qui forment le plus grand nombre, deux ou rarement quatre antennes, yeux sessiles à plusieurs facettes. Sexes séparés, ovipares avec accouplement; squelette corné entourant le corps.

10° Les *vers intestinaux* manquent de vaisseaux sanguins, excepté le dorsal en quelques espèces, ont une moelle épinière, noueuse, peu visible; manquent de pattes; ont des trachées ou stigmates peu apparens. Vivent toujours dans ou sur d'autres animaux, se nourrissent de leurs humeurs; espèces parasites, ovipares, androgynes ou hermaphrodites, ou à sexes séparés quelquefois. Quelques espèces sont vivipares.

ANIMAUX ZOOPHYTES, *sans système nerveux apparent, sans vaisseaux quelconques, se nourrissant par imbibition.* Chair gélatineuse non fibreuse; forme radiaire ou rayonnante, une cavité centrale servant d'estomac, non pas à tous. Reproduction ou par bourgeons, ou par division : point de sexes. Des tentacules. Vie végétative.

11° *Radiaires.* . . . .

Il y a, pour cette onzième classe, une considération importante à faire. Les autres animaux présentent un corps qui a une partie antérieure et une postérieure, et sont formés de deux moitiés latérales ; ils marchent ou rampent. Dans les *radiaires*, au contraire, il n'y a ni devant ni derrière, leur corps est rond, affecte la forme d'une fleur ou d'un végétal. Il se place également en tout sens, et même parmi les polypes, hydres ; il peut se retourner comme le doigt d'un gant. La cavité intérieure qui servait d'estomac, devient la surface extérieure, et la surface ou peau extérieure retournée, devenue estomac, en fait les fonctions. (Trembley, *Observ. sur les Polypes d'eau douce*, etc.) Les animaux qui habitent les coraux, les éponges, et qui les forment, sont de cette nature.

12° Les *animalcules microscopiques* ou qui ne se voient qu'au microscope, ont la plupart des cavités internes pour la digestion. Ils pullulent dans les eaux croupissantes et les infusions végétales, les matières animales qui se décomposent.

Ces connaissances, dira-t-on, sont-elles utiles au pharmacien et à l'art qu'il exerce ? Sans doute : il serait honteux d'ignorer la nature des substances qu'on emploie, et leur origine ; car au moyen de ces connaissances, on ne rangera plus les coraux parmi les pierres ou les plantes, et l'on trouvera la cause des substances animales qu'ils fournissent. Les sciences s'éclairent mutuellement ; leur lumière réfléchie rejaillit sur l'art, et en l'éclairant, elles le rendent plus honorable et plus éclatant, plus digne de l'estime et de la confiance des autres hommes.

Des méthodes de botanique.

Linné appelle, avec raison, *hétérodoxes*, ceux qui traitent des animaux et des plantes sans méthode quelconque ou d'après des arrangemens arbitraires, comme par l'ordre alphabétique, ou par les propriétés économiques, ou d'après leurs lieux, leurs temps, etc. Il ne reconnaît comme orthodoxes que ceux qui suivent des méthodes fondées sur les organes les plus fixes, comme ceux de la fructification dans les plantes, et de la nutrition ou des sexes, etc., chez les animaux.

Parmi les anciens, la botanique était peu cultivée, on se bornait à connaître les végétaux les plus indispensables à la nourriture de l'homme et des animaux domestiques, et les plantes médicinales les plus communes. Tel fut pourtant le prix des premières découvertes en ce genre, que les anciens Grecs donnèrent aux végétaux le nom de ceux qui en reconnurent les propriétés. C'est ainsi que la centaurée vient du centaure Chiron ; l'achillée millefeuille, d'Achille ; les asclepias sont attribués à Esculape ; l'héracléum, à Hercule ; l'adonis, au favori de Vénus ; le pied d'alouette (et non l'hyacinthe), au jeune Hyacinthe. Les noms des princes, que l'effort des temps effaçait, sont conservés dans de simples fleurs, et transmis d'âge en âge, chaque printemps, comme des témoignages subsistans de leurs bienfaits. Telles sont les plantes l'eupatoire, la gentiane, la lysimachie, le téléphium, le teucrium, la valériane, le philadelphus, le pharnacéum, l'artémisia, l'althæa, etc. Les dieux même prenaient, selon la nation poétique des Grecs, les arbres et les fleurs sous leur protection ; Minerve avait l'olivier, Jupiter le chêne, Vénus le myrte, Mars le laurier, etc.

Il nous reste cependant d'autres monumens de la science botanique des anciens. Les célèbres Traités de Thréophraste, *des Plantes* et *des causes des plantes ;* les deux livres attribués, à ce sujet, à Aristote ; enfin les œuvres de Pline, de Dioscoride ; ce que Columelle nous a transmis sur les végétaux utiles, dans son *Traité des choses champêtres,* nous donnent l'idée de leurs recherches en cette partie. Les botanistes qui ont le plus examiné ces ouvrages, y trouvent à peine cinq cents plantes désignées. Il est vrai que les conquêtes d'Alexandre dans l'Asie, l'Afrique, et celle des Romains, ont ouvert de nouvelles connaissances. On acclimata plusieurs végétaux en Europe ; la Médie donna le citron (déjà connu du temps des Argonautes); la Perse, sa pêche ; l'Arménie, l'abricot ; Carthage, la grenade ; la Natolie, sa cerise ; la Carie, une espèce de figue ; le Pont, l'Arménie, diverses variétés de prunes, de melons ; l'Égypte, son lin, ses dattes, ses pastèques, etc. (1)

______

(1) Depuis quelques années, divers savans ont considéré le règne végétal sous l'aspect géographique, et il en est sorti d'importantes connaissances.

Mais les anciens n'ont fait aucune description exacte des végétaux, ne les ont point classés, soit qu'ils en connussent un trop petit nombre pour saisir les rapports des genres et des classes, soit que leur génie fût peu tourné vers cette sorte d'étude, quelque attrayante qu'elle soit.

Après eux vinrent les Arabes, qui ont introduit une multitude de substances dans la matière médicale. Tous les médicamens de l'Orient nous sont connus par eux. Ils ont pris plaisir à accumuler les drogues dans les compositions. La polypharmacie devint chez eux le sublime de l'art. Ils ne virent, dans les plus brillántes fleurs, que des *drogues* pour des apozèmes, des opiats et des onguens : elles n'avaient de prix à leurs yeux qu'à proportion de leurs propriétés, ou purgatives ou autres.

---

botaniques après Strohmayer, Treviranus, Robert Brown, Humboldt, de Buch, Wahlenberg, etc.

Ainsi l'on a vu d'abord que le nombre des espèces végétales augmentait à mesure que les climats devenaient plus chauds et plus humides; la végétation si pauvre près des pôles et au sommet des montagnes glacées, s'enrichit, se développe avec un luxe merveilleux à proportion qu'on s'avance vers les tropiques, pourvu que les contrées ne deviennent pas arides par la sécheresse.

Ensuite les plantes agames, à tissu cellulaire, les lichens, les mousses se multiplient d'autant plus que le climat est plus froid; au contraire les plantes phanérogames, les fleurs, deviennent d'autant plus grandes, plus abondantes, plus magnifiques, que le climat est plus chaud et humide, comme entre les tropiques. Si la végétation est surtout rapetissée, herbacée, annuelle et souvent éteinte par la froidure des pôles et leurs rigoureux hivers, en revanche, les végétaux deviennent des arbres, déploient toute leur pompe par la force que la chaleur développe dans l'acte de la végétation vivace. Si les sexes n'existent pas ou paraissent à peine développés dans les plantes des lieux froids, les organes sexuels deviennent en revanche polygames, monoïques, dioïques fréquemment chez les végétaux des pays chauds. Enfin les herbes, comme les glumacées, les crucifères, les ombellifères, le plus grand nombre des monocotylédones et acotylédones appartiennent à des zones froides ou tempérées, avec les conifères, les éricinées, les amentacées, les composées, etc.; au contraire, les zones ardentes nourrissent les malvacées, les légumineuses, les rubiacées, les apocynées, les euphorbiacées, enfin la plus grande partie des dicotylédones; il n'y a guère que les palmiers, les fougères, etc., parmi les monocotylédones qui se multiplient beaucoup entre les tropiques. On y voit aussi beaucoup de plantes volubiles ou grimpantes et sarmenteuses auxquelles les lieux froids sont contraires, comme des orchidées. Les plantes grasses et les cucurbitacées appartiennent aux terrains secs; les liliacées sont printannières, plusieurs composées sont automnales, etc., etc.

Les médecins qui ont le mieux traité de la *matière médicale* des végétaux, sont, après Dioscoride et les Arabes, Simon Paulli, dans son *Quadripartitum ;* Kœnig, *Regnum vegetabile ;* Valentini, *Museum museorum ;* Dale, *Pharmacologia ;* Bergius, *materia medica ;* surtout Murray, *Apparatus medicaminum*, etc. Les meilleurs observateurs sont : Geoffroy, dans son *Traité de matière médicale ;* Paul Hermann, *Cynosura ;* Boerhaave, *His. plantar. ;* Haller, *Synopsis stirpium helvet. ;* Linné, *Materia medica*, etc. Il y a un très-grand nombre d'autres matières médicales, (1) mais dont le mérite est plus remarquable pour la thérapeutique que pour l'histoire naturelle des médicamens.

Les premiers botanistes méthodistes sont : Césalpin, Morison, Ray, Rivin, Knaut, Boerhaave. La méthode de Joseph Pitton de Tournefort, est celle-ci :

---

(1) Après Pierre Pomet, Nicol. Lémery, J. F. Cartheuser, qui se distinguent parmi les anciens pharmacologues, nous nous plaisons à rappeler les bons travaux de J. Reinb. Spielmann, de Morelot, de Trommsdorff, de C. H. Pfaff (*Son système de matière médicale d'après des principes chimiques*, en allemand, Leipsick, de 1808 à 1824, sept parties in-8°.) de J. H. Dierbach (*Manuel de botanique médico-pharmaceutique*, et son recueil *des nouvelles découvertes en matière médicale*, Heidelb. 1828, 2 parties in-8°, en allemand) les belles planches et descriptions de botanique pharmaceutique des savans Nees d'Esenbeck et Ebermayer, les ouvrages anglais de Blackwell, de Woodville, les figures publiées par Jos. Rocques, les écrits de Martius, le voyageur bavarois, ceux de M. Auguste de St.-Hilaire, sur les plantes médicinales du Brésil, l'ouvrage d'André Duncan d'Edimbourg, les travaux de Smith Barton, de Bigelow, de Nuttal, aux États-Unis, etc., de Théod. Martius d'Erlang, les matières médicales d'Antoni Todd Thomson, de Whitelaw Ainslie, pour l'Inde. de Decandolle, les écrits sur le quinquina par Ruirz, Lambert, Bergen, etc., enfin une multitude d'autres livres récens et trop connus pour qu'il soit nécessaire de les énumérer.

MÉTHODE DE TOURNEFORT.

						N°
FLEURS	D'HERBES	pétalées	simples	monopétales	régulières	Campaniformes. 1.
						Infundibuliformes 2.
					irrégulières	Personnées. 3.
						Labiées. 4.
				polypétales	régulières	Cruciformes. 5.
						Rosacées. 6.
						Ombellifères. 7.
						Caryophyllées. 8.
						Liliacées. 9.
					irrégulières	Papilionacées. 10.
						Anomales. 11.
			composées			Flosculeuses. 12.
						Semiflosculeuses. 13.
						Radiées. 14.
		apétales (sans pétales).				A étamines. 15.
						Sans fleurs. 16.
						Sans fleurs ni fruits. 17.
	D'ARBRES	apétales				Apétales. 18.
						Amentacées. 19.
		pétalées	monopétales			Monopétales. 20.
			polypétales		régulières	Rosacées. 21.
					irrégulières	Papilionacées. 22.

Ces vingt-deux classes entrent dans huit divisions qui sont fondées, comme on le voit, sur la présence ou l'absence des corolles, leur forme régulière ou irrégulière, le nombre de ses pétales ou sépales, la simplicité ou la composition des fleurs. L'ingénieux auteur prend les divisions de ses classes, ou ses sections, du fruit qui est tantôt le calice tantôt le pistil.

On a nommé *système sexuel* la méthode de Charles Von Linné, Suédois, l'un des plus grands naturalistes qui aient existé. Quoique le sexe des plantes eût été déjà soupçonné avant Linné, que Théophaste, Pline en parlent à l'occasion du palmier-dattier ; que Ray et Camérarius, Césalpin et Vaillant aient décrit les organes mâles et femelles, personne cependant n'avait éclairci cette vérité d'une manière lumineuse, incontestable ; ce n'était qu'une opinion obscure, peu accréditée. Linné l'établit par des preuves si multipliées et si éclatantes, qu'il n'est désormais plus possible de la nier. Il reconnut que la fleur et le fruit n'étaient que les parties génitales des plantes, que la floraison était la génération, et que la maturation était le part. Les anthères des étamines sont les organes masculins des plantes, leur *pollen* est la véritable poussière fécondante (1). Le stigmate *du ou des* pistils est l'organe femelle qui reçoit cette poussière, laquelle va féconder les graines dans l'ovaire. Ainsi Linné compare le calice de la fleur au lit nuptial, la corolle aux rideaux ou au dais ; les filets des étamines sont les vaisseaux spermatiques, leurs anthères sont les testicules, la poussière fécondante représente le sperme, le stigmate du pistil est la vulve ; le style est ou le vagin ou la trompe, le germe un ovaire enveloppé de son péricarpe, la graine est l'œuf, et le concours de ces organes opère l'acte de la fécondation.

Ces assertions se prouvent, soit par la castration, soit par les fécondations artificielles, soit par les mulets

---

(1) Des observations ultérieures ont fait voir que les globules qui forment cette poussière sont de très-petites boîtes ou capsules qui s'ouvrent par l'humidité, et lancent une poudre fécondante extrêmement subtile. Elle a l'odeur du sperme des animaux. Rob. Brown, Guillemin l'ont étudiée.

ou hybrides des plantes, soit par les fleurs doubles et stériles, soit par la *coulure* des fleurs (1).

Une fleur qui n'a que des étamines est mâle, celle qui n'a que des pistils est femelle, celle qui présente les uns et les autres est hermaphrodite, celle qui porte des fleurs mâles ou des fleurs femelles, en même temps avec des hermaphrodites, est polygame ; celle dont les fleurs mâles et les fleurs femelles sont sur le même pied, est androgyne.

Les classes du système sexuel de Linné sont fondées sur le nombre des étamines, leur grandeur, leur situation ; les *ordres* ou divisions de ces classes sont combinés d'après le nombre et la position des pistils ou parties femelles. Voici le tableau ingénieux mais peu naturel de son système :

____

(1) Les plantes terrestres ont un pollen fécondant pulvérulent ; les aquatiques en ont un qui est mucilagineux.

CLÉ DU SYSTÈME SEXUEL OU NOCES DES PLANTES.

visibles.

hermaphrodites.

étamines jamais unies.

égales ou presque égales.

	AU NOMBRE	CLASSES.	
	d'une étamine	Monandrie.	1.
	deux.	Diandrie.	2.
	trois.	Triandrie.	3.
	quatre	Tétrandrie.	4.
	cinq.	Pentandrie.	5.
	six.	Hexandrie.	6.
	sept.	Heptandrie.	7.
	huit. . . . . r	Octandrie.	8.
	neuf.	Ennéandrie.	9.
	dix	Décandrie.	10.
	douze	Dodécandrie.	11.
	vingt au plus adhérentes au calice.	Icosandrie.	12.
	plusieurs jusqu'à cent, non adhérentes.	Polyandrie.	13.

inégales, deux courtes, avec deux
longues. . . . . Didynamie. 14.
avec quatre longues . . . . . Tétradynamie. 15.

unies par quelques parties :
par des filets unis en un corps. Monadelphie. 16.
en deux corps . . . . . Diadelphie. 17.
en plusieurs corps. . . . Polyadelphie. 18.
par les anthères, en forme de
cylindre. . . . . Syngénésie. 19.
étant unies et adhérentes au
pistil . . . . Gynandrie. 20.

étamines et pistils dans des fleurs séparées :
sur un même pied. . . . . Monœcie. 21.
sur deux pieds différens. . . Diœcie. 22.
sur deux pieds ou sur le même,
avec d'autres fleurs hermaphrodites. . . . . Polygamie. 23.

à peine visibles, et qu'on peut difficilement
décrire. . . . . Cryptogamie. 24.

FLEURS

Les noms de ces classes sont dérivés du grec : μονος, *un seul* ; ἀνήρ, *homme, mari*, ou partie sexuelle mâle ; δις, *deux* ; τρεις, *trois*; τετρά, *quatre*; πεντε, *cinq* ; εξ, *six* ; επτα, *sept*; οκτὺ, *huit* ; εννεά, *neuf* ; δεκα, *dix* ; δοδεκα, *douze*; εικοσι, *vingt* ; πολύς, *beaucoup* ; δισ δυναμίς, *deux puissances* ; τέτρα, *quatre puissances* ; αδελφός, *frère* ; σύν, γενεσις, *ensemble, génération* ; γυνή, *femme* ; ἀνήρ, *homme* ; μονος οιχια, *une maison* ; δις οιχια, *deux maisons* ; πολυς, *plusieurs* ; γαμος, *noce*; κρυπτος, *caché.* Les mots *monogynie*, etc., viennent de γυνή, et des noms de nombre. Quant à l'angiospermie, elle vient d'αγγειον, *vase* ou *vaisseau*, et σπέρμα, *semence*; gymnospermie, de γυμνος, *nud*, etc.

On distingue un système d'une méthode, en ce que le premier ne prend pour base qu'un caractère seul, comme les étamines, pour en former toutes les combinaisons de ses classes. Une méthode est, au contraire, fondée sur plusieurs caractères ou rapports ; et, quoique moins simple, elle donne lieu à des rapprochemens plus heureux, parce qu'elle compare les êtres sous un plus grand nombre de faces. Aussi le système sexuel, tout ingénieux qu'il est, disgrège un grand nombre de familles naturelles. La méthode de Tournefort fait moins violence à l'ordre des analogies. C'est pour cela qu'Adanson, dans ses *Familles des plantes*, n'admettait précisément aucun système, aucune méthode, après en avoir imaginé soixante-cinq, et se bornait à rassembler les végétanx selon leur degré de ressemblance.

C'est ce qu'a exécuté le célèbre Bernard de Jussieu, dont le neveu, Antoine-Laurent de Jussieu, a perfectionné et publié, en 1789, le travail dans son *Genera plantarum.* Cet ordre, le plus conforme à la nature, est le seul qui réunisse les êtres végétans convenablement; et, bien qu'il existe encore beaucoup de lacunes et des imperfections que le temps pourra faire disparaître, il offre pourtant le plus de certitude et d'avantages en groupant les végétaux en familles. Cet ordre est même tellement approprié à la matière médicale, que chacune de ces familles présente souvent une qualité ou vertu médicinale très-distincte, témoin les crucifères, les malvacées, les labiées, les borraginées, les ombellifères, etc.

Plus les familles sont distinctes , plus leurs propriétés sont remarquables et fortement tranchées. ...

Nous n'exposons ici que les principaux caractères de la méthode de Jussieu, que nous suivons dans l'exposition de notre histoire naturelle médicale végétale.

Cette méthode est fondé d'abord sur le nombre des lobes des semences qui fournit trois divisions principales : les *acotylédones* , ou sans cotylédons, du moins apparens ; les *monocotylédones* , qui en ont un seul ; les *dicotylédones*, qui en ont deux. Cependant, il y a des auteurs, après Gærtner (*de Fruct. et Semin. Plant.*) , qui admettent des *polycotylédones*, ou plusieurs cotylédons , comme sont les arbres conifères ; ce sont des exceptions (1).

Les divisions subséquentes de la méthode se basent sur l'insertion des étamines, soit sur le pistil, ce qui forme l'ordre des *épigynes* ; soit au-dessous du pistil , d'où l'ordre des *hypogynes* ; soit autour du pistil et sur le calice qui l'environne, où l'on trouve les *périgynes*. Il y a ensuite des combinaisons ultérieures dont le tableau donnera l'explication.

---

(1) Le premier qui établit la division des végétaux d'après les lobes séminaux ou cotylédons, est Adrien Van Royen , botaniste hollandais, qui distingua ainsi les unilobées ou monocotylédones des autres plantes. Bernard de Jussieu employa cette distinction, qui est devenue encore plus importante d'après les recherches de M. Desfontaines sur l'organisation des monocotylédones. (*Mém. de l'Inst.* t. I. p. 478.).

Les bilobées, ou dicotylédones, selon M. de Jussieu (*Mém. acad. scienc.* 1774, p. 183.), sont comparables aux animaux ayant un cœur à deux oreillettes et à deux ventricules, comme les unilobées ou monocotylédones aux animaux à un cœur uniloculaire.

Les monocotylédones n'ont jamais aussi toutes les parties de la fleur, car elles manquent ou de calice ou de corolle ; celle-ci étant souvent un calice coloré.

Les dicotylédones sont aussi *exogènes*, et les monocotylédones sont *endogènes* ; les feuilles de celles-ci sont engaînantes.

On distingue encore les végétaux en *agames* ou sans sexes apparens, comme les fucacées (thalassiophytes), les champignons et les lichens, etc. ; en *cryptogames*, ayant des sexes cachés , comme chez les mousses , les fougères, etc., puis en *phanérogames*, ayant des fleurs et des organes sexuels mâles et femelles visibles.

Une autre division du règne végétal est celle des plantes *cellulaires*, algues, champignons, ou formés d'un tissu lamelleux, et en plantes *vasculaires* ou composées de vaisseaux et de fibres.

M. Decandolle commence par les renonculacées, comme étant plus complètes dans leur organisation productive que les conifères.

MÉTHODE NATURELLE DE JUSSIEU.

			Classes.
PLANTES	ACOTYLÉDONES, ou dont les lobes séminaux sont indivisibles.		1.
	MONOCOTYLÉDONES	Étamines attachées sous le pistil, ou hypogynes.	2.
		périgynes ou au calice.	3.
		épigynes ou sur le pistil.	4.
	DICOTYLÉDONES — **APÉTALES** à insertion absolument immédiate	Étamines attachées sur le pistil.	5.
		au calice.	6.
		sous le pistil.	7.
	MONOPÉTALES à insertion médiate	Corolles attachées sous le pistil.	8.
		au calice.	9.
		sur le pistil.. anthères réunies..	10.
		anthères distinctes	11.
	POLYPÉTALES à insertion simplement immédiate.	Étamines attachées sur le pistil.	12.
		sous le pistil.	13.
		au calice..	14.
	DICLINES irrégulières, ou à étamines séparées du pistil.		15.

Nous donnons le détail des classes et les ordres des végétaux dans notre *Histoire naturelle des médicamens*.

On doit remarquer ici que cette division du règne végétal, d'après le nombre des lobes séminaux, n'est point exacte dans tous les cas. M. Mirbel cite plusieurs exemples d'exceptions ; ainsi la cuscute n'a point de cotylédons, quelques renoncules et des *cactus* n'en montrent qu'un, les palmiers *cycas* et *zamia* en ont deux, etc. Mais la divison la plus frappante des *monocotylédones* et des *dicotylédones*, est celle qu'a donnée M. Desfontaines. Ce savant observe que toutes les tiges des monocotylédones n'ont point une moelle centrale, mais dispersée dans les interstices des fibres ; celles-ci, toutes longitudinales, ne s'accroissent point par couches, mais bien par renflement : aussi les tiges des palmiers, le chaume des graminées, les hampes de liliacées, sont de texture presque fistuleuse (1), n'ont pas une écorce proprement dite, sont rarement divisées en branches, ont toujours des feuilles simples, etc. Au contraire, les plantes dicotylédones ont des tiges à moelle centrale dont les utricules se répandent en rayons dans le bois ou le tronc; celui-ci s'augmente par couches successives, et il est revêtu de l'aubier, puis d'une écorce : aussi le *cœur* est plus compacte et plus dur que la circonférence; c'est le contraire dans les tiges des monocotylédones.

Des méthodes de minéralogie.

Il ne paraît pas que les anciens aient fait de grands progrès dans l'histoire des minéraux, car, à l'exception des métaux usuels et de quelques autres substances, comme les gemmes ou pierres précieuses, le cinnabre et des terres argileuses, il ne se sont guère occupés de creuser plus profondément cette science. Nous n'avons d'eux que le livre de Théophraste sur les pierres, et ce que Pline le naturaliste nous a transmis dans son ouvrage.

---

(1) Cependant les tiges des ombellifères sont aussi fistuleuses, et plus spongieuses à l'intérieur qu'à la circonférence.

Ce n'est-qu'à la renaissance des lettres, et vers 1540, que le saxon George Agricola publia un ouvrage excellent pour le temps, sur les minéraux. Un demi-siècle après, un habitant de Bruges, Boëce de Boot, donna un Traité des pierres et gemmes ; depuis cette époque, la minéralogie n'a pas cessé de faire des progrès, et la chimie est venue lui ajouter de nouveaux degrés de perfection.

En général, le plus sûr moyen de reconnaître les principes des minéraux, est de recourir à la chimie (1). Les caractères extérieurs, par eux seuls, sont souvent trompeurs, et demandent en outre, une grande habitude d'observations, pour les reconnaître. Le chimiste peut imiter d'ailleurs presque toutes les compositions minérales ; il fera des cristallisations, des minéralisations, des combinés terreux, des fossiles doués des mêmes propriétés que ceux de la nature brute. Forme-t-elle des vitriols, par exemple ? ce n'est qu'un jeu pour le chi-

---

(1) Haüy (*Tableau comparatif des résultats de la cristallographie et de l'analyse chimique, relativement à la classification des mineraux* ; Paris, 1809, in-8°, 1 vol., pag. 10, de l'introduction), parle de la différence entre les résultats de l'analyse chimique des minéraux et la cristallographie, qu'il regarde comme plus sûre que l'analyse, parce que, d'après Berthollet (*Statique chimique*, tom. I, pag. 334 *sq.*), les affinités varient selon diverses causes, sans que la molécule minérale change de configuration : de là vient que les mêmes minéraux, de même forme, donnent à l'analyse des produits variables en quantité. Il s'ensuit, selon Haüy, qu'on doit restreindre l'influence de la chimie dans la détermination des espèces minérales.

Une même molécule peut appartenir à plusieurs espèces minérales, ce qui est d'observation, dit Haüy. Il y a une constance des angles dans les corps qui appartiennent à une même variété de cristallisation. Romé de Lisle a mis ce fait important en évidence (*Introduct. cristallogr.*, pag. 70 ; Les molécules cristallines sont soumises à une même régularité de cristallisation que les mouvemens célestes. Les cristaux ne sont, dit-on, que les *fleurs des minéraux*. Cette comparaison ingénieuse cache une idée très-juste, ajoute encore Haüy.

Malgré tous ces raisonnemens en faveur de la cristallographie, il y a des faits tellement manifestes qui montrent combien les cristaux changent de figure par telle ou telle proportion chimique, comme l'alun, ou par interposition d'autres molécules, comme le sel marin dans l'urine ; ou le sulfate de cuivre par l'addition de celui de fer, etc., ainsi que l'a montré M. Beudant, que la chimie est toujours le moyen le plus certain de connaître la nature des minéraux.

miste. Fait-elle du cinnabre, dissout-elle un métal ? le moindre artiste l'imite. Elle n'a presque aucun avantage que ceux du temps et des masses, dont elle peut disposer sans être bornée comme nous. Elle a confié entre nos mains les lois qu'elle a reçues pour les substances inorganiques, mais elle a réservé pour elle la puissance de la vie et l'organisation. Quoi de semblable à une plante végétante, à un animal mobile et sensible, sortira jamais du laboratoire du physicien ou de la cornue du chimiste ? Aucune force humaine ne peut faire revivre l'arbre qu'on a brûlé.

Il s'est établi deux classes de minéralogistes ; ceux qui se bornent aux caractères extérieurs des minéraux, et ceux qui recherchent leurs principes constituans.

Parmi les premiers, on compte Bromel en 1730, Henckel en 1747, Vallérius à la même époque, Gellert, Cartheuser, Lehmann, Vogel, Valmont de Bomare, Linné, Romé de Lisle et Daubenton. Parmi les seconds, on trouve Cronstedt en 1771, Fourcroy, Bergmann, Sage, Kirwan, Lamétherie et Haüy. Werner et ses successeurs ont fondu, en quelque manière, dans leur méthode, comme Jameson, Brogniart, Beudant, etc., ces deux genres de minéralogie. Berzélius a tenté de donner une classification toute chimique des minéraux.

Les découvertes modernes sur les lois électro-chimiques qui se développent dans les matériaux du règne inorganique montrent que les formations minérales les mieux définies, ou qu'on regarde comme espèces, résultent de deux forces électriques polarisées ou contrastantes. L'élément minéralisé ou la base est dans *l'état électro-positif* ; le principe minéralisateur, agent acide, ou qui remplit les fonctions de saturateur, reste dans *l'état électro-négatif*, selon M. Becquerel.

Toute substance, parlant philosophiquement, est donc formée sous l'empire de ce dualisme de puissances générales qui gouvernent le monde inorganique. L'élément électro-négatif par excellence, étant l'oxygène avec les corps comburans (chlore, iode, brome fluore, etc., et les acides), les oxydes au maximum qui opèrent de la même manière (1), tandis que les radicaux combustibles, les bases salifiables, les alcalis, les terres, les élémens comburés présentent l'état électro-positif ; il en résulte cet antagonisme universel et nécessaire duquel dépend l'équilibre des compositions minérales, leur degré de saturation et de neutralité. Il faut, en effet, pondération réciproque pour maintenir la stabilité des composés déterminés. Tel est le *pondus naturæ* parfait et géométrique.

Sans doute, nous ne pouvons étudier que l'enveloppe superficielle de notre globe, déjà travaillée par deux agens puissans, le feu et l'eau, pendant une série indéterminée de révolutions séculaires. Les élémens primitifs et purs qui doivent constituer les grandes masses planétaires, dans leur intérieur, échappant à nos investigations, nous privent des vrais fondemens de la minéralogie. C'est à la chimie seule qu'il appartient d'isoler ces élémens primordiaux, bases de tout composé à proportions définies.

Déja les roches, les *strata*, ou formations plus inférieures, sont des mélanges, des combinaisons qui reparaissent les mêmes, à d'immenses intervalles, parmi les continens, dans cette croûte, tantôt plutonienne, tantôt neptunienne ou diluviale (2). Là prirent leur origine tant de composés cristallins ; là se constituèrent tant de filons métalliques entre les fissures des depôts schistoïdes, comme le pensait Werner ; là se formèrent ces groupes de brillans cristaux, ces fleurs géométriques du règne minéral et des gemmes précieuses.

Ainsi la terre, par ces combinaisons de plus en plus compliquées, semblait préluder à des productions organiques, d'abord à des végétations de cryptogames, puis aux phanérogames pour s'élever aux plus nobles créa-

---

(1) C'est ainsi qu'on voit des oxydes au *maximum* d'un métal, saturer plus ou moins leurs oxydes au *minimum* ; ainsi il y a des ferrates de fer, des plombates de plomb, des antimoniates d'antimoine, etc.

(2) On peut consulter l'art. *Roches*, par M. de Humboldt, dans le *Dictionnaire des sciences naturelles*, et les recherches des Deluc, Saussure, Dolomieu, etc., avec les travaux du rév. Buckland, sur le *diluvium*, ceux de G. Cuvier et Brongniart, etc., sur les terrains d'alluvion, etc.

tions des animaux, et enfin de l'homme qui en est le chef-d'œuvre suprême.

Il nous serait facile de rappeler ici les belles recherches, soit de M. Beudant sur les variations des formes cristallines, soit celles non moins intéressantes de M. Becquerel sur les cristallisations déterminées par les forces électro-chimiques. Nous présenterons ultérieurement le tableau comparé du poids des atômes des divers élémens minéraux connus jusqu'aujourd'hui, dans le cours de notre ouvrage.

Abraham Gottlob Werner, professeur de minéraligie à Freyberg, avait donné une méthode descriptive minéralogique en 1774. Il suivait les caractères extérieurs, mais sans classer les minéraux. En traduisant en 1780, la minéralogie de Cronstedt, il les classa d'après leurs principes constituans. Il distingue la science minéralogique en cinq parties ; l'*oryctognosie* (1), ou connaissance spéciale de chaque matière minérale simple, d'après ses caractères physiques extérieurs. Elle présente quatre classes de minéraux, savoir : 1° les terres et pierres ; 2° les substances salines ; 3° les matières combustibles non métalliques, 4° les métaux. Lehmann avait déjà divisé ainsi les minéraux.

La *chimie minérale* établit les propriétés de toutes ces substances, et enseigne qu'elle est la nature de leurs parties constitutives ; ensuite la *géognosie* (2) examine le gissement des minéraux, leur gangue ou substance dans laquelle ils se déposent ; la *minéralogie géographique* indique les minéraux qu'on trouve dans les divers lieux du globe ; et enfin la *minéralogie économique ou usuelle* apprend les usages et l'utilité des diverses substances tirées du sein de la terre.

Nous ne suivrons pas Werner dans le long détail de tous les caractères physiques, chimiques, etc., qu'il donne pour reconnaître chaque minéral.

Quoiqu'il forme ses classes d'après les principes cons-

---

(1) Ὀρύσσειν, fouir, creuser ; γνομαι, connaître, c'est-à-dire étude des fossile

(2) Γῆ, la terre ; γνωσις connaissance.

tituans des minéraux, il distingue ces principes en *pré-dominans* par leur quantité, et en *caractéristiques* ou donnant des propriétés particulières : c'est pourquoi il ne place point le diamant avec les corps combustibles et le charbon, bien que la chimie y trouve ce caractère, mais il le classe parmi les pierres gemmes, dont la base est la silice et l'alumine. De même, quoique la plupart de ces pierres précieuses aient pour base l'alumine, il les classe parmi les quartz et les pierres siliceuses. Il range les sels d'après la nature de leurs acides.

MÉTHODE MINÉRALOGIQUE DE WERNER.

CLASSE PREMIÈRE. — TERRES ET PIERRES.

GENRES   1º Diamant.
     2º Zirconien.
     3º Siliceux.

               FAMILLE des Grenats.
                     des Rubis.
                     des Schorls.
                     des Quartz.
                     des Zéolithes.

     4º Argileux ou alumineux.

               FAMILLE des Schistes.
                     des Mica.
                     des Trapps.
                     des Lithomarges.

     5º Talqueux ou magnésien.

               FAMILLE des Terres savonneuses.
                     des Talcs.
                     des Rayonnantes.

     6º Calcaire
          phosphaté.
          boraté.
          fluaté.
     7º Barytique.
     8º Strontianien.

CLASSE II. — SELS NATIFS.

GENRES   1º Carbonates.
     2º Nitrates.
     3º Hydrochlorates, ou muriates.
     4º Sulfates.

CLASSE III — COMBUSTIBLES.

GENRES   1° Soufre.
         2° Bitumes.
         3° Graphites ou carbures.

CLASSE IV. — MÉTAUX.

1° Platine; 2° Or; 3° Mercure; 5° Argent; 4° Cuivre; 6° fer;
7° Plomb; 8° Étain; 9° Bismuth; 10° Zinc; 11° Antimoine;
12° Cobalt; 13° Nickel, 14° Manganèse; 15° Molybdène; 16° Arsenic; 17° Tungstène ou Schèéle; 18° Titane ou Menak;
19° Urane; Tellure ou Sylvane.

Géognosie ou Distribution des Roches.

CLASSE PREMIÈRE. — ROCHES PRIMITIVES.

Granits, Porphyre, Trapps, etc.

CLASSE II — ROCHES DE TRANSITION.

Calcaire, Trapps de transition.

CLASSE III. — ROCHES STRATIFORMES ou SECONDAIRES.

Grès, Gypse, Calcaire, Houille, Basalte, etc.

CLASSE IV. — ROCHES D'ALLUVION.

Sables, Argiles, Tufs.

CLASSE V. — ROCHES VOLCANIQUES.

1° Laves, Éjections boueuses, etc.
2° Roches pseudo-volcaniques, Argile brûlée, Jaspe porcelaine,
   Scories terreuses, etc.

MÉTHODE DE HAUY.

A mesure qu'on a plus approfondi l'étude de la minéralogie, l'on a remarqué, comme caractère général, que
les substances minérales avaient la propriété de se cristalliser. Les corps organisés, au contraire, affectent des
formes arrondies et appropriées aux besoins de l'être
vivant et végétant.

Mais les formes cristallines, quoique remarquées, n'avaient pas été bien étudiées; on se contentait de désigner les cristaux par des comparaisons communes, en *lame de couteau*, en *croix*, en *tombeau*, en *pyramide*, en *pointe de diamant*, en *dé*, etc. Linné soupçonna que ces formes pouvaient être de bons caractères distinctifs. Cet homme semblait inspiré du génie de la nature, tant il y portait des aperçus neufs et d'une profonde vérité.

Romé de Lisle vint soumettre ensuite ces cristaux à la mesure du *gonyomètre* (instrument en équerre; propre à mesurer de très-petits angles, avec précision, de γόνυ, genou, angle, et μέτρον, mesure); il les décrivit, les représenta avec soin; et crut reconnaître les formes primitives d'où dérivaient les cristaux les plus compliqués. Il pensait que les cristaux étaient composés de molécules similaires (qu'il nommait *intégrantes*) et géométriques. Bergmann suivit la même route, et s'appliqua pareillement à découvrir les molécules cristallines. Cependant on s'aperçut que les molécules des cristaux n'avaient point la même forme que le cristal entier, mais bien celle de sa molécule cristalline primitive, laquelle est fort différente souvent, comme on l'observe dans les gypses ou chaux sulfatées. Les additions des molécules cristallines les unes aux autres se font toujours suivant un ordre régulier et symétrique, quoique différent en chaque espèce de corps. Romé de Lisle attribua encore, avec beaucoup de fondement, la *ligne droite* aux formes minérales, et la *ligne courbe* aux corps organisés végétans et animés.

Il était réservé au savant Haüy de porter la lumière de la géométrie dans la cristallographie minérale; il observa les modes d'accrétion, par superposition, des noyaux primitifs de forme cristalline, et ses modes de décroissement, par rangées ou lames successives; il vit comment ces accroissemens ou décroissemens varient et apportent des modifications à la molécule cristalline originaire. On reconnaît avec lui que le spath fluor (fluorure de calcium ou chaux fluatée), qui cristallise en cube, s'est accru sur les huit faces d'un octaèdre, et qu'en retranchant les huit angles du cube qui est produit, on arrive à ce cristal primitif; on décompose le prisme hexaèdre de spath calcaire par des clivemens (1) en sections parallèles, pour parvenir au noyau qui est un rhombe ou un rhomboïde. On obtient du spath adamantin (corindon harmophane), un rhomboïde plus aigu; de la soude muriatée, hydro-chlorate de soude, et du fer spathique de l'île d'Elbe (fer carbonaté), un cube; du béryl, un prisme droit hexaèdre; du spath pesant (baryte sulfatée), un prisme droit avec des bases rhomboïdales; du feldspath (silice et alumine), ou orthose, un parallélipipède obliquangle; et ainsi de tous les cristaux.

On demandera si l'on ne peut pas subdiviser encore ce qu'on appelle le noyau primitif, pour le réduire à un terme plus simple. L'expérience a montré qu'en voulant aller au-delà, on brisait le cristal et qu'on détruisait toute forme cristalline.

Les additions ou soustractions des molécules cristallines autour du noyau primitif, par lames ou rangées, sont des molécules très-petites; c'est pourquoi souvent les surfaces paraissent planes à la vue simple, quoiqu'il y ait des cavités ou intervalles entre ces molécules cristallines. Cependant on a trouvé, dans ces derniers temps, que quelques conditions faisaient varier la cristallisation de plusieurs sels; ainsi les sulfates de cuivre sont modifiés et transformés en la cristallisation de ceux du fer par l'addition d'une faible quantité de sulfate de fer. De même l'alun sulfaté, plus ou moins acide, varie en figure cristalline; la soude muriatée cristallise en octaèdre par l'urée, etc. (2)

---

(1) On nomme ainsi la séparation des lames cristallines du diamant et des autres pierres. On ne parviendrait point à tailler le diamant sans cette connaissance, et si on voulait le diviser autrement que par ses jointures, on le briserait en morceaux. Cet art de tailler les pierres fines, trouvé en Hollande, exige, dans le joaillier, une étude suffisante des lois de la cristallisation des gemmes.

(2) Mitscherlich (*Mém. acad. R. de Prusse*, 1821, p. 4) a montré par ses recherches sur l'*isomorphisme*, qu'un corps composé des mêmes principes, en mêmes proportions, peut acquérir des formes diverses. La forme cristalline ne dépend donc pas de la nature des atomes, mais de leur nombre et de leur mode d'agrégation.

Des atomes en même nombre produisent une même forme cristalline quand ils sont réunis de la même manière. Aussi les acides ou les bases peuvent se substituer les uns aux autres dans les composés isomorphes.

Nous ne suivrons pas Haüy dans les lois d'accroissement et de décroissement des lames cristallines, soit sur les bords, soit sur les angles des cristaux. Il explique toutes les variétés, et l'on pourrait dire les savans jeux de la nature : elles sont tellement susceptibles de modifications, que le spath calcaire seul peut offrir 8,388,604 formes différentes, en admettant dans ses cristaux des décroissemens seulement par trois ou quatre rangées de molécules intégrantes.

Ces *molécules intégrantes* sont composées de *molécules élémentaires*, qui ont sans doute aussi des formes régulières et constantes, selon Romé de Lisle et Haüy, quoique différentes des formes de la molécule intégrante. On a réduit à trois les formes de ces molécules, le *tétraèdre*, le *prisme triangulaire* et le *parallélipipède*. Haüy trouve dans ce dernier le cube, le rhomboïde et les autres solides à six faces parallèles deux à deux : l'octaèdre régulier, le dodécaèdre à plans rhomboïdaux, sont encore des solides qui paraissent servir de noyaux primitifs. M. Mohs a étudié depuis les formes cristallines obliques et inégales.

Au reste, Haüy a établi la division des minéraux en quatre classes.

CLASSE PREMIÈRE. — SUBSTANCES ACIDIFÈRES.
(*non métalliques.*)

1º Terreuses.
2º Alcalines.
3º Alcalino-terreuses.

CLASSE II. — SUBSTANCES TERREUSES.

(*L'auteur y place la série des espèces de Terres, de leurs mélanges et variétés.*)

CLASSE III. — SUBSTANCES COMBUSTIBLES.

1º Simples (Soufre, etc.)
2º Composées (Bitumes, etc.).

CLASSE IV. — SUBSTANCES MÉTALLIQUES.

1º Métaux non oxydables par la chaleur (Or, Platine, etc.).
2º Métaux oxydables et réductibles par la chaleur (Mercure, Argent, etc.).
3º Métaux oxydables et non réductibles par la chaleur (Manganèse, etc.).

****

PREMIER APPENDICE.

(Substances encore trop peu connues pour être classées méthodiquement).

IIe APPENDICE. — MINÉRAUX MÉLANGÉS.

1° Roches primitives.
2° Dépôts secondaires et tertiaires.
3° Aggrégats formés de fragmens agglutinés.

IIIe APPENDICE. — PRODUITS VOLCANIQUES.

1° Laves.
2° Thermantides (1).
3° Produits de sublimation.
4° Laves altérées.
5° Tufs volcaniques.
6° Substances formées postérieurement dans les laves.

Dans ces derniers temps, la classification des minéraux a été soumise à des lois purement chimiques, par M. Berzélius (2). Il a pensé que les pierres et tous les composés minéraux n'étaient pas de simples aggrégations de diverses substances, mais bien des combinaisons chimiques dans lesquelles certains corps s'unissaient à d'autres en des proportions plus ou moins déterminées et régulières. Ainsi, souvent la silice fait fonction d'un acide, comme le fluorique, et compose des silicates, comme il y des fluates, etc. Il existe ainsi des sels tri-sules. D'ailleurs, les alcalis et les terres étant aujourd'hui généralement reconnus pour des oxydes de métaux, il devient manifeste qu'ils forment des combinaisons chimiques.

La classification minéralogique de M. Berzélius offre pour

La première classe, l'oxygène, soufre, carbone, bore, hydrogène, les radicaux nitrique et muriatique;

La deuxième classe, les métaux électro-négatifs, arsenic, chrôme, molybdène, antimoine, titane, silicium;

---

(1) De θερμός chaud, c'est-à-dire formé par la chaleur. De là les mots *thermes*, ou bains chauds, *thermomètre*, etc.

(2) *Voyez* surtout son *Nouveau Système de Minéralogie chimique*, publié sous ses yeux. Paris, 1819; 1 vol. in-8.

La troisième classe, les métaux électro-positifs : *première division*, iridium, platine, or, mercure, palladium, argent, bismuth, étain, plomb, cuivre, nickel ; cobalt, urane, zinc, fer, manganèse, cerium ; *deuxième division*, zirconium, aluminium, yttrium, glucynium, magnesium, calcium, strontium, baryum, sodium, potassium.

Dans une classe à part, l'auteur range les débris des corps inorganiques, humus, tourbe, houille ; les corps résineux, ambre jaune, résinasphalte, les liquides, naphte, pétrole ; les corps poisseux, malthe, asphalte ; les charbons de terre ; enfin des sels, comme le muriate d'ammoniaque, le mellite, etc.

Dans ce système, le zirconium silicaté est l'hyacinthe, comme le saphir et le rubis sont de l'aluminium silicaté ; la topaze, de l'aluminium fluosilicaté, comme l'émeraude est du glucynium silicaté et chrômaté, etc.

Après le système de M. Berzélius, les idées ingénieuses de M. Ampère, les méthodes savantes proposées par MM. Brongniart et Beudant, les recherches de Jameson, Keferstein, Leonhardi, etc., ont aussi perfectionné plusieurs parties de la science des productions inorganiques. Mais la philosophie minéralogique est encore peu avancée. La théorie atomistique est surtout applicable aux combinaisons normales et régulières, de même qu'aux cristallisations géométriques les plus exactes. La nature y aspire comme à son équilibre le plus parfait, de même qu'elle tend à rappeler les formes monstrueuses des êtres organisés à leur type de perfection. C'est ainsi que des cristaux de sels solubles tendent à se séparer des élémens étrangers interposés parmi leurs molécules. Dans toute combinaison définie, les parties hétérogènes sont éliminées ou non adhérentes.

Nulle *espèce minérale* ne peut être constituée que d'après l'identité de sa composition chimique, et non pas sur l'identité de ses formes ou de sa structure. En effet, Mitscherlich ayant démontré que des bases isomorphes pouvaient se substituer les unes aux autres dans les mêmes formes cristallines, les caractères géométriques semblables ne prouvent donc point une identité de nature, mais seulement une composition analogue, puisque des substances diverses sont capables d'affecter l'*isomorphisme* par leurs combinaisons en même proportion.

DES RAPPORTS DE LA CHIMIE A LA PHARMACIE,

ET DE LA NÉCESSITÉ DE LEUR RÉUNION.

Histoire de la Chimie.

Il est probable que la chimie fut d'abord créée par l'art pharmaceutique, à moins qu'on ne veuille l'attribuer à l'art d'extraire les métaux. C'est ainsi qu'on la fait remonter jusqu'au patriarche *Tubalcain*, forgeron et ouvrier en fer (selon la Genèse), lequel pourrait bien être le *Vulcain* de la mythologie payenne. On ne peut point dire cependant qu'ils exerçassent une sorte de chimie, et on doit seulement les placer au rang des premiers métallurgistes qui ont enseigné aux hommes l'emploi des instrumens les plus nécessaires à la vie civilisée. Mais les spéculations et les recherches dans l'art chimique n'ont véritablement commencé que chez les anciens Égyptiens, peuple singulier, dont les choëns ou prêtres mêlèrent l'étude des hautes sciences à la superstition la plus absurde. Le premier qu'on cite comme inventeur de la chimie, selon Olaus Borrichius (1) et Lenglet Dufresnoy (2), fut Thaut ou Athotis, fils d'Osiris ou Mezraïm, petit-fils de Cham, et roi de Thèbes. Les Grecs qui l'ont connu l'ont appelé *Hermès* (3) ou Mercure, et honoré comme le fondateur de presque toutes les sciences.

Huit siècles après, et environ vingt siècles ou plus de mil neuf cents ans avant notre ère, vécut un autre roi philosophe nommé Siphoas, qui fut le second Hermès

---

(1) *De ortu et progressu chemiæ.*
(2) Tablettes chronologiques, etc.
(3) L'expression fermer *hermétiquement*, etc., tire de là son origine.

ou Mercure surnommé Trismégiste (trois fois grand) :
il cultiva de même la physique, la morale et toutes les
sciences. On peut voir, dans les Strômates de Clément
d'Alexandrie, la liste de ses écrits, au nombre de qua-
rante-deux, et parmi lesquels on n'en cite cependant
aucun sur la chimie. Toutefois cette science prit le nom
de philosophie hermétique, à cause de ses inventeurs.
Les ouvrages manuscrits qui subsistent encore sous le
nom d'*Hermès*, et qui traitent d'objets de chimie, ne
sont point ceux des rois égyptiens, mais bien posté-
rieurs et apocryphes ou pseudonymes.

Quand on n'aurait pas trouvé, dans les débris de
temple à Denderah, à Esné, des preuves manifestes que
les anciens Égyptiens connaissaient plusieurs arts chimiques, ou les émaux, etc.; il paraît certain que Moïse fut
instruit dans toute la *sagesse* de ces peuples, et qu'il sut
dissoudre le *veau d'or* dans l'eau, par le moyen d'un
hydrosulfate alcalin, comme l'a pensé Stahl. On ne peut
contester à Démocrite (1) et à Pythagore, philosophes
qui voyagèrent en Egypte pour s'instruire, la connaissance de plusieurs expériences chimiques qui les firent
passer, parmi les Grecs, pour des magiciens, des enchanteurs ou des sorciers, à peu près comme Roger-Bacon et
Albert-le-Grand, passèrent pour tels en Europe au
XIIIe siècle. Les magiciens de Pharaon, qui transfor-
maient l'eau en sang, et faisaient d'autres prodiges,
n'étaient sans doute que des chimistes ou des physiciens,
et les prêtres de cette nation, chargés seuls du dépôt des
sciences, continuèrent d'exercer la chimie jusqu'à ce
que l'empereur Dioclétien fit brûler tous leurs livres (2),
afin de mieux soumettre les peuples de l'Egypte.

Il resta cependant des traces de la science chimique,
parmi les Arabes vainqueurs de l'Orient; et Aroun-al-
Raschild, un de leurs califes, contemporain de Char-

---

(1) On attribue la découverte de l'esprit-de-vin à Démocrite d'Abdère; on
appelait cet eau eau divine ou *latex scyticus*. Schulze dit que c'est l'esprit-
de-vin, car son épithète χρυσουλχον ressemble au mot *korsolki*, qui en langue
sclavonique est l'esprit-de-vin.

(2) Suidas, *Lexicon*, c'était en 287, ou à la fin du troisième siècle.

lemagne, encouragea cette science en faisant traduire des livres grecs qui en traitaient. Alors Geber, né à Thus, dans le Chorasan, province de Perse, publia trois traités où il parle de la distillation et de la manière de réduire, de calciner et de dissoudre des métaux. Le meilleur de ses ouvrages est la *Summa perfectionis magistri* (1).

A l'époque des irruptions des Sarrazins, les sciences que ceux-ci cultivaient, commencèrent à germer dans l'Europe barbare, mais avec des idées superstitieuses propres aux âges d'ignorance. Les croisés avaient aussi rapporté d'Orient une haute idée de la chimie, qu'on appela *alchimie*, par excellence, en y ajoutant la particule arabe *al*. On crut pouvoir par elle, faire de l'or, on chercha la merveilleuse *pierre philosophale* qui devait servir à ce grand œuvre. Il y eut des procédés secrets, des initiations, des adeptes, des prosélytes, qui prirent le nom de Frères *rose-croix*, etc. ; ce fut une secte d'illuminés, d'esprits exaltés, qui crurent découvrir les *arcanes* de la nature, les remèdes *panacées*, la magie et mille autre extravagances semblables.

Qu'il nous soit permis de hasarder une réflexion. Il faut souvent aux hommes un but imaginaire, capable de les enthousiasmer, pour les porter à de puissans efforts, leur faire sacrifier repos, fortune et peines, pour ce qu'ils poursuivent ; et quoique l'objet qu'ils cherchent avec ardeur n'ait aucune réalité, ils ne laissent pas de recueillir, sur la route inconnue où ils s'avancent, des vérités neuves et des faits surprenans. C'est ce qui arriva aux alchimistes ; et si leurs écrits étaient moins obscurs, s'ils ne cherchaient point à s'environner d'ombres épaisses, on en glanerait sans doute encore bien plus de fruits qu'on n'a pu en retirer. La poudre à canon n'est pas une invention de peu d'impor-

---

(1) Ce savant Arabe, au septième siècle, commença à distiller ; c'était d'abord l'eau de rose. Irène, impératrice de l'Orient, se trouvant mal, revint à l'aide de l'eau de rose, ce qui donna à cette eau beaucoup de réputation. La distillation ainsi nous vient de l'Orient ; Rhasis et Albucasis en font mention au onzième siècle.

tance. Les préparations mercurielles et antimoniales, dont la médecine tire journellement tant de médicamens héroïques, sont le résultat des travaux dont les alchimistes ont tourmenté ces métaux.

Ne faisant pas une histoire générale de la chimie, nous ne parlerons point d'Albert Groot ou le grand, dominicain de Cologne, qui a donné son nom à la place Maubert de Paris, où il professa; ni du fameux cordelier anglais, Roger-Bacon; ni du languedocien Arnauld de Villeneuve, qui distilla le premier en France de l'eau-de-vie; ni de son élève Raymond Lulle, né à Majorque, qui fit des eaux fortes; ni de Basile Valentin, bénédictin allemand, qui s'exerça tant sur l'antimoine; ni d'Isaac le hollandais, père et fils, dont Boerhaave estimait les travaux. On a dit que ces hommes n'étaient grands que parce que le monde était petit alors; mais on peut conjecturer, d'après plusieurs écrits qu'ils ont laissés, que s'ils étaient nés de notre temps, ils auraient trouvé d'aussi faibles contemporains qu'ils en eurent dans leur siècle.

En 1493, naquit à Oppenheim, en Suisse, Théophraste-Philippe-Auréol-Bombast-Paracelse, génie d'une imagination ardente, dont le fougueux enthousiasme opéra une révolution en médecine et en chimie. Dans la chaleur de son zèle, il brûla les écrits des anciens médecins, et rejeta la pharmacie galénique pour la remplacer par des préparations chimiques douées de propriétés violentes. Ses tentatives, quoique souvent téméraires, réussirent dans plusieurs maladies qui résistaient aux médicamens ordinaires, et qui cédèrent à ses remèdes héroïques; telles furent surtout l'affection vénérienne, la goutte, les paralysies, etc., pour lesquelles il mit en usage, l'un des premiers, les mercuriaux, les antimoniaux, etc. Il se promettait presque l'immortalité, et mourut à quarante-huit ans. L'impulsion qu'il communiqua, multiplia les médicamens chimiques, et l'on en doit encore plusieurs à Crollius, Chesneau, Zwelfer, Tachenius, Hartmann, Schrœder, Vigan, Glazer, Lémery, Borrichius, Glauber, Lemort, Libavius, Ludovic, Digby, Starkey, etc. Quoique la chimère de la médecine universelle ou *panacée*, eût beaucoup perdu de son crédit, l'on voit cependant encore à la même époque une grande crédulité sur les prétendus effets sympathiques des remèdes. J.-B. Van-Helmont, tout en combattant Paracelse et les anciens, suscita, l'un des premiers, la secte des animistes en médecine, fit des observations intéressantes sur les effets de l'eau dans la végétation, reconnut l'existence des gaz, etc.

Cependant, la bonne méthode de philosopher ou de perfectionner les sciences exactes par l'expérience et l'observation, méthode tracée par l'illustre Bacon de Vérulam, faisait des progrès. Le savant jésuite Ath. Kircher, auquel on doit de profonds ouvrages, Hermann Conringius, très-érudit médecin allemand, portèrent un coup mortel aux folies alchimiques. Robert Boyle, physicien observateur, en Angleterre ; Jacques Barner, Bohnius, en Allemagne, reprirent la vraie route de la chimie; Henckel, Neri, Kunckel, Schlutter, travaillèrent à la docimasie, à la verrerie, aux émaux; mais c'est surtout Joachim Beccher, de Spire, homme de génie, qui aperçut les premiers fondemens de la science chimique. Il mérita d'avoir pour commentateur un génie plus profond et plus éclairé, l'illustre George-Ernest Stahl. Ce dernier fonda la fameuse théorie du phlogistique dans les corps combustibles ; il l'étaya par un grand nombre de recherches, non-seulement dans son *Traité du soufre et des sels*, et ses trois cents expériences, mais encore dans la plupart de ses autres ouvrages. Il sut se défendre des applications indiscrètes de la chimie à la médecine, quoiqu'il ait porté dans ce dernier art une aussi vive lumière que dans l'autre. Vers la même époque, Frédéric Hoffmann, médecin célèbre, employa très-heureusement plusieurs préparations chimico-pharmaceutiques dont il était auteur, et essaya, l'un des premiers, d'analyser les eaux minérales.

C'est alors que florissait à Leyde le grand Hermann Boerhaave, qui menait à la fois de front presque toutes les sciences physiques, et dont la réputation médicale était portée par toute la terre. Son *Traité des quatre élémens*, et en particulier celui du feu, sera toujours regardé comme un chef-d'œuvre. On s'occupait, vers ce temps, de l'analyse végétale, mais sans succès, à cause de la mauvaise méthode (la décomposition à feu nu) qu'employaient Boulduc, Tauvry, Geoffroy, etc. ; on leur doit cependant d'utiles remarques. Ensuite Bergmann, Schèele surtout, illustre pharmacien de Linkœping, en Suède, et les deux frères Rouelle, que l'art lui-même semblait inspirer, en les tirant de l'obscurité, s'ouvrirent de nouveaux sentiers dans la chimie et la pharmacie ; ils assurèrent les pas de Baumé, de Macquer, qui forment comme les dernières limites de la chimie de Stahl et de la théorie du phlogistique.

Nous avons vu, de nos jours, cette révolution fameuse qui a donné une nouvelle face à toutes nos connaissances sur la physique générale, qui a fait enfin de la chimie une science d'une exactitude mathématique, qui a réfléchi sur la technologie, les manufactures, la pharmacie, l'éclat dont elle a soudain brillé à tous les regards.

Les hommes ne voient d'abord que les objets les plus matériels, et souvent ne conçoivent rien au-delà. Dans toutes les expériences sur le *phlogistique*, on ne faisait pas attention à la présence et à la nécessité de l'air pour la combustion et la calcination des métaux. Jean Rey, médecin périgourdin, paraît seul avoir observé, au XVIIe siècle, qu'il était absorbé dans cette circonstance ; mais on n'avait tenu aucun compte de cette remarque. Boyle et Halès avaient examiné plusieurs fluides aériformes ; Priestley découvrit dans les chaux ou oxydes métalliques l'air pur ou gaz oxygène ; l'exact Bayen le reconnut dans les réductions des oxydes de mercure sans corps combustible ; enfin, l'illustre Lavoisier démontra que la combustion n'était que la fixation de cet air pur dans les corps, et qu'elle produisait l'oxydation ou l'acidification. Tous les chimistes de l'Europe, après avoir examiné et quelquefois combattu cette nouvelle théorie, ont enfin reconnu la solidité de ses principes, et elle est généralement admise. On l'a nommée chimie *pneumatique*, parce qu'elle est fondée principalement sur la nature des airs ou gaz.

Les travaux modernes ont encore agrandi la carrière de la chimie, et la théorie trop exclusive de Lavoisier sur l'oxygénation a été modifiée. Ainsi le chlore, l'iode, le brôme, le cyanogène, le fluore, etc., ont formé des acides avec de l'hydrogène ; des alcalis, les terres ont été reconnues comme oxydes de métaux ; l'on a décomposé des corps qu'on avait cru simples, on a pu en isoler d'autres ; la pile voltaïque et d'autres agens puissans ont été découverts : toutes les sciences marchent comme d'un pas triomphal à la conquête de la nature. La théorie atomistique en particulier, a rendu des services signalés à l'art chimique dans ses analyses exactes.

Dans cette brillante carrière s'est montré un grand nombre d'hommes illustres, Berthollet, Laplace, Monge, Fourcroy, Guyton de Morveau, parmi les fondateurs, et beaucoup d'autres non moins signalés marchent aujourd'hui sur la même route : tels sont après Vauquelin et Proust, Gay-Lussac, Thénard, Davy, Berzélius, Chevreul, Sérullas, Dumas, Robiquet, et une foule de savans distingués. Leurs noms sont cités souvent dans le cours de cet ouvrage, avec leurs célèbres travaux et leurs découvertes.

Ce n'est pas qu'il n'y ait encore beaucoup à faire dans la chimie pour la porter à sa perfection, surtout dans l'analyse des substances végétales et animales ; la science est loin d'être épuisée, bien qu'elle ait immensément gagné depuis peu d'années. C'est même cette partie de l'art qu'il convient le plus au pharmacien de poursuivre : la chimie minérale, beaucoup plus avancée, offre un assez grand nombre de médicamens énergiques et bien connus ; mais la nature des substances organiques, souvent très-compliquées, sur lesquelles le praticien opère, et que le médecin prescrit, la plupart du temps sur la foi de l'empirisme ou de vagues épreuves, offre une vaste matière aux recherches du chimiste et du pharmacien, pour en isoler des principes immédiats. De récentes découvertes ont été déjà l'heureux gage d'une nouvelle carrière de gloire.

C'est encore dans l'analyse des poisons et des alimens, soit animaux, soit végétaux, tant les solides que les liquides, que la science doit porter la plus vive lumière. Non-seulement il importe de connaître la nature des matières nutritives, mais leur quantité dans chaque espèce de nourriture, mais leur digestibilité, mais leur préparation la plus convenable, les altérations auxquelles elles sont sujettes, les changemens qu'elles peuvent subir ou causer dans l'économie animale, etc. C'est surtout dans l'examen des eaux, des vins et liqueurs de table que l'art chimique et pharmaceutique est nécessaire. Combien de dangereuses boissons n'est-il pas capable de faire connaître, pour préserver de leur fatal emploi? Et lors même que des venins pénètrent dans les premières voies, attaquent la source de l'existence, quel triomphe pour l'art d'arracher à la scélératesse ses malheureuses victimes, de porter le baume de la vie dans les entrailles d'un infortuné corrodé par le poison! De même, lorsqu'un gaz méphitique répand sa funeste léthargie sur l'ouvrier laborieux des mines, des carrières; lorsqu'une épizootie ravage les bestiaux, lorsque des miasmes putrides exhalent la contagion au milieu des plus florissantes cités, le chimiste, le pharmacien, viennent répandre des fumigations d'un air salutaire; comme la Fable nous représente Alcide nettoyant les étables d'Augias, ou Apollon poursuivant de ses traits vainqueurs le serpent Python, et assainissant ses infects marécages.

Nous pourrions montrer comment la chimie a enseigné à extraire et travailler tous les métaux; comment elle a enfanté les arts de la verrerie, des poteries, faïences et porcelaines; ceux de la distillation, de la teinture, de la préparation des peaux, du papier, de l'amidon, des vins, vinaigres et autres liqueurs, des parfums, enfin la composition des savons et soudes, des acides, etc. Elle ne dédaigne pas même de s'occuper de la boulangerie, de l'art culinaire, enfin de tout ce qui tient à notre existence et à notre santé, comme aux jouissances du bonheur dans la vie civilisée.

———

DE LA NOMENCLATURE CHIMIQUE.

Dans la première édition de ce Traité nous avions donné la nomenclature moderne, comparée à l'ancienne; aujourd'hui un pareil travail serait bien superflu par plusieurs raisons. D'abord de très-vieilles dénominations sont oubliées, et on ne dit plus guère de l'*huile de vitriol,* au lieu d'acide sulfurique; il faut donc laisser périr ces ridicules expressions, et ne pas même leur prêter un souvenir. Ensuite la chimie moderne est tellement propagée par toute l'Europe, qu'on l'entend généralement, et que la plupart de ses termes sont adoptés par les vocabulaires de chaque langue maintenant.

Certainement, il nous a fallu changer beaucoup de dénominations reçues pour en admettre d'autres plus appropriées à l'état présent des connaissances; mais nous avons souvent laissé subsister l'*acide prussique* et l'*acide hydrocyanique,* et mis le *chlore* au lieu de l'*aciade muriatique oxygéné.* C'est qu'il fallait se reconnaître et ne pas jeter le lecteur dans un monde tout nouveau, en supprimant entièrement toutes les anciennes dénominations. Il valait mieux risquer d'être moins laconique que d'exposer à des *quiproquos* extrêmement dangereux, en faisant prendre une substance pour l'autre, faute de bien connaître les termes.

Il était impossible d'établir une nomenclature unique et de changer toutes les anciennes dénominations pharmaceutiques pour de nouvelles encore peu reçues; il a fallu se contenter de citer des synonymes qui ne manqueront pas de se multiplier et de pulluler fort inutilement. Laissons aux auteurs la querelle de leurs mots et de leurs systèmes; pour nous, il suffira de nous attacher aux faits : nous trouverions aisément d'ailleurs des défenseurs pour chaque dénomination :

Sæpè premente Deo, fert Deus alter opem.

TRAITÉ COMPLET

DE PHARMACIE

THÉORIQUE ET PRATIQUE.

LIVRE PREMIER.

DES PRINCIPES GÉNÉRAUX DE L'ART PHARMACEUTIQUE ET CHIMIQUE.

Le nom de Pharmacie dérive du grec Φαρμαχον, *medicamentum* (1); il désigne un art qui enseigne à *connaître, choisir, conserver, préparer,* et surtout *mêler* ou plutôt *combiner* les médicamens convenablement à leur nature.

La *matière médicale*, c'est-à-dire l'histoire naturelle des substances prises des trois règnes, et qui sont capables d'agir sur le corps humain, doit être d'abord étudiée à part sur ces substances mêmes. C'est une connaissance de la plus haute importance à acquérir, puisqu'on ne saurait rien préparer sans elle, et que l'erreur d'un médicament pris pour un autre peut causer souvent des malheurs irrémédiables.

Mais cette étude devient trop vaste pour être ici placée dans un cadre étroit, qui n'offrirait guère qu'une stérile nomenclature des objets employés. Nous devons donc supposer qu'on possède des notions suffisantes de matière médicale, pour pouvoir se livrer avec avantage à la pharmacie pratique proprement dite. Nous en avons traité à part dans notre *histoire naturelle des médicamens* (in-8° un vol.). Cette étude préliminaire, en effet, devient de nécessité absolue; car que peut-on

---

(1) Ce même terme signifie aussi *venenum*, car les poisons à petite dose sont encore des remèdes héroïques. L'ancienne expression, *apothicairerie*, vient d'ἀποθήκη, officine, lieu où l'on place des boîtes, etc. ; ce qui appartient aussi bien aux droguistes et aux épiciers.

faire si l'on ne connaît pas d'abord les substances avec lesquelles on doit agir?

Le *choix* ou l'*élection* des médicamens est indispensable avec la connaissance des substances simples ; il indique non-seulement les marques auxquelles on reconnaît les substances de bonne qualité ; et comment on les discerne des moins bonnes, ou des avariées, gâtées, etc. , mais encore le temps auquel il faut les recueillir, la manière de les sécher, de les conserver sans détérioration, etc.

La *préparation* consiste en certaines opérations que l'on fait subir aux substances simples ; pour les rendre plus propres aux usages médicinaux, ou bien à entrer dans d'autres compositions.

La *mixtion* enfin, ou plutôt la *combinaison*, a pour but de former des composés médicamenteux appropriés aux cas morbides ; mais cette partie de l'art, qui constitue le plus essentiellement l'art pharmaceutique, ne peut en aucune manière, être séparée de la chimie. Celle-ci, née dans les laboratoires des premiers pharmaciens, y doit présider sans cesse à tous mélanges, et aucun peut-être de ceux qu'on croit les plus indifférens, n'est sans quelque effet chimique.

Il s'ensuit qu'on ne peut plus distinguer, comme on le faisait jadis, la pharmacie en *galénique* (du nom de Galien), ou consistant en de simples mixtions, telles que la thériaque par exemple ; et en pharmacie *chimique*, ou des corps minéraux.

La division de la pharmacie d'après les règnes de la nature, comme celle des corps inorganiques ou minéraux, et celle des corps organiques, végétaux et animaux, n'est pas mieux fondée, puisqu'il y a mille compositions qui renferment des corps de ces trois règnes, et qu'on fait sans cesse réagir des substances minérales sur les végétales ou les animales, et réciproquement.

Il importe donc, de toute nécessité, de connaître les lois générales de la chimie et des diverses attractions des corps entre eux, avant d'entreprendre la moindre mixtion des médicamens, de son propre chef ; autrement on n'opère qu'au hasard, ou l'on risque de faire des combinaisons absurdes ou téméraires.

Les médicamens les plus simples que présente la nature, ne sont pas, la plupart, simples, bien qu'on leur en donne souvent le nom. Qu'y a-t-il de plus compliqué souvent que les divers matériaux immédiats qui se trouvent dans une plante? Cependant l'on donne comme simple la poudre ou l'*infusum* d'un végétal.

Il est presque impossible, dans l'état de nos connaissances actuelles, de présenter une classification exacte et complète des médicamens simples, ou de proposer une division des médicamens composés, à l'abri de tout défaut. C'est pourquoi nous avons cru devoir, dans cette édition, offrir les résultats des recherches chimiques modernes sur les principes immédiats des *végétaux* et des substances *animales*, après avoir exposé les lois générales de la combinaison et de la décomposition des corps, *minéraux* surtout.

Nous traiterons ensuite du laboratoire et de l'officine, c'est-à-dire des instrumens, des vases et autres moyens opératoires de l'art pharmaceutique et chimique. La connaissance de la physique générale et particulière, de la mécanique, des mathématiques, y paraîtra sans doute indispensable dans la plupart des opérations.

L'art de bien formuler n'est pas plus à dédaigner du médecin que du pharmacien, parce qu'il ne leur est pas permis de mélanger des corps qui, en se décomposant souvent mutuellement, procurent tout autre effet que celui qu'on attendait; il en résulte même de tristes preuves d'une stupide ignorance, digne de risée et de mépris, outre les dangers réels que cette ignoble impéritie fait courir aux malades. Il en serait de même d'un chirurgien qui prétendrait pratiquer une amputation sans connaître l'anatomie. Or, il ne convient pas que le médecin puisse se plaindre de l'ignorance du pharmacien, et lui attribuer les dangers que court un malade, comme il ne convient pas qu'un médecin s'expose à prescrire des formules inexécutables ou ridicules, qui le feraient taxer d'ignorance par le chimiste. Il appartient au médecin d'être le plus instruit, comme au pharmacien de connaître à fond l'art chimique.

On a récemment divisé plusieurs composés pharmaceutiques d'après le nom des excipiens : ainsi les médicamens préparés

Avec le sucre (σακχαρ)   sont les *saccharolés*, solides, mous ou liquides.

— L'eau (ὕδωρ)   sont les *hydrolés* (par solution).
          Les *hydrolats* (par distillation).

— Le vin (οἶνος)   sont les *œnolés*.

— La bière (6ρυτον)   sont les *brutolés*.

— Le vinaigre (οξος)   sont les *oxéolés*.

— L'alcool   *alcoolés* (par infusion).
          alcoolats (par distillation).

— L'éther   *éthérolés*.

— L'huile volatile (μυρον)   *myrolés*.

— L'huile fixe (ελαιον)   *elæolés*.

— La graisse (λιπος) *liparolés.*
— La résine (ρετινη) *rétinolés.*
— La stéarine (στεαρ) *stéaratés* (oléo-stéarate de plomb, etc.)

On a proposé encore d'autres dénominations plus ou moins utiles que nous citerons en leur lieu.

Quelle que soit la distribution des médicamens dans les différentes pharmacopées, il est assez peu important de placer devant ou après, telle ou telle composition, pourvu qu'on ne confonde point les genres. Ainsi, on ne divisera point absolument les médicamens en internes et en externes; car si l'on dit, par exemple, que les mellites, ou compositions de miel, sont internes, on présentera l'oxymel cuivreux, ou onguent égyptiac, qui n'est jamais qu'externe. Si l'on s'attache trop exclusivement à désigner les médicamens en magistraux, ou extemporanés, et en officinaux, ou qui peuvent se garder long-temps et qu'on prépare d'avance, on verra que plusieurs formules peuvent être à la fois magistrales et officinales.

Nous avons vu qu'il n'y avait presque point de médicamens simples, si ce n'est peut-être du soufre, de la magnésie, etc.; mais tout végétal, toute combinaison minérale, jusqu'à l'eau, à l'acide sulfurique, etc., est déjà composé d'élémens divers. Qu'y a-t-il de simple dans la nature? Et si nous appelons simple ce que nous ne combinons pas nous-mêmes, on avouera qu'une seule prise de poudre de rhubarbe ou de quinquina contient plusieurs principes immédiats des végétaux, et ne peut pas être indifféremment mêlée à toute autre substance.

D'ailleurs, une drogue fort composée, comme le sont la plupart des corps animaux et végétaux, n'est pas, pour cela, une substance combinée, comme le seraient du sulfure d'antimoine ou de mercure, ou un sel neutre. Dans ce dernier cas, la combinaison est plus ou moins exacte et parfaite; mais les produits organiques de la nature, quoique formés d'élémens variables dans leurs proportions, ont cependant une sorte de constance à laquelle on se confie; on les regarde comme simples, bien qu'ils le soient moins que la plupart des combinaisons minérales. Or, quand on opère un mélange de matières végétales ou animales, avec des minéraux, ceux-ci, presque toujours les plus actifs, et jouissant pour la plupart d'affinités plus fortes, décomposent, détruisent, ou tout au moins modifient les corps organiques, plus que ceux-ci ne transforment les combinaisons minérales, généralement parlant.

Les substances organisées offrent aussi plutôt des radicaux

combustibles, tels que le carbone, l'hydrogène, l'azote; et les matières inorganiques sont plus communément des radicaux comburés, ou comburans, ou oxygénés.

Il s'ensuit encore que les médicamens minéraux possèdent, la plupart, des propriétés actives, énergiques, et par là souvent dangereuses sur tous les corps organisés vivans; au contraire, les substances végétales et animales, même celle qui empoisonnent, ne sont pas des poisons pour tous les êtres animés; elles servent même par fois d'alimens : ainsi le hérisson mange des cantharides sans danger, et des insectes vivent des végétaux les plus vénéneux, etc.

Nous avons adapté pour division de ce Traité, l'ordre le plus simple et le plus facile : nous exposons d'abord *les médicamens magistraux internes et externes*; ensuite, nous entrons dans l'étude du dispensaire ou code officinal, et nous consacrons un livre aux *compositions internes dont la consistance n'est pas liquide*. Les *médicamens internes officinaux dont la consistance est liquide*, composent la matière d'un autre livre, et nous rangeons les *topiques*, ou les *médicamens officinaux externes*, à la suite, dans une section à part. Enfin, nous passons aux *combinaisons chimiques* proprement dites, *usitées en pharmacie*, partie considérable aujourd'hui. Les préparations chimiques sont naturellement distribuées en trois genres principaux, en *minérales*, en *végétales* et en *animales*. Nous terminons tout l'Ouvrage par quelques considérations sur la décomposition des corps animaux.

DES LOIS GÉNÉRALES DE LA COMPOSITION ET DE LA DÉCOMPOSITION DES CORPS.

(Bergmann, Kirwan, Berthollet, Dalton, Berzélius, Gay-Lussac.)

Toutes les parties de la matière (si l'on en excepte peut-être le calorique, la lumière et l'électricité) s'attirent entre elles, et avec d'autant plus de force, qu'elles ont plus de masse et qu'elles sont plus rapprochées. Ainsi, la même cause qui fait tomber la pierre perpenculairement au centre de notre globe, attire aussi celui-ci vers le soleil, et toutes les planètes de notre système les unes vers les autres. Cette attraction universelle, démontrée par l'illustre Isaac Newton, n'est autre chose que la pesanteur ou gravité des corps.

On pense que c'est la même force qui, répandue dans les plus petites molécules de la matière, les fait adhérer les unes aux autres Ainsi l'eau qui s'élève dans les tubes capillaires, ou qui s'attache aux surfaces des corps et les mouille, le mercure qui se joint et s'amalgame à l'or, l'huile qui attire l'huile, etc., sont autant de preuves de cette force, qui est toujours proportionnée au nombre des molécules attirantes, ou à leur masse et à leur proximité. La *gravitation* ne varie jamais en énergie, dans les mêmes molécules, si toutes les circonstances qui la modifient ne varient point. Elle est une force constante et inhérente à la matière; mais d'autant plus puissante qu'elle agit à la plus petite distance, et que les masses sont plus considérables.

L'attraction est de deux espèces. Elle s'exerce, soit entre des molécules homogènes ou de même nature, soit entre des molécules de différente nature ou hétérogènes. Dans le premier cas, elle forme des *agrégés*, et se nomme *attraction d'agrégation* ou de *cohésion*, parce que les molécules similaires se joignent par leurs surfaces, comme celles du soufre au soufre, du sel au sel, de l'eau à l'eau ; elles prennent même une figure géométrique comme dans les cristallisations, les refroidissemens de plusieurs matières fondues. *Cette attraction est toute mécanique*, et peut être rompue par la pulvérisation, la vaporisation, etc., tandis que la liquidité, la fusion, sont propres à déterminer cette sorte d'attraction, ou former des agrégés et des cristallisations.

Dans la seconde espèce d'attraction, les molécules hétérogènes se *combinent* et forment un corps de nature différente de celle des substances composantes. Par exemple, l'hydrogène et l'oxygène combinés, sont de l'eau; l'acide sulfurique et la chaux vive, tous deux sont d'une saveur caustique, étant unis, forment un sel qui est le gypse ou le plâtre insipide. Dans ces combinaisons, les molécules hétérogènes semblent se pénétrer entre elles; car on pulvériserait en vain le gypse pour en séparer l'acide et la chaux; ils ne peuvent l'être que par des agens chimiques, c'est-à-dire, par une troisième substance qui ait plus d'attraction pour l'un des composans du gypse. Lorsque ces combinaisons s'opèrent, la température des corps qui s'unissent change, et perd ou prend du calorique.

On nomme *attraction de composition* cette seconde espèce, et l'on appelle *affinités électives* le choix que les molécules hétérogènes font de certaines molécules hétérogènes, plutôt que d'autres. Ainsi l'acide sulfurique peut bien s'unir à des oxydes métalliques, mais il les quittera pour préférer les alcalis, et il abandonnera encore ceux-ci pour la baryte.

Ces *préférences*, ou *élections* des différentes substances de la nature entre elles, ne supposent point une analogie dans les corps qui se préfèrent, comme le mot d'*affinité* pourrait le faire penser ; mais elles dépendent peut-être de la figure des molécules qui se joignent mieux avec les unes qu'avec les autres. Ainsi les anciens chimistes se représentaient les acides comme des pointes ou des épées, et les alcalis comme des corps poreux ou des fourreaux pour les recevoir. Ou bien l'on pense que la grandeur ou la densité comparative des divers molécules, les font adhérer plutôt à celles-ci qu'à celles-là ; soit qu'elles se présentent mutuellement une plus grande surface pour se joindre, pour se toucher par un plus grand nombre de points, soit qu'elles se trouvent en rapport de pesanteur et de force attractive. On peut conclure des expériences de Hisinger, Berzélius et Davy que tous les corps qui se combinent, se trouvent, l'un par rapport à l'autre, au moment de la combinaison, précisément dans les mêmes conditions électriques que les deux pôles d'une pile de Volta. M. Becquerel a vu que dans presque toutes les combinaisons chimiques il y avait changement d'état électrique des substances.

La modification de la chaleur, dans les combinaisons, paraît dépendre de leur diverse électricité, plutôt que du changement de condensation des corps. Au reste, toutes ces lois se développeront mieux dans la suite de cet ouvrage d'après les faits que nous exposerons.

Cependant s'il y a des préférences de choix par l'affinité, ces *élections* sont, comme toutes les amitiés du monde, sujettes à bien des altérations. D'abord une substance qui n'attirerait que faiblement, acquiert une plus grande énergie d'attraction, lorsqu'elle agit en grande masse sur une masse moindre. Par exemple l'oxyde de manganèse, au maximum d'oxygénation, cède facilement de son oxygène à des corps combustibles capables de l'enlever, ou à la simple chaleur ; mais quand il est parvenu aux dernières molécules d'oxygène, il y adhère avec une extrême obstination ; toute sa masse semble se grouper autour d'elles pour les retenir. Il en est de même des dernières molécules d'eau dans l'acide sulfurique. Donc *la masse peut remplacer ce qui manque à la force de l'attraction*. Plus un corps est saturé de la substance qu'il attirait, moins il tient à ce surplus qui peut lui être enlevé par des corps même doués d'une attraction inférieure. Ainsi l'on voit l'acide oxalique arracher une portion de potasse au sulfate saturé de potasse, mais non pas tout. Je suppose que *A* préfère *C* à *B*. Mais si je veux déplacer *C*, j'augmenterai la quantité de *B*, qui, agissant alors par un plus grand nombre de particules, chassera *C*, jusqu'au point que *A*, en partie dépouillé, réunisse toutes ses forces pour conserver ce qui lui reste de *C*, qui tend également à rentrer dans ses droits. Il s'établira ainsi un équilibre entre les forces décomposantes et composantes, car à mesure que *B* chasse une partie de *C* et se substitue en sa place, sa portion libre et agissante diminue en force et en quantité. Plus on éprouve de difficulté à séparer les combinés, plus on juge que leur attraction mutuelle est puissante.

Les combinaisons chimiques se font d'autant plus aisément que les molécules des corps sont plus libres et plus atténuées, et même elles ne s'opèrent pas sans la fluidité; *corpora non agunt, nisi sint soluta*. Ainsi des molécules pesantes, retenues en masse par la force de cohésion, ou trop condensées, ou trop concrétées par le froid, ou trop insolubles dans les liquides, ont moins de tendance à s'unir que d'autres molécules très-solubles et séparées, qui même auraient moins de force d'attraction.

D'autre part, des molécules trop atténuées, trop fugaces, comme celles des gaz les plus légers, des liquides subtils, laissent difficilement prise à des corps plus solides et plus denses; ainsi les substances trop élastiques, trop volatilisées par la chaleur ou qui y adhèrent trop, paraissent avoir moins d'affinité. D'ailleurs des molécules si raréfiées, si écartées, se tenant à un trop grand éloignement des molécules qui les attirent ou qu'elles-mêmes attirent, ont peu d'action les unes sur les autres. On en tire cette conclusion que *l'affinité diminue en raison directe de la distance*, et peut-être selon les mêmes proportions (le carré de la distance), que dans les attractions planétaires. Il paraît que les molécules intimes des corps ne sont jamais absolument jointes et confondues, même dans les matières les plus denses; mais il y a toujours des pores ou des écartemens imperceptibles entre elles (1).

L'affinité diminue en force dans les substances à mesure qu'elles approchent de l'état de saturation; car on conçoit qu'elles ont alors moins de molécules libres et agissantes,

---

(1) L'ascension des liqueurs dans les tuyaux capillaires a lieu dans le vide; l'eau pure, ou même chargée de quelques sels, s'y élève plus que l'esprit de vin. L'urine est de toutes les liqueurs celle qui s'élève davantage. Le mercure reste au-dessous de son niveau. L'eau serrée entre deux glaces qui s'écartent seulement par un de ses angles y décrit une courbe particulière appelée *asymptote*.

On mesure la quantité de liqueurs dans les tubes capillaires par le diamètre du tuyau, et la hauteur du liquide par la multiplication. Plus le tuyau est étroit, plus les liqueurs s'élèvent; plus il est large et plus elles descendent. Cette ascension des liqueurs est due à l'affinité.

puisque celles qui sont déjà combinées n'attirent plus. Par la raison contraire, moins une substance est saturée, plus elle attire fortement. De même les affinités sont proportionnelles aux quantités nécessaires pour la saturation, comme l'observe Kirwan; car s'il faut beaucoup plus de potasse que d'alumine pour saturer une égale quantité d'un acide, c'est une preuve que son affinité pour la potasse est plus grande. Les acides ont des rapports constans de quantité dans les sels neutres avec leurs bases alcalines ou terreuses, ou métalliques. Il paraît que leur combinaison se faisant d'atome à atome, il faut à peu près des proportions fixes de la part des deux corps composans, suivant Dalton. Selon qu'un oxyde métallique est plus ou moins oxydé, son affinité varie aussi en force pour chaque acide, car il en prend d'autant plus qu'il est plus oxydé. Ainsi les deutoxydes et les peroxydes prennent plus d'acide pour se saturer que n'en prennent les protoxydes, toujours selon des proportions définies.

La théorie des *proportions définies*, ou des combinaisons d'atomes à d'autres atomes, a été renouvelée des systèmes de Démocrite et d'Épicure, par Higgins de Dublin en 1789. Dalton l'adopta en 1802 et l'étendit à toutes les compositions chimiques (1); il fut suivi par Richter, en Allemagne, par de très-célèbres chimistes de France, d'Angleterre, et par M. Berzélius en Suède, qui étudia les proportions des atomes dans la plupart des combinaisons de la chimie. Ainsi une partie d'oxygène en demande deux d'hydrogène pour se combiner à l'état d'eau. L'oxyde de carbone contient moitié moins d'oxygène que l'acide carbonique. Les oxydes métalliques prennent des quantités d'oxygène en proportions ou doubles ou triples, etc. Ainsi, 100 parties de fer prennent 29 parties d'oxygène pour devenir protoxyde noir, et environ 43, 5, pour devenir oxyde rouge ou peroxyde.

Les substances combinées sont moins attaquables que les substances libres. Ainsi, dans les sels neutres, il semble que l'acide et l'alcali, ou toute autre base, se servent réciproquement de point d'appui; et adhérant ensemble ils ne cherchent plus à contracter de nouvelles alliances, ils se défendent l'un et l'autre des corps décomposans; il faut une plus grande force pour les dissocier.

---

(1) Williams Higgins, *Comparative View of phlogistic and anti-phlogistic theories*, 1789. Dublin a donné le premier l'idée de la théorie atomique, développée depuis par Dalton, dans son *New system of chemical philosophy*. Et aussi la théorie des proportions définies a été établie depuis par les travaux de Proust, Dalton, Berzélius, Gay-Lussac, etc.

C'est à quoi l'on parvient par des *affinités doubles ou complexes*, qui, présentant à l'acide une autre base, offrent pareillement à la base un autre acide, afin qu'il s'opère un double échange. En mêlant, par exemple, du sulfate de potasse avec du muriate de chaux (tous deux dissous), il se précipite du sulfate de chaux, et le muriate de potasse reste dans la liqueur. On opère un changement semblable en mêlant une dissolution de nitrate de mercure avec de l'acétate de potasse (pour faire l'acétate de mercure, des pilules ou dragées de Keyser), ou une dissolution de carbonate de potasse avec du muriate de chaux, pour produire le *miraculum chemicum*, conversion subite en matière pierreuse, de deux liquides transparens.

Cette double décomposition n'a pas lieu dans tous les mélanges de sels neutres, parce que les forces réciproques des acides et des bases ne sont pas toujours suffisantes pour opérer un pareil changement. On a nommé *quiescentes* ces forces ou affinités trop faibles, et *divellentes* celles qui sont capables de l'opérer. Berthollet remarque fort bien que ces forces divellentes sont surtout dues à la cohésion, ou lorsqu'il y a précipitation, mais non pas lorsque aucune précipitation n'a lieu. Voilà pourquoi ce sont surtout les sels dans lesquels entrent la baryte, la strontiate, la chaux, les oxydes d'argent, de mercure et de plomb qui forment des précipités avec les acides sulfurique ou hydrochlorique, oxalique, tartrique, etc., qui montrent ces forces divellentes.

Enfin il est une autre *affinité*, nommée *prédisposante* par Fourcroy, et qui se peut rapporter à celle que Berthollet appelle *résultante*, parce qu'elle résulte des forces collectives de deux ou plusieurs corps unis. Par exemple le phosphore seul ne peut pas enlever l'oxygène à l'acide carbonique ; mais s'il unit ses forces à celle d'un alcali, en devenant phosphure, son attraction s'augmentant pour l'oxygène, il l'enlève au carbone. De même le soufre ne peut pas seul décomposer l'eau ; il le peut par l'intermède d'un alcali. L'oxygène seul a peu d'action sur quelques métaux ; aidé du soufre, il forme un acide doué d'une énergie violente.

On pourrait encore établir une autre sorte *d'attraction*, celle *de fusibilité* ou *de solubilité*. Par exemple le sulfate ou le muriate de chaux augmentent la solubilité du nitre dans l'eau ; tel sel peu soluble se dissout dans une liqueur déjà saturée d'un autre sel. L'étain, quoique mou et très-fusible, rend plus durs et moins fusibles divers alliages métalliques, comme le métal de cloches, l'airain, etc.

Tableau des substances simples dans l'ordre décroissant de leurs affinités pour l'oxigène, d'après M. BERZÉLIUS.

1 Oxigène.	26 Cobalt.
2 Chlore.	27 Bismuth.
3 Soufre.	28 Plomb.
4 Phosphore.	29 Etain.
5 Bore.	30 Cadmium.
6 Carbone.	31 Fer.
7 Azote.	32 Zinc.
8 Hydrogène.	33 Manganèse.
9 Selenium.	34 Urane.
10 Arsenic.	35 Cerium.
11 Molybdène.	36 Yttrium.
12 Chrôme.	37 Glucinium.
13 Tungstène.	38 Aluminium.
14 Tellure.	39 Manganesium.
15 Antimoine.	40 Calcium.
16 Columbium.	41 Strontiane.
17 Silicium.	42 Baryum.
18 Rhodium.	43 Lithium.
19 Platine.	44 Sodium.
20 Or.	45 Potassium.
21 Palladium.	Titane.
22 Mercure.	Zircone.
23 Argent.	Osmium.
24 Cuivre.	Iridium
25 Nickel.	

Le tableau qui se trouve à la page suivante, indique le rapport comparé du poids des atomes des corps simples, d'après THOMSON, BERZÉLIUS et JHON PRIDEAUX.

	THOMSON.	BERZÉLIUS.	PRIDEAUX.
Aluminium...............	1,25	171,167	1,2
Antimoine...............	5,5	806,452	5,5
Argent.................	13,75	1351,5	13,63
Arsenic................	4,75	470,042	4,73
Azote..................	1,75	$\frac{666666}{2}$	1,76
Baryum................	8,75	856,88	8,66
Bismuth...............	9	1330,376	9
Bore..................	1	135,983	6,95
Brome................	10	$\frac{66666}{2}$	9,9
Cadmium..............	7	696,767	7
Calcium..............	2,5	256,019	2,55
Carbone..............	6,75	76,437	6,76
Cerium...............	6,25	574,718	6
Chlore...............	4,5	$\frac{442-65}{2}$	4,46
Chrome...............	3,5	351,819	3,51
Cobalt...............	3,25	368,991	3,4
Columbium............	18	1153,715	18
Cuivre...............	4	395,695	3,98
Etain................	7,25	735,294	7,5
Fer..................	3,5	339,213	3,45
Fluorine.............	2,25	$\frac{233-8}{2}$	2,3
Fluor ou phthore.....	6,25	»	6,3
Glucinium............	2,25	331,479	2,22
Hydrogène............	6,125	$\frac{12-4796}{2}$	6,125
Iode.................	15,5 / 16	$\frac{1578-29}{2}$	15,8
Iridium..............	3,75	1233,26	12,42
Lithium..............	1,25	127,757	1,26
Magnesium............	1,5	158,353	1,55
Manganèse............	3,5	355,785	3,53
Mercure..............	25	1265,82	12,55
Molybdène............	6	598,525	6
Nickel...............	3,25	369,675	3,4
Or...................	25	1243,013	25
Osmium...............	»	1244,21	12,55
Oxigène..............	1	100,00	1
Palladium............	7	665,84	6,7
Phosphore............	1,5	196,155	1,96
Platine..............	12	1233,26	12,42
Plomb................	13	1294,498	13
Potassium............	5	489,916	4,95
Rhodium..............	5,5	651,4	6,56
Selenium.............	5	494,582	4,98
Silicium.............	1	277,478	1
Sodium...............	3	290,897	2,96
Strontium............	5,5	547,285	5,49
Soufre...............	2	201,165	2
Tellure..............	4	806,452	4
Thorinium (1)........	»	744,9	7,45
Titane...............	4	389,092	3,95
Tunstène.............	15,75	1183,2	14
Urane................	26	2711,36	26,5
Yttrium..............	4,25	401,840	4,14
Zinc.................	4,25	403,226	4,2
Zirconium............	5	420,238	4,6

(1) Il paraît que c'est un phosphate d'Yttria.

Le premier tableau des substances simples est celui de leurs affinités électriques polaires décroissantes pour le pôle positif de la pile. On connaît le poids relatif des atomes composés; par exemple, le nombre de l'atome du soufre, plus trois fois le nombre des atomes relatifs d'oxygène donnera un nombre qui exprimera l'atome de l'acide sulfurique.

Les atomes de tous les corps simples ont exactement la même capacité pour contenir le calorique, selon Dulong et Petit.

TABLEAUX DES PRINCIPALES AFFINITÉS ELECTIVES DONT LA PHARMACIE-PRATIQUE PEUT AVOIR BESOIN DANS SES DIVERSES OPERATIONS.

Nous mettons dans les premiers rangs les substances dont l'affinité est la plus grande, et à mesure qu'on descend l'échelle, l'affinité est moindre.

1e DES ATTRACTIONS DES CORPS COMBUSTIBLES POUR L'OXYGÈNE.

1° Substances non métalliques.		2° Substances métalliques.			
		1° Non réduites, ou terreuses.	2° Alcalines.	3° Réductibles.	
Hydrogène (1).	Iode.	Silicium.	Calcium.	Manganèse.	Titane.
Carbone.	Brôme.	Zirconium.	Strontium.	Zinc.	Bismuth.
Bore.	Chlore.	Thorinium.	Barium.	Cadmium.	Cuivre.
Phosphore.	Azote.	Aluminium.	Sodium.	Fer.	Tellure.
Soufre.	Fluore.	Yttrium.	Lithium.	Etain.	Plomb.
		Glucinium.	Potassium.	Arsenic.	Nickel.
		Magnesium.		Molybdène.	Mercure.
				Chrôme.	Osmium.
				Sélénium.	Argent.
				Tungstène.	Or.
				Columbium.	Platine.
				Antimoine.	Palladium.
				Urane.	Rhodium.
				Cérium.	Iridium.
				Cobalt.	

Les métaux se précipitent de leurs dissolutions dans les acides, les uns par les autres, suivant l'inverse de cet ordre. Leur électricité métallique (dans la pile de Volta) suit la même progression. D'autres métaux adhèrent avec grande force à l'oxygène, comme le manganèse, l'arsenic, le molybdène, le chrôme, le tungstène, le columbium, etc. Ces cinq derniers passent à l'état d'acides. Le titane, le tantale, le cérium, etc. sont réfractaires au feu, et presque irréductibles en régules.

---

(1) La plupart des chimistes placent l'hydrogène au premier rang. Cependant le carbone décompose l'eau, c'est-à-dire, enlève l'oxigène à l'hydrogène. Il est vrai que l'oxigène préfère à son tour l'hydrogène dans les combinaisons gazeuses; mais l'attraction la plus forte paraît être essentiellement celle du carbone.

2° ORDRE DANS LEQUEL SONT PRÉCIPITÉS DES ACIDES.

Les oxides métalliques réductibles précédens, par

Alumine.	Ammoniaque.
Thorine.	Chaux.
Zircone.	Strontiane.
Glucine et Yttria.	Baryte.
Magnésie.	Alcalis fixes, { Soude. Lithine. Potasse.

Cette table présente néanmoins un assez grand nombre d'exceptions, selon chaque espèce d'acides, et selon les masses ou quantités des matières précipitantes.

3° ORDRE DE COMBINAISONS.

1° *De la potasse,* 2° *de la lithine,* 3° *de la soude,* 4° *de l'ammoniaque, avec les acides.*

Sulfure.	Oxalique.	Formique.	Sulfureux.
Nitrique.	Tartrique.	Benzoïque.	Nitreux.
Hydrochlorique.	Arsenique.	Acétique.	Carbonique.
Phosphorique.	Succinique.	Mucique (1).	Prussique *ou* Hydro-
Fluorique.	Citrique.	Borique.	cyanique.

5° *De la baryte et de la strontiane avec les acides.*

Sulfurique.	Mucique.	Tartrique.	Sulfureux.
Oxalique.	Nitrique.	Arsenique.	Nitreux.
Succinique.	Hydrochlorique.	Benzoïque.	Carbonique.
Fluorique.	Subérique.	Arcétique.	Prussique *ou* Hydro-
Phosphorique.	Citrique.	Borique.	cyanique.

6° *De la chaux avec les acides.*

Oxalique.	Mucique.	Arsenique.	Borique.
Sulfurique.	Nitrique.	Citrique.	Sulfureux.
Tartrique.	Muriatique.	Malique.	Nitreux.
Succinique.	Subérique.	Benzoïque.	Carbonique.
Phosphorique.	Fluorique.	Acétique.	Hydrocianique.

7° *De la magnésie avec les acides.*

Oxalique.	Mucique.	Citrique.	Sulfureux.
Phosphorique.	Succinique.	Malique.	Nitreux.
Sulfurique.	Nitrique.	Benzoïque.	Carbonique.
Fluorique.	Muriatique.	Acétique.	Prussique *ou* Hydro-
Arsenique.	Tartrique.	Borique.	cyanique.

8° *De l'alumine avec les acides.*

Sulfurique.	Fluorique.	Phosphorique.	Nitreux.
Nitrique.	Tartrique.	Benzoïque.	Carbonique.
Muriatique.	Succinique.	Acétique.	Hydrocyanique.
Oxalique.	Mucique.	Borique.	
Arsenique.	Citrique.	Sulfureux.	

9° *De l'oxyde de fer avec les acides.*

Oxalique.	Hydrochlorique.	Succinique.	Prussique.
Tartrique.	Nitrique.	Citrique.	Carbonique.
Camphorique.	Phosphorique.	Formique.	
Sulfurique.	Arsenic.	Acétique.	
Mucique.	Fluorique.	Borique.	

---

(1) Fourcroy l'a nommé *acide muqueux,* car tous les corps muqueux traités par l'acide nitrique en donnent comme le sucre de lait.

10° *De l'oxyde d'antimoine avec les acides.*

Hydrochlorique.	Tartrique.	Fluorique.	Prussique.
Benzoïque.	Mucique.	Arsenique.	Carbonique.
Oxalique.	Phosphorique.	Formique.	
Sulfurique.	Citrique.	Acétique.	
Nitrique.	Succinique.	Borique.	

11° *De l'oxyde de plomb avec les acides*

Sulfurique.	Muriatique.	Fluorique.	Prussique.
Mucique.	Phosphorique.	Citrique.	Carbonique.
Oxalique.	Sulfureux.	Formique.	
Arsenique.	Subérique.	Acétique.	
Tartrique.	Nitrique.	Borique.	

12° *De l'oxyde de cuivre avec les acides.*

Oxalique.	Mucique.	Succinique.	Acétique.
Tartrique.	Nitrique.	Fluorique.	Borique.
Muriatique.	Arsenique.	Citrique.	Prussique.
Sulfurique.	Phosphorique.	Formique.	Carbonique.

13° *De l'oxyde de mercure avec les acides.*

Hydro-chlorique.	Phosphorique.	Citrique.	Acétique.
Oxalique.	Sulfurique.	Sulfureux.	Borique.
Succinique	Mucique.	Nitrique.	Prussique.
Arsenique	Tartarique.	Florique.	Carbonique.

4° *De l'oxyde d'argent avec les acides.*

Muriatique.	Phosphorique.	Fluorique.	Acétique.
Oxalique.	Sulfureux.	Tartarique.	Succinique.
Sulfurique.	Nitrique.	Citrique.	Prussique.
Mucique.	Arsenique.	Formique.	Carbonique.

4° ORDRE DE COMBINAISONS DES ACIDES AVEC LES BASES SALIFIABLES :

1° *De l'acide sulfurique avec*

Baryte.	Soude.	Glucine.	Zircone.
Strontiane.	Chaux.	Yttria.	Oxides métalliques
Potasse.	Magnésie.	Alumine.	dans l'ordre précé-
Lithine.	Ammoniaque.	Thorine.	dent, zinc, fer, etc.

2° *De l'acide nitri-* *que :*	3° *Des acides hydrochlo-* *rique et acétique :*	4° *De l'acide phospho-* *rique :*
Avec les mêmes bases ; mais la strontiane est après la soude. Ordre du reste tout semblable. Pour les oxydes métalliques, consultez les tableaux précédens.	Comme le précédent ; mais l'ammoniaque passe avant la magnésie. Pour les oxydes des métaux, voyez les tables précédentes.	Mêmes bases ; mais la chaux se place après la strontiane, et la magnésie après l'ammoniaque. Pour les oxydes métalliques, voyez les tableaux précédens.

5° ORDRE DE COMBINAISONS DES HUILES FIXES.

Chaux.	Ammoniaque.	plomb, de bismuth, non
Baryte.	Oxide de mercure.	le fer.
Les trois alcalis fixes,	Les autres oxydes métal-	Alumine.
Magnésie.	liques , surtout de	

Les corps qui se combinent intimement et en proportions déterminées, sont :

Acides avec { Alcalis. / Terres. / Oxydes métalliques.

Soufre et phosphore avec { Métaux. / Terres. / Carbone. / Alcalis.

DES RÉACTIFS.

Les essais sont;

Les *teintures de tournesol* ou de *lichen orseille* qui bleuissent; celles de *violettes*, et aussi de *nerprun*, ou de *mauve sauvage*, qui verdissent avec les alcalis, rougissent par les acides ;

Les *papiers rougis avec l'infusion du fernambouc*, ou *jaunis par celle de curcuma*; les *infusions* de ces deux substances qui *virent* ou changent de couleur par les alcalis et les acides, en décèlent la présence; aussi l'infusion de *bois néphrétique* a une couleur changeante par les acides et alcalis.

LES RÉACTIFS PROPREMENT DITS, SONT :

1° ALCALIS PURS. *Potasse, lithine, soude, ammoniaque,* décomposent les sels à bases terreuses et métalliques. Aussi la *baryte* en solution dans l'eau décèle partout l'acide sulfurique, qu'elle précipite en sel insoluble; la *strontiane* agit comme les alcalis.

La *potasse caustique* constate la présence des terres dans le lait de soufre, de l'alumine dans la magnésie, des terres dans les acides minéraux, de la colophone dans les résines de gayac et de jalap; essaie le mercure doux (protochlorure), le kermès et le soufre doré d'antimoine (oxydes hydrosulfurés); reconnaît dans les eaux le sulfate de magnésie, d'alumine, les sels métalliques, etc.

L'*ammoniaque* dissout le cuivre en bleu, et cette dissolution sert à reconnaître l'arsenic dans l'étain, dans le chlorure de baryte, le cinnabre et le sublimé corrosif. Cet alcali dénonce partout la présence du cuivre, en alimens, en boissons, en suc de réglisse, en vinaigre, et autres acides, dans l'alun, l'hydrochlorate d'ammoniaque, l'argent et le nitrate d'argent fondu; il montre l'étain dans l'or en feuilles; l'oxyde de fer dans les sulfates de zinc, de potasse, de soude, le muriate de baryte, l'acétate de potasse, le surtartrate de potasse, et dans le tartrate de potasse antimonié, dans l'alcool, etc. L'*ammoniaque* décèle aussi l'alun dans les vins, l'alumine dans la magnésie, les oxydes de fer et de zinc dans le sulfate de cuivre (vitriol de Chypre); les carbonates de chaux, les sulfates et hydrochlorate de magnésie, d'alumine, ou à bases métalliques, dans les eaux; mais elle forme des sels triples avec la magnésie, ce qui la rend dans ce cas un réactif peu fidèle.

2° TERRES. *Chaux, magnésie,* décèlent l'acide carbonique. L'*eau de chaux* découvre l'alun dans les vins, constate l'acide carbonique dans la pierre à cautère, découvre dans les eaux l'alun, le sulfate de fer, les carbonates alcalins et les terres, les acides phosphorique, sulfurique, oxalique, carbonique, etc. ; elle précipite en jaune briqueté le deutochlorure de mercure ou sublimé corrosif.

Baryte et *strontiane*. *Voyez* les tableaux précédens.

3° Acides. Le *sulfurique* décompose les sels neutres en déplaçant leurs acides, ou leurs bases ; décèle la présence du plomb dans les vins et vinaigres, dans l'étain, le mercure, l'oxyde blanc de zinc ; la chaux dans l'oxyde blanc de mercure précipité ; les sulfate et carbonate calcaire dans la magnésie, dans le vert-de-gris ; le plomb dans l'éther acétique ; il essaie la magnésie ou la chaux calcinées. Il démontre, dans l'analyse des eaux, les carbonates alcalins et terreux, décèle bientôt la baryte.

Le *nitrique* dégage les acides phosphorique et tartrique de leurs bases, décompose le gaz hydrogène sulfuré (l'acide hydrothionique des Allemands) dans les eaux, et en précipite le soufre ; sépare les cendres d'os mêlées à la farine ; le cuivre et le plomb contenus dans les alimens, le cuivre des feuilles d'or ; découvre les sulfate et carbonate calcaires et le sulfate de baryte dans le blanc de plomb ; constate la présence de la silice ou du plâtre dans le protochlorure de mercure, de l'étain dans le mercure, des terres et de l'acide carbonique dans les alcalis caustiques, du sulfate de chaux dans la magnésie ; essaie la pureté du tartrate de potasse et de soude et de l'acétate de potasse ; dénonce la présence du soufre et de l'ammoniaque partout où ils sont.

L'*hydrochlorique* décompose le gaz hydrosulfureux, décèle aussi le plomb dans les vins, distingue l'argent de l'étain en feuilles, et l'arsenic dans l'étain ; reconnaît le plomb dans les acétates (surtout dans l'acétate de potasse, ou terre foliée, du commerce, faite par double décomposition de l'acétate de plomb et du sulfate de potasse).

Le *nitro-muriatique* ou *nitro-hydrochlorique*, *eau régale*, découvre s'il y a du plomb.

Les *acides sulfureux* et *nitreux* décèlent l'hydrogène sulfuré en précipitant le soufre.

Le *phosphorique* découvre la chaux, sépare aussi les oxydes de plomb, de plusieurs sels.

L'*oxalique* précipite la chaux des sels calcaires, dans les vins, dans le surtartrate de potasse, l'oxyde de zinc, les eaux minérales, etc. On se sert surtout de l'oxalate d'ammoniaque ou du suroxalate de potasse, *sel d'oseille*, pour des doubles décompositions de sels calcaires.

L'*arsenique* s'empare du soufre, et forme un sulfure d'arsenic, dans les eaux sulfureuses.

Le *chlore* décèle aussi l'hydrogène sulfuré et les hydriodates.

L'*iode* (dissous dans de l'alcool) décèle partout la présence de l'amidon qu'il colore sur-le-champ en bleu.

Le *borique* réduit l'arsenic, lorsqu'ayant été précipité par l'eau de chaux, de sa dissolution, on traite ensuite ce métal par du charbon.

Le *tartrique* découvre la potasse unie à l'acide sulfurique et au carbonate de soude.

Le *carbonique* précipite la chaux pure, etc.

L'*acétique* découvre la chaux dans les farines, dans les oxydes blancs de plomb ; sépare le cuivre des feuilles d'or, le blanc de plomb des sulfates de chaux ou de baryte, le plomb de l'etain, l'antimoine diaphorétique de l'oxyde blanc de zinc, le plomb et ses oxydes de ceux du mercure (tels que des précipités blanc et rouge) et du cinnabre ; découvre la chaux dans le mercure précipité blanc ou protochlorure ; essaie la pureté du minium, du vert-de-gris, etc.

Les *acides citrique, malique*, etc., sont usités dans les analyses des végétaux.

4° Sels neutres a bases alcalines et terreuses.

Sulfate de chaux, en dissolution, découvre l'acide oxalique dans le sel de succin et autres liqueurs.

Les *sulfates alcalins* précipitent les dissolutions de plomb en blanc.

Nitrate de potasse découvre le manganèse, le fer, l'arsenic, dans le soufre, l'antimoine cru, à l'aide de la chaleur.

Nitrate de baryte sépare l'acide sulfurique dans l'éther sulfurique.

Muriate ou *hydrochlorate d'ammoniaque sec* décèle la potasse ou la chaux dans le sucre (en donnant son odeur ammoniacale).

— *De baryte* démontre l'acide sulfurique dans les vinaigres, ou les acides hydrochlorique, nitrique, phosphorique, tartrique, dans l'éther sulfurique et les liqueurs d'Hoffmann ; les sulfates dans les muriates de soude ou d'ammoniaque ; dans les nitrates, le sousborate de soude ; dans le carbonate de soude, les eaux ; dans le sucre de lait, la liqueur de corne de cerf succinée, etc.

— *De chaux* reconnaît l'acide phosphorique et oxalique partout ; les phosphates et sulfates de soude, le carbonate de soude, dans les eaux ; l'acide carbonique dans l'ammoniaque caustique.

Acétate de baryte découvre aussi l'acide sulfurique dans le vinaigre, l'alun dans le vin, l'acide sulfurique dans les sels et partout.

Carbonate de potasse fait reconnaître l'alun dans les alimens, les boissons; la chaux dans la bière; l'acide tartrique dans le vinaigre, dans le sel de succin; il essaie l'eau de chaux, précipite les oxides métalliques des sulfates, les terres des muriates, le fer, le cuivre, les terres de tous les sels à base d'alcali; sépare les acides des éthers et de la liqueur d'Hoffmann, l'eau de l'alcool, et constate la force de celui-ci; découvre le sel ammoniac du sel de succin.

— De soude décompose, dans les eaux, les sels terreux et métalliques.

Hydrocyanate ou *prussiate de potasse* ou *de chaux* précipite en bleu le fer de ses dissolutions. Le prussiate de potasse découvre le cuivre dans les alimens, le fer dans les fleurs (oxide) de zinc, dans les eaux minérales, la potasse caustique, les acides.

Sousborate de soude ou *borax* constate la présence du cobalt dans les couleurs, en l'employant comme flux réductif.

Oxalate d'ammoniaque et *suroxalate de potasse. Voyez* à l'Acide oxalique, ci-devant.

5° SELS A BASES MÉTALLIQUES.

Sulfate d'argent, dissous, montre les muriates dans les sels, dans le suc de citron, dans les eaux; découvre l'arsenic dans le soufre.

Les *sulfates de fer*, de *cuivre*, agissent sur l'hydrogène sulfuré gazeux. Le sulfate de fer récent (vert, proto-sulfate, ou au *minimum* d'oxydation) donne une rouille (oxyde de fer au *maximum*) par les eaux oxigénées, précipite en noir partout le tannin et l'acide gallique. Le sulfate de cuivre découvre l'arsenic, le sublimé corrosif dans les alimens, et le soufre dans les eaux sulfureuses.

Nitrate d'argent précipite le mucus animal, découvre dans les vins trop soufrés et partout l'acide sulfurique, l'acide hydrochlorique dans les vinaigres, dans l'acide nitrique, dans les alcalis (après leur saturation) dans le nitre, l'acétate de potasse, les sels magnésiens, la liqueur de corne de cerf succinée, le borax, le carbonate de soude, les tartrates de potasse ou de soude, le sucre de lait; il reconnaît le phosphore par un précipité noir de phosphure d'argent, les muriates et les sulfates dans les eaux distillées, et noircit par les hydrosulfures.

Nitrate de mercure précipite aussi les mucilages et d'autres principes végétaux, découvre l'alun dans l'eau, essaie l'eau de chaux, reconnaît les sulfates, les muriates, l'hydrogène sulfuré dans les eaux, ainsi que les carbonates de soude, de chaux et de magnésie, et partout les acides sulfurique et hydrochlorique,

Nitrate de plomb découvre l'acide sulfurique, en acide tartrique, en sel de succin, en tartrate de potasse et de soude, en surtartrate de potasse, en émétique ; précipite l'acide hydrochlorique partout.

Hydrochlorate ou *chlorure d'arsenic* ou celui d'*antimoine* et de *platine*, démontrent le soufre dans les eaux minérales. Celui de la platine démontre les sels à base de potasse ou de soude par la couleur qui en résulte ; la potasse le précipite en jaune ; la soude teint la liqueur en jaune ; l'ammoniaque la précipite en jaune rougeâtre.

Deutochlorure de mercure (sublimé corrosif) précipite l'albumine animale, reconnaît dans les eaux les carbonates de soude et de chaux ; est précipité par les hydrosulfures, comme tous les sels métalliques.

Acétate et *suracétate de plomb liquide* (extrait de Saturne) précipitent le mucus animal, l'acide sulfurique dans le vinaigre et ailleurs ; dans les acides nitrique, tartrique, les sels neutres ; découvre l'alun dans le tartre, le sulfate de soude dans le tartrate de soude ; les alcalis, les terres, les sulfates et muriates dans les eaux, ainsi que l'hydrogène sulfuré et le soufre surtout.

6° LES MÉTAUX PURS (ou en régules).

L'argent découvre l'hydrogène sulfuré (acide hydrosulfurique) dans les vins soufrés et dans l'albumine, en noircissant.

Le *mercure coulant*, de même, dans les eaux minérales , et le sublimé corrosif, deutochlorure de mercure , dans les alimens.

Le *cuivre poli* découvre aussi le sublimé corrosif.

Le *fer poli* précipite le cuivre dans les vins, les alimens, la limaille de fer, l'extrait de Saturne, la pierre infernale, les sels neutres, le tartre, le tartrate de potasse , les sulfates de fer, de zinc, le muriate de baryte, (chlorure de baryum) ; aussi dans les tamarins, le suc de réglisse, les extraits, etc.

Le *zinc poli* décèle le plomb dans le vinaigre, l'étain dans l'émétique, le soufre dans l'arsenic.

7° LES OXYDES MÉTALLIQUES s'emparent de tous les hydrosulfates ou les décomposent et s'unissent au soufre. L'oxide de cuivre dissous dans l'ammoniaque (*ammoniure de cuivre*) découvre l'arsenic dans l'étain, dans le sublimé corrosif, les oxydes d'antimoine dans les alimens.

8° Les Sulfures, Carbures, Savons, etc.

L'*hydrosulfate d'ammoniaque* décèle les métaux, le plomb dans le vinaigre, les eaux minérales, l'arsenic dans les alimens, le plomb dans le muriate de baryte, et les précipite en noir.

Les *hydrosulfates, la liqueur probatoire d'Hahnemann* (1), décèlent le plomb dans le vin, le vinaigre, la bière et les alimens, l'antimoine dans le vin, le cuivre dans l'alcool, le mercure dans le muriate de soude, le plomb dans les couleurs, dans l'éther acétique, dans la terre foliée (faite par décomposition de l'acétate de plomb), et le tartrate de potasse dans l'antimoine diaphorétique, dans le mercure précipité blanc; découvrent l'arsenic dans le muriate de baryte et dans le cinnabre, ainsi que le minium dans le vermillon, l'arsenic dans le sublimé corrosif; ils essaient la quantité d'antimoine contenue dans l'émétique.

Tous les hydrosulfates précipitent ou décèlent la plupart des métaux blancs, le plomb, le mercure, le bismuth, l'argent, etc.

Le *flux noir* réduit les oxydes de plomb ou d'antimoine des alimens, constate la pureté du minium, du blanc de plomb et autres oxydes.

Solution alcoolique de savon découvre les acides libres, les sels à base terreuse ou métallique dans les eaux, ou l'acide carbonique. La solution aqueuse du savon blanc y est également propre; elle annonce la présence du sulfate de chaux (sélénite) dans les eaux crues, et aussi celles des autres sels à bases métalliques.

9° Les Alcools et Ethers.

L'*alcool* précipite de leur solution aqueuse, les sels neutres qu'il ne peut dissoudre, accélère leur cristallisation, sépare l'acide tartrique du vinaigre, les phosphate et sulfate de chaux de l'acide phosphorique, le sulfate de potasse du sulfurique, le tartre du sel de succin, les sulfates des eaux, les résines de l'assa-fœtida, la poix noire de l'asphalte, l'essence de térébenthine de l'huile de pétrole, les huile volatiles des fixes (excepté celle du ricin en partie dissoluble), la colophane de la résine tacamaque; essaie l'ammoniaque caustique et carbonatée, les sels et esprit de succin, etc.

Alcool gallique. Voyez Teinture aqueuse et Eaux.

---

(1) Elle se prépare avec sulfure de chaux et acide tartrique ãã 16 gramm. ʒ iv; eau distillée, 1 litre, ℔ ij. Mêlez dans un vase couvert. On décante la liqueur déposée, et on y ajoute : acide tartrique, 32 gramm. ʒ j.

Un autre hydrosulfate est celui d'arsenic fait avec orpiment ʒ ij; chaux vive, ʒ j ß. Faites bouillir dans eau distillée ʒ xij. Filtrez. Il précipite le plomb en noir.

Ether sulfurique (le nitrique, le muriatique, l'acétique se décomposant facilement, et leurs acides s'en séparant, ils ne sont pas aussi parfaits que le sulfurique, ou le phosphorique de M. Boullay). Il sépare les huiles fixes du baume de Copahu (cependant ces huiles sont en partie dissolubles par l'éther), la cétine ou le blanc de baleine de la cire, la graisse des huiles fixes, ou le beurre de cacao de celles-ci; mais l'alcool est préférable en ces cas.

10° DES EAUX ET SOLUTIONS AQUEUSES.

Eau distillée sert pour laver, séparer l'oxyde de bismuth de l'acide nitrique, ou du vin, ou de l'étain, découvre l'alcool dans les huiles volatiles, dans les éthers; essaie le proto-chlorure (ou beurre)d'antimoine, le sel de Saturne; précipite le bismuth de l'oxyde blanc de mercure, de l'étain, etc.

Teinture de noix de galles, aqueuse ou alcoolique, décèle le fer dans l'acide sulfurique, dans l'alun, ou les sels ammoniacaux, ou le muriate de baryte, ou l'acétate de potasse, ou les sulfates de potasse, de soude, de zinc, dans l'oxyde blanc de zinc, l'acide hydrochlorique, les eaux minérales, etc., et le précipite partout en noir ou violet. Elle précipite aussi toutes les substances azotées.

La teinture de noix de galles est un réactif capable de découvrir un dix-millième de morphine dans les liqueurs animales. Selon M. Dublanc, on traite d'abord ces liqueurs, (rendues acides) à l'aide de l'acétate de plomb et du deutochlorure de mercure, puis de l'acide hydrosulfurique, enfin, on filtre, on évapore. Le meilleur moyen alors, est d'employer la teinture de noix de galles, qui précipite les sels de morphine; ou bien, on évapore la liqueur animale le plus possible, on traite par l'alcool, on verse dedans cet alcool (contenant la morphine de la liqueur animale) une teinture alcoolique de noix de galles : ensuite le tannate ou gallate de morphine est repris et analysé en sorte qu'on peut retirer la morphine.

Teinture de tan précipite l'albumine et la gélatine, le fer et les oxydes métalliques, essaie l'émétique, le quinquina et autres décoctions végétales.

Gélatine en solution découvre la présence du tannin qu'elle précipite.

RÉACTIFS DANS DES CAS D'EMPOISONNEMENS POUR CONNAITRE LA NATURE DES POISONS.

Les médecins et les pharmaciens étant souvent appelés dans les empoisonnemens pour découvrir la nature des substances délétères, et se trouvant aussi chargés de rapports médico-judiciaires, dans de pareils cas, il est très-important qu'ils se mettent en état de juger par des réactifs, de la nature de ces poisons.

Les poisons acides, sulfurique, nitrique, hydrochlorique ou muriatique, le chlore (muriatique oxigéné), l'acide phosphorique, etc., se décèlent d'abord par des couleurs bleues végétales qui passent au rouge; les sels barytiques, acétates, nitrates, muriates, décèlent l'*acide sulfurique*, ainsi que les nitrates de mercure, d'argent, de plomb, etc. l'*acide nitrique* se reconnaît aux sels qu'il forme avec la potasse, la soude, la baryte, la strontiane, l'ammoniaque, la chaux; on essaiera aussi les lames d'argent, de cuivre, etc. L'*acide hydrochlorique* précipite les nitrates d'argent, de plomb, de mercure; on examinera comment se comportent les teintures bleues végétales. Pour le *chlore*, ces teintures se décolorent en jaune pâle, l'ammoniaque reforme de l'acide hydrochlorique. Pour l'*acide phosphorique*, la chaux, la baryte, font des sels peu solubles; l'acétate de cuivre, etc.

La *baryte* se précipite par l'acide sulfurique, et les sulfates solubles : il en est de même des *sels barytiques* solubles.

Les *alcalis caustiques*, potasse, soude, se reconnaissent, soit par les sels calcaires, magnésiens, qu'ils décomposent, soit par les acides qui en forment des combinaisons salines.

L'*ammoniaque liquide*, outre son odeur, précipite aussi les bases terreuses de plusieurs sels, calcaires, alumineux, etc.

Le *nitrate d'argent fondu* se décèle par les acides hydrochlorique, sulfurique, les arséniates, la dissolution de cuivre ammoniacal, l'eau hydrosulfatée (hydrosulfureuse), l'hydrochlorate de soude, la lame de cuivre décapée, etc.

Le *deutochlorure de mercure* (sublimé corrosif) se reconnaîtra par l'eau de chaux formant un précipité briqueté, et par les alcalis; par l'hydrogène sulfuré et les hydrosulfates alcalins, par l'albumine qu'il précipite, par les hydrocyanates (prussiates) de potasse, de soude, de chaux, par la lame de cuivre décapée. etc. (1).

Le *chlorure d'antimoine* (beurre d'antimoine) se reconnaît à son action sur les substances végétales et les couleurs bleues, il précipite aussi par les hydrosulfates alcalins, les alcalis et terres alcalines; il agit sur l'or, se revivifie par le charbon, etc.

---

(1) *Procede pour reconnaître le mercure.* Tous les oxydes et composés salins de mercure mis sur l'or dans une goutte d'acide hydrochlorique avec un morceau d'étain, fournissent promptement un amalgame d'or.

On peut essayer aussi une particule de sublimé corrosif, ou une seule goutte de sa dissolution; et dans ce cas, l'acide muriatique est inutile.

Le *nitrate de mercure* se reconnaît par la lame de cuivre décapée, par les acides hydrochlorique, oxalique ; se révivifie sur les charbons incandescens, etc.

Le *sulfate acide de mercure*, se reconnaît par les autres procédés, en le précipitant par des alcalis, des hydrosulfates alcalins, par l'ammoniaque, le décomposant par le charbon, etc.

Les *oxides de mercure* par l'acide nitrique, ou sulfurique se reconnaissent par la soude, la lame décapée de cuivre, les eaux sulfureuses, les hydrocyanates de potasse ou de soude, etc.

L'*hydrochlorate d'or* se reconnaît par le protosulfate de fer, le gaz hydrogène, les acides phosphoreux et hypophosphoreux, les alcalis, le chlorure d'étain, etc.

L'*acide arsénique ou arsénieux* se reconnaîtra par l'acétate de cuivre, le sulfate de cuivre ammoniacal, le nitrate d'argent ; il donnera une odeur d'ail sur une plaque rougie au feu ; l'eau hydrosulfureuse le précipitera en jaune, ainsi que la liqueur probatoire d'Hahnemann ; on réduit cet acide par le charbon et la potasse, ou le savon, etc.

Lorsqu'on fait fondre de l'arsenic ou l'un de ses composés avec du nitrate de potasse, il se produit de l'arseniate de potasse, dont la dissolution donne avec le nitrate d'argent, un précipité rouge de brique.

Dans le cas où une petite portion de la potasse du nitre a été mise à nu, il faut la saturer avec de l'acide acétique, sécher la masse saline et la redissoudre dans l'eau.

La quantité d'arsenic qu'exige ce mode d'épreuve est si petite qu'une seule goutte d'une dissolution d'oxyde d'arsenic dans l'eau, qui, à la température de 10° cent. ne contient pas au-delà de $^1/_{80}$ centième d'oxyde d'arsenic, mise dans une cuillère de platine avec du nitrate de potasse, et fondue, produit une quantité très appréciable d'arséniate d'argent.

Les *arséniates* se décomposent par les hydrosulfates, le sulfate de cuivre, en formant le précipité vert de Scheele, etc.

Les *oxydes sulfurés jaune et rouge d'arsenic* (orpiment, réalgar) sont décomposés par les acides nitrique et hydrochlorique, précipités par l'ammoniaque cuivreux, la chaux, les alcalis, etc.

Le *sous-acétate de cuivre* et son *carbonate*, sont aisés à reconnaître par les acides sulfurique, nitrique, muriatique, par l'ammoniaque, etc., par les alcalis, potasse et soude, l'acide gallique, les hydrosulfates, etc.

Le *tartrate d'antimoine et de potasse* se décèle par les hydrosulfates alcalins, les carbonates alcalins, l'eau de chaux, l'acétate de plomb, l'hydrocyanate de potasse, par les substances végétales contenant du tannin, etc.

Les *sels et oxydes de plomb* se découvrent par les hydrosulfates alcalins, les hydrochlorates de soude, par le soufre et les sulfures, une lame de zinc, et les sulfates alcalins, l'hydrocyanate de potasse, etc.

Ainsi, les hydrosulfates de potasse, les eaux hydrosulfurées, la liqueur probatoire de Hahnemann, le nitrate d'argent liquide, font reconnaître les *oxydes de plomb et leur acétate*, soit dans le vin, soit ailleurs.

Le *nitrate de bismuth* se reconnaît par les prussiates ou hydrocyanates alcalins, la teinture de noix de galle ou de tan, les hydrosulfates alcalins, etc.

On reconnaîtra l'oxyde d'arsenic, et la solution de deutochlorure de mercure (sublimé corrosif) au moyen de l'*amidon ioduré*, qui perd sa belle couleur azurée en devenant roussâtre. Cette couleur roussâtre repasse au bleu par l'addition d'un peu d'acide sulfurique, quand c'est de l'oxide d'arsenic, mais quand c'est du sublimé, la couleur bleue ne reparaît plus. On prépare l'*amidon ioduré*, en triturant de la colle de farine avec de l'iode ; il s'ensuit un beau bleu.

Les *alcalis* font reconnaître les empoisonnemens par le sublimé corrosif, le mercure précipité blanc, les acides.

L'*ammoniaque*, ceux par le sublimé ou par les oxydes de cuivre.

L'*eau de chaux*, ceux par l'arsenic, le sublimé.

L'*acide sulfurique*, ceux par le plomb et la baryte.

L'*hydrochlorique*, ceux par la pierre infernale, par les sels mercuriels non suroxydés.

Le *borique*, ceux par l'arsenic, qu'il sert à réduire à son état métallique.

L'*acide iodique* découvre de petites quantités d'un sel de morphine. Sérullas a vu que l'acide iodique, ou un iodate acide, versé dans un liquide contenant à peine un centième de grain de sel de morphine, y développe une couleur rouge, et il y a de l'iode mis à nu. Cette réaction ne se manifeste avec aucun autre alcali végétal.

Le *mercure cru* ou *le cuivre poli*, ⎰ ceux par le sublimé corrosif.

Le *fer poli*, ceux par les oxydes de cuivre qu'il réduit.

Le *sulfate de cuivre*, ceux par l'arsenic et le sublimé corrosif.

Le *nitrate de potasse*, ceux par l'arsenic dont il dégage l'odeur alliacée à l'aide de la combustion.

—*de mercure*, | ceux par les acides sulfurique hydro-
—*d'argent*, | chlorique.
—*de baryte*, | aussi ceux par l'acide sulfuriqne.
Acét. de baryte, |

Les *hydro-sulfates*, ceux par le sublimé, l'arsenic, l'anti-moine, le plomb, et minéralisent ces métaux, qu'ils rendent moins dangereux.

L'*hydrosulfate d'ammoniaque*, ceux par l'arsenic, le mercure.

L'*ammoniaque cuivreuse*, ceux par l'arsenic ; le sublimé, l'antimoine : réactif peu certain pour l'arsenic.

Les *couleurs bleues végétales* décèlent ceux par les alcalis caustiques, en changeant de nuances.

PRINCIPES IMMÉDIATS DES VÉGÉTAUX.

Ils nous paraissent être en plus grand nombre que ceux admis par plusieurs chimistes (1). Nous les classons en cinq ordres, d'après leurs élémens constitutifs. Toute substance végétale est composée primitivement de carbone, d'hydrogène, d'oxygène, et quelquefois d'azote en diverses proportions.

ORDRE Ier. — PRINCIPES IMMÉDIATS DES VÉGÉTAUX DANS LESQUELS PRÉDOMINE LE CARBONE.

Le corps ligneux ou le bois, la lignine. Substance insoluble dans l'eau, fibreuse, contenant beaucoup de carbone, 52 pour 100, la plus *végétalisée* de tous les principes végétaux, donnant à la distillation à feu nu de l'acide acétique mêlé d'huile empyreumatique (acide pyroligneux), dont M. Mollerat a su le débarrasser. Le vinaigre de bois est très-fort. L'acide nitrique convertit en gelée, puis surtout, en acide oxalique, le bois, dont plusieurs espèces contiennent beaucoup de matière extractive, ou colorante, ou du tannin, etc. L'acide sulfurique concentré carbonise le bois et le transforme en partie en vinaigre, et même en matière sucrée, selon M. Braconnot. La sève des végétaux contient les élémens du bois, et le principe astringent ; tient carbone, 51,45 ; oxygène, 42,73 ; hydrogène, 5,82.

---

(1) Nous ne classerons pas une foule de principes immédiats trop peu définis, tels que le *plombagin*, la *quercie*, la *senégine*, la *hyoscyamine*, la *laurine*, la *zeine*, la *capsicine*, l'*élatérine*, l'*abiétine*, la *styracine*, la *mudarine*, la *tanguine*, la *populine*, la *bétuline*, l'*esculine*, la *calenduline*, le *coumarin*, la *nicotine*, la *rhabarbarine*, la *xanthine*, l'*ergotine*, l'*euphorbine*, la *quassine*, la *colocynthine*, la *dulcarine*, le *drusium*, etc.; plusieurs ont le caractère de résines particulières, et sont cristallisables.

Liège ou *subérine* de Chevreul, substance compressible, sans fibres distinctes, conversible par l'acide nitrique en acide subérique (Bouillon Lagrange); se trouve en plusieurs écorces.

Coton ou *gossypine* des *gossypium*, de l'ouate, des malvacées, des aigrettes de semences de cinarocéphales ou syngénèses sont de nature particulière, fournissant de l'acide oxalique sans passer, comme le bois, par l'état de gelée, avec l'acide nitrique; dissolubles dans les alcalis.

Moëlle ou *médulline* de sureau et d'autres arbres, analogue au suber, pour la contexture, mais sans donner l'acide subérique par l'acide nitrique. La moëlle des palmiers et des fougères contient souvent de la fécule amylacée.

Fungine, compressible, peu élastique, insoluble dans l'eau, l'alcool, l'éther; soluble aux alcalis, et à l'acide nitrique qui en dégage de l'azote, et la convertit en une sorte de cire; est le tissu des champignons (Braconnot).

La *fibrine végétale*, reconnue par Vauquelin, dans le suc du papayer (*carica papaya*), se concrète à l'air, donne de l'ammoniaque à la distillation.

Le *tannin*, ou principe astringent acerbe, est dissoluble dans l'eau; a la propriété de précipiter la gélatine ou colle animale, de la durcir, ainsi que l'albumine; de changer la peau en cuir (d'où viennent les procédés du *tannage*, Séguin, *Mém.*). Il décompose l'émétique, et précipite les bases métalliques de leur dissolution dans les acides; ceux-ci l'oxydent, le rendent insoluble. Est presque toujours joint à l'acide gallique; comme dans les quinquinas, le thé, l'*uva ursi*. Le cachou, le suc d'acacia et d'hypocistis, le kino, le rocou, etc., sont des substances astringentes ou du tannin. Hatchett a formé du tannin par l'oxidation du charbon ordinaire dans l'acide nitrique; il contient alors de l'acide azulmique. La soie, traitée de même, donne l'*amer* jaune de Welther qui est aussi un tannin artificiel. Plusieurs autres substances végétales en fournissent, selon M. Chevreul, par le même moyen, comme l'indigo et diverses résines. Il enlève les résines à l'alcool et les précipite; il se combine à la chaux, à la baryte, à la strontiane. On obtient du tannin pur en versant de l'eau de chaux dans une solution de tan; on décompose le *tannate de chaux* par l'acide nitrique qui s'empare de la chaux. On filtre; il reste une substance noire pulvérulente, acerbe, qui est le tannin pur. L'alcool dissout ce tannin; il précipite les sels métalliques de leurs acides. On peut encore précipiter le tannin de l'infusum de noix de galle, par le carbonate d'ammoniaque. Il reste sur le filtre, selon Proust et Bouillon Lagrange.

Esp. 1. *Matière jaune de la rhubarbe,* ou *caphopicrite,* selon Henry, d'une saveur amère, âpre, peu soluble à l'eau froide; se volatilise au feu en une fumée odorante, jaune. La potasse et l'ammoniaque la dissolvent en rouge ; les acides, les dis-solutions métalliques la précipitent en jaune ; le sulfate de fer, en noir verdâtre ; la gélatine, en caséum coriace ; l'acide nitrique en forme du tannin artificiel, et nul acide.

Esp. 2. *Gentianine,* de MM. Henry et Caventou, obtenue de la gentiane par l'éther, puis précipitée par la magnésie, auquel on l'enlève au moyen d'un acide, est un principe immédiat, d'un beau jaune, inodore, amer, dissoluble dans l'acool et dans l'éther, cristallisable en aiguilles ; moins dissoluble dans l'eau, ne paraissant ni acide, ni alcalin ; dissoluble par les aci-des qui diminuent, ou par les alcalis qui foncent sa couleur ; sublimable en aiguilles à la chaleur, précipitable avec les dis-solutions métalliques ; a des propriétés électro-négatives et se peut combiner avec les bases salifiables.

Esp. 3. *Curcuma,* donne une matière colorante d'un brun rouge, fusible à 5o+o, passe au rouge cramoisi par les acides minéraux, s'en sépare en précipité jaune par l'eau. Précipi-table en brun par les dissolutions métalliques, dissoluble dans les huiles fixes et volatiles, les éthers et l'acide acétique (Pel-letier et Vogel).

Esp. 4. *Carthamite,* séparée des corollules du *carthamus tinctorius,* insoluble à l'eau et aux huiles ; soluble à l'alcool et l'éther ; d'un beau rouge passant au jaune par les alcalis, revient au rouge par les acides. Est de nature acide selon Doebereiner, et fait des sels cristallisables, comme le car-thamate de soude.

Esp. 5. *Orcanette,* substance rouge des racines du *lithos-permum tinctorium* et des *anchusa,* teinture d'un rouge brun, fusible à 6o+o, décolorable à la lumière et au chlore, se con-vertit en acide oxalique par le nitrique; devient bleue par les alcalis et terres alcalines; reprend le rouge par les acides; précipite en violet, par les sels de fer. Dissoluble dans les huiles, l'éther et l'alcool (Pelletier).

Esp. 6. *Alizarine,* de Robiquet, obtenue de la garance; matière cristalline, en aiguilles jaunes-rougeâtres, peu solubles à l'eau froide, plus dans l'eau chaude, dissoluble en toute proportion dans l'alcool et dans l'éther. Elle ne se détruit pas dans la fermentation, ni par l'acide sulfurique étendu.

La matière colorante purpurine de la garance est aussi un autre produit.

La matière cristalline blanche d'une orseille (de la *variolaria dealbata*) est analogue aux sous-résines ; une autre matière cristalline sucrée est susceptible de se colorer en beau pourpre ; l'hydrogène sulfureux la déteint, selon les recherches de M. Robiquet.

Esp. 7. *Santaline*, du santal rouge, *pterocarpus santalinus* L., peu soluble à l'eau, mais beaucoup aux éthers et alcool ; peu aux huiles fixes, davantage aux huiles volatiles. Dissoluble à l'acide nitrique qui en forme une sorte de résine jaune amère, et de l'acide oxalique. Le chlore la jaunit, les alcalis la dissolvent sans altération. C'est une substance acide, et non de nature résineuse, comme on l'avait cru (Pelletier).

Esp. 8. *Chlorophylle*, ou matière verte des feuilles, improprement nommée autrefois *fécule* ou *résine*, n'est pas un principe immédiat, mais un mélange de plusieurs substances, telles que la cire, une huile verte, etc., comme l'a remarqué M. Berzélius ; on l'obtient en traitant par de l'alcool rectifié le marc lavé et exprimé de plusieurs herbes : l'alcool donne, en s'évaporant doucement, une substance d'un beau vert ; l'eau chaude en enlève une matière brune extractive ; est soluble dans l'éther, les huiles, l'alcool ; est décolorée par le chlore ; ne donne point d'ammoniaque à la distillation ; brûle à la bougie comme une résine ; l'acide sulfurique la dissout sans l'altérer ; l'acide hydrochlorique la fait jaunir ; l'acide nitrique la rend grisâtre, puis d'un blanc sale, sans produire d'acides mucique ni oxalique. L'iode agit comme le chlore, mais plus lentement.

Les alcalis la dissolvent sans altérer sa couleur ; on peut la précipiter alors avec l'alumine, du sulfate d'alumine, et préparer de belles lacques vertes.

2° MATIÈRES COLORANTES AZOTÉES.

Esp. 9. *Indigo*, ou indigotine, substance bleue cristalloïde avec un reflet métallique, soluble dans l'acide sulfurique fumant, surtout en bleu pourpre ; donne avec l'acide nitrique un principe amer jaune détonnant, et une résine. Se volatise en brûlant avec une fumée pourpre. Est verdâtre à son minimum d'oxidation dans les feuilles de plusieurs plantes légumineuses (*indigofera*), du pastel (*isatis*) des lauroses (*nerium*), des persicaires (*polygonum*) la *kœlreuteria*, etc. inodore, insipide, insoluble à l'eau, devient jaune par le chlore et les alcalis (Chevreul). L'hydrogène décolore la solution sulfurique de l'indigo (en y ajoutant du zinc ou du fer). Selon Thomson, l'indigo est formé d'oxigène 46, 154, de carbone 40,384, et d'azote 13,462, ou de cinq atomes d'oxigène, sept de carbone et un d'azote. M. Dœbereiner croit avoir observé que l'indigo combiné à l'hydrogène par le moyen de la pile voltaïque, constitue un *acide isatinique* particulier comme les autres acides hydrogénés.

Esp. 10. *Hématine*, du bois de campèche (*Hæmatoxylum campechiarum*, L.), tirée par l'alcool de son extrait, est en cristaux aiguillés roses, métalloïdes ; peu soluble à l'eau, de saveur amère, astringente ; jaunit à l'air par des acides faibles ; passe au rouge par des acides forts ; au bleu violet par les alcalis et les oxydes métalliques ; précipite la gélatine en flocons rougeâtres ; se décolore par les hydrosulfates. (Chevreul).

Esp. 11. *Polychroïte*, des stigmates du safran, colore l'eau en beau jaune ; saveur amère, odeur suave ; étant pure, est sèche, pulvérulente, peu soluble à l'eau, plus à l'éther, soluble à l'alcool et aux huiles fixes et volatiles ; passe au bleu et au lilas avec l'acide sulfurique, au vert pré par l'acide nitrique, au brun foncé avec le deuto-sulfate de fer ; les alcalis et les acides la dissolvent. Selon Henry elle est combinée dans le safran à une huile volatile dont on ne peut la séparer que par l'action des alcalis. Le safran contient environ quarante parties de matière colorante et dix d'huile volatile odorante sur cent parties.

Nota. Les principes colorans sont de beaucoup de sortes : les *bleus*, préparés d'ordinaire par fermentation (1) ou au moyen des alcalis, comme le tournesol, les lichens parelle et orseille, le pastel, l'indigo et autres fécules que peuvent donner diverses plantes papilionacées ; les *bruns*, ou brunitures ou pieds de couleurs, souvent tirés des bois, écorces et racines, et analogues aux extraits tannans. Les *jaunes*, semblables aux précédens, contiennent d'ordinaire un principe amer, comme la gentiane, le curcuma, le quercitron, la gaude, etc. Les *rouges* paraissent être astringens ou acidules, l'orcanette, la garance, le bois de Brésil, les fruits rouges (car les acides tournent les couleurs au rouge, comme les alcalis au bleu et au vert). On fixe les teintures sur les étoffes par divers mordans ; les astringens, les alcalis, les acides, les dissolutions salines, etc. Voir Berthollet, Chaptal, Pœrner, sur les teintures.

____

(1) L'indigo se décolore et se désoxyde, par son contact avec des substances très-avides d'oxigène. M. Desfosses a remarqué un fait analogue dans la teinture de tournesol. En y ajoutant quelques gouttes d'hydrosulfate d'ammoniaque l'oxigène lui rend sa couleur ; le gaz hydrogène sulfuré la lui enlève.

DES SUCS GOMMO-RÉSINEUX.

Tels sont ceux des *convolvulus*, les scammonées, la gomme-gutte, ceux des ombellifères férulacées, comme l'assa-fœtida, la gomme-ammoniac, le galbanum, le sagapenum, l'opopanax; ou des balsamiers, tels que la myrrhe, le bdellium, l'encens; ou le ladanum, les euphorbes, l'aloës, les kinos, etc. Les liqueurs aqueuses, acéteuses et alcooliques sont leurs dissolvans. Découlent originairement sous forme de *sucs laiteux* ou de diverses couleurs, des plantes, par l'incision; d'autres s'extraient par expression; tous contiennent plus d'hydrogène dans leurs principes, que les précédens. (*V.* leurs divers principes composans à leurs articles ci-après.)

ORDRE II. **PRINCIPES IMMÉDIATS INFLAMMABLES OU AVEC PRÉDOMINANCE D'HYDROGÈNE.**

GENRE I. — *Cires ou beurres des végétaux.*

Esp. 1. *Cire*, se trouve soit dans la matière verte des feuilles des plantes, soit à la surface des fruits (comme les prunes, les raisins qu'elle blanchit), soit dans la page supérieure vernissée des feuilles, etc. Comme la cire des abeilles est, d'après l'observation de Huber, le produit d'une élaboration vitale chez ces insectes, puisqu'en les nourrissant de sucre ou de miel pur, ils forment de la cire, nous traiterons de celle-ci plus en détail aux produits animalisés. La *cérine* est aussi une cire trouvée dans le liége par M. Chevreul, mais moins fusible et plus soluble en alcool que la cire ordinaire. Les éthers et alcools bouillans dissolvent un peu de cire, les huiles en dissolvent en toute proportion. Distillée à feu nu, la cire donne une matière nommée *beurre de cire*, qui, plusieurs fois distillée, devient volatile.

L'*adipocire* des champignons, observée par Braconnot, est grasse, onctueuse, blanche et solide; elle donne une odeur de graisse et de la fumée sur les charbons. L'alcool chaud la dissout, mais la précipite à froid (quant à l'*adipocire* de Fourcroy, voyez la *cétine* et la *cholestérine*, aux produits animaux.

On rencontre aussi des matières grasses dans la noix vomique, la pyrèthre, l'ipécacuanha, et autres racines ou semences, etc., dans leurs analyses.

Esp. 2. Les *beurres ou suifs* concrets peu hydrogénés, sont: le beurre de cacao, qui s'extrait par l'expression et la chaleur; le beurre de coco, usité comme aliment et adoucissant; la cire des galés et des crotons, dont on fait des chandelles; celle du *ceroxylon andicola* (palmier d'Amérique); l'huile concrète des baies de laurier, qui entre dans des onguens; l'huile concrète de muscade, chargée, comme celle d'anis, d'une huile essentielle. Le beurre de Bambouc (*bassia butyracea*) de Roxburgh, Mungo-Park, et plusieurs autres, les *litsea*, les *stillingia*, etc., appartiennent à ce genre. Ces suifs ou beurres rancissent moins que ceux qui sont liquides.

De même, les pollens de fleurs sont tous d'une matière cérumineuse, que les abeilles emploient pour leur cire et la propolis, comme les chatons du bouleau, de l'aune, du frêne, du peuplier et autres amentacés, les fleurs mâles seulement. Le pollen du lycopode est une poudre jaune résineuse, très-inflammable, ne se mouillant pas, et surnageant toujours l'eau; il sert dans les feux d'artifice : on y a rencontré une matière saccharine. La poussière fécondante du dattier, *Phœnix dactylifera*, L., tient du phosphate de magnésie et de la gélatine, selon Fourcroy et Vauquelin. Le pollen des pins est analogue à celui des lycopodes. Le chlore enlève la couleur de la cire verte.

Nota. Toutes les matières végétales dans lesquelles l'hydrogène existe en plus grande proportion que dans l'eau, sont huileuses ou résineuses. C'est ainsi qu'il y a dans les résines, un excédant de 00,8 parties d'hydrogène, et dans l'huile d'olives, de 0,12 parties sur les autres substances.

GENRE II. — *Huiles fixes, ou grasses.*

Ont la propriété de former des savons avec les alcalis caustiques, d'être immiscibles à l'eau, sans intermède; de dissoudre le soufre, le phosphore, les résines, la gomme élastique, les oxydes de plomb, avec lesquels elles forment des emplâtres; se combinent aux graisses et cires, se peuvent charger de l'arome et de l'huile essentielle des plantes; ne passent pas à la distillation, sans se décomposer; s'enflamment et brûlent bien en formant de l'acide carbonique et de l'eau. Les huiles fixes, comme les graisses sont formées, selon MM. Chevreul et Braconnot, de deux principes séparables au moyen d'un papier brouillard; savoir : de suif ou huile très-épaisse, *stéarine*, d'une autre très-fluide. *oléine*; il y a 28 de suif sur 100 parties d'huile d'olives, et 24 dans l'huile d'amandes douces, 46 dans celle de colsa. Les huiles grasses s'épaississent à l'air, et quelques-unes deviennent siccatives. Elles sont décomposées par le chlore qui, leur enlevant de l'hydrogène, les épaissit; l'acide nitrique faible les transforme en cire et en résine, selon Trommsdorff. Toutes contiennent plus ou moins un *principe muqueux*, de la plante d'où on les exprime; et qui, se décomposant, est la cause de leur rancidité. On les peut dérancir par le lavage à l'eau, l'alcool ou les solutions alcalines. On les purifie en les agitant avec de l'acide sulfurique, ou plus utilement, selon nos expériences, sans altérer les huiles, par une solution très-chargée de muriate de soude : ce qui précipite le corps muqueux et les féces trop abondantes. Les huiles sont, ou *très-fluides*, ou *congélables*, comme celles d'olives, de navette, de colsa, d'amandes douces (ou amères, qui est aussi douce), de noisette, de ben, des quatre semences froides, de fêne, de sinapi ou moutarde, qui est un peu âcre; ou *siccatives*, qui s'épaississent à l'air, s'enflamment avec l'acide nitrique; forment des savons mous : telles sont les huiles de lin, de chanvre, de noix, d'œillette ou de pavots, de palma-christi ou *kerva*, et castor, etc. Les huiles demi-concrètes des semences d'ombellifères, d'aneth, de carvi, de fenouil, de cumin, de coriandre, etc., contiennent beaucoup d'huile volatile, lorsqu'on les tire par expression; et aussi celle de noix muscades.

GENRE III.— *Des résines solides, térébenthines et baumes, sous-résines,* etc.

Toutes ces substances sont dissolubles dans l'alcool, les éthers, les huiles et graisses, non dans l'eau. Leurs dissolutions alcooliques tiennent un peu d'acide acétique; elles sont précipitées par l'eau et par les sels métalliques. Les alcalis caustiques dissolvent bien aussi les résines, et des fabricans admettent de celles-ci dans les savons. Les résines pures sont inodores, car celles qui ont de l'odeur, le doivent à des huiles volatiles ou à l'acide benzoïque qu'elles contiennent.

Suivant Thomson, la résine commune est composée de carbone 0,6324, hydrogène 0,1164, oxygène 0,2512 sur 10000 parties. Mais M. de Saussure trouve 77,402 de carbone, 9,551 d'hydrogène et 13,047 d'oxigène; MM. Gay-Lussac et Thénard, carbone, 75,94, hydrogène 10,72, oxigène 13,34, dans la poix résine du commerce.

Par l'acide nitrique, les résines se convertissent en une matière particulière, jaune, amère, nommée *amer* de Welther. Il se forme aussi un peu de tanin artificiel, mais non de l'acide oxalique. L'acide sulfurique très concentré les charbonne à chaud. Les acides hydrochlorique et acétique dissolvent aussi les résines sans les altérer.

Outre les *térébenthines* (résines avec une huile volatile) (1),

____

(1) MM. Lecanu et Serbat ont constaté l'existence de l'acide succinique dans les térébenthines et leur huile volatile. Ce fait, déjà entrevu par Marabelli, en Italie, a été confirmé par M. Bonastre.

3

et les *baumes* (résines avec acide benzoïque) il y a des espèces particulières de résine donnant de l'acide oxalique par l'acide nitrique; telles sont celles de gayac, d'olivier, de Botany-Bay (de l'*eucalyptus resinifera*, Smith). La gayacine est un peu soluble à l'eau. La résine de l'olivier contient de l'acide benzoïque et de l'*olivile*. L'aloès contient de la résine avec un suc jaune amer, et l'encens tient beaucoup de gomme avec la résine.

Nous appelons *féruline* la partie résineuse des sucs férulacés d'assa-fœtida, de gomme ammoniaque, etc. Cette résine devient rouge par son contact avec l'oxygène atmosphérique, et teint l'argent en rose. Les champignons contiennent aussi des résines particulières, blanches. La gratiole, le quinquina et une foule d'autres végétaux analysés ont offert des matières résinoïdes particulières, indépendamment de celles qu'on observe dans la fécule verte ou chlorophylle des feuilles. Le résino-amer des autres végétaux, la coloquinte, l'élatérium, des extraits panchymagogues, etc., forment encore une autre espèce.

D'après M. Bonastre, les résines naturelles ont les principes suivans: 1° une huile volatile; 2° un acide (l'acétique, et souvent le succinique dans les produits des arbres conifères); 3° une résine proprement dite, soluble dans l'alcool à froid, souvent translucide; 4° une sous-résine, opaque, presque toujours insoluble dans l'alcool bouillant ou l'éther; 5° enfin, un extractif amer contenant quelques sels. La *sous-résine* paraît être aux résines ce que la stéarine est à l'élaïne dans les huiles grasses. Cette sous-résine est souvent cristallisable, contient plus de carbone que la résine où elle se trouve; elle est aussi tout-à-fait dépourvue d'huile volatile. Les sous-résines deviennent phosphorescentes par la chaleur et aussi par l'action de l'acide sulfurique. Quelques-unes manquent de ces propriétés.

La *caryophylline* de M. Lodibert est extraite du girofle par l'alcool, comme l'*hespéridine* des écorces d'orange et de citron.

La *laurine* est la matière cristalline des baies de laurier, analogue au camphre.

La *lupuline* est la matière résinoïde des cônes du houblon.

La *gayacine*, dissoute dans l'alcool, passe au vert, au bleu et au brun, par son exposition à l'air; forme, selon Brande et Thomson, un principe particulier. Elle se colore en bleu avec la gomme arabique à chaud, le gluten des fécules amylacées, et avec plusieurs végétaux selon M. Planche.

Les *résines pures* sont souvent idio-électriques, friables, vitreuses; elles donnent de l'hydrogène carboné, de l'huile et

un peu de charbon au feu nu; elles brûlent avec flamme à l'air.
Le mastic, la sandaraque, la colophane, le galipot, les espèces
de poix, sont des résines, ainsi que les sang-dragon, lacque,
copal, qui servent en vernis. Les *térébenthines* sont des résines
plus ou moins liquides, chargées d'une huile essentielle ; ainsi
nous classerons en cette section le baume de la Mecque ou
de Giléad (1), les résines élémi et animé, le baume acou-
chi, celui de copahu (2), la tacamaque du fagarier, etc., celui
du Canada. On n'en tire que des huiles essentielles odorantes, par distillation, et il reste une résine pure. Mais les *vrais
baumes* sont des résines chargées d'acide benzoïque, comme le
benjoin, le storax calamite, le styrax liquide, les baumes du
Pérou, de tolu, la tacamaque du peuplier, le baume vert de
calaba, le baume houmiri, etc. Plusieurs végétaux en contiennent, comme les amomes et la vanille. Ces baumes
sont en partie miscibles à l'eau, à cause de leur acide, qui est
dissoluble, volatil, d'une odeur suave, le même dans tous, à
quelques variétés près. Les résines donnent, par l'acide nitrique, du tanin amer.

GENRE IV. — *Des huiles volatiles ou essentielles, et des aromes* (3).

Elles s'extraient pures par distillation, sont très-odorantes,
très-inflammables, de saveur âcre, aromatique, se volatilisent
à l'air, ou s'y épaississent en résine ; ne forment avec les alcalis,
que des savons imparfaits ou savonules (celui de Starkey);
perdent de l'odeur par leur oxygénation, se colorent à la
lumière, comme celle de térébenthine ; mais celles de sabine,
de menthe poivrée, qui sont jaunes, y deviennent blanches ;
celle de camomille, qui est bleue, devient jaune au soleil. Les
huiles volatiles de persil, d'absinthe, de cajéput, de genièvre,
de sauge, de valériane, sont vertes ; celles d'*acorus*, d'aneth,

---

(1) Ils contiennent une résine insoluble à l'alcool, nommée *bursérine* (comme
celle des *bursera*) par M. Bonastre.

(2) Cette térébenthine ou prétendu baume, en vieillissant et se desséchant,
peut se cristalliser en prismes hexaèdres ou en lames hexagones; en cet état,
elle peut aussi polariser la lumière, ce qu'elle ne fait pas à l'état fluide.

(3) *Annal. de chimie et de physique*, tome XV, page 27, sur l'arome, par
M. Robiquet ; il dit que la potasse broyée avec la matière gélatineuse des
amandes d'abricots non mûrs, y dégage de l'ammoniaque, et d'autant plus qu'il
a une odeur plus prononcée d'acide prussique. Plusieurs huiles volatiles ont
une odeur autre que celle du corps dont on les tire.

L'ammoniaque développe beaucoup le montant du tabac (et des autres odeurs
végétales), les acides, au contraire. Le suc d'amandes non mûres d'abricots,
récemment extrait, ne donne à la distillation aucune huile essentielle, mais
en fournit si on le distille sur de la magnésie calcinée. L'aromé est une combinaison d'un principe variable et analogue à l'alcali volatil, avec une huile
inodore, selon ce chimiste.

de piment, de bergamotte, de myrte, de carvi, d'amome, de cerfeuil, de cannelle, de citron, de cochléaria, de cubèbes, de cumin, de cascarille, de galanga, d'hyssope, de lavande, de livêche, de muscade, de marjolaine, de lentisque, de néroli, d'âche, de poivre noir, de pouliot, de genêt, de rue, de sabine, de santal blanc, de sassafras, de sariette, de gingembre, sont jaunes; celle de thym est rouge; celles de millepertuis, de zédoaire, de millefeuille, sont de couleur aigue-marine; celles d'anis étoilé, de culilawan, de baies de laurier, de dictame, de schœnanthe, sont brunes; celles d'anis, de carline, de copahu, d'aunée, de mélisse, de menthe crépue, de térébenthine, de roses, sont d'abord incolores. Toutes sont en partie miscibles à l'eau ; plusieurs contiennent du camphre particulier, comme celles de thym, de lavande, de romarin. L'acide hydrochlorique compose, par son union avec quelques-unes de ces huiles, une sorte de camphre artificiel. Les huiles volatiles sont fréquentes dans le règne végétal, surtout dans les semences des *ombellifères*, les péricarpes des *hespéridées* ou *citronniers*; les feuilles, fruits et bois des *lauriers*, des *myrtes*, les fleurs des *labiées*, les semences et racines des *amomes* ou *balisiers*, les sommités des *corymbifères*, les écorces des *térébinthacés*, etc. On les distille par l'intermède de l'eau. Plusieurs huiles essentielles entraînent un principe colorant avec elles, surtout quand on les obtient par simple expression. Par l'intermède du sucre (*œleo-saccharum*) ou d'un mucilage, les huiles volatiles se mêlent à l'eau ; dissoutes dans l'alcool, l'eau les précipite en un état blanc laiteux; elles dissolvent le camphre, le soufre, le phosphore; précipitent l'or à l'état métallique, de l'eau régale (d'où l'or potable); s'unissent aux graisses, huiles, cires et résines ; s'enflamment par l'acide nitrique très-concentré, et forment une sorte de résine très-poreuse, en figure de *champignon* dit *philosophique*. Toutes les huiles volatiles sont acides, et rougissent la teinture de tournesol.

Les *huiles volatiles* se distinguent 1° en *très-légères* et *fluides*, comme celles des labiées, qui déposent des cristaux d'acide benzoïque ou du camphre avec le temps : il en est de même de celle des lauriers et sassafras, quoique plus pesantes, ainsi que celles des racines de valériane, de benoite, de dictame ; 2ᵉ en *pesantes*, ou qui tombent au fond de l'eau, comme celles de bois de Rhodes, de cannelle, de girofle, de cassia lignea, de raventsara, de macis, d'amone, de piment, de myrte, de safran, de laurier-cerise, de santal blanc, dont plusieurs déposent des cristaux d'acide benzoïque; 3° en *concrètes*, comme l'essence ou beurre de roses, d'aunée, celles d'anis, de fenouil, de carvi, etc. , pour lesquelles il faut un peu plus de chaleur dans le réfrigérant lorsqu'on les distille. L'expression pourrait suffire pour extraire l'huile volatile des semences d'ombellifères et des péricarpes des différens fruits. Devenues vieilles et absorbant de l'oxigène, elles agissent comme acides sur le liège, le papier, etc. Les huiles volatiles peuvent prendre jusqu'à 8 pour 100 d'alcool difficile à séparer, mais sensible à l'aréomètre (1).

GENRE V. — *Du camphre, du pipérin.*

La 1re substance est concrète, cristalline, blanche, très-volatile à l'air, très-combustible, dissoluble dans les huiles volatiles et les fixes, l'alcool et l'éther; rendue d'abord huileuse par l'acide nitrique, est changée ensuite en acide camphorique; sert aux feux d'artifice, et aide aux dissolutions de résine copal, de gomme élastique. Plusieurs racines, comme l'aunée, la valériane, donnent du camphre, ainsi que la lavande, le romarin,

---

(1) Il y a beaucoup d'espèces d'aromes, qui tous n'ont pas pour principes des huiles volatiles. Nous les distinguerons, 1° en *aromes hydrocarbonés gazéifiés*, vireux, âcres et caustiques, se fixant difficilement, décomposables par l'oxygène. Tels sont ceux du *rhus toxicodendron*, L., et des arbres à vernis, du garou, des euphorbes, ricins, bryones, ellébores, aconits, renoncules, lauriers-roses, apocyns, ainsi que des scammonées et liserons. Les fusains et nerpruns tiennent de ce principe, qu'on retire abondamment du suc distillé du manioc, et qui réside dans les pommes de mancenille, dans plusieurs champignons laiteux et vénéneux, et surtout dans les ombellifères aquatiques ; 2° en *aromes enivrans* ou *narcotiques*, qui paraissent se rapprocher du caractère de l'azote; tel est celui de l'opium, des solanées, du chanvre, du tabac, de la laitue vireuse, de l'œillet d'Inde, etc. : sont dus à une matière glutineuse, virulente; 3° en *aromes extracto-muqueux*, fétides, plus ou moins fugaces, comme dans les orchis, la vulvaire, les stachys, les géranium fétides, l'épervière puante, les scrophulaires, le bois puant (*anagyris*), la mercuriale, la scille, les iris, le colchique, etc. ; 4° en *aromes alliacés*, piquans, comme l'ognon, l'ail, l'assafœlida, l'alliaire, etc., qui contiennent du soufre, peut-être à l'état d'oxyde : le phosphore brûlant donne cette odeur; 5° en *aromes âcres des crucifères*, raifort, moutarde, cochléaria ; est très-soluble dans les alcools, décomposable par la chaleur; donne du soufre et des hydrosulfures, etc. Les racines d'*arum* et de *calla*, le poivre de Guinée ou piment, ont aussi beaucoup d'âcreté, mais presque inodore.

Les aromes des *rosacées* sont astringens; ceux des *crucifères*, antiscorbutiques; les *extracto-muqueux* nauséeux sont vomitifs; les *hydrocarbones*, âcres, corrosifs; les *enivrans* assoupissent; les *odorans huileux* sont excitans, stimulans, échauffans; les *alliacés* servent de condimens. Plus les plantes naissent dans des contrées chaudes, sèches, et à la lumière, plus les aromes huileux, plus les narcotiques, les hydrocarbonés sont actifs, développés. Mais les aromes âcres des crucifères étant très-fugaces, sont plus abondans sous les climats froids et humides (pays où le scorbut est aussi endémique). *Les aromes balsamiques* sont acides, contiennent de l'acide benzoïque, se forment dans les contrées les plus ardentes de la terre. La dessication des végétaux augmente quelquefois leur arome, par une sorte de maturation. *Voyez* notre *Mémoire sur l'Osmologie*, Bulletin de Pharmacie, an 1811, et notre *Histoire des médicamens*.

l'aurone, le thym, la sauge, la camphrée, diverses anémones, les scitaminées, comme la zédoaire et le gingembre, et tous les lauriers, plus ou moins. En faisant agir du gaz acide hydro-chlorique sur l'essence de térébenthine ou même sur d'autres huiles volatiles, comme celle du citron, d'après Théodore de Saussure, on les réduit en une espèce de *camphre artificiel*.

Pour purifier le camphre, selon M. Clemandot (*Journal de Pharm.*, tom. III, p. 521 *sq.*), on prend un vase à sublimer, semblable à une fiole à médecine ; on y introduit, sur 2 livres et demie de camphre brut en poudre, 6 gros de chaux vive, et on sublime doucement au bain de sable, avec précaution.

Le camphre a la propriété d'arrêter les fermentations, et la putréfaction des substances végétales aussi. Le camphre du thym est insoluble dans l'acide nitrique.

L'eau chargée d'acide carbonique dissout du camphre mieux que l'eau pure. La magnésie divise très-bien le camphre dans les potions sans alcool, et aussi l'amidon.

Suivant Thomson, le camphre est composé de carbone 73,91, hydrogène 14,49, oxygène 11,60, sur cent parties, M. Théod. de Saussure y trouve carbone 74,38, hydrogène 10,67, oxygène 14,61, et un peu d'azote ou 0,34, mais cette dernière substance est douteuse ici.

2° Le *pipérin* est retiré du poivre en poudre, traité à plusieurs reprises par l'alcool. On évapore les dissolutions. La matière résineuse grasse qui se dépose est soumise à l'action de l'eau bouillante pour en séparer toute la matière colorante. Le résidu, repris par l'alcool, fournit des cristaux de pipérin que l'on peut encore purifier par de nouvelles dissolutions. Le pipérin est à peine sapide, de nature analogue aux résines, insoluble à l'eau, fusible à 100°. Les acides n'opèrent sur lui qu'étant concentrés. Il contient de l'azote.

Le *pipérin* n'est pas un alcali organique ; il ne diffère de l'aricine, sous le rapport de sa composition élémentaire, que par un atome d'oxigène en plus et un d'azote en moins.

ORDRE IIIe. PRINCIPES IMMÉDIATS DES VÉGÉTAUX, QUI SOUVENT CONTIENNENT DE L'AZOTE.

GENRE Ier. — *Du gluten, ou de la glutine, et du ferment.*

Esp. 1. *Gluten.* Substance mollasse, élastique, grisâtre qui se retire sur elle-même ; a l'odeur fade de sperme, est dissoluble dans l'acide acétique, et les alcalis caustiques, susceptible le passer à la fermentation acide et putride comme le fromage, donnant au feu de l'ammoniaque, et une huile animale (pyro-

zoonique); s'extrait des farines des graines céréales, surtout
de celle de froment qui en tient un quart environ, en les pé-
trissant sous un filet d'eau. Sa connaissance est due à Beccaria
et à Kessel-Meyer. Existe aussi dans les pois, les fèves, les
châtaignes, les glands, les marrons d'Inde, les feuilles de
chou, de rue, de ciguë, de bourrache, etc., selon Proust. Insoluble à l'alcool, quand elle est pure ; les alcalis dissolvent
cette substance. La solution de noix de galle précipite le gluten. L'acide nitrique en dégage de l'azote, et le convertit en
une sorte de suif. Le gluten dissous dans les acides sulfurique
et muriatique, forme des sulfate et muriate ammoniacaux. Le
gluten sec et vieux ne donne plus d'azote par l'acide nitrique, mais du nitrate d'ammoniaque. Plus le gluten abonde
dans les farines, plus il les rend propres à faire de bon pain ;
se décompose dans la fermentation panaire de la pâte *levée*.
Il fournit alors du gaz acide carbonique et de l'hydrogène.
C'est surtout ce premier gaz qui forme les yeux du pain. Edlin
a trouvé qu'un peu de sucre dans les farines aidait mieux à la
fermentation panaire, et Kirchhoff montre que la glutine
peut transformer les fécules en matière sucrée. Le gluten à
été séparé en deux substances par M. Taddei, en *gliadine* et
en *zimôme* ; on met iufuser du gluten de froment récemment
préparé, dans de l'alcool rectifié à 35 ou 40. On l'agite et on
fait agir dessus de nouvel alcool tant que celui-ci ne blanchit
pas avec de l'eau. Cet alcool dépose une couche blanchâtre de
gluten ou gliadine, mêlée d'un peu de résine jaune dont on
la débarrasse par le lavage dans de l'éther qui ne dissout pas
cette gliadine ; celle-ci est jaunâtre et peut servir de vernis ;
soluble dans l'alcool, précipitable par l'eau, elle peut exciter
la fermentation.

Le zimôme est le résidu du gluten qui n'a pas été dissous
dans l'alcool ; il forme le tiers du gluten ; est en petits globules
peu cohérens ou en masse ; n'a plus la même manière de fermenter que le gluten, exhale l'odeur de l'urine putréfiée. Dissoluble dans les acides, même le vinaigre, il forme un composé
savonneux avec les alcalis caustiques : il brûle en répandant
l'odeur de corne, et en s'enflammant. Ainsi le gluten est composé de zimôme et de gliadine.

La *glutine*, en se décomposant spontanément sous l'eau,
donne du vinaigre, de l'acide phosphorique, de l'acide caséique, tous saturés par l'ammoniaque ; il y a de l'hydrogène
sulfuré : la glutine alors précipitée par l'alcool présente une
poudre blanche, oxyde caséeux. L'acide caséique se séparera
de l'acétique ; il est fixe à la distillation. La glutine seule est

de très-pesante digestion. Dissoute dans l'alcool, lorsqu'elle
a passé à la fermentation acide, elle peut s'unir aux couleurs
végétales, et leur servir de vernis.

Esp. 2. Le *ferment* de Thénard, ou *zimôme* de Taddey se
trouve dans le raisin, les baies de sureau, les pommes et autres
fruits, les *sedum*, etc. Celui de la levure de bière fait fermenter sans la présence de l'air, tandis que celui des raisins exige
cette présence. Est une sorte de pâte grisâtre, d'odeur aigre; se
putréfie spontanément, fait passer, comme le gluten, la fécule
amylacée en matière sucrée, ainsi que l'hordéine de l'orge, selon Kirchhoff et Proust; est insoluble à l'eau et à l'alcool qui
lui enlève la propriété de fermenter, comme aussi l'ébullition dans l'eau. M. Taddei nomme *zimôme* le ferment pur, et
il a reconnu qu'avec la résine de gayac, il se développait une
belle couleur bleue. Ainsi la gayacine est donc propre à montrer si une farine contient du gluten ou de la zimôme : mais il
faut le contact de l'air et de la lumière.

GENRE II. — *Albumine végétale, sucs laiteux, et gélatine.*

Esp. 1. *Albumine.* La matière verte de plusieurs végétaux,
le suc de papayer, le lait des amandes, selon M. Boullay, les
amandes du *jatropha curcas* et autres émulsives, plusieurs
champignons, les fruits verts de gombo, *hybiscus esculentus*,
etc., contiennent de l'albumine qui se coagule par la chaleur
et les acides; elle donne des produits animalisés, se dissout
facilement dans les alcalis, et forme une sorte de savon; se
reconnaît également dans le chanvre non roui, les sèves de
bouleau, de charme, la ciguë, les chiffons pour le papier, l'eau
des amidonniers; se rapproche des caractères du gluten en
plusieurs circonstances; est assez abondante dans l'orge, le
froment, le chou, et dans presque toutes les plantes crucifères.
Elle fournit, au feu, de l'azote et de l'ammoniaque.

Esp. 2. Les *laits* des végétaux, celui de l'arbre de la vache
(*galactodendron*), qu'on peut manger, tient selon Thomson
le galactin, matière caséeuse, nutritive, et de l'ulmine, de la
fibrine, de la sarcocolline ou mannite et de la cire; ceux du figuier, du papayer, des *asclepias* et *cynanchum*, des *convolvu-*
lus, de la chélidoine, du pavot, des chicoracées et campanu-
lées, des euphorbes, de quelques agarics, etc., contiennent
beaucoup de cette albumine, mais dans un état particulier,
concrescible à l'air, unie à un corps muqueux (Chaptal), a de
la cire et à un principe plus ou moins vireux, âcre. Le
lait d'amandes douces est une suspension, dans l'eau, d'une
matière blanche, analogue au *caséum* du lait, selon

MM. Boullay et Proust. L'albumine existe encore dans les fèves,
les pois, les lentilles, le café vert, la pomme de terre, etc.

Esp. 3. *Gélatine végétale* ou *gliadine*, trouvée dans le lichen d'Islande, le pollen de dattier; celle particulière au
nostoc et aux autres trémelles, outre la bassorine, n'est pas
coagulable par la chaleur, mais précipite par l'infusion de noix
de galles. (*Voyez* l'acide pectique.)

Esp. 4. *Osmazôme végétal*, trouvé dans des champignons,
par Vauquelin, et dans le *chenopodium vulvaria*, le pastel,
l'ergot du seigle, etc. *Voyez* aux produits des animaux.

GENRE III. — *Du caout-chouc, de la glu, et des gommes élastiques.*

Substances très-tenaces, visqueuses ou concrètes par l'oxi-
génation, très-élastiques, demi-transparentes, insolubles à l'eau,
à l'alcool, mais dissolubles dans les huiles fixes et volatiles et
dans l'éther (leur solution est aussi aidée par celle du camphre
dans l'alcool), ou dans l'acide nitrique, sont peu attaquables
par les alcalis. Le caout-chouc dissous dans l'huile du goudron minéral ou de charbon de terre, rend les étoffes imperméables à l'eau; on peut le dissoudre aussi dans le napthte.

Le caout-chouc, d'abord fluide, sous forme de lait glutineux,
découle de plusieurs arbres (Telles sont les familles d'euphorbes, de figuiers, et les houx et le gui pour les glus, qui sont un
caout-chouc verdâtre, toujours mollasse). Donnent par le feu,
des produits animalisés; se rapprochent du caractère du gluten; mais les gommes élastiques seraient très-nuisibles, prises
à l'intérieur. Les alcalis caustiques s'y combinent difficilement
en une sorte de savon; l'alcool dissout en partie la glu. Selon
Bucholz, l'opium contient du caout-chouc. Diverses plantes
visqueuses, des *robinia*, des *lychnis*, des *saxifraga*, contiennent aussi de la glu. Le caout-chouc sert pour fabriquer les
sondes, les bougies, les vernis, etc.

Les huiles siccatives, avec l'oxide de plomb surtout, peuvent
être épaissies en une matière élastique, jaune, qui, par le refroidissement (après leur concentration suffisante au moyen
de la chaleur) ont la consistance, la ténacité, l'extensibilité
du caout-chouc, quoiqu'à un moindre degré. C'est un caout-
chouc factice, qui peut également servir à fabriquer les sondes
et les bougies, ou pour vernis, etc.

GENRE IV. — *Principes immédiats alcalins, cristallisables.*

Analyse des alcalis végétaux organiques, par Pelletier et Dumas.

Ces chimistes ont reconnu l'existence de l'azote dans tous ces alcalis ; en proportions diverses avec leurs autres élémens. Quoiqu'ils aient admis la narcotine * parmi ces corps, elle n'est point alcaline comme les autres, et ne sature point les acides.

RÉSULTATS DE L'ANALYSE DES ALCALIS VÉGÉTAUX.

NOMS DES ALCALIS analysés.	RÉSULTATS DE L'ANALYSE.				NOMBRE DES ATOMES.				RÉSULTATS CALCULÉS.				Acide sulfurique saturé par cent de base.	Oxigène de cet acide.	Rapport entre l'oxigène de la base et celui de l'acide.
	Carb.	Azote.	Hydrog.	Oxyg.	Carb.	Azote.	Hydrog.	Oxyg.	Carb.	Azote.	Hydrog.	Oxig.			
Quinine.......	75 02	8 45	6 66	10 43	60	8	30	3	75 88	8 72	6 15	9 85	10 914	6 53	3 : 2
Cinchonine....	76 97	9 02	6 22	7 79	80	4	40	3	77 90	8 93	6 30	7 57	13 021	7 79	1 : 1
Brucine.......	75 04	7 22	6 52	11 21	48	2	24	3	74 53	7 19	6 09	12 19	9 677	5 80	2 : 1
Strychnine....	78 22	8 92	6 54	6 28	60	8	30	2	77 83	9 02	6 36	6 78	6 27	6 27	1 : 1
Vératrine......	66 75	5 04	8 54	19 60	30	1	24	3	68 04	5 25	8 89	17 80	3 97	3 97	5 : 1
Emétine (pure).	64 57	4 30	7 77	22 95	30	1	24	4	64 24	4 96	8 39	22 61	» »	» »	»
Morphine......	72 02	5 53	7 61	14 84	60	2	40	5	71 23	5 49	7 76	15 52	12 465	7 46	2 : 1
Narcotine *...	68 88	7 21	5 91	18 00	20	1	10	2	68 54	7 93	5 60	17 93	» »	» »	»
Caféine.......	46 51	21 54	4 81	27 14	5	1	3	1	47 97	22 21	4 72	25 10	» »	a »	»
Delphine......	» »	» »	» »	» »	»	»	»	»	» »	» »	» »	» »	» »	» »	»
Picrotoxine....	» »	» »	» »	» »	»	»	»	»	» »	» »	» »	» »	» »	» »	»
Aricine........	71 »	8 »	7 »	14 »	20	2	24	3	79 93	8 21	6 95	13 99	» »	» »	»

Esp. 1. De la *quinine*, de la *cinchonine*, et de leur sulfate.

On trouve dans les quinquina gris, jaune et rouge, la cinchonine et la quinine; mais la première est plus abondante dans le quinquina gris, tandis que la quinine est plus considérable dans le quinquina jaune, et masque même la présence de la cinchonine, surtout en opérant sur de petites masses.

MM. Pelletier et Caventou obtenaient la quinine et la cinchonine des quinquinas, en traitant à chaud par de l'eau aiguisée d'acide hydrochlorique l'extrait alcoolique de quinquina; ensuite ils faisaient bouillir la liqueur acide avec un excès de magnésie carbonatée, jusqu'à parfaite décoloration. On filtre et on recueille le dépôt formé et froid, on le lave à l'eau froide; enfin, étant sec, on le met en digestion, à 3 à 4 reprises différentes avec de l'alcool à 36 degrés. On obtient par l'évaporation de l'alcool, la quinine ou la cinchonine que l'on combine directement ensuite avec les acides.

Procede pour obtenir le sulfate de quinine.

℞. Kinkina jaune en poudre , ℔ j 500 gramm.
Chaux vive pulvérisée, ℥ iv 128 gramm.
Acide sulfurique ,
Alcool ,
Charbon animal ,   } *Q. S.*
Eau filtrée ,

Faites chauffer pendant demi-heure, dans huit litres d'eau la poudre de quinquina, en y ajoutant une once d'acide sulfurique. Passez à travers un linge, mettez sur le résidu autant d'eau que vous ferez aussi bouillir, en ajoutant la même quantité d'acide qu'auparavant; passez ensuite et mêlez les liqueurs. Vous délaierez la chaux peu à peu en agitant fortement. La matière qui se dépose, sera séparée, lavée à l'eau pure, puis desséchée.

Faites digérer dans l'alcool à une douce chaleur, la matière du dépôt; on fait de nouveau digérer de l'alcool sur ce dépôt, jusqu'à ce que le liquide ne soit plus amer. Les teintures réunies sont soumises à la distillation , pour enlever l'alcool, et le résidu brun et visqueux demeure au fond du matras. Vous délaierez dans celui-ci assez d'acide sulfurique dilué, jusqu'à parfaite saturation. Alors on ajoute à la liqueur du charbon animal; on fait chauffer de nouveau, on passe chaude la liqueur décolorée, afin d'obtenir des cristaux qu'on purifie.

Les cristaux de sulfate de quinine, encore impurs , seront soumis à une nouvelle purification.

On a proposé plusieurs autres procédés, et outre ceux de MM Guerette, Cassola, Henry fils et Plisson, l'on a tenté l'extraction des alcaloïdes des quinquinas, sans le secours de l'alcool (*Journal de Pharmacie*, 1831, *p.* 201.) Mais une portion de ces alcaloïdes est retenue en combinaison avec l'acide quinique et le rouge cinchonique de ces écorces.

Pour séparer le *sulfate de cinchonine* du sulfate de quinine mêlés dans les quinquinas, il faut, au lieu d'ajouter de l'eau dans la teinture alcoolique mixte de quinine et de cinchonine, la soumettre à la distillation, et laisser ensuite cristalliser le résidu spontanément ; le sulfate de quinine étant le moins soluble se cristallise le premier ; celui de cinchonine, plus soluble, le dernier.

Dans le quinquina gris, le sulfate de cinchonine s'obtient plus difficilement par ce moyen.

Le *sulfate neutre de quinine* se dissout dans 740 parties d'eau à 12 deg. et dans environ 30 parties, à 100 centig. Il s'effleurit à l'air, et conserve encore, en cet état, 2 à 3 centièmes d'eau de cristallisation.

Le *sur-sulfate de quinine* cristallise en prisme quadrangulaire rectangle, soit carré, soit comprimé, terminé par un biseau le plus souvent, ou par une facette inclinée, ou par une pointe à trois facettes. Très-soluble dans l'alcool aqueux, moins dans l'alcool pur, il se dissout dans onze parties d'eau (à 12 deg.) et à la chaleur de l'eau bouillante, il se liquéfie dans son eau de cristallisation.

Selon Baup et M. Robiquet, la quantité d'acide sulfurique est double dans le sur-sulfate que dans ce sulfate neutre, et la quantité d'eau est quadruple aussi dans le sur-sulfate. Il y a dans le sulfate neutre un atome de quinine, un d'acide et quatre parties d'eau. Dans le bi-sulfate, deux atomes d'acide pour un de quinine, et seize parties d'eau. Les proportions des deux sels sont, pour le sulfate neutre, quinine 45, acide 5, eau 4,5. Dans le bi-sulfate cristallisé il y a quinine 45, acide 10, eau 18 parties.

Selon M. Robiquet,

100 parties, sulfate acide de quinine tiennent	acide 19,1	quinine 63,5	82,6
100 sous-sulfate de quinine, première cristallisation	acide 11,3	quinine 79,0	90,3
100 sous-sulfate, deuxième cristallisation	acide 10,0	quinine 80,9	90,9

Le sous-sulfate perd, à chaque cristallisation, une petite portion de son acide. En traitant par l'eau la quinine, on ne la dissout bien qu'au moyen d'un excès léger d'acide ; si on la traite par l'alcool qui peut dissoudre la quinine, on peut n'ajouter que la quantité d'acide nécessaire à la saturation.

Esp. 2. La *cinchonine* s'obtient surtout du quinquina gris (quoiqu'elle existe aussi dans le jaune). On traite cette écorce par l'eau aiguisée d'acide hydrochlorique. On ajoute un lait de chaux dans la décoction chaude. Le dépôt est lavé avec de l'eau, séché, pulvérisé. On le traite par l'alcool bouillant. La cinchonine dissoute, on distille l'alcool ; le résidu concentré donne, par refroidissement, des cristaux de cinchonine colorée. On combine celle-ci à l'acide sulfurique ; ce sulfate est purifié par le noir animal, au moyen d'une solution dans l'eau ; on filtre. On peut précipiter par la chaux ou la magnésie, la cinchonine qu'on reprend avec de l'alcool. Elle se cristallisera blanche et brillante. Sa saveur est amère. A peine dissoluble dans l'eau et dans l'éther, elle l'est dans l'alcool et présente avec les acides des combinaisons neutres, mais moins facilement cristallisables que celles de quinine (1).

Le sulfate pur de cinchonine cristallise en parallélipipède très-solide, éclatant, d'un blanc vitreux, au lieu que le sous-sulfate de quinine présente des cristaux soyeux, flexibles, d'un blanc mat ; tous deux sont solubles dans l'alcool et brûlent sans laisser de résidu.

Ces deux sulfates de cinchonine et de quinine deviennent d'une belle couleur rouge, quand on les chauffe assez pour les décomposer. La cinchonine humide surtout, jouit aussi de la propriété de se volatiser en se décomposant en partie, à la chaleur. Seulement chauffés, ils deviennent phosphorescens.

La forme cristalline de la cinchonine est un prisme rhomboïdal de 108 et 72 deg. terminé par un biseau.

L'*aricine* (du quina d'Arica), base salifiable et cristallisable, ne diffère de la quinine et la cinchonine que par un peu moins d'oxigène que celles-ci. Ces trois substances ne sont que trois degrés d'oxydation du même corps, selon M. Pelletier ; l'aricine est la plus oxydée de toutes.

Esp. 3. *Morphine*, observée dans l'opium par Sertuerner, d'où on la sépare en faisant bouillir une solution aqueuse d'opium (2) avec de la magnésie. On lave et on dissout le dépôt avec l'alcool chaud, qui enlève la morphine. Elle se précipite par refroidissement en cristaux, qu'on peut obtenir blancs, inodores, insipides ; elle agit comme alcali, en se combinant aux acides (car elle est à l'état de méconate avec l'acide méconique dans l'opium ; la magnésie s'empare de cet acide). Soluble à l'alcool, à l'éther et aux huiles, est insoluble à l'eau ; elle verdit le sirop de violettes, se fond au feu, et cristallise par le

---

(1) Berzélius considère (*Traité de Chimie*, tom. V, pag. 163) la quinine et la cinchonine comme deux oxydes différens du même radical. Ces faits sont encore étendus par Pelletier, à l'aricine.

(2) Pour obtenir bien blanches la morphine, la quinine et autres substances analogues, il faut les traiter par le moyen du charbon animal. Sa propriété décolorante est très-remarquable.

refroidissement; fait, avec les acides qu'elle sature, des sels amers, et alors agit sur sur l'économie animale comme l'opium. Stéphane Robinet a trouvé que la morphine prend une belle couleur bleue avec les sels de peroxide de fer.

Les cristaux de la morphine sont des pyramides triangulaires ou quadrangulaires tronquées, et des prismes à base trapezoïde. Donne de l'ammoniaque en se décomposant au feu, et s'enflammant. M. Eward Staples, traitant l'opium par l'acide acétique affaibli, auquel on ajoute ensuite de l'alcool, en précipite la morphine au moyen de l'ammoniaque. *Voyez* aux Extraits.

MM. Henry fils et Plisson extraient la morphine en traitant trois fois de suite l'opium par l'eau aiguisée d'acide hydrochlorique. On réunit les liqueurs, on les réduit au tiers par évaporation ; ensuite on filtre à froid, on précipite par un léger excès d'ammoniaque. Le précipité, redissous dans l'acide hydrochlorique, est décoloré par le charbon animal, puis cristallisé. On le purifie même à deux autres reprises, s'il n'est pas assez blanc. Enfin on fait cristalliser l'hydrochlorate de morphine dans l'alcool. La morphine décompose la plupart des sels métalliques ; elle rougit par l'action de l'acide nitrique (1).

Esp. 4. La *codéine* de Robiquet, obtenue de la décomposition des muriates de morphine de Grégory (2), par l'ammoniaque; séparée de la morphine qui se précipite, et restée dans les eaux-mères ; on évapore ces dernières jusqu'à une concentration convenable, pour obtenir une masse cristalline con-

---

(1) L'extrait aqueux d'opium d'où l'on a séparé la narcotine, la morphine, et l'acide méconique, principes cristallisables, contient encore deux autres principes cristallins, qui en paraissent des modifications, savoir : la *narcéine*, entrevue par M. Dublanc, et la *méconine*, découverte par M. Couerbe. Ces deux matières se rencontrent unies dans les eaux-mères d'extrait d'opium. Mais l'éther dissout bien la méconine et peut ainsi la séparer de la narcéine. La méconine se dissout aussi dans l'eau bouillante qui la sépare de la narcotine.

On a trouvé, en outre, dans l'opium, un acide brun dans une matière extractive, une résine particulière, une huile grasse, du caout-chouc, de la gomme, de la bassorine et des matières ligneuses. De plus, en distillant de l'eau sur l'opium, il s'élève un principe volatil âcre qui ne paraît pas sans efficacité.

La *paramorphine* de Pelletier s'obtient en traitant l'opium par la chaux : elle est isormérique avec la morphine, mais se rapproche de la narcotine; elle est soluble à l'eau, présente la saveur de la pyrèthre, agit sur l'économie, etc.

(2) *Procédé d'extraction de la morphine de l'opium*, par William Grégory. On fait dissoudre l'opium dans l'eau; on rapproche la solution en consistance sirupeuse. On y verse du muriate de chaux : il se forme un méconate de chaux qui se précipite, et la morphine reste en solution à l'état de muriate dans la liqueur. On concentre pour obtenir par cristallisation, le muriate de morphine; celui-ci peut se décomposer pour obtenir par un acide, la morphine pure.

tenant encore de l'acide hydrochlorique et de l'ammoniaque. Cette masse purifiée par une nouvelle cristallisation, donne de petites houppes soyeuses. Les alcalis caustiques n'y produisent aucun changement. Dissoluble par l'éther et par l'eau, la codéine, cristallisée, se fond à 150 deg. en liquide oléagineux. Elle montre de l'alcalinité et se combine en sels neutres avec les acides. L'acide nitrique ne la colore point en rouge ; elle ne bleuit point avec les sels peroxidés de fer ; la solution de noix de galle la précipite ; elle contient de l'azote dans sa composition, 2,00; carbone, 30,86; hydrogène, 40,20 ; oxygène, 5,10. On la trouve unie à la morphine ; prise à une dose un peu élevée, la codéine est délétère ; elle agit sur la moëlle épinière. Le muriate de morphine de Grégory contient en même temps du muriate de codéine qui opère à la manière de l'opium lui-même.

Esp. 5. *Strychnine* (de Pelletier et Caventou), extraite de la noix vomique (*strychnos nux vomica*) ; par le même procédé que la morphine est blanche, en cristaux prismatiques à quatre pans avec une pyramide à quatre faces ; amertume horrible, et poison funeste ; soluble à l'alcool, aux éthers, peu à l'eau ; verdit le sirop de violettes, sature les acides, et forme des sels cristallisés, prend une couleur de sang avec l'acide nitrique concentré, de même que la brucine et la morphine. Elle possède toutes les propriétés les plus actives des strychnos dans lesquels elle se trouve combinée avec un acide *strychnique*; se rencontre aussi dans la fève Saint-Ignace.

Esp. 6. *Brucine*, d'abord découverte par MM. Pelletier et Caventou, dans l'écorce de fausse angusture, dite angusture ferrugineuse (qu'on présumait à tort venir de la *Brucea antidysenterica*, arbuste vu par Bruce, en Afrique) ; cette substance alcaline, vénéneuse, a été retrouvée depuis, dans la noix vomique, et la fève Saint-Ignace, et l'upas tieuté, avec la *strychnine*; il y a entre celle-ci et la *brucine* le même rapport qu'entre la quinine et la cinchonine des quinquinas. La brucine est bien plus soluble que la strychnine, et plus adhérente à des matières colorantes : ce qui rend sa purification difficile. Elle a une saveur amère, persistante, et qui devient plus forte. Soluble, étant pure, dans 850 parties d'eau froide et 500 d'eau bouillante; très-soluble dans l'alcool, elle s'y cristallise en prismes obliques, à base parallélogrammatique, se fond à 100 degrés de chaleur, et ne donne pas d'ammoniaque par sa combustion, mais beaucoup de carbone; point d'azote avec le deutoxyde de cuivre; forme des sels et des sursels avec les acides; chacun de ses sels cristallise à sa manière; ils sont dé-

composés par les terres alcalines et par la morphine, la strychnine qui lui enlèvent les acides. L'acide nitrique la suroxyde
avec une couleur rouge superbe, plus que la strychnine. Les
corps désoxygénans ramènent l'une et l'autre à l'état blanc ;
la brucine est 10 à 12 fois moins vénéneuse que la strychnine.
Très-soluble à l'alcool, insoluble à l'éther et aux huiles ;
comme la strychnine, elle cause des mouvemens tétaniques
aussi aux animaux.

Esp. 7. *Picrotoxine* de Boullay, retirée de la coque du Levant, *menispermum cocculus*, L. ; blanche, cristalline en prismes quadrangulaires, plus soluble dans l'alcool et les éthers
qu'à l'eau et qu'aux huiles ; est très-amère, sature en grande
partie les acides, et forme des sels moins amers ; n'en fait point
avec l'acide nitrique qui peut la convertir en acide oxalique ;
est alcaline, et verdit le sirop de violettes.

Esp. 8. *Emétine* pure, est blanche, pulvérulente, soluble
dans l'alcool, peu soluble à l'eau froide, mais davantage à
l'eau bouillante. Elle a une saveur amère, se liquéfie à 50 deg.
inaltérable à l'air, rend bleu le tournesol rongi par les acides, quoiqu'ayant peu de capacité de saturation. Extraite des
ipécacuanha (*callicocca*, *pyschotria* et *Richardsonia*) ; on
l'obtient en traitant, par la magnésie calcinée, les extraits
d'ipécacuanha déjà dépouillés par l'éther de leur matière
grasse. Combinée avec un acide, puis décolorée par le charbon animal, l'émétine peut devenir blanche, et être précipitée
par la magnésie. C'est alors une substance très-active, et
même vénéneuse.

L'émétine impure n'est qu'un extrait d'ipécacuanha purifié
par l'alcool et l'éther, privé d'acide par son traitement avec la
magnésie carbonatée.

Atropium, trouvé par Brande, dans la Belladonne. Son
existence est douteuse.

Daturium, reconnu par Brande dans la graine de pomme
épineuse (*datura strammonium*). On doute également de son
existence comme de l'*aconitin*, de l'*hyoscyamin*, du *cicutin*,
peu connus (la *cicutine* est un liquide volatil, alcalin, mais
non ammoniacal).

Esp. 9. *Vératrine*, trouvée par Pelletier et Caventou, dans la
cévadille, la racine d'ellébore blanc et celle du colchique au-
tomnal, plantes de la famille des colchicées. Elle est blanche,
pulvérulente, inodore, mais très-irritante et même dangereuse
sur les membranes nasales ; saveur d'âcreté extrême, non amère, cause d'affreux vomissemens, même la mort ; peu soluble
dans l'eau froide, et d'un millième seulement dans l'eau

chaude, fusible à 50° de chaleur, se décompose au feu, ne donne pas de traces d'azote. Se combine aux acides en sels incristallisables ; peut se décomposer par l'acide nitrique, en sorte d'amer de Welther détonnant, ne forme que des sels avec excès d'acide, et peu ou point cristallins.

Esp. 10. *Delphine*, obtenue par MM. Lassaigne et Feneulle, de la semence de staphysaigre, est une poudre blanche, devenant cristalline à l'humidité, et opaque à l'air ; saveur amère, ensuite âcre ; inodore, liquéfiable par la chaleur, comme la cire (de même que fait la vératrine), devient dure, cassante en se refroidissant, brûle au feu, en laissant un charbon léger ; est peu soluble à l'eau froide ; très-dissoluble dans l'alcool et l'éther ; ses solutions sont alcalines. Elle se combine bien aux acides, en formant des sels très-solubles de saveur extrêmement âcre et amère ; les alcalis la précipitent en forme de gelée. La delphine, par l'action de l'acide nitrique en excès, passe au jaune. Elle est à l'état de malate dans les semences de staphysaigre (1).

Esp. 11. *Solanine* de Desfosses, s'obtient en versant de l'ammoniaque dans le suc filtré des baies de morelle. On traite par l'alcool bouillant le précipité qui est gris. Cette substance purifiée devient une poudre blanche nacrée ou opaque, inodore, peu amère, nauséeuse, fusible à plus de 100°, décomposable au feu, sans produits azotés. Insoluble à l'eau froide, l'alcool et l'éther la dissolvent. Quoique faiblement alcaline, elle forme avec les acides des sels incristallisables, peu amers. La solanine existe à l'état de malate dans toutes les baies des solanées et les feuilles de douce amère ; elle ne rougit point par l'action de l'acide nitrique.

Quoique imparfaitement connue, elle paraît avoir des rapports avec la *daturine*, l'*atropine*, l'*hyoscyamine*, d'autres chimistes (Brande, etc.).

Esp. 12. *Daphnine*, substance cristallisable découverte dans l'écorce du *daphne alpina*, par Vauquelin, présente des cristaux solides à face brillante, d'une saveur amère ; mais cette substance est aussi révoquée en doute.

Vauquelin (2) a trouvé dans le tabac, dans l'*helleborus*

---

(1) L'alcool à 32° aiguisé d'acide sulfurique, extrait les alcaloïdes des semences des *veratrum*, des *delphinium* ; on précipite par la chaux éteinte. Le précipité floconneux est ensuite concentré par la distillation de l'alcool. Il en résulte une matière poisseuse brune qu'on traite par l'eau aiguisée d'acide sulfurique. On filtre à chaud la solution, qui passe jaune ambrée. On ajoute de l'ammoniaque en excès ; il se forme un précipité blanc en flocons qui, lavé à l'eau et repris par l'alcool à 35°, laisse un résidu résinoïde.

(2) *Ann. Mus. d'Hist. nat.* n. 43, p. 82.

4

hyemalis, L., etc., une substance huileuse, à demi-concrète, très-vireuse, très-nauséabonde, soluble dans l'alcool, non dans l'eau ; de couleur grise, brune ou verte. Prise à très-petite dose, elle cause les plus graves accidens sur le système nerveux. Les solanées, le chanvre, et plusieurs autres végétaux, contiennent un principe vireux, en partie volatil : de là vient que les extraits d'aconit, de mandragore, de jusquiame, en perdent une grande partie par l'action de la chaleur.

GENRE v.—*Principes cristallins azotes, non alcalins ni acides.*

Esp. 1. *Narcotine* (sel d'opium de Derosne), substance blanche, cristallisant en prismes rectangulaires, à base rhomboïdale ; insipide, inodore, brûlant comme les résines ; peu soluble à l'eau, mais davantage dans l'alcool et dans tous les acides ; décomposable par le nitrique concentré en acide oxalique ; donne par le feu du carbonate ammoniacal ; dissoluble à chaud par les éthers et les huiles volatiles, mais non à froid ; la narcotine sature en partie quoique faiblement, les acides, selon Robiquet et Berzélius. Elle ne contient que 4,31 d'azote selon Pelletier ; Liebig n'en admet que 2,5. Pour obtenir la narcotine, on fait macérer dans de l'eau froide de l'opium en petits morceaux ; on filtre, on évapore en consistance de sirop épais ; on agite cet extrait dans de l'éther, pendant plusieurs jours ; on décante la teinture éthérée que l'on distille pour retirer l'éther ; on trouve au fond de la cornue des cristaux de narcotine, selon M. Robiquet.

Esp. 2. La *narcéine* de l'opium est blanche, soyeuse en aiguilles fines qui paraissent être des prismes à quatre pans. Sa saveur est peu amère avec sensation piquante. Dissoluble faiblement dans l'eau froide et un peu plus dans l'eau bouillante ; soluble dans l'alcool, fusible à 92 centigr. : les acides minéraux concentrés la dénaturent ; affaiblis, ils se combinent avec elle ; s'ils contiennent peu d'eau, ils lui donnent une belle couleur bleue qui devient rose ; puis perdent toute couleur en ajoutant de l'eau. Il se forme des sels avec cette base salifiable. Elle contient de l'azote, un atome, avec charbon 16, hydrogène 24, et oxygène 8, d'après Pelletier.

Esp. 3. La *méconine* de Couerbe, autre principe cristallin de l'opium, soluble dans l'eau bouillante qui la sépare de la narcotine, se trouve dans le marc d'opium ; est soluble dans l'éther ; cristallise en prismes à six pans : elle peut se distiller sans altération.

Esp. 4. *Caféine,* principe cristallisant en aiguilles soyeuses comme de l'amianthe, soluble dans l'eau chaude et même

froide, moins soluble dans l'alcool, peu ou point dans l'éther.
La chaleur la liquéfie, puis la volatilise entièrement. Cette
matière, très-azotée, n'est point alcaline, et, quoique dissoluble dans les acides, elle ne les sature point. On l'obtient
en traitant de la poudre de café vert (non torréfié) par l'eau
bouillante : on verse dans le décoctum de l'acétate de plomb
neutre. Quand il ne se forme plus de précipité, on filtre ; on
fait passer un courant de gaz hydrosulfurique pour séparer
le plomb en excès ; on neutralisera avec l'ammoniaque la liqueur filtrée et décolorée ; enfin, l'évaporation ménagée fournit les cristaux de caféine qu'on doit purifier par de nouvelles dissolutions.

Esp. 5. *Asparagine* de MM. Vauquelin et Robiquet, cristallise en prismes rhomboïdaux ; saveur fraîche, un peu nauséabonde, insoluble à l'alcool ; donnant de l'ammoniaque par
l'acide nitrique ; n'altère point les couleurs végétales ; excite la
salive en la mâchant ; dissoluble par l'eau bouillante ; a été
trouvée dans les asperges, et aussi dans le suc de pommes de
terre. MM. Bacon et Plisson ont retrouvé de l'asparagine dans
la racine de guimauve ; elle existe aussi dans la pomme de
terre, selon Vauquelin.

Ce n'est pas l'asparagine qui donne une mauvaise odeur à
l'urine, mais bien l'extrait d'asperges.

Esp. 6. *Agédoïte* (Desvaux), matière cristallisable de la
réglisse, trouvée par M. Robiquet, cristallise en octaèdres
rectangulaires, sans couleur, insipide, peu soluble à l'eau ;
donne de l'ammoniaque au feu, et en la broyant avec de la
potasse. Dissoluble sans altération dans les acides nitrique et
sulfurique. Cette matière est peu connue encore.

Esp. 7. *Salicine*, blanche, cristallise en aiguilles prismatiques ;
saveur très-amère ; trouvée par M. Leroux, pharmacien à Vitry ;
entrevue par Buchner et Rigatelli. 100 parties d'eau à 19°
dissolvent 5,6 parties de salicine ; mais presque en toutes proportions en eau bouillante : soluble dans l'alcool ; non dans
l'éther ni dans les huiles volatiles.

L'acide sulfurique concentré rougit la salicine en beau rouge
semblable au bichromate de potasse.

Les acides hydrochlorique et le nitrique la dissolvent sans
coloration. La noix de galle, la gélatine, l'acétate de plomb
neutre, l'alun, l'émétique ne la précipitent point de sa dissolution. Bouillie en excès, avec l'eau de chaux, elle ne la sature pas ; elle ne dissout pas l'oxide de plomb ; elle fond un
peu au-dessus de l'eau bouillante, se prend par refroidissement en masse cristalline, sans perdre son eau de cristallisa-

tion. Plus chauffée, elle jaunit en couleur citron, et devient cassante comme de la résine.

Brûlée avec l'oxide de cuivre en un appareil où l'on a fait le vide, elle donne un gaz absorbable en entier par la potasse. La moyenne de deux analyses a donné :

Carbone	=	55,491		Carbone	=	2,028	proport.
Hydrogène	=	8,184	Ou en proportions	Hydrogène	=	2,004	
Oxygène	=	36,325		Oxigène	=	1,000	

Donc la salicine est formée de : Carbone   2 proportions.

                             Hydrogène   2

                             Oxygène   1

ou deux volumes de gaz oléfiant et un d'oxygène.

Procédé de M. Peschier pour obtenir la salicine. On concasse l'écorce de saule (1), on la fait bouillir dans de l'eau pendant une à deux heures ; on passe avec expression forte ; on précipite, par le sous-acétate de plomb, les matières de la liqueur, jusqu'à ce qu'il ne se forme plus de précipité ; on filtre ; on porte la liqueur à l'ébullition, en y ajoutant *Q. S.* de carbonate de chaux pour décomposer l'excès d'acétate de plomb et saturer l'acide acétique ; on laisse éclaircir la liqueur qu'on décante. On lave deux à trois fois le dépôt. Les liqueurs réunies, on filtre ; on fait évaporer en consistance d'extrait ; on soumet ce produit encore chaud à la presse entre des feuilles de papier brouillard. Après l'avoir laissé sécher, pendant quelques heures, on le traite par l'alcool à 34° ; on filtre et on distille pour retirer le tiers du menstrue ; puis, par une évaporation ménagée du résidu, on obtient la salicine en cristaux d'un blanc nacré très-pur.

Cette salicine fort amère a été administrée avec succès à plusieurs fiévreux.

ORDRE IV. PRINCIPES IMMÉDIATS DES VÉGÉTAUX, DANS LESQUELS L'OXIGÈNE SURABONDE.

Des acides végétaux. (Schèele.)

Ils sont de beaucoup plus d'espèces qu'on n'en compte jusqu'à présent, et plusieurs se modifient, se changent les uns dans les autres, soit par les maturations diverses, soit par les fermentations et l'art. Leurs radicaux sont le carbone et l'hydrogène.

1° *Acide gallique*, abonde dans les galles des végétaux, les

---

(1) Les *salix alba*, *hastata*, *præcox*, donnent peu de salicine cristallisable. Le *salix incana* paraît plus riche en salicine que le *salix helix*, employé par M. Leroux, mais de difficile extraction.

racines des polygonées, les écorces des rubiacées, du sumac, les sucs des rosacées, les fleurs et les écorces des saules, des myrtes et grenadiers, le chêne, etc.; précipite en noir d'encre le fer de ses dissolutions ; réduit en partie les oxides des autres métaux; cristallisable, soluble dans l'alcool, se volatilisant au feu, semble être du tannin moins carboné ; contient, selon M. Berzélius, hydrogène 5, carbone 56,64, oxigène 38,36 par cent.

2° *Acide benzoïque*, d'une odeur suave, blanc, cristallin, existant en grande quantité dans le benjoin et tous les vrais baumes; se rencontrant dans la cannelle, le raventsara, le girofle, la fève tonka, le mélilot, la vanille, etc. ; ou, à l'état de benzoate de chaux ou plutôt *d'hippurate*, dans les urines des herbivores ruminans et non ruminans (peut-être à cause que cet acide existe dans plusieurs végétaux dont ces animaux se nourrissent), et dans celle de l'homme adulte. Il forme des sels avec les diverses bases salifiables; très-volatil, sert aux parfums; soluble dans l'alcool et l'eau ; il passe pour un médicament expectorant; incisif dans l'asthme; constitué de carbone 74,41, oxygène 20, hydrogène 5,27, sur 100.

L'*acide hippurique* des urines des ruminans contient de l'azote 14, carbone 120, hydrogène 10, oxygène 48.

3° *Acide oxalique*, qu'on peut extraire des *oxalis acetosella* et *corniculata*, L., des oseilles, ou *rumex*, qui forme un oxalate de chaux dans la rhubarbe. Ordinairement est à l'état de suroxalate de potasse (ou oxalate acidulé) dans les plantes, ou libre comme dans les pois chiches. Se sépare de ses bases, la chaux exceptée, par l'acide sulfurique ; paraît être composé de carbone 26 parties, hydrogène 3, oxygène 7. Cet acide, avalé à forte dose, est un poison. Huit parties d'acide nitrique sur une partie de sucre, ou de gomme, ou de fécule, ou sur de l'alcool, et sur presque toute autre substance végétale, la réduisent en cet acide; il dissout le gallate de fer. Son adhérence à la chaux est si forte, qu'il l'enlève partout, et sert de réactif pour en connaître la présence, il forme avec elle un sel presque insoluble. Cet acide est un rafraîchissement très-actif; il compose des sursels ou sels acides.

4° *Acide tartrique* (qu'on nommait tartareux), se trouve à l'état de surtartrate de potasse dans les vins et le raisin, les tamarins, les mûres, le sumac, les oseilles et rhubarbes, l'agave, le chiendent, le suc de pissenlit, etc., où il est aussi mêlé à d'autres acides. Il adhère beaucoup plus à la chaux pure qu'à la potasse ; on l'en sépare avec de l'acide sulfurique. Est formé de carbone 24, oxygène 69, hydrogène 7. Cet acide pur, cristallisable, très-blanc, compose des sursels, est usité comme rafraîchissant, antiseptique, à l'état de crême de tartre, est vomitif à l'état de sel trisule d'antimoine et de potasse, etc. (1). L'acide tartrique distillé à feu nu donne le *pyrotartrique*, qui se rapproche de la nature de l'acide acétique mêlé d'huile empyreumatique, mais en diffère dans bien des cas, et ne précipite pas les acétates de plomb.

L'acide tartrique et le racémique, se lon Berzélis, sont isomères; on n'a pu trouver l'acide racémique dans le tartre ordinaire du commerce.

5° *Acide citrique*, qui constitue presque tout le suc des citrons, limons et oranges, se rencontre aussi dans le verjus, les baies de l'airelle, la canneberge, les merises, le putier (*prunus padus*), les groseilles, les fraises et framboises, les mûres de ronces, l'ananas, le tamarin, le cynorhodon, l'alouche, etc.; mais mélangé avec les acides tartrique et malique; cet acide pur est cristallisable, s'unit à la chaux de préférence; doit être séparé des substances muqueuses qui l'enveloppent dans les sucs de fruits; forme des limonades agréables: l'acide sulfurique et le nitrique peuvent aussi le changer en acide acétique. On le trouve combiné dans la douce-amère. Ne précipite pas les métaux blancs en sels insolubles. Composé de carbone 33,811, oxygène 59,859, hydrogène 6,330, selon MM. Gay-Lussac et Thénard. Le chlore convertit la gomme en acide citrique.

6° *Acide mucique* (*saccholactique* de Schèele qui l'a trouvé), est une poudre blanche, obtenue par l'action de l'acide nitrique sur le sucre de lait. S'obtient aussi par l'action de l'acide nitrique sur diverses gommes ou résines et substances muqueuses, d'où le nom de mucique. Peu soluble à l'eau, il ne l'est pas dans l'alcool; contient, selon Gay-Lussac et Thénard, oxygène 62,59, hydrogène 3,62, carbone 33,69; forme les *mucates* avec les bases salifiables. Par le feu, l'acide mucique devient *pyro-mucique* comme le *pyro-tartrique*. Le mucique est blanc, cristallin en aiguilles; donne des sels solubles.

7° *Acide camphorique*, cristallisé en parallélipipèdes; blanc, d'odeur de safran, plus soluble à l'eau et à l'alcool chauds que froids; l'est aussi aux huiles fixes et volatiles, aux acides; cristallise avec la potasse. Obtenu par l'action de l'acide nitrique sur le camphre, par Kosegarten et Bouillon-Lagrange; s'effleurit à l'air, se sublime au feu sans s'altérer.

---

(1) Le tartrate de potasse et de fer compose les boules de Mars ou de Nanci, mais avec une surabondance d'oxyde de fer (*soustartrate*).

8° *Acide subérique*, reconnu par Bouillon-Lagrange, résulte de l'action de l'acide nitrique sur le liége ; peut être débarrassé de toute matière colorante ; alors blanc, cristallisé en aiguilles, soluble à l'eau et à l'alcool ; précipite les dissolutions de plomb, mercure, étain, argent, etc.

Les acides subérique et benzoïque, les seuls acides végétaux qui contiennent plus d'hydrogène qu'il n'en faut pour convertir en eau leur oxygène, sont les deux les moins attaquables par l'acide nitrique.

9° *Acide malique*, presque pur dans les pommes, les poires, prunes et prunelles, l'épine-vinette, le sureau ; mêlé avec le citrique dans les groseilles, les fraises, les ronces, les tamarins, passe à l'état de malate de chaux dans les sucs de tabac vert, de joubarbe, d'orpin, de vermiculaire, de *crassula*, de glaciale, de *mesembryanthemum*, des *cactus*, dans les *arum*, etc. Se trouve aussi très-abondamment dans les vins non mûrs. Cet acide ne cristallise pas, forme des sels presque insolubles avec le plomb (dans l'extrait de Saturne, *acétate de plomb liquide*), ou le mercure et l'argent. On l'en sépare au moyen de l'acide sulfurique. Découvert d'abord par Schèele, en 1785. L'acide nitrique change aussi en acide malique le sucre, l'amidon, la gomme, etc.

10° *Acide sorbique*, découvert par Donovan, dans les baies du *sorbus aucuparia* et les pommes, les baies d'épine-vinette, les prunes, etc., où il existe mélangé avec l'acide malique. On le sépare du suc de sorbes, par l'acétate de plomb qui le précipite ; on décompose le sorbate de plomb par l'acide sulfurique, est déliquescent ou ne cristallise qu'en mammelons ; il contient, hydrogène 16,8, carbone 28,3, oxygène 54,9, sur 100 parties. Au reste, cet acide ressemble beaucoup au malique, et MM. Braconnot et Labillardière croient que c'est le même.

11° *Acide fungique*, observé par M. Braconnot dans les champignons, a été trouvé même à l'état libre dans la pezize noire, *lycoperdon trochantum*, L., et à l'état de fungate de potasse dans le bolet du noyer ; est très-acide, déliquescent.

12° *Acide jatrophique* de MM. Pelletier et Caventou, extrait de l'huile des semences du pignon d'Inde, *jatropha curcas*, L., volatil, âcre.

13° *Acide méconique*, observé dans l'opium à l'état de combinaison avec la morphine ; on fait bouillir une solution d'opium avec de la magnésie ; il se précipite un sousméconate de magnésie qu'on décompose au moyen de l'acide sulfurique faible. Il cristallise en écailles ou paillettes rougeâtres ; il rougit les solutions de fer, d'après MM. Sertuerner et Robiquet. Il y a dans l'*acide méconique* trois états; ou il est *hydraté*, ou il est *anhydre*, sec et grenu, ou il est *pyrogéné*. Ces acides ne contiennent point d'azote et sont isomères. On peut les distiller; ils sont volatils.

Les *méconates*, *para* et *pyro-méconates* donnent des sels identiques. On peut les retirer de leur décomposition à l'état où ils existaient auparavant, selon M. Robiquet. Donc ils sont de véritables isomères.

14° *Acide morique*, trouvé par Klaproth, dans une exsudation de l'écorce du *morus alba*, L., est blanc, cristallisable, d'une saveur d'acide succinique. Inusité.

15° *Acide strychnique*, retiré, par MM. Pelletier et Caventou, des semences de divers *strychnos*, comme la noix vomique et la fève Saint-Ignace, (donne un *acide igasurique*) y est combiné à la strychnine; il cristallise en petites aiguilles blanches.

16° *Acide menispermique*, observé avec la picrotoxine, dans la coque du levant, *menispermum cocculus*, L., par M. Boullay.

17° *Acide kinique*, découvert par M. Deschamps dans les extraits de quinquina, à l'état de kinate de chaux, a été séparé par Vauquelin, au moyen de l'acide oxalique qui s'empare de la chaux; inaltérable à l'air.

18° *Acide kinovique*, trouvé par Pelletier et Caventou, dans le *kina-nova*.

19° L'on trouve encore l'*acide prussique* ou hydrocyanique dans les eaux distillées d'amandes amères, de laurier-cerise, de feuilles de pêcher et de plusieurs autres fleurs ou amandes de rosacées. John l'a rencontré aussi dans l'écorce des arbres. Cet acide ne contient point d'oxigène combiné à de l'azote et du carbone, d'après les recherches de Berthollet, Gay-Lussac et Vauquelin.

20° *Acide pectique* de M. Braconnot. Prenez le marc de carottes rapées d'où l'on a extrait par pression le suc sucré; lavez-le dans de l'eau ordinaire jusqu'à ce qu'elle sorte limpide. Formez ensuite une bouillie claire avec ce marc et de l'eau, contenant 5 parties de bicarbonate de potasse ou de soude pour 100 parties de marc. Soumettez à l'ébullition, passez : vous obtiendrez du pectate de potasse. On peut séparer par l'addition d'un acide ou par tout autre corps précipitant l'alcali, l'acide pectique pur. On fait de nouvelles décoctions alcalisées du marc de carottes pour en tirer tout l'acide pectique.

L'acide pectique, traité par les alcalis, peut se transformer en acide oxalique, ce qui a fait supposer aussi que l'acide pectique était l'oxalique uni intimement à une matière glutineuse.

- Cet acide pectique en gelée se liquifie facilement avec l'ammoniaque.

L'acide pectique est ainsi un acide gélatineux constituant les gelées des végétaux, les carottes, les groseilles et autres fruits. Il est mêlé d'amidon dans la chair des citrouilles.

L'acide pectique en gelée n'a point la propriété de faire fermenter le sucre.

Les pectates solubles sont un antidote certain des sels métalliques, de plomb, de cuivre, de zinc, d'antimoine, de mercure, à l'exception du sublimé-corrosif, du nitrate d'argent, de l'émétique, car les pectates métalliques provenant de ces sels sont solubles par un excès de pectate. Les autres pectates métalliques ou surpectates sont insolubles. (Braconnot, *Annal. chim. et phys.*, tom. XXX, p. 96-102).

21° Les acides végétaux formés par l'art, sont (1) *l'acide acétique* et ses variétés. Ainsi le produit de la distillation à feu nu de la gomme, du sucre et des autres corps muqueux végétaux, le produit du bois distillé, sont un fort acide acétique, mais souillé et bruni par une huile empyreumatique (acides pyromucique et pyroligneux) dont il faut le débarrasser. L'acide pyroligneux ne diffère de l'acide acétique que parce qu'il contient de l'huile empyreumatique : tels sont les vinaigres trèsforts de bois, par Mollerat. Cet acide pyroligneux, sale, dépose d'abord son goudron. En cet état, cet acide est très-propre aux usages de la teinture; c'est un excellent mordant pour le coton et le lin : il colore en rose le bois, la paille, les plumes; il forme un bon pyrolignate de fer préférable à l'acétate pour les teintures, appelé noir des teinturiers ou des corroyeurs. Cet acide est excellent antiputride.

On sature cet acide avec le sous-carbonate de chaux (et un peu de chaux vive) ; on décompose par double affinité avec le sulfate de soude qu'on charbonne en portant l'acétate de soude à la fusion aqueuse et ignée. Cet acide est ensuite dégagé de sa base par l'acide sulfurique rectifié : il donne 11° à l'aréomètre de Baumé. On peut le concentrer au point de le faire cristalliser.

---

(1) Outre les acides *mucique, camphorique, subérique*, produits par le nitrique.

Le plus ordinairement cet acide résulte d'une fermentation dans les liqueurs vineuses et sucrées : le vin, le cidre et poiré, la bière, plus avancée que la fermentation alcoolique, et lorsqu'une plus grande quantité d'oxigène s'y combine. On peut encore former du vinaigre par l'action de plusieurs acides minéraux sur les substances végétales et même animales. Les acides pyrozoonique et sébacique ne sont qu'un vinaigre mêlé d'huile animale. L'eau sure des amidonniers, les choux passés à l'aigre dans la *sauer-kraut* ou *choucroute*, les solutions de colle et de gomme qui tournent à l'aigre, donnent un acide appelé *acide nancéique* par M. Braconnot, ou *acide zumique* (de ζύμη, levain) : il a été retiré du riz aigri, des haricots et des pois bouillis, abandonnés à l'acescence, aussi des tas de betteraves gâtées et pourries : il est analogue à l'acide acétique. Le résidu de l'éther sulfurique, les acides tartrique ou malique décomposés à l'air, enfin presque toutes les matières végétales qui fermentent, passent à l'état de vinaigre. Mais les liqueurs dans lesquelles il se forme d'abord de l'alcool donnent seules un très-bon vinaigre. Toujours uni à un peu d'alcool, cet acétique non distillé contient souvent des acides malique et tartrique; s'il est tiré du vin, on le distille pour le séparer d'eux.

L'*esprit-de-Vénus*, qu'on extrait par la distillation du *verdet* (acétate de cuivre), paraît encore plus suave et plus éthéré, selon Derosne, et donne le meilleur vinaigre radical ou acide pyro-acétique. On en imbibe des cristaux de sulfate de potasse; il est pénétrant, stimulant et ranime les forces défaillantes. La *terre foliée de tartre* (acétate de potasse), *l'esprit de Mindérérus* (acétate d'ammoniaque), les acétates de plomb *(extrait* et *sel* ou *sucre de Saturne)*, de cuivre, saturés ou carbonatés *(vert-de-gris* et *verdet)*, l'*éther acétique*, avec ou sans l'intermède de l'acide sulfurique, et une foule d'autres préparations chimiques et pharmaceutiques, seront décrites en leur lieu.

On connaît les usages du vinaigre en alimens. S'il est mêlé avec l'acide sulfurique pour augmenter sa force, on découvre celui-ci par le précipité qu'il donne avec de la dissolution de muriate de baryte. S'il contient de l'acide hydrochlorique, celui-ci précipite le nitrate de mercure ou d'argent qu'on y verse ; enfin l'acide nitrique s'y décèle par la potasse qui forme des cristaux de nitre, lesquels il suffit de décomposer par l'acide sulfurique, pour reconnaître l'odeur et les vapeurs rouges du gaz nitreux. Les acides *formique* et *bombique* sont analogues à celui du vinaigre. L'acide acétique est formé de carbone 50, d'oxigène 44, d'hydrogène 6, sur 100. L'urine des animaux herbivores peut également tourner au vinaigre, ainsi que celle des hommes attaqués du diabète, qui est sucrée. (Voyez, ci-après, à la *Fermentation acide* et l'*acide lactique*.

22° L'*acide succinique* peut être rangé parmi ceux des végétaux, car le succin a une origine évidemment végétale. Cependant on a coutume de le laisser parmi les minéraux, parce qu'il a subi une sorte de minéralisation. (*Voyez* l'article *succin* et aussi l'*acide mellitique* de la pierre de miel ou *Hōnig-Stein.*)

ORDRE V. PRINCIPES IMMÉDIATS DES VÉGÉTAUX DANS LESQUELS L'OXYGÈNE ET L'HYDROGÈNE SONT DANS LA PROPORTION DE L'EAU.

GENRE 1ᵉʳ. — *Des fécules amylacees.*

M. Planche a remarqué qu'elles diffèrent entre elles par la pesanteur spécifique; les fécules sont formées de granules dont l'enveloppe renferme une matière soluble à l'eau froide. Les granules des fécules sont souvent polyédriques; ceux de la pomme de terre sont plus gros que ceux du froment. L'enveloppe est insoluble à l'eau, d'après M. Raspail.

Esp. 1. *Amidon.* Cette espèce existe toute formée dans les végétaux qui en contiennent. Il suffit de broyer ou de déchirer par la râpe leur parenchyme, et de délayer dans l'eau les substances muqueuses qui enveloppent la fécule, pour qu'elle se dépose en fèces au fond des vases. Insoluble à l'eau froide, elle se dissout et forme une colle dans l'eau chaude. Mais l'addition d'un alcali caustique dissout cette colle et lui ôte sa cohésion ; en ajoutant un acide, la colle reprend. La farine torréfiée passe à l'état de gomme soluble à l'eau froide. La farine ordinaire très-blanche, inodore, fade au goût, se conserve bien sèche, se décompose aisément par l'humidité ; paraît être absolument identique ou de même nature dans les végétaux les plus différens. L'amidon du froment et des semences frumentacées se dégage en partie par le simple lavage de la farine ; mais celui qu'on extrait du son et des recoupettes se débarasse mieux par la fermentation acide, comme font les amidonniers. Cette fermentation détruit les principes glutineux, albumineux, mucoso-sucrés, qui retenaient l'amidon. (Vauquelin a trouvé aussi du phosphate de potasse et de chaux dans les farines des céréales.) Par la fermentation panaire, l'amidon change de caractère. La fécule des pommes de terre s'extrait par la râpure et le lavage. J'ai remarqué que la fécule existe encore très-pure dans les racines gelées et putréfiées qu'on jette mal à propos. Parmentier a cherché la fécule dans tous les végétaux nourrissans. Une livre de pommes de terre contient, eau de végétation 11 onces et demi, fécule amylacée, ℥ ij ß; matières fibreuses, ℥ vj; extractif muqueux et salin, ℥ i ʒ ij. La coction combine ces principes, et on ne peut plus les séparer.

Pendant la germination, les racines, les graines féculentes absorbent de l'air atmosphérique certaine quantité d'oxygène qui se combine à la fécule pour former du sucre, tandis qu'une autre partie d'oxygène, combiné au carbone, se dissipe en gaz acide carbonique, selon Cruikshank. Mais Théodore de Saussure vit seulement de l'acide carbonique produit en ce cas, et par cette perte de carbone le sucre se constitue.

Kirchhoff a formé directement du sucre avec la fécule et le ferment. Sur deux parties de fécule, il verse quatre parties d'eau froide, puis, en remuant, il ajoute vingt parties d'eau bouillante; il mêle à cet empois épais et chaud une partie de *gluten* pulvérisé, et expose le mélange pendant huit à dix heures à une température de 40 à 60° de Réaumur. L'empois se liquéfie alors, et on peut le filtrer. La liqueur limpide contient un peu d'acide; on la concentre: c'est un sirop très-sucré comme celui du malt. On peut le faire passer, à l'aide du levain acide, à la fermentation vineuse. L'alcool ne dissout qu'en partie ce sirop; on en obtient de petits cristaux blancs, indistincts.

On retrouve presque tout le gluten sur le filtre. C'est l'action de ce gluten sur la fécule qui peut déterminer la formation du sucre. Cette action est singulièrement favorisée par la germination. Les fécules sans gluten, comme celles de la pomme de terre, ne passent à la fermentation vineuse qu'autant qu'on ajoute du gluten.

On purifie, selon Kirchhoff, les fécules ou amidons impurs, comme celui de sarrazin, etc., en les lavant dans une lessive légère de potasse caustique. M. Théodore de Saussure a fait l'analyse des amidons, en les comburant; il a trouvé, dans cent parties d'amidon sec, carbone 45,39, oxygène 48,31, hydrogène, 5,90, azote 0,40.

Dans la formation du *sucre d'amidon* par le moyen de l'acide sulfurique, il ne se dégage aucun gaz; elle peut s'opérer sans le contact de l'air; l'acide sulfurique n'est nullement décomposé, et n'entre point dans la composition du sucre produit. Il paraît donc que cet acide se borne à combiner à l'amidon une certaine portion d'hydrogène et d'oxigène dans les quantités propres à faire de l'eau. En effet, avec cent parties d'amidon, M. de Saussure a obtenu 110,14 de sucre, sans qu'il entre de l'air ni de l'acide dans la composition de la matière sucrée; il faut donc qu'il y ait de l'eau combinée: donc ce sucre est composé d'amidon et d'eau solidifiée. Quand l'opération est bien faite, on n'a point de matière gommeuse ; celle-ci n'étant que le passage de l'amidon à la matière sucrée.

Le procédé de M. Kirchhoff consiste à mettre un centième d'acide sulfurique en ébullition avec de l'amidon et suffisante quantité d'eau pendant trente-six heures ; mais on a trouvé que deux centièmes d'acide agissaient mieux. Ainsi, faites bouillir deux kilogrammes d'amidon (bien lavé à l'eau froide) avec eau huit kilogrammes, et acide sulfurique à 66°, vingt grammes, selon Kirchhoff (quarante grammes selon M. Vogel). Il faut agiter le mélange pendant la première heure, pour l'empêcher de noircir. Après les trente-six heures, pendant lesquelles il faut ajouter de l'eau pour celle qui s'évapore, on ajoute six grammes (ou douze grammes, si l'on a mis le double d'acide) de craie en poudre, et douze grammes de charbon animal pulvérisé ; après avoir fait de nouveau bouillir, on clarifie aux blancs d'œufs ; on évapore en consistance sirupeuse. Le dépôt fait en un lieu frais, on décante le sirop de dessus le sulfate de chaux.

Ce sirop contient souvent encore une matière gommeuse ; il ne cristallise pas, mais le sucre très-bon et très-doux qu'il donne passe à la fermentation spiritueuse comme du vrai sucre. Il faut opérer dans un vase d'argent ou d'un métal moins attaquable que le cuivre par l'acide. On peut comparer le sucre d'amidon à celui de raisin ; tous les amidons en fournissent. On obtient facilement aujourd'hui un bonne bière de sucre d'amidon, en mêlant ce sirop avec suffisante quantité d'eau et un peu de ferment, comme pour faire la bière. Enfin, on peut distiller et obtenir de bon alcool, comme on en obtient maintenant avec de la pomme de terre sur laquelle on a fait agir de l'acide sulfurique.

Il suffit de triturer de l'iode pur ou de la dissolution alcoolique d'iode avec une matière contenant de la fécule, pour que celle-ci passe à une belle couleur bleue : c'est de l'*iodure d'amidon* ; on peut séparer l'iode de l'amidon au moyen des alcalis avec lesquels il se forme des hydriodates ; alors la couleur bleue s'efface.

Les amidons torréfiés peuvent remplacer la gomme, car ils sont alors dissolubles à l'eau froide elle-même, et forment une sorte de gelée muqueuse. Le sagou, le salep, ayant été chauffés dans leur préparation, ne donnent pas une fécule, mais une substance demi-gommeuse.

Par l'acide nitrique les amidons se transforment en acide oxalique.

Les plantes vénéneuses donnent même une fécule qui n'est nullement dangereuse : témoins le manioc, (d'où se tire la cassave, et dont on fait le tapioca); la fécule de bryone, d'*arum*, des mandragores, des griffes de renoncules, de l'hellébore et autres, qu'il suffit de laver pour en ôter tout le suc vénéneux. Les orchis, le colchique, le chiendent, la filipendule, les iris et glayeuls, la serpentaire et les aristoloches, le marron d'Inde, les glands de chêne, les patates, le topinambour ; la plupart des fruits, des racines, des écorces (celles de bouleau, de pin, la berce, la bistorte, la racine de nénuphar, les pommes, les nèfles, les coings, en donnent plus ou moins. Les fécules des semences légumineuses, pois, fèves, haricots, etc., sont plus grossières et moins douces, mais non moins nourrissantes. L'arrow-root, ou racine de *maranta arundinacea*, fournit aussi une fécule très-estimée ; toutes celles des légumineuses contiennent une matière albumineuse ou végéto-animale dans leur robe, et paraissent être plus venteuses, moins digestibles que la précédente. On les emploie comme des alimens très-sains, et pour les colles ou emplois végétaux, les cataplasmes, etc.

L'*amidine* de Saussure est de l'amidon modifié par suite de la fermentation acide.

Esp. 2. *Inuline* de Thomson , découverte par Rose dans la racine d'aunée. Poudre blanche insoluble à l'eau froide, soluble à l'eau chaude, sans produire une gelée, et se déposant par refroidissement. Forme avec l'iode un composé verdâtre dissoluble dans l'acide sulfurique sans se décomposer. Trouvée aussi dans la racine de pyrèthre, par M. Gauthier ; dans le colchique par Pelletier. Insoluble dans l'alcool et l'éther comme l'amidon. Se transforme en acides oxalique, malique, acétique, par le nitrique.

Esp. 3. *Ulmine*, trouvée d'abord par Vauquelin, ensuite par Klaproth, dans une excrétion de l'orme, *ulmus nigra*, est solide, insipide, noire, brillante, très-soluble à l'eau, insoluble à l'alcool qui la précipite. L'acide nitrique la convertit en matière résinoïde, brune, insoluble à l'eau. Se trouve dans plusieurs végétaux réduits en terreau, ou décomposés par les alcalis et les acides. On sait que l'action de la potasse pure, enlevant au bois de son hydrogène et de son oxygène dans la proportion propre à faire de l'eau, réduit ce bois à l'état d'ulmine, selon les expériences de Braconnot. Vauquelin trouva l'ulmine combinée à la potasse dans l'ulcère sanieux des vieux ormes ; *acide ulmique* de P. Boullay.

Esp. 4. *Hordéine* de Proust, n'est que le tégument de l'orge moulu, mais paraît se transformer en amidon et sucre par la germination de l'orge, car elle ne s'y retrouve plus qu'à 12 pour 100 ; rend le pain d'orge mauvais.

La *zéine* du maïs est une matière analogue à l'hordéine.

GENRE II°. — *De la gomme, du muqueux.*

Esp. 1. Les *gommes* sont des corps solubles dans l'eau, non dans l'alcool, très-peu ou point dans les huiles ; inodores, insipides, et incolores ou transparens lorsqu'ils sont très-purs ; brûlant en se boursoufflant, et presque sans s'enflammer au feu ; transformables en acide acétique par les acides minéraux, en oxalique et mucique par l'acide nitrique. Dissoutes dans l'eau, elles passent promptement à la fermentation acide. Les gommes contiennent de l'azote, selon Vauquelin, et du malate acide de chaux ; sont susceptibles d'alimenter, surtout jointes au sucre. La gomme est composée de 42 parties de carbone, 7 hydrogène, 51 oxigène, environ, sur 100. Cependant la gomme adragante plus opaque, plus glutineuse, moins soluble, paraît contenir plus de carbone que les gommes arabique ou de cerisier, de prunier, de diverses acacies, etc. (1)

La viscosité de la gomme arabique est à celle de la gomme adragante comme un est à vingt-quatre, selon nos remarques, dans la même quantité d'eau.

La gomme adragante contient, selon Bucholz, 57 parties de gomme ordinaire, et 43 d'une matière plus épaisse dite *adragantine*, qu'on retrouve en d'autres gommes encore.

Les gommes donnent au feu de l'acide acétique qu'on appelle pyro-mucique ; l'acide nitrique les réduit en acides mucique et malique, et même oxalique. Elles sont solubles dans les alcalis, et l'alcool les en précipite ; il en est de même de l'adragante. Celle-ci est précipitée de sa solution aqueuse par l'acétate de plomb, les nitrate de mercure et hydrochlorate d'étain.

Esp. 2. *Saponine*, extraite par l'eau de plusieurs plantes dites

---

(1) Les gommes ont pour caractère de se transformer en acide mucique par l'acide nitrique ; mais le sucre de lait donne aussi de l'acide mucique. Ce sucre est cristallisable ; les gommes se dissolvent en mucilage sans jamais cristalliser.

La *bassorine* se trouve dans l'adragante et la gomme de Bassora ; elle reste insoluble dans l'eau.

La *cérasine* se gonfle dans l'eau froide sans s'y dissoudre ; l'eau bouillante la change en *arabine*. Il semble que la seule différence de température distingue ces deux variétés de gomme. Les gommes du pays, de cerisier, abricotier, prunier, amandier, sont de la cérasine mêlée d'arabine.

savonneuses, dont les écorces et les racines servent pour net-toyer les étoffes (de quelques saponnaires, de *gypsophila*, etc.). La matière mucilagineuse de la salsepareille obtenue par M. Tubeuf est analogue. Celle-ci est susceptible de cristal-liser. Elle mousse dans l'eau, par agitation et décoction, mais ne forme pas une colle. On l'obtient au moyen de l'alcool.

Esp. 3. Les *mucilages* ou *gliadine* très-abondans dans toutes les plantes, qui commencent même par l'état muqueux dans leur jeunesse, ressemblent plutôt aux solutions de la fécule dans l'eau chaude qu'à la gomme proprement dite, et plusieurs caillebottent l'eau. Toutes les malvacées, tous les oignons des liliacées, les semences de lin, de psyllium, de thlaspi, de fenugrec, de coings, de grémil, de sésame, etc., en donnent de plus ou moins purs. Le salep se rapproche de même des mucilages, car il est formé de bulbes des orchis soumis à l'action de l'eau bouillante. Les *lichens*, les *fucus*, la mousse de Corse, forment, par décoction, des gelées ou mucilages. On les emploie en médecine comme pecto-raux, adoucissans. Plusieurs *tremella* et *ulva*, le *nostoc*, sem-blent n'être qu'un mucilage, mais qui contient aussi la bas-sorine, comme je m'en suis assuré, car il devient opaque et concret dans l'eau chaude. Le muqueux des jacinthes est nau-séeux et vomitif; celui de plusieurs fucus, purgatif.

On fait usage des gommes ou mucilages, soit en alimens, soit en boissons adoucissantes, soit pour les apprêts de plu-sieurs étoffes, des couleurs en détrempe, etc.

Esp. 4. *Bassorine*, de MM. Pelletier et Vauquelin, paraît, selon nous, venir d'une plante grasse, comme la glaciale, *me-sembryanthemum cristallinum*. Solide, demi-transparente, ino-dore, insipide, se gonflant à l'eau, sans s'y dissoudre; soluble dans l'acide nitrique faible et l'acétique, avec un résidu jaune ou blanc; l'alcool précipite une sorte de gomme de cette so-lution. La bassorine existe aussi dans l'assa-fœtida et la noix vomique; donne de l'acide oxalique et non du mucique par l'acide nitrique concentré. On en retire de divers *cactus*.

Esp. 5. *Saccogommite*, ou matière sucrée de la réglisse, remarquée par M. Robiquet, est solide, d'un jaune sale, peu soluble à l'eau froide, mieux à l'eau bouillante, forme une gelée par refroidissement. Soluble à l'alcool, n'est point fer-mentescible. On la précipite de la décoction de réglisse ré-froidie par un peu de vinaigre distillé. L'acide nitrique la transforme en matière jaune, visqueuse, transparente, rési-neuse, amère.

Esp. 6. *Gelée végétale.* Rob, *sapa, defructum.* Toutes les gelées de fruits, outre leurs principes extractifs, le ferment, etc., sont formées par une matière muqueuse ou gélatineuse, qui, concentrée, se coagule par le refroidissement, et qui contient diverses proportions de sucre imparfait, ou rendu tel par plusieurs acides végétaux. Les gelées de pommes, de coings, de groseilles, de framboises, d'abricots, font des confitures, ainsi que les robs de cerises, d'épine-vinette, de prunes, etc., et l'on y joint du sucre; mais le résiné, le *sapa* ou *defructum* du moût de raisin ou vin cuit, est très-sucré par lui-même; les robs de sureau et d'yèble, de nerprun, et ce qu'on nomme extraits de genièvre, de casse, de tamarins; diverses pulpes ou compotes de pommes, de pruneaux, de cynorrhodons, présentent cette matière gélatineuse mucoso-sucrée, contenant plus ou moins de sucre cristallin; elle existe de même dans le suc des racines de betterave, de carotte, des tiges de maïs, la mélasse, etc. L'alcool en peut séparer les cristaux de sucre, mais la gélatine végétale pure y est insoluble. Ce principe, très-nourrissant, de saveur agréable d'ordinaire, plus ou moins laxatif, est acidule, analogue à l'*acide pectique*, ne forme pas de la vraie gomme par sa dessiccation, mais peut passer à la fermentation alcoolique, car il recèle du sucre et du gluten ou ferment, et de là tourne à l'acide acétique. Trop de chaleur lui ôte la propriété de se concréter en gelée.

Le principe muqueux qui se développe dans la germination des grains de blé, d'orge, etc.; celui qui entoure les fécules, surtout les sucs de melons, de concombres, de courges et potirons, et le muqueux de tous les fruits sucrés, sont encore cette gélatine végétale qui est une transition de la gomme au sucre, par l'acte de la maturation. L'acide nitrique transforme la gelée en acide oxalique.

GENRE III. — *Du sucre, et des substances saccharines.*

Esp. 1. *Sucre de canne.* Ce sel, dit *essentiel,* d'une saveur si agréable qu'il est recherché par tous les animaux, et qui est très-nutritif, se rencontre dans plusieurs tiges de graminées, les *saccharum, zea, holcus,* la sève d'érable, la châtaigne, la betterave, etc., surtout sous un climat-très chaud, et toujours accompagné du mucoso-sucré ou de la gélatine. Lorsqu'il en est parfaitement débarrassé, le sucre candi transparent cristallise en octaèdres cunéiformes incomplets, ou en prismes tétraèdres terminés en biseaux. Il est dissoluble dans l'eau, et peu dans l'alcool, phosphorique par frottement, non fermentescible par lui seul, mais le devient à l'aide d'un ferment, est composé, selon MM. Gay-Lussac et Thénard, de 7 parties d'hydrogène, 42 environ de carbone, et 51 d'oxygène sur 100; brûle et s'enflamme bien au feu; il produit beaucoup d'acide oxalique lorsqu'on le traite avec l'acide nitrique. Une longue exposition à la chaleur de l'eau bouillante ôte au sucre la propriété de se cristalliser; les alcalis lui enlèvent aussi cette propriété et sa saveur; mais il les reprend par la saturation de ces alcalis. Insoluble à l'éther, l'alcool en dissout un cinquantième. Outre l'acide oxalique, on tire aussi des acides malique et acétique du sucre par le nitrique. Les acides végétaux lui ôtent souvent la faculté de cristalliser dans les fruits. C'est le plus usité des condimens ou assaisonnemens végétaux; il sert aussi pour conserver plusieurs liquides, ou des parties de végétaux, dans les sirops, les confitures sèches ou liquides, les conserves, les pâtes, les sucs, les fruits, etc. Il est le seul corps de la nature qui forme, par la fermentation spiritueuse, l'alcool; car toutes les matières arrivant à cette fermentation, comme l'orge, etc., passent d'abord à l'état de sucre, comme les fruits pulpeux, le suc de canne, d'où se tire le *rhum* ou *taffia*, et les *eaux-de-vie de grains*, etc.

Le suc exprimé de la canne se nomme *vesou*; il contient du gluten et de l'acide malique; décanté de ses féces, et concentré par l'ébullition, il est débarrassé, par de la chaux ou de l'alcali, de l'acide malique qu'il contient, et des matières glutineuses, extractives, etc., par la clarification, au moyen de la chaleur et de l'albumine du sang de bœuf. Le *sirop*, versé dans des moules coniques, s'y cristallise en *moscouade* brune, muqueuse, sur laquelle on étend de l'argile délayée en bouillie. L'eau entraîne, en se filtrant au travers de la moscouade, le mucoso-sucré brun, ou la *mélasse*, qu'on laisse égoutter de la pointe des vases coniques. La *cassonade* ou le *sucre terré*, débarrassé ensuite, par des clarifications successives et les mêmes procédés, de tout mucoso-sucré, devient sucre pur. Des confiseurs ne craignent pas de faire entrer de l'acétate de plomb dans la purification du sucre, ce qui est très dangereux, et se reconnaît au moyen de l'hydrogène sulfuré. Le charbon animal purifie très-bien les moscouades.

On nomme *caramel* le sucre brûlé. M. Vogel a remarqué que le sucre dissous dans l'eau chaude avait la propriété de ramener à l'état métallique, plus ou moins, plusieurs oxydes et sels à bases métalliques. Ainsi, les oxydes de cuivre, si malfaisans pris à l'intérieur, sont en partie rendus moins funestes, au moyen de beaucoup d'eau sucrée, qui sert en ce cas de contre-poison.

Le sucre pur et la manne aussi ont la propriété de dissoudre l'oxyde janne de plomb, et d'agir sur les couleurs comme les alcalis.

Le sucre est un oxyde végétal assez hydrogéné pour être capable d'enlever de l'oxygène aux métaux qui y tiennent faiblement. La chaux vive transforme, à la longue, le sucre en matière gommeuse ou mucilagineuse; elle se combine en partie avec lui.

Margraff et Achard ont tiré les premiers des racines de betterave, du vrai sucre qu'on débarasse du suc exprimé de la betterave crue, rapée, exprimée. On en sature l'acide malique par de la craie ou chaux; ce sucre est abondant, surtout dans les betteraves du Midi. Les carottes desséchées ont donné 14 livres de moscouade pour cent, le panais 1,250 pour cent, le chervi 8 pour cent, le navet 9, le chiendent quatre et demi d'une sorte de manne; mais la betterave fournit jusqu'à 19 et demi pour cent de moscouade; les patates, la tige de maïs, tous les fruits des rosacées, à pepins et à noyaux, les figues, les dattes, les groseilles, les racines de plusieurs ombellifères, la berce, ou même la gentiane, malgré son amertume, etc, en tiennent; mais surtout la sève de l'érable du Canada, d'où l'on tire une moscouade brune, recommandée comme adoucissante et pectorale. Les mélasses peuvent se purifier à l'aide du charbon animal. Nous parlerons, à l'article des *Produit des animaux*, du miel et du sucre de lait.

Esp. 2. *Sucre hydruré*, non cristallisable, ou sucre de miel et de raisins, et de l'urine des diabétiques, contient un sucre difficilement cristallisable, mêlé à des matières extracto-glutineuses; il est susceptible de fermenter de lui-même. Il abonde dans le suc des raisins, mais uni à un surtartrate de potasse, et aux acides citrique et malique. La moscouade de raisin a fourni à Proust, en Espagne, 75 livres de sucre cristallisable, et 24 livres 7 onces de sucre liquide, avec un peu de gomme et de malate de chaux, par quintal. Mais cette moscouade doit être d'abord débarrassée par des clarifications et des lessives d'alcali et de chaux, des acides, et même du sulfate de chaux qui se trouvent dans le moût. Plus on cuit les sirops de raisins, moins leur sucre est cristallisable en petits grains. A poids égal, ce sucre ou cassonade de raisins ou de miel sucre moins, n'a point d'odeur ou de saveur étrangères, s'il est préparé avec soin. Mathieu Dombasle a remarqué que le sirop de raisins rapproché, qui ne cristallise qu'au bout de quelques mois, cristallise en vingt-quatre heures, si l'on a le soin de l'agiter à l'air avec une pelle ou spatule pendant une ou deux heures.

Le *sucre d'amidon* a donné à M. Théodore de Saussure, dans son analyse par combustion, carbone 37,29, oxygène 55,87, hydrogène 6,84. Il y a plus d'eau élémentaire dans la matière sucrée que dans la fécule d'où ce sucre est extrait au moyen de l'acide sulfurique. L'amidon, pour passer à l'état de sucre, ne fait que se combiner de l'eau dans la proportion de dix parties sur cent d'amidon. L'acide sulfurique n'a d'autre effet que de favoriser cette combinaison, en rendant l'amidon soluble à l'eau. Une portion de l'amidon est néanmoins alterée; l'auteur l'appelle *amidine*. Le sucre de raisin donna au même chimiste carbone 36,71, oxigène 56,51, hydrogène 6,78. Ce sont donc à peu près les mêmes sucres; mais les sucres de canne et de betterave contiennent plus de carbone, selon les expériences analytiques de MM. Thénard et Gay-Lussac. Selon M. de Saussure, cent parties de sucre de manne purifiée, abstraction faite de l'amidon, contiennent carbone 38,53, oxygène 53,6, hydrogène 7,87. La gomme arabique peut aussi se convertir en sucre par le même procédé. Ce sont des sucres hydrurés et incristallisables (1). Voy. *Instruction sur les sirops et conserves de raisins*, troisième édition, Paris, 1810, in-8°, par Parmentier.

Le *sucre de chiffons* de linge, obtenu par M. Braconno, est analogue à celui d'amidon. (*Voir* l'action de l'acide sulfurique sur les matières végétales.)

Esp. 3. *Mannite*, ou principe sucré et cristallissable de la manne, à saveur douce et fraîche, soluble dans l'eau et l'alcool bouillant, d'où elle se précipite en cristaux. Infermentescible, elle donne, au lieu d'alcool, de l'acide acétique; produit de l'acide oxalique par le nitrique; est composée, selon Saussure, de carbone 38, oxygène 54, hydrogène 8 environ. Exsude de la sève du frêne, du mélèse, de l'alhagi, etc.; se rencontre dans les sucs d'oignon; de melon, de betterave fermentée, le miel fermenté, la racine et les feuilles de céleri; recèle de l'acide acétique; existe aussi dans l'orseille, lichen.

Esp. 4. *Sucre sétiforme des champignons*, trouvé par M. Braconnot, et dans les fucus saccharins, à la surface desquels il effleurit; est blanc, cristallisé en prismes quadrilatères ou en aiguilles soyeuses; est peu soluble à l'eau: les acides ne l'empê-

---

(1) M. Biot, en examinant à la lumière polarisée les liquides sucrés, a vu que les molécules du sucre cristallisable ou vrai tournent à droite et leur a donné le nom de *dextrine*: les molécules du sucre incristallisable tournent à gauche, au contraire.

chent pas de se cristalliser. Donne de l'acide acétique, non de l'alcool, par la fermentation ; paraît se trouver aussi dans l'oignon. Il existe un sucre analogue dans l'ergot du seigle.

GENRE IV.—*Principes peu cristallisables, non azotés.*

Esp. 1. *Sarcocolline*, extraite de la sarcocolle, a une saveur sucrée mêlée d'amer, brune, cassante, incristallisable, soluble à l'eau et à l'alcool, brûle avec l'odeur de caramel; analogue au sucre et à la gomme. Sa composition se rapproche beaucoup de la gomme.

Esp. 2. *Olivile* de Pelletier, séparée de la gomme-résine d'olivier, blanche, brillante, un peu cristallisable en aiguilles, inodore, amère et sucrée; dissoluble à l'eau bouillante et à l'alcool, non à l'éther. Donne de l'amer et de l'acide oxalique par le nitrique; se dissout dans l'acétique, non dans les huiles à froid. Précipitable par le sous-acétate de plomb.

Esp. 3. *Scillitine*, tirée de l'oignon de scille par Vogel; principe amer, visqueux, blanchâtre, d'aspect résineux; soluble à l'eau et à l'alcool, non à l'éther; ne forme point d'acide mucique par le nitrique, attire l'humidité. Donne à la scille ses propriétés. *Voyez* notre *Mat. médicale.*

DES PRINCIPES IMMÉDIATS DES ANIMAUX, USITÉS EN PHARMACIE.

Les matières animales sont formées presque toutes de quatre élémens : l'azote, le carbone, l'oxygène et l'hydrogène en diverses proportions (1). Traitées par le feu, elles donnent de l'ammoniaque, de l'acide prussique, des huiles pyro-zooniques, des gaz; par l'acide nitrique, elles dégagent de l'azote, forment une huile concrète, et, par fois, des acides. Tous les produits des animaux ne contiennent pas de l'azote, mais bien les suivans : la fibrine, l'albumine, la gélatine, le mucus, le caséum, l'osmazôme, le picromel, l'urée, le cyanogène, plusieurs matières animales, même des insectes; les acides urique, rosacique, purpurique, amniotique, prussique ou hydrocyanique. Les substances animales suivantes n'ont point présenté d'azote, les acides phosphorique, sébacique, lactique, cholestérique, butyrique, margarique, oléique, etc.; ni le sucre de lait, et celui des diabétiques, ni les corps gras, tels que la stéarine,

---

(1) Nous parlons ailleurs du soufre, du prosphore, du fer, de la chaux, de la soude, et quelques autres substances qu'on y trouve encore; car celles-ci ne font pas aussi essentiellement partie de l'organisation.

l'oléine, la cholestérine, la cétine, ni des principes colorans, comme la carmine, etc. Plusieurs de ces substances passent à la fermentation acide, mais presque toutes les autres à la putréfaction, d'elles-mêmes. En général, on observe que toutes les substances excrétées, urine, lait, mucus, fluide de transpiration, etc., sont acides. Au contraire, tous les fluides des sécrétions, destinés à servir à l'organisation, la bile, le sperme, la salive, etc., sont alcalins (1).

GENRE Ier. DES MATIÈRES DANS LESQUELLES L'AZOTE ET LE CARBONE SURABONDENT.

De la fibrine

Analogue au corps ligneux des végétaux, c'est la fibre musculaire de la chair, bien séparée, par des lavages et par l'expression, de toute gélatine, de l'albumine, de l'osmazôme, de la graisse, ou du sang qui la colore; insoluble à l'eau, dissoluble dans les acides, et y donnant de l'acide acétique, elle devient brunâtre par dessication. Elle existe dans le caillot du sang bien lavé; est élastique, flexible, plus ou moins tenace, plus compacte dans les vieux que dans les jeunes animaux; dissoluble par l'acide acétique; donnant au feu beaucoup de carbonate d'ammoniaque, par l'acide nitrique beaucoup d'azote, et une sorte d'huile concrète, combinaison de cet acide et de fibrine avec l'acide malique aussi; formant, avec les alcalis fixes, caustiques, ou la chaux vive, un savon animal, à l'aide de la chaleur, et en dégageant de l'ammoniaque. Tenue longuement sous l'eau, ou privée d'air, elle présente de la graisse comme la chair des cadavres enterrés : se durcit par dessication, et se conserve long-temps, comme les *momies* naturelles, ou lorsqu'on l'expose à la fumée (comme les viandes boucanées, les poissons sorets, qui se pénètrent de l'huile empyreumatique et de l'acide acétique exhalés dans la combustion du bois). Se crispe à la chaleur; existe en faisceaux parallèles dans les muscles, et feutrée dans la peau. Originairement formée par l'albumine ou la gélatine concrétées, la fibre devient solide; imputrescible par l'action du tannin, plus flexible par l'huile dans le corroyage. Les tissus parenchymateux des

---

(1) Tous les fluides des *secrétions* sont alcalins, tous ceux des *excrétions* sont acides, tels qu'urine, sueur, lait. (En effet la bile, le sperme sont alcalins, aussi la salive, les larmes, la sérosité, etc.). La quantité des sels et des alcalis est la même que dans le sang, selon M. Berzélius.

L'acide libre de toutes les excrétions est l'acide *lactique*, dans l'urine il est mêlé d'acide urique. Berzélius, (*Mém. sur la composition des fluides animaux. Biblioth. Britann.*, tom. LIII, et sq., et les *Transact. medico-chirurgicales de la Société de médecine de Londres*, 1812, tom. III.)

glandes conglobées, le foie, la rate, le pancréas, les reins, etc., paraissent de la nature de la fibrine. L'alcool, digéré sur la fibrine, en sépare une matière grasse, désagréable, l'éther aussi. Les acides minéraux faibles en dégagent de l'azote; l'acétique la transforme en gelée; la solution de deutochlorure de mercure (sublimé corrosif) se décompose avec la fibrine; il se précipite du protochlorure de mercure (calomelas) qui est combiné en partie avec la matière animale devenue imputrescible ainsi; la liqueur contient de l'acide hydrochlorique. La fibrine est formée de carbone 53, oxygène 20, hydrogène 7, azote 20 environ.

1° *De l'albumine;* 2° *du caseum.*

1° Abonde dans le sang, le blanc de l'œuf, les liqueurs lymphatiques; limpide, transparente, elle est concrescible vers 50° de chaleur ou par l'alcool et l'éther, par les acides, par les oxydes métalliques qu'elle précipite tous de leur dissolution (le cobalt excepté), ou par le tannin qui la rend insoluble, imputrescible. Les acides phosphorique et acétique la coagulent, mais en la dissolvant aussi. Les alcalis caustiques la dissolvent; elle donne moins d'azote que la fibrine par l'acide nitrique, mais plus que la gélatine. Elle peut enduire les surfaces des corps, et s'employer en vernis ou cirage. Le cristallin de l'œil, les cartilages, les tendons contiennent une albumine solidifiée. L'action de la pile voltaïque solidifie l'albumine à son pôle négatif, ou par une électricité résineuse; le chlore la concrète aussi; l'iode la solidifie en un coagulum brun.

Les plus grands usages de l'albumine sont de servir d'aliment, et de clarifier les liquides, en s'emparant, par la coagulation, des substances qui les rendent opaques. Elle est toujours mêlée de gélatine, et contient différens phosphates, de la soude, etc. Paraît peu abondante dans les classes des reptiles et des poissons. L'albumen de l'œuf contient du soufre et de la soude libre; coagulée par les sels métalliques de cuivre et de mercure, surtout le deuto-chlorure (sublimé corrosif) l'albumine en devient le contre-poison, ou le meilleur réactif. Il résulte du protochlorure de mercure (du calomelas) dans ce dernier cas. L'albumine est formée de carbone 53, oxygène 24, hydrogène 7, et azote 15 environ, selon MM. Thénard et Gay-Lussac.

L'albumine peut se colorer en bleu par l'addition d'acide hydrochlorique, selon M. Caventou.

2° La partie caséeuse se sépare du lait, soit par des acides, en se combinant avec eux, soit par le principe astringent, soit

par un corps fermentescible, ou par la commotion électrique,
etc. ; se comporte comme l'albumine, est dissoluble dans les
alcalis (Parmentier et Deyeux, *Mém. sur le lait*); susceptible
de demeurer en demi-putréfaction dans le fromage passé(1).
Mêlée au beurre dans la crème, elle retient du sérum, des
phosphates de chaux et de soude, etc.; abonde surtout dans
le lait des animaux ruminans ; a plus de consistance à mesure
que l'accouchement ou le part est plus éloigné. Peut se dissoudre dans les acides et les alcalis ; forme avec ceux-ci un
savon en perdant de l'azote ; tient carbone 60, oxigène 11,
hydrogène 7, azote 21 environ, d'après MM. Thénard et Gay-
Lussac ; donne à la distillation des produits très-animalisés.

Proust observe que la glutine (ou le gluten du froment),
substance végéto-animale, donne un acide caséique lorsqu'elle
a fermenté, ou fort analogue à celui du caséum, du caillé de
fromage (ce qu'avait déjà entrevu Hilaire Rouelle). Il y a formation d'oxide caséeux et d'acide caséique dans le caillé
de lait, plus abondamment que dans la glutine de froment,
et de plus des acides acétique, phosphorique, et de l'ammoniaque pour les saturer ; en outre, un peu de gomme, de l'hydrogène sulfuré.

Dans tout fromage fait, on trouve du caséate d'ammoniaque,
incristallisable, salé, piquant, amer, fromageux, toujours acide, avec un arrière-goût de bouillon ou viande rôtie.

L'oxyde caséeux, dissoluble à l'eau bouillante, filtré, évaporé, se concrète en croûte ; a la légèreté et le blanc spongieux
de l'agaric ; ne se dissout pas à l'eau froide qu'il surnage ; insipide, presqu'insoluble à l'alcool bouillant et à l'éther ; les acides et alcalis le dissolvent sans l'altérer. Se peut sublimer à
la distillation ; donne au feu une huile concrète, graisseuse,
d'odeur fétide alliacée ; tient plus d'hydrogène que d'azote et
d'oxygène.

L'alcool enlève le caséate d'ammoniaque des fromages, il
reste l'oxyde caséeux blanc et la gomme. Les vieux fromages
contiennent aussi du carbonate ammoniacal.

---

(1) La manière de cailler le lait par la présure, la séparation du sérum avec
ou sans compression, la salaison de la *tomme* ou du *coagulum*, l'état de fermentation caséeuse, le point où l'on doit l'arrêter par le sel, ne sont pas des
objets que doive ignorer le pharmacien ; il sait que le *Gruyère*, le *Hollandais*,
le *Parmesan*, le *Chester*, se font par le moyen de la chaleur et de la compression ; que la compression seule s'emploie dans les fromages de *Mersant* et du
Cantal ; qu'on ne comprime pas ceux de *Brie*, de *Marolles*, de *Neufchâtel*,
de *Viry*, etc. ; que l'on colore le parmesan avec le safran, le chester avec du
rocou ; qu'on mêle des graines de cumin à celui de Gérardmer, etc. Le *Roquefort*
se prépare avec le lait de brebis, etc.

La gomme du caillé, passé en fromage, peut se transformer en caillé aussi par l'action du chlore sur elle. Le caséum est la matière la plus animalisée, la plus nourrissante du lait, la plus appropriée à l'estomac des enfans ; elle peut servir à clarifier les liqueurs, et s'employer, aussi bien que l'albumen de l'œuf, avec la chaux vive, pour recoller la faïence et la porcelaine cassées. L'on distingue l'albumine de la gélatine, avec laquelle elle se trouve mêlée d'ordinaire, parce qu'elle précipite le deuto-chlorure de mercure (sublimé corrosif), ce que ne fait pas la gélatine. Aussi ce sel mercuriel rend l'albumine imputrescible.

1º De la gélatine liquide, ou desséchée en matière cornée ; 2º de l'osmazôme.

1º La *gelée animale* est très-abondante dans tous les êtres vivans, surtout pendant leur jeunesse ; elle est la base de presque tous leurs organes blancs, la peau, les membranes, ligamens et tendons ; elle sert de réceptacle au phosphate calcaire dans les os, les dents, l'ivoire, la corne de cerf ; est presque pure dans les os cartilagineux des poissons chondrop-térygiens, dans la vessie natatoire, la peau de tous les autres poissons, dans les cornes des quadrupèdes, les écailles des tortues ; enfin on l'extrait de toutes les chairs et membranes, par l'ébullition dans l'eau, pour former des tablettes de bouillon, des colles fortes plus ou moins pures, etc. Est composée de carbone 48, hydrogène 8, oxygène 27, azote 17, selon Gay-Lussac et Thénard. On fait avec la gélatine liquide, qui se prend, par refroidissement, en masse tremblante, et demi-transparente, des alimens très-restaurans qu'on assai-sonne de diverses manières. Les *colles d'animaux* âgés et maigres sont les plus fortes, ainsi que celles extraites des os. L'art du papetier, la peinture en détrempe, les chapeliers, les fabricans de draps, les ébénistes et marqueteurs, les do-reurs en or bruni, etc., font grand usage de ces colles.

En se décomposant par la fermentation, la *gélatine* passe d'abord à l'acide acétique. Elle est insoluble dans l'alcool, insipide quand elle est pure ; donne peu d'azote par l'acide nitrique, et paraît moins animalisée que l'albumine et la fi-brine. L'acide chlorique (et le chlore) la précipitent en blanc, la rendent insoluble à l'eau sur laquelle elle vient nager ; elle se dessèche alors en poussière à l'air comme du mucus. Sur-tout la gélatine est précipitée par le tannin, avec lequel elle forme le cuir. Tous les procédés du tannage des peaux (*Voy.* Seguin et Macbride) sont fondés sur cette propriété. L'héma-tine, l'amer de Welther, le charbon dissous dans l'acide nitrique, le muriate d'iridium, etc., la précipitent aussi. Les alcalis dissolvent la gélatine, empêchent sa concrétion, mais n'en forment pas un savon.

2° Les bouillons, jus, coulis de viandes, sont composés de beaucoup de gélatine, et, en outre, de l'*osmazôme* de M. Thénard, substance extractive, sapide, brunâtre, rissolée, ou comme du caramel, et qui donne de l'acide pyrozoonique (acide acétique, mêlé d'une huile animale plus ou moins empyreumatique), résultat de l'action du feu. L'osmazôme est la matière des tablettes de bouillon avec la gélatine. C'est l'extrait sapide de la chair, soluble à l'eau et à l'alcool; se précipite par les nitrates de mercure et de plomb, l'acétate de plomb. Berzélius regarde l'osmazôme comme un lactate de soude uni à une matière animale et précipitable par le tannin.

La gélatine paraît être, parmi les liquides animaux, le premier degré d'animalisation; l'albumine est le second, et la fibrine, le troisième. L'azote y augmente en même proportion.

C'est Thouvenel qui a fait d'abord connaître le principe sapide de la viande et du bouillon; cet arome animal qui est comme la quintessence, dans l'art culinaire, selon Proust. L'alcool dissout ce principe savoureux et coloré. Ce même principe se trouve dans le fromage fermenté; entre tous les produits animaux, c'est celui qui jouit au plus haut degré du caractère de la sapidité. Ce principe préexiste à la cuisson dans les chairs d'animaux adultes; il est bien différent de la colle ou gélatine animale.

L'*osmazôme* s'obtient en évaporant du bouillon de chair de bœuf à siccité, et en traitant le résidu par l'alcool : on reprend celui-ci par distillation au bain-marie, ou bien on l'évapore. L'osmazôme s'obtient encore du sérum du sang, et de plusieurs champignons comestibles selon Vauquelin. Il est d'un brun rougeâtre, demi-transparent, de saveur aromatique, un peu âcre. Il contient toujours un peu de lactate et d'hydrochlorate de soude. M. Chevreul a rencontré un principe cristallin différent dans la chair.

GENRE II. — DES LIQUEURS ET SÉCRÉTIONS ANIMALES FORMANT DES COMBINAISONS PARTICULIÈRES.

Du sang.

Si la sève des végétaux est une sorte de bois encore liquide, le sang sera, comme on l'a dit, une chair coulante; car il la répare comme toutes les autres parties du corps qui se détruisent. Il est composé, 1° de *fibrine,* plus abondante chez les animaux carnivores, chez les oiseaux qui respirent beaucoup, chez les individus forts et sujets à des concrétions polypeuses, et dans les maladies inflammatoires, où elle forme une *couenne* sur le caillot; chez les mâles plus que dans les femelles; chez les animaux à sang chaud plus que dans ceux à sang froid, comme les reptiles (1) et les poissons; enfin, dans la portion du sang artériel plutôt que le sang veineux qui en est presque dépouillé; 2° d'*albumine* ou *sérum*, plus abondante aussi dans les espèces à sang chaud que dans celles à sang froid, et surtout chez les herbivores, chez les femelles et les jeunes animaux, chez les espèces qui s'assoupissent en hiver (comme les loirs, les marmottes, etc.); 3° de la *partie rouge*, *cruorine* et de différens sels; elle se colore davantage par l'acte de la respiration, et dans le sang artériel plus que dans le veineux; dans celui des oiseaux et des mammifères plus que chez les reptiles et les poissons qui respirent moins; paraît ne pas exister dans la sanie blanchâtre qui tient lieu de sang aux mollusques, aux insectes et aux zoophytes; est moindre chez les individus étiolés, privés du grand air et de la lumière, et dans les chlorotiques ou femmes atteintes des pâles couleurs; c'est pourquoi les préparations martiales ou ferrugineuses leur conviennent.

La *globuline* du sang est la matière colorante du *cruor* qui, combinée avec l'albumine, constitue l'*hématosine*, selon M. Lecanu. Insoluble à l'eau et à l'alcool, elle se dissout bien dans les alcalis. On y trouve le fer à l'état de combinaison.

Selon les chimistes Prévost et Dumas, Lassaigne, Collard de Martigny, Lecanu, etc., plus le sang est riche en globules ou matière colorante, plus l'animal paraît jouir d'une grande énergie vitale; les mâles en ont plus que les femelles.

4° D'*hydrogène carboné*, que l'acte de la respiration combine à l'oxygène de l'air, pour former de l'eau et de l'acide carbonique selon Lavoisier, Séguin, Jurine, Goodwyn, etc., qui est surabondant dans le sang veineux et noirâtre, et non vital à cause de cela; cet hydrogène carboné tend à former de la graisse ou de l'huile; les poissons, les oiseaux et les mammifères aquatiques qui respirent le moins sont gras et huileux aussi: la graisse se dépose surtout vers les rameaux de la veine-porte; 5° enfin la soude libre, le soufre, l'eau et

---

(1) On a trouvé dans le sang de grenouille filtré, que la partie colorante reste sur le filtre, tandis que la fibrine, dissoute dans le sérum, se coagule ensuite dans le caillot. Elle n'est donc pas toujours associée à la partie rouge, comme on l'avait pensé.

quelques sels (phosphates et hydrochlorates), s'y rencontrent en diverses proportions. Vogel a trouvé de l'acide carbonique tout formé dans le sang du bœuf, soit artériel, soit veineux.

Selon M. Lassaigne.

Le sang du chien est composé.	Dans 100 de sérum.	Albumine dans 100 de sérum sec.	Sels dans 100 de sérum sec.	Fibrine dans 1,000 de sang entier.
Sang artériel.	89,8	88,5	11,7	2,09
Sang veineux.	84,3	87,5	12,5	2,10

Le sang, hors du corps, se sépare en caillot rouge ou *cruor*, et en *sérum* ; il n'est plus coagulable alors par le venin de la vipère. Il varie en qualité selon les régions du corps, l'état de santé et de maladie ; il paraît se décomposer dans les scorbutiques, les hydropiques ; être bilieux dans la jaunisse, quoiqu'on n'en puisse pas séparer de la bile (1). Sa chaleur dans l'homme est de 32° environ, surtout celui des artères, Leuwenhœck, ensuite Boerhaave, ont cru que la couleur rouge du sang était due à l'agrégation de ses globules qui réfrangeaient la lumière en rouge. Vauquelin a formé un sang artificiel, pour la couleur, avec un phosphate de fer, fort oxydé.

L'*hématosine* est un principe particulier, insipide, colorant et capable de teindre, selon Brande et Vauquelin ; qui fournit à la distillation une huile rouge pourpre ; il se dissout dans les acides et les alcalis. L'infusion de noix de galle le précipite avec sa couleur rouge. Proust admet l'acide benzoïque dans le sang ; avec le sang desséché, brûlé, on prépare l'acide prussique pour précipiter le fer en bleu. Son *sérum* ou sa lymphe contient des carbonates, des hydro-chlorates et des phosphates de soude et de chaux avec du soufre ; elle verdit les couleurs bleues végétales. Son albumine sert pour clarifier les liquides ; elle donne par le feu, comme le *caillot*, une eau fétide, une huile empyreumatique avec du carbonate d'ammoniaque, de l'acide prussique et des gaz hydrogène carboné, sulfuré et quelquefois phosphoré, avec un charbon ferrugineux attirable à l'aimant. Les acides coagulent le sang, les

---

(1) Proust a cependant annoncé qu'il en avait obtenu en 1800. M. Lecanu paraît en avoir reconnu les élémens.

alcalis le dissolvent, les astringens en précipitent de l'oxyde de fer. Selon Berzélius, le fer fait un demi pour cent dans le principe colorant du sang; avec la chaux vive, le sang donne un badigeon solide et bien siccatif. La lymphe des hydropiques, tirée par la ponction, contient de la gélatine et de l'albumine, mais moins que dans le sérum du sang. On y trouve des phosphates et hydrochlorate de chaux et de l'hydrogène sulfuré.

1000 parties de sérum du sang tiennent, selon Berzélius:

Eau. 905,00
Albumine. 79,99
Lactate, muriate de soude, soude et matière animale. 10,26
    Le reste est la perte.

La matière colorante du sang, séparée de la fibrine et du sérum albumineux, et desséchée, a été désignée sous le nom d'*hématosine* par M. Chevreul; elle est noire, brillante, et devient de couleur briquetée, si on la pulvérise. L'eau froide la dissout, ainsi que les alcalis caustiques, les acides; mais ni l'éther ni l'alcool ne l'altèrent, non plus que les huiles fixes. M. Lecanu a examiné ses diverses propriétés. (*Journal de pharmacie*, tom. 16, p. 734 et suiv.)

La matière colorante du sang est coagulable par la chaleur, et contient du fer. Rose a confirmé l'existence de ce fer oxydé, non précipitable par les alcalis, par l'hydrosulfate d'ammoniaque, ni par l'infusion de noix de galle.

M. Barruel a prétendu reconnaître à l'odeur les sangs de divers animaux, en développant celle-ci par l'addition de l'acide sulfurique.

Du lait.

Sécrétion des mammelles des seuls animaux mammifères, formée du *caséum* ou fromage, du *sérum* ou petit-lait, qui recèle un principe extractif, d'une huile concrète ou *beurre*, du *sucre* ou sel essentiel de lait, et de quelques sels, phosphates, hydrochlorates, carbonates de potasse, de soude, de chaux, de phosphates de fer, de magnésie. Cette liqueur récrémentielle, qui sort du sang, et qui peut s'y résorber, est une sorte d'*émulsion végéto-animale*; évaporée lentement, elle s'épaissit en *frangipane*; déposée à l'air, la *créme*, qui contient le beurre, surnage. Dans la femme, le lait contient beaucoup de matière sucrée; celui des ruminans est plus caséeux; celui des solipèdes, plus séreux. Les premiers jours après l'accouchement, le lait est encore très-séreux et laxatif pour le nourisson, qu'il purge de son *méconium*, ou des premiers excrémens noirâtres; il porte le nom de *colostrum*. Le lait participe souvent des odeurs et des saveurs fortes des alimens mangés par les femelles qui allaitent ; ainsi, une nourrice qui se purge ou qui prend du mercure purge ou fait saliver son nourrisson. Les passions font aussi varier les proportions des principes du lait. Une vache, nourrie de maïs, donne un lait plus sucré et moins crêmeux (1).

Le lait, à l'aide de quelques agens, mais non pas seul, peut passer à la fermentation spiritueuse, et les Tartares tirent une eau-de-vie (*koumis*) de celui de jument ; ensuite le sérum devient acide acétique ou lactique, propre alors à blanchir les toiles, à conserver la chair fraîche, etc.

Berzélius a trouvé dans le lait de vache, privé de crême autant qu'on le peut :

Eau.	928,75
Fromage et traces de beurre. . . .	18,00
Sucre de lait.	35,00
Muriate de potasse , ...	1,70
Phosphate de potasse.	0,25
Acide lactique et acétate de potasse. }	6,00
Vestige de lactate de fer . . . . }	
Phosphates terreux	0,30
	1,000,00

Le lait de la femme tient bien moins de caséum, mais plus de sucre et de crême.

La *crême*, qui a besoin d'absorber l'oxygène pour la séparation du beurre, est composée de beurre 4,5, fromage 3,5, petit-lait 92,0, total 100,0.

Le caséum tient des phospates terreux ; il est soluble dans l'acide acétique en grand excès ; l'alcool le convertit en matière adipocireuse très-fétide.

Le lait est meilleur au printemps qu'en hiver, mais celui-ci est plus caséeux ; en automne il est plus butireux, surtout celui de brebis ; est plus riche en principes trait le matin que le soir, et dans ses dernières portions plus que dans ses premières, ou lorsque l'animal vit de fourrages plutôt que d'herbes vertes, aqueuses. L'*oxygala*, ou lait mêlé à du vinaigre, est vanté comme rafraîchissant par Galien. En Italie et dans l'Inde, on y mêle du vin et du suc de limons, en le mangeant. Les plantes ombellifères paraissent augmenter la sécrétion du lait chez les animaux. (Voyez *Précis d'expér. sur le lait*, par Parmentier et Deyeux, *Paris, an 7, in-8°.*) Nous parlerons

---

(1) M. Planche a remarqué que le lait dissout la résine de scammonée et non pas celle des autres convolvulacées.

ci-après du beurre et du sucre de lait. En faisant bouillir du lait avec des alcalis fixes, sa partie caséeuse se dissout en liquide rougeâtre, selon Boërhaave. La séparation du beurre ne peut pas se faire sans l'intermède de l'air, et l'absorption de l'oxygène dans la baratte ou bat-beurre. Le deuto-chlorure de mercure caillebotte le lait, et se combine au caséum à l'état de proto-chlorure (mercure doux, calomel). Il en est de même des hydrochlorates d'étain : le lait est leur contre-poison. En chauffant tous les jours du lait, et dissipant l'acide acétique qui s'y formerait, M. Gay-Lussac a pu le conserver pendant plusieurs mois. Deux parties de lait, une de vinaigre, chauffées, donnent un coagulum qu'on filtre ; la liqueur se couvre, un mois après, d'une croûte qui, séchée, devient transparente et mince comme la baudruche ; peut être employée à écrire, comme un papier fin.

Du mucus animal et de la chitine.

Il est plusieurs sortes de mucus : les *liquides*, le mucus des poissons, le frai des grenouilles, la bave des mollusques, comme les limaces, les huîtres, la salive, le mucus nasal, donnent par dessication, ainsi que les larmes, une substance insoluble dans l'alcool, non coagulable au feu, et que ni le tannin ni le deuto-chlorure de mercure ne précipitent, mais qui l'est par le nitrate d'argent, les acétate et suracétate de plomb. L'air l'oxyde et la rend insoluble, en forme une masse croûteuse. Cette humeur contient souvent des muriates de soude et de potasse, et quelques autres sels. On use du frai de grenouille et de la bave des limaces comme topiques rafraîchissans, le mucus des colimaçons précipite les nitrate d'argent et acétate de plomb, ne se concrète point par l'ébullition dans de l'eau, comme l'albumine. Les acides le dissolvent, ainsi que les alcalis. Evaporé à siccité et incinéré, on y trouve des phosphate et carbonate de chaux, de la silice, un peu d'oxyde de fer, etc. Les *mucus secs* forment l'épiderme, les cornes, poils, ongles, etc., des animaux.

La *chitine* est la matière cornée, dure, ou mucus endurci et diversement coloré, qui sert d'enveloppe aux insectes, ou forme leurs tégumens solides. Elle a été bien décrite par Odier. Les coraux cornés, ou cératophytes, les enveloppes des œufs des sèches, etc., paraissent être la même substance durcie même sous l'eau. Elle ne diffère pas beaucoup de la matière qui constitue les cornes, ongles, plumes, poils, écailles, etc.

Des poils, plumes, soies, ongles, épiderme, etc.

Ces matières paraissent toutes composées d'un mucus concrété et oxygéné, insoluble à l'eau, imputrescible s'il demeure sec. Elles contiennent aussi de la gélatine concrétée et un peu de soufre.

1.º Les *poils*, les cheveux, les laines, les soies du porc, le fanon de baleine, et la corne de rhinocéros (formés de poils agglutinés), l'éponge composée d'un feutre de la nature du poil, etc. Selon l'analyse de Vauquelin, les cheveux contiennent beaucoup de mucus desséché, de l'huile blanche concrète, un peu d'huile épaisse comme du bitume, d'un gris verdâtre dans les cheveux noirs, d'une couleur rouge chez les roux, d'une couleur pâle chez les blancs; des oxydes de manganèse et du fer sulfuré, de la silice, du soufre, des phosphate et carbonate de chaux.

2.° Les *plumes*, leurs barbes, le duvet, la moelle fongueuse, la portion creuse et transparente, les piquans du porc-épic, etc.

3.° Les *ongles*, becs, les écailles de poissons, de serpens, l'ongle d'élan.

4.° L'*épiderme* durci des callosités et cors, le test coriace des insectes, la poussière furfuracée, écailleuse de la peau des lépreux, celles des ailes de papillons, etc. Vauquelin a trouvé dans la peau de certains poissons, surtout des pleuronectes, beaucoup de phosphate de chaux. L'écaille des tortues de terre est du phosphate de chaux recouvert de corne. Celle des tortues de mer n'est que de corne. En général, tous les épidermes résistent beaucoup à la dissolution.

5.° La *soie* des chenilles fileuses, des araignées tapissières, et le *byssus* des coquilles bivalves, comme de la pinne-marine, sont formés par une liqueur d'apparence gommeuse, qui se durcit sur-le-champ hors de l'animal en s'oxygénant.

Toutes ces substances fournissent par le feu, par l'acide nitrique, par les alcalis caustiques, les mêmes produits animalisés, savoir : de l'ammoniaque ou de l'azote, de l'huile, de l'acide prussique, des gaz plus ou moins fétides. Les poils et plumes brûlés passent pour antihystériques (on en tire aussi de l'huile animale ou pyrozoonique, de Dippel.) L'éponge calcinée en vaisseaux clos est antiscrophuleuse et contient de l'iode. On se sert de la matière perlée de la peau de l'ablette pour imiter les perles; on tire de la soie crue distillée, une liqueur chargée de carbonate ammoniacal, fétide, employée dans les gouttes céphaliques d'Angleterre. Le test des insectes recèle une matière cérumineuse, souvent vésicatoire.

Une substance huileuse enduit la plupart de ces tégumens du corps animal; les alcalis s'en emparent; c'est ainsi qu'on opère le *décreusage* de la soie, qu'on prive les laines de leur suint (*œsype*, jadis usité en médecine, et qui a l'odeur fétide du bélier). Traitées par les alcalis caustiques, toutes ces matières donnent aussi un savon animal, qui, étant brûlé, fournit des prussiates alcalins, ou hydrocyanates.

Le *pus* et les *croûtes* qu'il forme sont une sorte de mucus albumineux, non alcalin, analogue au fromage passé et coulant; quelquefois acide, précipitable par des sels métalliques, formé par les débris des tissus animaux qui se décomposent. Plusieurs donnent de l'ammoniaque et de l'hydrogène sulfuré. L'acide chlorique, ou la seule exposition à l'air, le concrètent, le rendent insoluble à l'eau. (Voy. *Mém de* Schwilgué *sur le Pus*). Mais la sanie blanchâtre diffère de l'exudation âcre des ulcères malins ou cancéreux, ou phagédéniques, qui sont ammoniacaux et hydrosulfurés; ou de la matière putrescente des bubons et anthrax pestilentiels qui exhalent des miasmes contagieux (1). Le venin de la vipère est, selon Fontana, de nature muqueuse, ni acide, ni alcaline, mais septique; il se concrète à l'air. Les acides minéraux détruisent les qualités délétères de ces substances, surtout le nitrique et le chlore. Le mucus âcre et fétide des glandes cutanées des crapauds, celui des salamandres, celui des lézards-geckos, avec lequel les Africains enveniment leurs flèches et zagaies, sont peu connus; le premier tient une matière grasse très-amère et un acide. On sait que quelques-uns se dissolvent dans les huiles fixes. Il en est de même du mucus des zoophytes, méduses, ou du lièvre marin. *Aplysia depilans*, L. La bave de plusieurs animaux enragés est aussi venimeuse.

De quelques autres sécrétions.

Le *suc gastrique*, trouvé acide dans l'estomac des herbivores (surtout dans la caillette du veau), sans acidité chez les carnivores, fluide, aide à la digestion des alimens, n'offre à l'analyse que des produits animaux ordinaires, comme la salive. On l'emploie quelquefois en friction sur la peau, pour faire pénétrer les substances auxquelles on l'associe, comme la bile, la scille, etc. Le suc pancréatique paraît de nature analogue.

---

(1) Tous ces pus, inoculés dans les animaux vivans, y déposent, comme des fermens, leur même maladie, la gale, la petite-vérole, la vaccine, etc. Ils ne produisent aucun mal, introduits dans l'estomac; la force digestive les décompose.

Tiedemann et Gmelin (*Expér. sur la digestion*, traduction française, Paris, 1826, in-8°) ont trouvé dans les sucs gastriques des mammifères, oiseaux, reptiles, poissons, et probablement des autres animaux, les *acides acétique et hydrochlorique* qui dissolvent bien les composés organiques, la fibrine, le caséum, le gluten, etc.; aussi les alimens deviennent mous et liquides dans les intestins.

Selon ces auteurs, la *salive*, outre ses principes connus, et l'osmazôme, contient chez certains animaux du *sulfo-cyanure de potassium*, et des acétate et hydrochlorate de potasse et de soude, avec des matières azotées (1).

Les mêmes auteurs ont trouvé dans le *suc pancréatique* de l'albumine, la matière caséeuse, l'osmazôme et divers sels, outre l'acide acétique. Non identique avec la salive. Il a beaucoup de matière azotée aussi.

Les *larmes* sont composées de 0,96 d'eau, et de 0,4 de diverses matières, comme soude, phosphate et muriate de soude, phosphate calcaire et mucus.

Le *sperme* est formé, selon Vauquelin, de 900 parties d'eau, de 60 de mucus animal particulier, 10 de soude, 30 de phosphate et muriate de chaux. John y admet du soufre et une matière odorante ; Berzélius, une matière animale particulière, et tous les sels du sang. Epais d'abord, il se liquéfie à l'air ; plus soluble dans les acides que dans les alcalis. La matière qui enduit le vagin dans le coït contient de l'alcali libre.

Le *chyle* des alimens des carnivores est laiteux, inodore, insipide, tient des sels et du fer, un principe albumineux coagulable, point de gélatine ; le chyle végétal est presque transparent, coagulable aussi, et se putréfie peu, selon M. Mar-

---

(1) La *salive* est formée, selon Berzélius,

D'eau.	992,9
Matière particulière.	2,9
Mucus.	1,4
Muriates alcalins.	1,7
Lactate de soude et matière animale.	0,9
Soude pure.	0,2
	1,000,0

Vantée comme détersive des ulcères, la salive s'emploie aussi pour éteindre le mercure : elle contient du mucus.

Le tartre des dents, formée par le dépôt de la salive, est composé de

Phosphate terreux.	79,0
Mucus indécomposé.	12,5
Matière de la salive.	1,0
Matière animale soluble en l'acide muriatique.	7,5
	100,0

cet. Il y a de la soude, de la gélatine, de l'abumine, de la fibrine, du muriate de soude et phosphate de chaux, selon Emmert, dans celui du cheval. Vauquelin y a trouvé une matière grasse, et, hors celle-ci et la matière colorante, le chyle contient les autres principes du sang.

La *synovie*, sorte d'albumine exsudée par lés capsules des articulations osseuses, paraît contenir, outre l'albumine et la soude, beaucoup de phosphate de chaux qui s'ossifie dans les maladies goutteuses, et produit des ankyloses. L'humeur de l'amnios qui entoure le fœtus donne un acide *amniotique*, découvert par Buniva et Vauquelin. L'*hippomane* des cavales, si célèbre chez les anciens, pour des philtres amoureux, paraît avoir été un dépôt albumineux de cette humeur, ou une matière caséeuse. Ses vertus paraissent imaginaires.

GENRE III. DES MATÉRIAUX HUILEUX ET OU DOMINE L'HYDROGÈNE; DES CÉRUMENS ET DES SAVONULES ANIMAUX (1).

Des huiles, graisses et suifs, et de leurs élémens, la stéarine et l'élaïne.

A mesure que ces substances ont une plus grande proportion de carbone, elles sont plus concrètes : ainsi l'axonge en tient plus que l'huile, et le suif plus que l'axonge ou le beurre : nous traitons ailleurs des moyens d'obtenir purs les corps gras. Tous sont inflammables et fixes, immiscibles à l'eau, presque insolubles dans l'alcool et l'éther à froid; mais plus ou moins solubles à chaud, s'en séparent avec le refroidissement, d'un toucher onctueux, formant des savons avec les alcalis, rancissant par les acides, s'oxigénant par l'acide nitrique, donnant au feu nu de l'acide acétique mêlé d'huile pyrozoonique (qu'on appelait acide sébacique), de couleur rousse, de saveur âcre et forte, avec de l'hydrogène carbóné, mais non pas de

---

(1) Selon les recherches de M. Chevreul sur les corps gras, les acides qui s'obtiennent des graisses saponifiables par la potasse (laquelle est séparée au moyen de l'acide tartrique), sont :

Formés sans l'absorption de l'oxygène, il s'y trouve, comme l'hydrogène, en proportions moindres que pour l'eau.

1° Le stéarique
2° Le margarique
3° L'oléique } sont fixes comparativement aux suivans.
4° Le phocénique, des huiles de dauphin et cachalot.
5° Le butyrique
6° Le caproïque } obtenus du beurre.
7° Le caprique
8° L'hircique, obtenu des graisses de bouc et de mouton.

On isole des graisses, la stéarine, la margarine, } dominent dans les graisses solides.
l'oléine, dans les graisses liquides.
la phocénine, la butyrine, l'hircine, } donnent des acides odorans aux graisse.

l'azote ; ils peuvent s'emparer d'une partie de l'oxygène des oxydes métalliques, comme dans les emplâtres, et se rapprocher de la consistance résineuse. Ils dissolvent bien les résines, et s'unissent aux huiles volatiles, aux cires végétales, etc. Par la chaleur ils dissolvent aussi le soufre et le phosphore, et les font cristalliser.

La *rancidité* est d'autant plus prompte, que la matière gélatineuse ou albumineuse contenue dans ces huiles est plus disposée à s'aigrir ou se corrompre par une douce température ; c'est pourquoi le beurre non débarrassé par la liquéfaction d'une portion de *caséum*, rancit bientôt ; le sain-doux, la moelle, sont de même. Le lavage à grandes eaux, ou avec un peu d'alcali, ou avec l'alcool, enlèvent la rancidité en grande partie du beurre et des graisses, surtout si l'on purifie par la fonte ces corps gras de leurs substances gélatineuses et albumineuses ; mais celles-ci leur laissent une saveur plus douce et plus agréable. Ces huiles concrètes prennent une forme cristalline après la liquéfaction. Etant oxygénées, elles éteignent ou oxydent facilement le mercure ; sont rances et moins inflammables, contiennent de l'acide acétique.

Dans les quadrupèdes carnivores, la graisse est très-fluide, d'odeur désagréable ; chez les herbivores elle est plus concrète et plus inodore ; les ruminans forment tous du suif seulement. Les scrophuleux ont la graisse très-dure. Les scorbutiques l'ont molle. Ceux qui ont une graisse dure, qui d'ailleurs paraissent se bien porter, sont cependant menacés de scrophules. On peut tirer de l'huile de tous les poissons. Elle est très-fluide et très-hydrogénée dans le lard des cétacés. Toutes les huiles de poissons exposées à l'air déposent plus ou moins du *blanc de baleine* ou la *cétine*. Souvent extraites par cuisson et par expression, elles retiennent une grande quantité de gélatine qui les rend plus visqueuses. On les en débarrasse en les agitant avec un peu d'acide sulfurique, qui précipite en féces cette gélatine brunie. Ces huiles visqueuses conviennent pour corroyer les peaux, et pour brûler, ou pour faire des savons animaux. Elles sont plus tenaces et plus grasses que les huiles végétales. La graisse des tortues marines est verte (1).

Le *beurre* est plus abondant dans le lait des brebis, ensuite celui de vache et des autres ruminans, mais en moindre quantité dans ceux de femme, et des animaux non ruminans. Moins

______

(1) Les huiles animales de *foie de morues*, de *crabe tourlourou*, etc., servent en frictions contre les rhumatismes.

animalisé que les graisses , il se rapproche plutôt des huiles
végétales. Il tient moins d'azote que d'autres produits animaux. Combiné aux terres, le beurre se durcit. M. Chevreul
a trouvé, outre la stéarine et l'élaïne composant le beurre
ainsi que les autres corps gras, un acide qu'il nomme butyrique, un principe colorant et une substance odorante. On
colore le beurre en jaune avec divers principes colorans , tels
que la carotte et le safran.

MM. Chevreul et Braconnot ont séparé les graisses et huiles
animales en deux produits, l'un épais et gras comme du suif
(στεαρ), d'où on lui a donné le nom de *stéarine ;* l'autre liquide, coulant comme l'huile (ελαιον), d'où l'on a tiré le nom
d'*élaïne.* Plus l'une ou l'autre de ces substances prédomine
dans un corps gras, plus il le rend ou solide ou fluide. On les
sépare au moyen de papiers non gommés qui absorbent l'élaïne
et laissent à sec la stéarine.

Celle-ci est blanche, susceptible de cristalliser en étoiles
aiguillées ; solide à la température ordinaire, elle ne se
fond qu'à 38° centigr. Insoluble à l'eau, elle se dissout dans
l'alcool et l'éther chauds, en quantités variables selon les espèces, ne donne point d'ammoniaque au feu ; se combine
aux alcalis et forme des savons ; selon M. Chevreul, elle a
changé de nature alors et se trouve à l'état d'acide margarique
avec un peu d'acide oléique et de principe doux. La stéarine
s'observe dans toutes les graisses et suifs, et même dans la matière grasse des insectes (le kermès, la cochenille, etc.) et
aussi dans les huiles fixes végétales, la cire, le jaune d'œuf, etc.

L'élaïne, qui n'a pas toujours la même densité ou pesanteur spécifique, est toujours fluide à 6° + o, plus légère que
l'eau, insoluble, fade, incolore ou jaunâtre, transparente ;
l'alcool bouillant en dissout presque son poids qu'il dépose.
Combinée aux alcalis, elle forme un savon , lequel est constitué de beaucoup d'acide oléique, d'un peu d'acide margarique, saturés par l'alcali, et d'un peu de principe doux, soluble.

1° Des cires ; 2° des résines animales ; 3° des cérumens fournis par des
glandes sébacées.

1° La *cire des abeilles* paraît être formée, soit seulement
avec le miel et le sucre, selon la remarque de Huber, soit
du pollen des fleurs, travaillé dans le corps de ces insectes,
au moyen d'un acide animal ; est disposée en cellules hexagones, dont la réunion compose les gâteaux alvéolaires ou
rayons qui contiennent le miel et le couvain. Huber, de Ge-

nève, pensait qu'elle était exsudée d'entre les segmens du corps des abeilles, et formée du miel même digéré par ces insectes. La cire est de nature plus végétale qu'animale, inflammable, insoluble dans l'alcool à froid, qui la rend friable (par ce moyen, on enlève les taches de cire sur les étoffes), dissoluble dans l'alcool et dans l'éther bouillans, mais s'en précipite par le refroidissement; elle se fond à 68° therm. centigr. On sophistique la cire jaune en la faisant fondre avec de la fécule qu'on y mélange. Deux principes, la *cérine* (1) et la *myricine* constituent la cire vierge, selon John et Félix Boudet; la première, dans sa pureté, se saponifie en acide margarique avec les alcalis caustiques. La *myricine*, fusible à 65°, inaltérable par les alcalis, peu soluble dans l'alcool bouillant, se volatilise presque en entier. La *céraïne* est la portion insaponifiable de la cire. La matière colorante jaune, d'odeur agréable de cire, se détruit par l'exposition à l'air et à l'humidité; c'est ainsi qu'on blanchit la cire, ou par le moyen du chlore; l'acide nitrique la décolore aussi, mais l'attaque; les acides concentrés la brûlent; les acides nitrique, hydrochlorique, et le chlore, n'agissent que sur sa partie colorante pour la décomposer; les acides végétaux sont sans action sensible; les alcalis forment avec elle un savon qu'on nomme *encaustique*, ou *cire punique*, qui, mêlé à des couleurs, sert à enduire et peindre des boiseries d'appartemens, etc.

On purifie la cire par la liquéfaction dans l'eau bouillante; est composée de carbone 81,784, hydrogène 12,672, oxygène 5,544, selon MM. Thénard et Gay-Lussac. La cire de plusieurs végétaux (du cirier galé, du croton, etc.) sert aussi en bougies; toutes donnent, par la distillation à feu nu, de l'eau, de l'acide acétique, de l'huile empyreumatique âcre, des gaz hydrogène carboné et acide carbonique. La cire mêlée de suif s'en sépare en partie par une liquéfaction lente; le suif tombe au fond.

La *propolis* est une cire plus molle, plus brune, dont les abeilles enduisent l'intérieur des ruches; paraît amassée par ces insectes sur les bourgeons des arbres et les boutons des fleurs. Soluble dans l'alcool, la propolis se rapproche de la nature des résines, et en particulier du baume du Pérou; car elle a l'odeur de l'acide benzoïque; en contient, ainsi que du tannin. On s'en sert quelquefois en forme d'emplâtre.

2° Les *résines animales* se séparent d'ordinaire au moyen

---

(1) M. Chevreul donne aussi ce nom à une matière qu'il a séparée du liége au moyen de l'alcool.

de l'alcool. La plupart des insectes fournissent une matière analogue ; la fourmi rouge donne une résine rouge. Les *cantharides* ont présenté à M. Robiquet une huile grasse verte, non vésicante, une matière noire insoluble à l'eau, non vésicante, une matière jaune vésicante, de laquelle l'éther sépare un principe cristallin, en feuillets blancs, très-vésicant, des acides urique, acétique, des phosphates de chaux, de magnésie, etc.

La *cantharidine* de M. Robiquet s'obtient en traitant la poudre récente de cantharides par l'alcool à 34° à froid, exprimant le marc, le soumettant à de l'alcool à 40° bouillant, distillant, lavant à froid à l'alcool le résidu. Cette cantharidine est ensuite purifiée par l'éther ; reprise par l'alcool bouillant, elle se dépose par le refroidissement (1) ; elle contient par gramme,

Carbone	0,6856
Hydrogène	0,0843
Azote	0,0985
Oxygène	0,1315

L'huile jaune, fétide, âcre, qui sort des articulations des proscarabées (*meloë*), est soluble dans les huiles, et de nature résineuse comme la matière colorante des cochenilles et kermès (*coccus*), qui se dissout en partie dans l'eau. La bile, l'ambre gris, le musc, la civette, le castoréum, donnent des résines solubles dans l'alcool. L'ambre fournit l'*ambréine*.

3° Les *cérumens* sécrétés par des glandes particulières sont de plusieurs sortes. Le *musc*, en partie soluble à l'eau, refuse de s'unir aux huiles. L'alcool, en le dissolvant, altère son odeur ; les alcalis en dégagent de l'ammoniaque ; matière sèche, brune, grumeleuse, un peu savonneuse, de saveur âcre, amère. La *civette*, plus onctueuse, plus jaunâtre, d'odeur moins forte, s'unit bien aux huiles et se dissout dans l'alcool; approche de la nature de l'adipocire. Le *castoréum*, d'une couleur brune comme du sang desséché, d'une odeur désagréable, donne, par l'eau, une matière muqueuse, mêlée d'un sel cristallisable, et, par l'alcool ou l'éther, une résine âcre et amère, analogue à celle de la bile.

La *castorine* de M. Bizio, s'obtient d'une teinture alcoolique de castoréum concentrée, filtrée ; elle cristallise

---

(1) *L'authrenus museorum*, petit coléoptère qui dévore les cantharides, rend des excrémens non vésicans. La vermoulure contient peu de cantharidine. Le *mylabre de la chicorée*, ou cantharide des anciens, contient aussi de la cantharidine.

Le charançon du blé, calandre, contient de l'acide gallique, et n'est pas vésicant.

en petites aiguilles blanches; dissoluble dans les acides.

Le suint (*œsype*), jadis usité, recueilli entre les cuisses de béliers; celui des boucs, dont l'odeur est si pénétrante; enfin toutes les sécrétions des glandes des aisselles et autres lieux; le cérumen âcre, amer, résineux et inflammable du méat auditif, ont à peu près un même caractère chimique.

Du gras des cadavres, de la cétine, de la cholestérine, de l'ambréine, et des savonules animaux, bile, picromel, jaune d'œuf, etc.

Parmi ces substances, le *gras des cadavres*, que Fourcroy nommait *adipocire*, est séparé, selon M. Gay-Lussac, de la substance fibreuse par l'eau ou l'humidité, qui décompose les fibres charnues. Fourcroy et Thouret y avaient remarqué de l'ammoniaque, et le regardaient comme un savon ammoniacal avec excès de graisse. M. Chevreul y a trouvé, en outre, de la potasse et de la chaux avec beaucoup d'acide margarique combiné, et très peu d'une autre matière graisseuse, différente de cet acide qui se précipite avec un aspect nacré. On obtient ce gras imputrescible en faisant macérer des chairs ou de vieux chevaux sous l'eau. Cette matière sert à la fabrication des chandelles. Elle dissout le caoutchouc et forme de bon luts. Le cerveau est la partie du corps animal qui tourne la première au gras. Ce gras, desséché à l'air, devient transparent. Il se trouve dans les momies aussi.

Le *blanc de baleine* (*sperma ceti*), nommé *cétine* par M. Chevreul, fait partie de la graisse fluide de plusieurs cétacés, et particulièrement du cerveau des cachalots macrocéphales. Purifiée par le moyen de l'alcool bouillant, qui la dissout et la laisse précipiter à froid, elle se dépose en belles lames brillantes ou nacrées, peu odorantes, grasses au toucher, insipides, ne se fondent qu'à 44° ou 48° + o. L'éther, les huiles volatiles la dissolvent aussi. L'acide nitrique la change en graisse oxigénée; n'en forme pas un acide particulier. Saponifiée par les alcalis, la cétine offre aussi de l'acide margarique et une matière grasse modifiée.

La *cholestérine*, ainsi désignée par Pelletier, est la matière nommée adipocire par Fourcroy, et observée par lui dans les calculs biliaires de l'homme, non des autres animaux : elle en compose la presque totalité. Elle cristallise en lamelles ou écailles brillantes, blanches, inodores et insipides, qui se fondent à 37°. Insoluble à l'eau, elle donne, par la distillation, un produit huileux, non acide, ni ammoniacal; est dissoluble en partie par l'alcool bouillant. Altérée par les alcalis, elle ne se saponifie pas. L'acide nitrique la transforme en un acide particulier (selon Pelletier et Caventou). Son nom, *cholestérine*, tiré du grec, signifie *bile pétrifiée*.

La *matière cérébrale* de l'homme est formée, selon Vauquelin, d'eau 80, substance grasse blanche 14,55, matière grasse rouge 0,70, osmazône 1,12, albumine 7,00, phosphore combiné aux matières grasses 1,50, soufre, phosphate de potasse, de chaux, de magnésie, hydrochlorate de soude, etc., 5,15. Les nerfs contiennent moins de matières grasses, mais plus d'albumine que la moelle cérébrale.

L'*ambre gris* est dissoluble dans l'alcool à chaud et l'éther ou les huiles; se volatilise au feu; y donne de l'acide acétique et de l'huile empyreumatique; insoluble à l'eau, il contient une substance résineuse et de l'acide benzoïque, selon Thomson, avec de l'adipocire ou cétine. Selon M. Pelletier, l'ambre-gris, au lieu d'adipocire, est composé d'une matière analogue aux calculs biliaires humains, c'est-à-dire d'*ambréine* (qui se rapproche de la nature de la cholestérine); elle est susceptible aussi de passer à l'état acide (sous le nom d'ambréique), par l'action de l'acide nitrique (1). Des concrétions biliaires présentent des résultats analogues, selon Vogel.

Ethal, de M. Chevreul, est extrait du savon de cétine décomposé à l'aide d'un acide; paraît intermédiaire par sa composition chimique entre l'éther et l'alcool. Il ne donne aucun acide gras à la distillation.

Glycérine, ou principe doux des huiles, de Schècle, peut s'obtenir de tous les corps gras, excepté de la cétine, lorsqu'on en fait des savons, soit par les acides, soit par les oxides métalliques en combinaison emplastique. Elle se trouve dans l'eau. Cette substance liquide, incolore, inodore, est douce au goût, plus pesante que l'eau, n'est ni saponifiable, ni acidifiable, ni altérée par le ferment. L'acide nitrique la transforme en oxalique.

Parmi les *savonules animaux*, la *bile* tient le premier rang. Sa couleur est olivâtre, sa saveur très-amère, son odeur fade, devient quelquefois ambrée en se putréfiant. Le fiel se trouve dans la vésicule adhérente au foie des animaux, et, chez ceux qui manquent de vésicule, il passe dans les méats cholédoques qui se versent à l'intestin duodénum. La bile des vaisseaux du foie n'est pas encore bien formée; elle est pâle, limpide, peu amère, tandis que la bile cystique est olivâtre,

______

(1) L'*ambreine*, l'*acide ambréique* et la *cholestérine* ne diffèrent chimiquement que parce que cette dernière contient moins d'hydrogène, d'après M. Pelletier.

visqueuse, extrêmement amère, surtout chez les animaux carnivores (qui sont d'un naturel bilieux), et en été ou dans les pays chauds. Les acides la décomposent, coagulent son albumine; elle est alcaline, et verdit les couleurs bleues végétales. L'alcool en coagule aussi l'albumine, mais dissout la résine verte qu'elle contient, et une partie du picromel. La résine de bile se précipite par l'acide hydrochlorique; est très-amère, dissoluble aussi par les alcalis, et de nature sébacée. La bile de bœuf est un composé d'eau, d'albumine, de picromel, de résine, de soude, des phosphate, hydrochlorate et sulfate de soude, du phosphate de chaux, et d'un peu d'oxyde de fer, avec une matière jaune albumineuse; dans celle de l'homme, il y a de l'albumine. Le *picromel*, ainsi nommé par Thénard, est visqueux, comme la térébentine, d'odeur nauséabonde, soluble à l'eau et à l'alcool, d'une saveur amère et douce; il sert de dissolvant à la résine et à l'albumine jaune. Suivant Thomson, il se rapproche de la nature de la sarcocolline, et il est formé de carbone 54,53, d'hydrogène 1,82, et d'oxygène 43,65, ou carbone 5 atomes, hydrogène 1 atome, oxygène 5 atomes. Berzélius n'a trouvé dans la bile que les principes suivans :

Eau.	907,4
Matière particulière	80,0
Mucus de la vésicule du fiel.	3,0
Alcalis et sels communs à tous les fluides des sécrétions.	9,6
	1,000,0

Tiedemann et Gmelin admettent dans la bile, outre les matières connues, probablement la matière salivaire, de l'osmazôme, du caséum et beaucoup de sels.

Le picromel existe dans la bile humaine, selon Chevalier, et a été rencontré dans des calculs biliaires humains. On obtient le picromel en le précipitant par le sous-acétate de plomb; on précipite le plomb au moyen de l'hydrogène sulfuré. Le foie de bœuf, analysé par M. Braconnot, lui a paru composé d'à peu près 19 parties de tissu vasculaire et de membranes, et de 81 de parenchyme. Il y a dans celui-ci, eau 68,64, albumine sèche 20,19, matière peu azotée soluble à l'eau 6,07, huile phosphorée, soluble à l'alcool, analogue à celle du cerveau 3,89, des hydrochlorate de potasse, phosphate de chaux, un sel acidule uni à la potasse, un peu de sang, etc. Par sa qualité savonneuse, la bile peut enlever les taches de graisse. Épaissi par évaporation au bain marie, le *fiel de bœuf* forme un extrait usité comme stomachique, tonique et vermifuge. On emploie en peinture la pierre-de-fiel ou le fiel épaissi, surtout celui de la carpe. Dans les bestiaux qui vivent long-temps de fourrages secs, il se forme des concrétions biliaires ou *calculs*, sorte de *bézoards*. (*Voy.* ci-après à l'article des *Calculs*.)

Nous rangeons le *jaune d'œuf* parmi les savonules animaux. Il contient une albumine unie à une huile grasse, et de la stéarine, de la cholestérine, avec une sorte de mucilage. Il se délaie également bien dans l'eau et dans l'huile, et les rend miscibles ; par son moyen, on divise les térébentines, les résines, le camphre, les huiles volatiles dans les digestifs, les loochs jaunes, etc. ; délayé dans l'eau, le jaune d'œuf forme le *lait de poule*. Le jaune contient, outre l'eau, l'huile et la matière albumineuse qui la retient, des traces d'acide phosphorique, une matière rouge différente des graisses, et de la gélatine. Il y a du soufre et un peu de soude dans cette partie de l'œuf, de là vient qu'elle noircit l'argent, et exhale de l'hydrogène sulfuré par la putréfaction. L'alcool sépare l'albumine de l'huile dans le jaune d'œuf.

GENRE IV. DES PRINCIPES SACCHARINS OU ACIDIFIABLES DES ANIMAUX.

Du miel.

Bien que le miel paraisse un résultat immédiat de la végétation ; qu'il existe dans les nectaires des fleurs ; qu'il exsude des feuilles de plusieurs arbres par la chaleur, comme le miellat, la manne, etc., et que beaucoup de sèves sucrées présentent une matière analogue, cependant il offre un caractère particulier, celui d'être uni à un acide, et élaboré dans le corps des abeilles, qui lui donnent un mucilage animalisé. On sait que les abeilles font de la cire avec du miel pur en aliment, et non pas du miel avec de la cire qui semble être un produit secondaire. Le miel est mêlé plus ou moins à la cire, surtout celui des alvéoles qui avoisinent le couvain. On peut le considérer comme une substance sucrée, combinée avec les acides acétique et formique de l'abeille (car elle donne aussi ces acides à la distillation) ; un mucilage animalisé et de la cire. Cavezzali a remarqué qu'en saturant par la chaux ces acides, et en débarrassant le miel par des clarifications ou par l'alcool de ces diverses substances, on en extrayait du sucre cristallisable. Proust a trouvé dans le miel deux sortes de sucre, l'un liquide incristallisable, l'autre cristallisable, analogue au sucre de raisin. Quand le miel est débarrassé de sa matière purgative, il devient plus agréable. L'acide nitrique le change en oxalique ; tandis que la manne, traitée par le même réactif, offre de l'acide mucique. Distillé à feu nu, il

produit, outre l'acide acétique, une huile et une sorte de caramel. Il peut garantir les chairs de la putréfaction. C'est pourquoi les Bédas de Ceylan mangent des chairs confites au miel.
Les semences peuvent aussi se garder dans le miel. Celui
du Cotentin et de plusieurs lieux de Normandie, contient
beaucoup de pollen du sarrasin (*polygonum fagopyrum*,
L.), qui lui communique une saveur peu agréable et l'empêche de se clarifier. Le miel de Narbonne est le plus beau,
le plus limpide, le plus aromatique ; le Gatinois se clarifie
bien ; est le meilleur pour l'usage ordinaire, après celui de
Narbonne ; les autres sont de qualités inférieures et usités pour
la fabrication du pain d'épice commun, etc. Le miel, décou-
lant naturellement des rayons, est *vierge* et limpide ; il dépose des cristaux grenus de sucre, sorte de candi. Son exposition à l'air y contribue. En faisant bouillir le miel dans
de l'eau, il jette beaucoup d'écume qui contient de la cire.
Plus l'ébullition se prolonge, plus le miel noircit ; son mucoso-
sucré s'oxyde, se caramélise. Le liquide, alors moins sucré,
devient un peu amer. En vieillissant, le miel est moins sucré.
Sa fermentation à 15° Réaumur avec l'eau, forme l'hydromel
vineux. Mêlés à de la farine, les vieux miels reprennent de la
consistance et de la blancheur ; mais cette sophistication se
reconnaît par la liquéfaction dans l'eau, car la farine se
précipite avec l'eau chaude, et il se forme de la colle. L'iode
décèle, par la couleur bleue, la présence de la fécule amylacée, qui, étant terréfiée, devient soluble à l'eau froide. On
sépare, selon M. Guilbert (*Annal. chim.*, tom. LXXXII,
p. 109), du miel commun délayé avec peu d'eau, et filtré,
une pâte épaisse sur le filtre ; l'alcool enlève à cette pâte un
principe colorant jaune : elle reste alors farineuse ; c'est un principe soluble à l'eau et à l'alcool, et purgatif à la dose de 2 gros.

En ajoutant de la poudre de charbon animal et de la chaux
pure ou celle d'écailles d'huîtres aux miels qu'on despume, on
leur enlève une grande partie de leur saveur particulière,
selon Brugnatelli : on doit ensuite clarifier aux blancs d'œufs.
Le miel des pays de montagnes est plus odorant, à cause des
herbes aromatiques : tel était celui du mont Hymette chez les
Athéniens. Celui de quelques contrées de la Colchide (Min-
grélie), recueilli sur des plantes vénéneuses, est stupéfiant.
Celui d'Espagne sent souvent le romarin, la fleur d'orange
ou les stéchas et d'autres labiées. On dit que les liquoristes de
Zara font leurs marasquins avec du miel de l'Ukraine, modifié
par une forte gelée, ensuite fermenté : on en tire un bon alcool.

Les pucerons (*aphides*) exsudent une sorte de liqueur

mieillée qu'ils pompent sans doute sur les plantes où ils vivent, comme dans les galles de l'orme, les baisonges de la sauge en Orient, etc. Les fourmis et d'autres insectes viennent sucer cette sorte de miellat.

Tous les miels sont pectoraux, laxatifs, détersifs : surtout les blancs, qui sont les meilleurs.

Du sucre de lait, et du sucre des diabétiques.

Lorsqu'on laisse déposer une grande quantité de petit lait, il se cristallise sur les parois des vases un sel saccharin, blanc, groupé en parallélipipèdes réguliers, terminés par des pyramides à quatre faces. Insoluble dans l'alcool et l'éther, il se dissout dans sept parties d'eau; contient une matière animale que ne présente pas le sucre ordinaire. Il est composé, selon MM. Thénard et Gay-Lussac, de carbone 39, et de 61 d'oxygène et d'hydrogène, dans la proportion pour l'eau. Quand on le mêle à de la cassonade pour la falsifier, il est aisé de l'y reconnaître par sa moindre solubilité à l'eau, ou à l'eau-de-vie. Il donne au feu du caramel, et une huile empyreumatique qui a l'odeur du benjoin. Traité par l'acide nitrique, il se précipite en poudre blanche acide, qu'on a nommée *saclactique*, ou du sucre de lait, le même que l'acide mucique, et se trouve mêlé à de l'acide oxalique également formé. Le sucre de lait paraît un sucre ébauché, peu sapide, mais que l'acide sulfurique rapproche de celui de la cassonade; il est décomposable par la potasse pure, en eau, en acide carbonique et acide acétique, avec une matière brunâtre. On s'en peut servir pour faire du petit lait factice; il passe pour rafraîchissant, laxatif. Le lait de femme contient plus de ce sucre que les autret laits. Il ne peut point passer seul à la fermentation alcoolique.

Willis a remarqué le premier, ensuite Méad, Cruikshanks et Rollo, que l'urine des personnes attaquées du diabète (maladie dans laquelle on urine encore plus qu'on ne boit, et le corps tombe en consomption)(1), contenait une sorte de miel; on l'évalue à $\frac{83}{1000}$ au moins. Il est jaunâtre, et, selon M. Thénard, de nature saccharine. On présume qu'il provient des substances alimentaires, et quand le malade se nourrit de chair seulement, sa quantité diminue et disparaît. John a trouvé, outre le sucre ou miel, de la gomme animale, de l'urate de potasse, des phosphates de potasse et de soude, de

(1) Il y a aussi un diabète dans lequel l'urine est insipide et très-limpide; mais il est plus rare : Arétée l'a décrit.

magnésie et de fer, des hydrochlorates de soude et d'ammoniaque dans ces urines. Le sucre diabétique peut être séparé en petits grains cristallins très-blancs, au moyen de l'alcool. L'urine des diabétiques ne contient pas d'urée.

Le picromel, l'osmazôme, la chair rissolée, dont la saveur approche de celle du caramel, paraissent contenir aussi des élémens saccharins.

De l'urée.

Matière jaunâtre, grenue, tenace, attirant l'humidité, d'une odeur fétide, urineuse, d'une saveur âcre, désagréable, piquante, nitreuse, ammoniacale, tirée de l'extrait d'urine, en lames micacées, incolores, brillantes; formée d'oxygène 28, azote 32, carbone 14, hydrogène 11. Elle est soluble dans l'eau à laquelle elle communique l'odeur et la saveur de l'urine. L'acide nitrique la fait d'abord cristalliser en lamelles rayonnantes, ensuite il la change en acide urique. Elle donne par fermentation de l'acide acétique. Le feu la fond; il s'en exhale de l'acide urique, une huile empyreumatique et des gaz (carbonate d'ammoniaque, hydrogène carburé, acide prussique.) Entrevue par Rouelle cadet, en 1773, découverte en 1799, par Vauquelin et Fourcroy. Employée comme diurétique par quelques médecins; son acide entre dans les calculs et concrétions urinaires. L'urée contient plus d'azote que les autres matières animales, rend l'urine putrescible; elle change la cristallisation cubique de l'hydrochlorate de soude, en un octaèdre, et l'octaèdre de l'hydrochlorate d'ammoniaque, en cube. L'acide nitrique faible forme avec elle une sorte de combinaison cristalline qui, distillée, détonne, parce qu'il se forme du nitrate d'ammoniaque. Les alcalis ne la décomposant qu'à chaud, en dégagent de l'ammoniaque. Le chlore la précipite aussi en flocons semblables à une huile concrétée, et il se dégage de l'azote, de l'acide carbonique, etc. MM. Dumas, et Prévôt de Genève, ayant ôté les reins à un un chien, ont trouvé de l'urée formée dans le sang de cet animal; d'où il suivrait que l'action des reins se bornerait à secréter cette matière.

Préparation de l'urée.

On prend de l'urine humaine récente, qu'on fait évaporer en consistance de sirop clair. On laisse déposer les *sels microcosmiques*. On décante le liquide, on le concentre encore légèrement. Étant refroidi, on y verse environ deux tiers de son volume d'acide nitrique du commerce. Il se dépose beaucoup de matière cristalline de forme micacée, confuse, qui est du *nitrate acide d'urée*. On laisse égoutter cette matière ; l'eau mère restante, rousse et très-acide, contient sans doute encore de l'urée, mais qu'il serait long et dispendieux d'en retirer.

Ce nitrate d'urée acide, est exprimé, traité par l'eau distillée qui laisse le mucus et la plus grande partie du phosphate calcaire qu'il contenait. On concentre au bain marie, en sirop, le liquide ; on y projette du carbonate de potasse en poudre, jusqu'à neutralisation. Alors on évapore à siccité au bain marie. Le résidu pulvérisé est jeté dans de l'alcool à 40° qui dissout l'urée. On sépare ensuite ce menstrue par distillation : l'urée cristallise ; on la purifiera au moyen du charbon animal. On l'obtiendra en aiguilles soyeuses blanches, prismatiques, très-solubles dans de l'eau, comme dans l'alcool et l'éther. Sa saveur est fraîche : elle brûle sur les charbons sans laisser de résidu, et en répandant une vapeur ammoniacale. Souvent l'action de l'acide nitrique et de la potasse font que l'urée contient du nitre.

M. Henry fils obtient l'urée en versant d'abord un léger excès de sous-acétate de plomb dans de l'urine fraiche. Il se forme un dépôt composé de plusieurs sels et de mucus animal. On décante la liqueur, on y mêle de l'acide sulfurique. Après avoir séparé le précipité blanc, on concentre rapidement le liquide, on y mêle du charbon animal pendant l'ébullition. Réduit en sirop clair, on passe à travers une toile serrée, on évapore ensuite au tiers du volume. La liqueur refroidie se prend en une masse jaunâtre en aiguilles. C'est de l'urée avec quelques sels. On égoutte les cristaux. On traite les eaux mères de la même manière. Les cristaux réunis sont traités par une légère solution de carbonate de soude afin de les débarrasser de l'acétate calcaire qu'ils retiennent. Enfin, on met en digestion l'urée dans l'alcool à 40°. On retire celui-ci par la distillation, l'urée s'obtient aisément pure.

Elle peut se décomposer spontanément, lorsqu'elle reste dissoute dans l'eau, en donnant du carbonate d'ammoniaque.

GENRE V. DES PRODUITS D'EXCRÉTIONS ; DES SELS, DES ACIDES ANIMAUX, DES CALCULS ET BÉZOARDS.

De l'urine, de l'humeur de la transpiration, des excrémens solides, et de quelques autres produits.

L'*urine*, que les médecins ont beaucoup examinée, ainsi que les chimistes, sécrétée du sang dans les reins, versée par les urétères dans la vessie, est un liquide variable dans l'état de santé et de maladie. L'urine sucrée d'une femme diabé-

tique a donné un sucre analogue à celui de raisin. Point
d'urée, même lorsqu'on en fait avaler en pilules. Le sang de
cette femme ne tient pas de sucre. L'urine blanche des hystériques contient de l'acide rosacique, d'après Vauquelin. Sa
base est l'urée, avec une matière animale analogue à la gélatine. On rencontre dans l'urine de l'homme, des phosphates
de chaux (formant un sédiment blanc), de soude, d'ammoniaque et de magnésie (sel perlé), des hydrochlorates de
soude et d'ammoniaque, enfin des acides phosphorique,
acétique, urique et benzoïque libre. Chez les goutteux, la proportion de l'acide phosphorique et du phosphate de chaux
avec les acides urique et rosacique augmente beaucoup après
les accès, non pendant leur durée; mais l'urine des herbivores ne donne point de cet acide libre; elle contient, au
contraire, de l'acide benzoïque en notable quantité, et
l'eau distillée d'urine de vache, usitée dans la toilette sous
le nom d'*eau de mille-fleurs*, en a l'odeur. Il en est de
même de l'urine des enfans, qui est peu colorée; mais les
adultes qui usent de beaucoup d'alimens animaux, et les carnivores, n'en ont pas dans leurs urines (1). L'*acide urique* se
dépose dans celle des fiévreux, des goutteux, des vieillards,
en sédiment briqueté, jaune rougeâtre, et ensuite il se forme
de l'urate d'ammoniaque; il est la base des graviers des reins
et de la vessie. Il n'existe pas dans l'urine des herbivores, qui
tient plutôt du carbonate calcaire. Mais il abonde dans celle
des carnivores. L'urine crue, au sortir des repas, paraît sécrétée aussi par la membrane séreuse de la vessie. Telle est
peut-être aussi l'urine des hystériques et des individus nerveux. Lorsque la bile reflue dans les humeurs, chez les icté-
riques, l'urine très-jaune, teint le linge. La betterave, les
figues d'Inde, mangées en abondance (2), colorent l'urine
en rouge; les asperges, la térébenthine lui communiquent
des odeurs peu agréables. La rhubarbe, prise à l'intérieur,
la teint en jaune. Chez les carnivores, l'urine devient promptement ammoniacale; de là vient que celle des chats peut al-

---

(1) Celle des chats est corrosive; elle fournit beaucoup d'ammoniaque capable d'effacer l'encre d'imprimeur. Les larmes donnent aussi du muriate, du
phosphate de soude, comme le mucus nasal.
(2) Urina *rubra* ab opuntiâ, *lutea* à rhabarbaro, *nigra* à seminibus levis-
tici, dit Linné.
Le *bleu* de quelques urines (*bleues*) est dû, selon M. Braconnot, à la *cya-
nourine*, substance particulière; mais plutôt à la présence de l'hydroferro-
cyanate de potasse. Déjà Fourcroy avait signalé l'existence de ce sel dans le
sang; il existe aussi dans certains crachats et certaines sueurs bleues, d'a-
près MM. Reisel, Doxe, etc. De même, M. Cantu observa du prussiate de
fer dans une urine bleue.

térer la couleur de l'encre d'imprimerie. Lorsque celle de l'homme se putréfie, elle exhale de l'ammoniaque ; s'emploie par les teinturiers pour tourner en bleu les teintures de plusieurs végétaux, la maurelle dont on fait le tournesol, la parelle et l'orseille ou licheno, et pour des bains d'apprêt. Les sels microcosmiques (carbonate, phosphate et hydrochlorate de soude) servent de flux ou fondans pour les métaux. Brandt et Künckel ont, les premiers, découvert le phosphore qu'ils tiraient de l'urine.

Selon Berzélius, l'urine contient, sur 1,000 parties :

Eau.	933,00
Urée.	30,10
Sulfate de potasse.	3,71
— de soude.	3,16
Phosphate de soude.	2,94
Muriate de soude.	4,45
Phosphate d'ammoniaque.	1,65
Muriate d'ammoniaque.	1,50
Acide lactique libre.	
Lactate d'ammoniaque.	
Matière animale compagne des lactates, soluble en alcool.	17,14
Matière animale insoluble à l'alcool.	
Urée non séparable de la matière précédente.	
Phosphates terreux, et traces de chaux.	1,00
Acide urique libre.	1,00
Mucus de la vessie.	0,32
Silice.	0,03
	1,000,000

D'après le même chimiste, les acides de l'urine, soit combinés, soit libres, sont le sulfurique, le muriatique, le phosphorique, le fluorique, l'urique, le lactique, et, parfois, le benzoïque. L'urine doit son acidité aux acides lactique et urique. Le premier tient en dissolution les phosphates terreux. Les dépôts contiennent en outre des urates acides d'ammoniaque et de soude qui sont aussi la base des concrétions goutteuses des articulations.

Le *fluide des membranes séreuses* est composé :

D'eau.	988,30
Albumine.	1,66
Muriate de potasse et de soude.	7,09
Lactate de soude et matière animale.	2,32
Matière animale soluble en l'eau, et phosphate de soude.	0,35
	1,000,00

Le *mucus du nez* est composé :

D'eau.	933,7
Mucus.	53,3
Muriate de potasse et de soude.	5,6
Lactate de soude et substance animale.	3,0
Soude.	0,9
Albumine et matière animale soluble à l'eau seulement, et phosphate de soude.	3,5
	1,000,0

7

L'humeur de la transpiration paraît de la même nature que l'urine, et, plus elle augmente, plus l'urine diminue, comme dans les pays et les temps chauds. On y trouve à-peu-près les mêmes sels; ainsi la sueur du cou des chevaux contient du phosphate et de l'urate calcaires; la sueur des articulations des arthritiques contient des acides phosphorique, urique et même acétique libres, avec des phosphate et urate de chaux et de soude. Il en est de même des concrétions qui se forment dans ces articulations par la goutte.

Les *excrémens solides* ont été quelquefois vantés comme puissans maturatifs, sur les furoncles et les bubons. Les alchimistes ont beaucoup travaillé sur la matière fécale, et Homberg a trouvé par elle le pyrophore (sulfure carburé d'alumine, inflammable à l'air humide). Il paraît qu'elle contient encore des substances nutritives, puisque les cochons et d'autres animaux la mangent. Elle est aussi mêlée à la résine de la bile, et peut-être au picromel. Berzélius y a trouvé 73 d'eau, 0,9 de bile, 0,9 d'albumine, 2,7 de matière extractive, 1,2 de sels, 7,0 de résidu fibreux, 14,0 de substance animale particulière, insoluble. Il y a de la soude carbonatée, des hydrochlorate, sulfate, phosphate de chaux, du soufre, un acide, etc. (1). Chez les carnivores, elle est très-fétide et putrescible; dans les herbivores, elle l'est moins et sert d'engrais. L'*album græcum* du chien contient beaucoup de phosphate calcaire des os qu'il a rongés. La fiente des oiseaux en donne aussi, et présente beaucoup d'acide urique, car elle est mêlée à leur urine. La poule donne plus de phosphate de chaux qu'elle n'en avale; c'est pourquoi sa fiente est peu propre à servir d'engrais. Celle des grives et d'autres oiseaux granivores n'est pas dédaignée dans les repas, ainsi que la fiente huileuse de certains oiseaux marins dans les Indes (des hirondelles de mer). Les excrémens de quelques rats sentent le musc, et s'emploient dans des parfums. Il en est de même de ceux de crocodiles, de lézards, de serpens, qui servent de cosmétiques en Egypte et en d'autres pays. On sait que les Arabes ont, les premiers, extrait le sel ammoniac (hydrochlorate) de la fumée des excrémens ou bouses de chameaux, qui leur servent de combustible. On connaît la *gadoue* tirée des fosses d'aisance, et qui, desséchée en *poudrette*, sert d'engrais. Les paysans italiens qui vivent de sorgho ou millet, renden ides excrémens rouges. Les excrémens des papillons paraissent contenir de l'acide urique.

____

(1) Thaer et Einhoff ont analysé la matière fécale; ils disent qu'elle a une saveur douceâtre, un peu amère. Le *gouano* des oiseaux est de l'urate de chaux surtout.

La *laite de carpe* et les œufs d'autres poissons contiennent du phosphore et un corps gras, en état de combinaison. Il est certain qu'il en existe aussi dans la moelle épinière, la pulpe cérébrale et nerveuse, avec de l'albumine et une matière grasse.

1º Des sels et concrétions calculeuses; 2º des bézoards; 3º des acides animaux.

1º Les *calculs urinaires*, d'abord analysés par Fourcroy et Vauquelin, contiennent différens sels et en diverses proportions, outre l'urée, qui est presque dans tous. Les uns se composent presque seuls d'acide urique, d'urée et d'urate d'ammoniaque; tels sont les graviers des reins, rouges comme la brique pilée. Ils descendent dans la vessie, où souvent, ils deviennent le noyau de plus grosses pierres; eux seuls sont dissolubles par les lithontriptiques alcalins. Les caluls muraux. ou mamelonnés comme les mûres, sont de l'oxalate de chaux. Ces pierres causent, par leurs aspérités, les plus grandes douleurs. Leur couleur est brune; elles sont très-dures et se décomposent difficilement. Les calculs de phosphate ammoniaco-magnésien (matière perlée) sont poreux, légers, friables et blancs comme la craie. D'autres sont du phosphate de chaux, mêlé par couches avec le sel triple précédent. Il en est qui contiennent de l'urate d'ammoniaque avec le phosphate de chaux par couches, soit séparées, soit mélangées. D'autres sont de l'oxalate de chaux et de l'acide urique; d'autres enfin réunissent plus ou moins de ces différens sels. Quelques-uns contiennent même un peu de silice. Les calculs urinaires des herbivores contiennent des carbonates calcaires; ceux des carnivores, des phosphates de chaux. Wollaston a trouvé des calculs composés d'une matière qu'il appelle oxyde cystique. Ils sont en cristaux confus, jaunâtres demi-transparens, insipides; distillés, ils donnent une huile fétide et des produits animalisés; sont solubles dans l'acide hydrochlorique, nitrique, sulfurique, phosphorique, etc.; présentent alors des cristaux en aiguilles divergentes; paraissent être une substance moins oxigénée que l'acide urique. Une matière animale glutineuse forme le lien de ces molécules pierreuses (1); aussi les peuples méridionaux, qui boivent beaucoup d'eau et d'infusions aqueuses, sont les moins exposés à ces calculs et aux maladies arthritiques.

Les concrétions goutteuses sont surtout de l'urate de soude, de l'urate de chaux et de l'hydrochlorate de soude, etc.

---

(1) L'eau de chaux favorise la solubilité de l'acide urique, ainsi que les alcalis.

Le *phosphate calcaire*, ou sursaturé d'acide, ou avec excès de chaux, est le sel le plus abondant de l'économie animale (1). Plus il abonde dans les tissus gélatineux où il se dépose, plus il les rend durs. Il forme la charpente osseuse de tous les animaux vertébrés. Celui des dents, surtout de leur émail ou partie corticale, est extrêmement dense et dur ; peu abondant dans le squelette des poissons cartilagineux, il le laisse mou et flexible. Les os des animaux âgés en contiennent plus que ceux des jeunes ; c'est pourquoi ils sont plus fragiles. Le bois ou corne de cerf, l'ivoire contiennent de ce phosphate calcaire, comme de véritables os. Si l'on mêle de la garance aux alimens des animaux, elle colore ce sel terreux en rouge, et l'on aperçoit que l'os s'accroît par couches. On fait des dents artificielles avec l'ivoire et surtout avec les défenses de la vache marine (*trichechus*). L'ivoire brûlé en vaisseaux clos, ou charboné, ensuite porphyrisé, donne un beau noir velouté à la peinture. On blanchit tous les os par l'eau de chaux. La coquille d'œufs, le test des crustacés, donnent plus de carbonate que de phosphate de chaux.

Les substances osseuses des animaux sans vertèbres sont presque toutes de carbonate de chaux dans une gélatine animale ; ainsi l'os des sèches, les coquilles d'huîtres et d'autres bivalves ou univalves ; la nacre et les perles, la coralline et les coraux ne présentent rien autre. Il y a cependant du phosphate dans le carbonate calcaire des concrétions dites yeux d'écrevisses, ainsi que dans leur test ou coque. Les concrétions salivaires de plusieurs animaux contiennent du carbonate de chaux, de l'hydrochlorate de soude et du phosphate de chaux, avec de l'albumine et du mucus. M. Lassaigne a rencontré aussi de la cholestérine dans une concrétion du cerveau d'un cheval. Il y a de l'oxalate de chaux dans l'hippomane de l'allantoïde de la vache.

2° La plupart des *bézoards* sont des calculs ou biliaires, ou intestinaux. Ceux-ci, nommés d'ordinaire *occidentaux* et moins estimés, sont des phosphates de chaux, d'ammoniaque et de magnésie. On en trouve de très-gros dans les chevaux, les éléphans, les rhinocéros, etc. On n'a guère employé que ceux du chamois ou ysard des Alpes (*antilope rupicapra*, L.), ou du bouquetin (*capra ibex*, L.). Le sanglier, le mulet, la vigogne (*camelus vicuna*, L.), le caïman ou crocodile d'A-

-----

(1) Les os contiennent aussi de la magnésie, selon Berzélius ; ce que nient Fourcroy, Vauquelin, Hildebrandt, etc. On y trouve, en outre, des oxydes de fer et de manganèse. M. Morichini a, le premier, trouvé du fluate de chaux dans l'émail des dents ; ce qui a été confirmé par M. Gay-Lussac.

mérique (*crocod. caïman*, Daudin), le bœuf, le chien, le castor, presque tous les antilopes ou gazelles, les chèvres, le singe douc, etc., en fournissent; ils contiennent aussi une matière animalisée verdâtre, et sont formés par couches feuilletées, concentriques, sans stries cristallines dans leur fracture. Ils paraissent contenir aussi de la cholestérine. On les imite avec les coquilles d'huîtres ou des yeux d'écrevisses pulvérisés dans une eau gommée, avec un peu d'ambre gris ou de musc. Ces boulettes séchées, se distinguent des vrais bézoards par leur défaut de couches intérieures; elles ne forment pas une trace olivâtre sur du papier enduit de craie; n'ont pas à l'intérieur un noyau ou quelque matière végétale; on les nomme *pierre de Goa*, ou de *Malacca*. Elles font effervescence avec les acides; n'ont pas l'odeur et la saveur urineuse, et ne colorent point en vert la salive comme les vrais bézoards.

Les *bézoards orientaux*, les plus estimés jadis, sont d'ordinaire des concrétions biliaires contenant de la cholestérine et étant de couleur olivâtre, quelquefois musqués (car la bile développe souvent l'odeur du musc), composés d'une matière ligneuse (1), soit avec la matière jaune de la bile, soit avec les carbonate ou phosphate de chaux ou de magnésie. Celui du porc-épic (*piedra del porco* des Portugais), vanté en amulette contre la contagion, est musqué et résineux. La gazelle, l'antilope des Indes (*antilope cervicapra*, L.), la chèvre sauvage (*capra ægragus*, L.), la plupart des ruminans à cornes creuses, et dont la chair est musquée, fournissent les meilleurs bézoards. Leurs *égagropiles* sont des boules de poil feutré, avalé. On nomme *bézoard animal* le foie de vipère desséché.

3° Les acides animaux sont, outre le *phosphorique*, l'*acétique* (donné par les fourmis, la chenille de la soie, les meloë ou proscarabées, les sauterelles, les punaises, l'abeille, etc., ou produits par un grand nombre de décompositions animales); l'acide *malique*, mêlé souvent au précédent; l'acide *prussique* ou hydrocyanique, formé par la combustion; le *mucique*, par l'oxygénation du sucre de lait, etc. (*Voyez* Lait). Ce qu'on nommait acides *formique*, *bombique*, n'est que celui du vinaigre mêlé à des substances animalisées, de même que le *pyrozoonique* uni à une huile empyreumatique.

____

(1) Berthollet, *Mém. Soc. d'Arcueil*, tom. II, pag. 448 et suiv. Mais il y a d'autres bézoards examinés par Fourcroy et Vauquelin. *Annal. Muséum d'hist. nat.*, tom. IV, qui sont des concrétions intestinales, contenant une résine verte analogue à celle de la bile.

L'acide *urique* (lithique) appartient exclusivement aux animaux, constitue toute la partie blanche de l'urine des oiseaux, a été reconnu d'abord par Schèele, en 1776, est peu soluble; forme des sels neutres solubles avec les alcalis. Est composé, selon Bérard, d'azote 39, oxygène 19, carbone 33,6, hydrogène 8,3. On le reconnaît à ses cristaux en paillettes, ou plutôt il présente une poudre blanche, peu soluble à l'eau, insoluble à l'alcool; décomposé par le chlore; contient 2 parties de carbone sur 1 d'azote; se sublime au feu; devient d'un rouge de pourpre par l'acide nitrique.

L'*acide rosacique*, mêlé à l'urique et au phosphate de chaux, se trouve en poudre rouge dans les urines des goutteux et des fiévreux; se transforme en acide urique par le nitrique, tandis que l'acide nitrique, agissant sur l'acide urique, transforme celui-ci en acide purpurique capable de servir en peinture.

L'*acide purpurique* est produit, selon le docteur Prout, par l'action de l'acide nitrique, ou du chlore, ou de l'iode sur l'acide urique, forme avec les alcalis des sels d'un beau pourpre. Il est composé, selon cet auteur, d'hydrogène 4,54, carbone 27,27, oxygène 36,36, azote 31,81.

L'*acide amniotique*, observé dans les eaux de l'amnios par Vauquelin et Buniva, s'en sépare en aiguilles jaunes qu'on purifie au moyen de l'alcool; est peu soluble à l'eau froide, mais plus à l'eau chaude et à l'alcool bouillant; forme des combinaisons salines.

L'*acide allantoïque* de Lassaigne (le même que l'*amniotique* de Vauquelin et Buniva) vient de l'urine du fœtus.

L'*acide formique*, ou des fourmis, selon Gehlen, est un acide particulier qui donne des sels transparens avec la baryte, des sels cristallins en prismes hexaèdres avec le cuivre deutoxidé. Distillé avec l'alcool, comme dans l'alcool de magnanimité, il montre beaucoup d'analogie avec l'acide acétique. C'est pourquoi on l'a regardé comme cet acide, modifié par quelque matière animale. Le formiate de cuivre est plus soluble à l'eau que l'acétate.

Tous les acides animaux précédens, en y comprenant le cyanogène ou l'acide hydrocyanique, sont azotés. (Nous parlerons ailleurs de ce dernier et de l'acide phosphorique, qui méritent des articles plus étendus).

Les acides animaux qui suivent ne contiennent nullement de l'azote dans leur composition, et, sous ce rapport, ils sont comparables aux acides des végétaux.

L'*acide sébacique* diffère du pyrozoonique qui n'est qu'une combinaison d'acide acétique et de matière animale huileuse;

le premier se retire de l'axonge ou du suif distillé à la cornue. Le produit, lavé à l'eau bouillante et décanté, la liqueur du lavage contient l'acide sébacique qu'on précipite en y versant de l'acétate de plomb; il se dépose un sébate de ce métal; on sépare celui-ci par l'acide sulfurique qui dégage l'acide sébacique; il cristallise en aiguilles blanches; soluble à l'alcool aussi, il est acidule, plus pesant que l'eau; se combine aux huiles; précipite en sels blancs les dissolutions de plomb, de mercure et d'argent.

L'acide *lactique*, découvert par Schèele dans le petit-lait aigri, se remarque aussi dans la plupart des fluides animaux excrétés, selon Berzélius; est incristallisable, peu sapide, soluble à l'eau et à l'alcool, forme des sels alcalins et terreux déliquescens. Est fort analogue à l'acide *zumique* ou nancéique; selon quelques chimistes, c'est de l'acide acétique modifié par une matière animale.

L'acide *butyrique* du beurre, observé par M. Chevreul, donne avec l'eau un hydrate jaune qui a l'apparence des huiles volatiles; forme avec l'alcool un composé éthéré d'odeur de pommes de reinette; compose des butyrates odorans avec les oxydes des métaux. Donne au feu un acide pyro-butyrique, etc.

L'acide *cholestérique*, obtenu par Pelletier et Caventou, de la cholestérine traitée par l'acide nitrique. On lave la masse par l'alcool bouillant, après qu'elle a été séparée de tout acide nitrique en la faisant bouillir sur du carbonate de plomb. L'acide cholestérique se sépare de l'alcool en aiguilles jaunâtres, d'odeur de beurre; est fusible a 58° centigr. Se dissout aussi dans l'éther, les huiles volatiles, non les fixes. Se combine aux bases salifiables, non à l'oxyde d'or.

L'acide *ambréïque* des mêmes auteurs, extrait de l'ambre gris, par l'action de l'acide nitrique, présente à peu près les mêmes qualités.

L'acide *oléique* de M. Chevreul, est uni dans les savons à la potasse, d'où on le sépare au moyen de l'acide tartrique. Est jaunâtre, liquide à 60° + o. Il cristallise à une température plus basse; a l'odeur et la saveur rances. Insoluble à l'eau, il se dissout dans l'alcool.

L'acide *margarique* de M. Chevreul, d'abord nommé la *margarine*, est combiné à la potasse ou la soude, et, dans le gras des cadavres, à l'ammoniaque. On l'obtient en faisant bouillir de la graisse avec de l'eau potassée ou alcaline. Il se forme un savon contenant du margarate de potasse, de l'oléate de potasse, un principe doux, un peu d'huile volatile, et un principe colorant rouge. On dissout ce savon dans de l'eau, et,

dix jours après, il se forme un sous-margarate et un sur-maga-
rate de potasse. Celui-ci, en paillettes nacrées, se sépare de la
liqueur. On les sèche, on les décompose par l'acide hydrochlorique faible (d'où il se forme un hydrochlorate de
potasse), et l'acide margarique est mis à nu ; il paraît blanc,
nacré, cristallin, d'odeur de cire. Insoluble à l'eau, il se fond
à 56° centigr. Constitue une des bases du savon.

La cochenille fournit aussi un acide particulier selon les expériences de MM. Pelletier et Caventou. M. Chevreul, en traitant la graisse de dauphin avec les alcalis pour en faire du savon, a trouvé, outre les acides margarique et oléique, un
acide particulier qu'il nomme *delphinique*, et qui jouit de
propriétés spéciales, car c'est lui qui donne l'odeur à cette
graisse. Se trouve aussi dans divers végétaux.

Ces acides tirés des graisses ne montrent aucunement de
l'oxygène, et sont, à l'égard des autres acides végétaux ou
minéraux qui contiennent ce principe, des *hydracides* de
Davy, tels que le cyanogène, l'iode, le chlore, etc., ou
des hydrocyanique, hydriodique, hydrochlorique, etc.

L'*acide caséique* de Proust, acide, amer, fromageux, de
couleur de sirop de capillaire, se congèle en masse grenue,
transparente, d'aspect mielleux ; précipite en blanc le nitrate
d'argent, le sublimé corrosif; n'est point altéré par le chlore;
n'est pas volatil ; se transforme en oxalique par l'acide nitrique, et en jaune amer, etc., ne donne point d'acide prussique
en brûlant.

DES PRINCIPES COLORANS TIRÉS DES ANIMAUX.

Nous ne parlerons point ici du bleu de Prusse, et des autres
couleurs factices dont il sera traité ailleurs, mais de celles que
fournissent naturellement les animaux.

Nous avons traité ci-devant de la bile qu'on emploie en quelques teintures de couleur olive, surtout celle du carpeau.

L'encre de la Chine est la liqueur noire des poulpes cal-
mars, épaissie avec de la colle de riz, pour lui donner de la
consistance dans les moules où on la forme. Son odeur ambrée
est naturelle à l'animal; est purgative, se fabrique aussi en Italie.

La pourpre des anciens est tirée d'un petit réservoir vers la
gorge du *murex brandaris*, L., et des *buccinum lapillus, pa-
tulum et reticulatum*, L. (*Purpura* de Bruguière et Lamarck);
jaunâtre d'abord, âcre, elle devient pourpre par l'absorption
de l'oxygène à l'air et au soleil; se fixe bien sur la laine, mais
il faut d'immenses quantités de ces animaux. On marque le
linge avec elle en quelques lieux d'Angleterre et de l'Inde.

La *cochenille*, la plus brillante des couleurs, tirée du gallinsecte du nopal, par décoction dans l'eau, est précipitée en *carmin* par le nitromuriate d'étain mêlé à l'alumine, et en *écarlate* par le même sel d'étain avec la crême de tartre qui éclaircit la couleur rouge et la fixe sur les étoffes. Pelletier en a séparé le principe rouge colorant, qu'il nomme la *carmine*. On la retire de l'alcool rectifié qu'on fait bouillir sur la cochenille concassée, ensuite on sépare, au moyen de l'éther, la carmine pure de la substance précipitée par l'alcool refroidi. La carmine fond à 50° centigr. Elle se dissout dans l'eau et les acides faibles ; mais les plus forts, et le chlore, l'iode, en détruisent la couleur ; les alcalis la font passer au cramoisi. Est insoluble aux éthers et aux huiles ; elle ne contient pas d'azote. Grothuss la prive de sa couleur jaune, en la traitant par l'ammoniaque, puis on la fait digérer dans l'acide acétique et l'alcool ; on obtient alors un carmin magnifique. Le carmin ordinaire est un composé de carmine, de matière animale et d'un acide qui rehausse sa couleur. La graine d'écarlate de Pologne, le kermès animal, donnent aussi de beaux rouges en teinture ; sont fixes et solides. La résine lacque sert à colorer en rouge les cires et les alcools.

On nomme *lacque carminée* l'alumine colorée par la précipitation de la couleur de la cochenille.

APPENDICE.

DES FERMENTATIONS OU DÉCOMPOSITIONS SPONTANÉES DES SUBSTANCES VÉGÉTALES ET ANIMALES.

Ce sont des réactions intestines, spontanées, qui s'opérant dans toutes les matières végétales ou animales privées de la vie, les réduisent à des combinaisons moins compliquées, et doivent les amener successivement à la séparation ou à l'isolement de leurs divers principes. Elles ne peuvent s'établir dans les substances minérales, mais uniquement chez les corps organisés (1).

---

(1) On avait mal à propos nommé *fermentation*, l'effervescence d'un acide sur un métal, sur une terre ou alcali carbonaté, ou la décomposition des pyrites qui s'effleurissent, ou l'échauffement de la chaux vive avec de l'eau, etc.

Plusieurs conditions sont nécessaires pour que ce mouvement de décomposition s'établisse : 1° l'humidité ou la liquidité ; 2° quelques degrés de chaleur ou de tiédeur, car le froid et la dessication s'y opposent. Dans plusieurs cas, la présence de l'air et celle d'un ferment l'accélèrent beaucoup, mais tout ce qui dessèche ou durcit les matières, comme les astringens, les acides, l'alcool ou différens sels, retarde ce mouvement fermentatif.

Beccher l'avait considéré comme une sorte de combustion latente ; car il s'y développe de la chaleur. Boerhaave à distingué trois sortes de fermentations : la *vineuse*, dont le produit est l'alcool et qui ne s'établit que dans les corps sucrés et de nature végétale ; l'*acide*, dont le résultat est du vinaigre ; la *putride*, plus prompte surtout dans les matières animales, et dont le résultat est alcalin ou ammoniacal. L'illustre Lavoisier a regardé les fermentations comme des analyses et des simplifications graduelles des matières organisées, dont les principes s'associent différemment.

Fourcroy considérait la maturation des fruits et la germination des graines, comme une sorte de fermentation dans laquelle il se développait un principe saccharin. La fermentation panaire doit être rapportée, ainsi que celles de la *sauer-kraut*, de l'eau des amidoniers, de l'indigo, etc., à la fermentation acide.

De la fermentation saccharifiante.

Elle ne s'opère que dans les fruits, les semences ou autres parties organisées. Le mucoso-sucré, la fécule, que contiennent l'orge, le blé, le riz et les autres céréales, le marron d'Inde, le gland, etc., passent à l'état sucré lorsque se développe en eux la germination ; au moyen de l'humidité, d'une douce chaleur, et de l'absortion de l'oxygène, avec le concours du gluten, d'après les observations de Kirckhoff (*Voy.*, ci-devant, l'article des Amidons et leur conversion en sucre); alors il se forme du gaz acide carbonique, suivant l'observation de M. Théodore de Saussure. C'est par cette raison que des graines enfoncées trop profondément dans la terre, et manquant d'air, ne peuvent germer, et qu'au contraire une eau très-aérée, ou imprégnée de chlore, hâte la germination des semences, selon M. de Humboldt.

On fait le *malt* ou la *drèche* pour la bière, en mettant de l'orge en macération dans de l'eau tiède, pendant 48 heures environ; il s'y gonfle, on l'en retire et on l'étend sur le plancher à une température douce; il germe en absorbant l'oxygène de l'air; prend une saveur sucrée; exhale du gaz acide carbo-

nique et une odeur de pommes mûres. L'eau dans laquelle il
a macéré, contient du nitrate de soude. On arrête les progrès
de la germination dans la *tourraille*, espèce d'étuve qui chauffe
jusqu'à 40 ou 42 degrés l'orge, et qui le dessèche. Alors on
le moud et on le met dans la cuve pour la fermentation spiritueuse.

Dans la maturation des fruits, il y a de même conversion
de leurs principes en matière saccharine ou mucoso-sucrée,
par l'isolement d'une partie de leur carbone qui s'unit à
l'oxygène, et s'exhale, comme on l'observe dans les fruitiers.
Bullion a supposé que le tartre, dans le raisin, paraissait se
convertir en partie en sucre par la maturation, puisque le
moût devient alors plus sucré et moins tartareux. Il en est de
même des fruits âpres et acerbes que la chaleur et la maturité amènent à l'état doux. Après la floraison, les sèves des
végétaux perdent beaucoup de leur sucre, qui se transforme,
ou en fécule (dans les palmiers, les graminées, les fougères),
ou en parenchyme de fruits, dans les autres plantes, par le
progrès de la végétation. Ainsi les petits pois, d'abord sucrés dans leur grande jeunesse, passent à l'état de fécule.

De la fermentation vineuse ; des vins et de l'alcool.

Celle-ci consiste dans la transformation du sucre en alcool,
par la séparation d'une partie de son carbone et de son oxygène, au moyen d'un ferment de nature animalisée. De là,
vient que l'alcool contient plus d'hydrogène; ce qui le rend
inflammable, liquide, léger et volatil. Le sucre très-pur ne
fermente pas lui seul dans l'eau; mais, placé dans des circonstances favorables, en contact avec cette matière végéto-
animale (deux parties et demie pour 100 de sucre), que
M. Thénard nomme spécialement le *ferment,* il se combine
avec elle, en perdant de l'oxygène et du carbone qui s'exhalent abondamment en gaz acide carbonique. Cent parties de
sucre se convertissent par la fermentation, en 51,34 d'alcool, et en 48,66 d'acide carbonique; pour transformer le
sucre en alcool, il lui faut donc enlever une partie de carbone, et autant d'oxygène qui deviennent de l'acide carbonique. Cette sorte de combustion s'opère avec chaleur et
bouillonnement de la liqueur; elle se trouble; diverses particules filandreuses la traversent en tous sens; il s'élève une
écume vers la surface (le chapeau de la cuve); et il se dépose
au fond une lie contenant la portion de ferment ou gluten
qui a été altérée. La présence de l'air n'est pas indispensable
pour cette fermentation, et il ne s'absorbe point d'oxygène.

Il est au contraire avantageux d'empêcher l'accès de l'air dans les fermentations vineuses, car il tend à les faire passer à l'acétification. C'est pourquoi l'on recouvre ou l'on ferme les cuves ; par ce même procédé, l'on perd moins d'alcool dont une portion se dissiperait toujours avec le gaz acide carbonique émané de cette fermentation. Ce fait est constaté.

Les moûts de vins du Midi, très-chargés en matières sucrées et extractives, ont besoin de beaucoup de temps de fermentation pour passer à l'état vineux ; mais, si l'on ne s'opposait pas à l'accès de l'air, la partie la première fermentée, passerait à l'état acide, avant que les dernières portions eussent été converties en vin. Dans les vignobles du Rhin et de la Champagne, au contraire, le moût étant peu sucré, il faut peu de fermentation pour le réduire à l'état vineux ; l'air amènerait bientôt ce moût à l'état acéteux, si l'on prolongeait le mouvement fermentatif.

Le *ferment* se trouve dans la levure de bière, dans le gluten de l'orge et des graines céréales, ou dans le raisin et tous les fruits sucrés, mais renfermé entre les membranes qui forment des cellules contenant le suc de ces fruits, selon l'observation de Fabroni : de là vient que ceux-ci ne peuvent pas fermenter si leurs cellules ne sont pas brisées. Il est nécessaire à toute fermentation alcoolique, et le sucre ne se décompose qu'à proportion de ce principe ; mais le ferment n'est pas de nature identique dans toutes les substances ; et celui du raisin est autre que celui de la bière, comme le pense M. Gay-Lussac ; car s'il faut la présence de l'air pour la fermentation du moût de raisin, et autres sucs de fruits ; elle n'est pas nécessaire pour le sucre et la bière. L'acide sulfureux mute le ferment ou arrête son action, soit en se combinant à lui, soit en lui enlevant de l'oxygène.

L'état électrique de l'atmosphère ou l'électricité artificielle et galvanique, excitent la fermentation dans les liquides sucrés, même sans la présence de l'oxigène. De là vient aussi l'acescence du bouillon, la coagulation du lait par l'électricité atmosphérique (1). La manne ne passe pas à la fermentation spiritueuse. Selon Proust, le gluten ou ferment cède de son azote, qui se dégage aussi dans la fermentation. A

---

(1) La fermentation vineuse a besoin de sucre et de ferment, non pas toujours d'air atmosphérique ou d'oxygène.

Du moût de raisin, conservé une année entière par le procédé d'Appert, entre en fermentation lorsqu'on le transvase à l'air, et on fait ainsi des vins mousseux. Il faut donc la présence du gaz oxygène, cela est prouvé par l'expérience, comme aussi pour les autres substances fermentescibles.

Si le procédé d'Appert empêche la fermentation, c'est que les bouteilles

mesure que le ferment est privé d'une portion de ce principe, il devient insoluble, se précipite en lie; est incapable d'opérer alors la décomposition du sucre. Divisé par le tartre, le ferment n'en paraît que plus propre à opérer la conversion du sucre en alcool; la chaleur le concrète, c'est pourquoi le raisiné ou moût de raisin concentré au feu ne peut plus fermenter de lui-même. Le gluten de froment, la partie concrescible de plusieurs sucs de plantes, sont de vrais fermens; on en trouve même dans la fleur de sureau. Plusieurs expériences semblent constater que l'alcool ne peut pas être transformé en vinaigre, même avec diverses matières fermentescibles, telles que la gélatine animale, ou la végétale, la mère de vinaigre, le gluten, la levure, etc. selon quelques chimistes, mais le fait contraire a paru plus vraisemblable.

Selon Macbride, dans le nord de l'Europe, on obtient une liqueur enivrante au moyen du poisson et de l'eau qu'on fait fermenter dans des trous creusés en terre et garnis d'écorce de bouleau; car les matières animales augmentent la fermentation spiritueuse des végétaux sucrés.

S'il y a trop de matière sucrée dans le liquide, relativement au ferment, une partie du sucre reste indécomposée; tels sont les vins liquoreux du Midi. Si le ferment surabonde, il décompose tout le sucre, et tend à faire passer la liqueur à l'état d'acide acétique, comme dans les vins des pays plus froids; c'est pourquoi il faut les séparer de leur lie; les clarifier en les collant, ou les *soufrer* pour coaguler le ferment surabondant ou bien ajouter de la matière sucrée. Les liqueurs dans lesquelles on retient de l'acide carbonique, sont fumeuses et mousseuses, comme le vin de Champagne et les bières.

Les pommes de terre peuvent être soumises à la fermenta

---

qui contiennent ces substances, n'ont plus d'oxygène dans l'intérieur, et que le peu qui y était a été absorbé.

Au contraire, le sucre et la levure de bière fermentent sans besoin de gaz oxygène.

Le moût obtenu sans contact de l'air, et qui ne fermenterait pas ainsi, fermente en y faisant plonger les deux fils d'une pile galvanique. C'est aussi pourquoi le bouillon, le lait, se coagulent et entrent spontanément en acescence par l'état électrique de l'atmosphère.

Les fermens sont variables selon la nature diverse des matières fermentescibles. Le moût sans contact de l'air ne fermente pas, mais il fermente à l'air, de 15 à 30°. Dans le gaz oxygène, la fermentation s'opère bien, mais le moût ne fermente pas dans l'hydrogène. Du moût bouilli ne fermente plus, car le ferment est alors coagulé.

Le gaz oxygène est donc nécessaire pour exciter la fermentation, mais non pour être absorbé; puisque le produit d'acide carbonique est bien plus considérable que l'oxygène absorbé. Des matières animales très-putrescibles à l'air, renfermées en un vase clos, et chauffées à l'eau bouillante (méthode d'Appert), ne se putréfient pas, car l'oxygène du vase est absorbé; il reste le gaz azote pur. Si l'on débouche le vase, la putréfaction peut se rétablir.

tion vineuse ou alcoolique. Pour cet effet, on les fait cuire à la vapeur ; on les écrase ; on mêle trois centièmes de leur poids de malt d'orge en farine ; on ajoute de l'eau très-chaude, pour obtenir une bouillie à 60° de chaleur ; on laisse reposer pendant deux heures ; ensuite, on étend d'eau jusqu'au volume de trois hectolitres par cent kilogrammes de pommes de terre, et à la température de 20 à 25°. On ajoute de la levure de bière. La fermentation s'établit, et, au bout de trois jours, on peut distiller ; on obtient de 10 à 16 litres d'eau-de-vie à 19°. Les pommes de terre ne pourraient pas fermenter sans mélange de gluten, qui agit à la manière de l'acide sulfurique sur la fécule. Celle-ci est transformée en sucre, qui passe à l'état d'alcool.

M. Mathieu Dombasle, a trouvé que 100 kilogrammes de farine d'orge, donnent 42 litres à peu près, d'eau-de-vie à 19°.

Des vins en général.

On fait non-seulement du vin avec les raisins, mais avec tous les fruits ou liquides contenant une matière sucrée : le cidre, le poiré, les *piquettes* de fruits, l'hydromel vineux, les bières d'orge, de riz, de blé, de sorgho, de maïs (*chica* des Américains) ; les vins de sèves de palmiers, d'érable, de bouleau, et une multitude d'autres boissons alcoolisées ou enivrantes. Les plus spiritueuses se font avec le sucre, la mélasse, ou le vesou (qui contient aussi un ferment).

Le vin de raisins est composé, outre l'alcool, de substances extractives, de sucre et d'un peu de mucoso-sucré indécomposés, d'une matière colorante extracto-résineuse, rouge-brune dans les vins rouges, fauve-claire dans les vins blancs ; de l'acide carbonique, des aromes particuliers de nature huileuse, qui donnent le *bouquet* et le *goût de terroir* de chaque vin ; enfin, du surtartrate de potasse ou tartre, du tartre de chaux, du sulfate de potasse, et des acides malique, acétique, ou même du citrique quelquefois, en diverses proportions. Le principe extracto-résineux des vins, rouges surtout, est astringent et propre à les conserver. C'est pour la même raison que l'amertume et l'astriction tannante du houblon devient nécessaire à la conservation des bières, mais ne s'emploie pas pour celles destinées à fabriquer du vinaigre.

Ce sont les diverses proportions des élémens du vin qui en produisent toutes les différences. Les vins du Midi sont hauts en couleur, chargés d'extracto-résineux, de tartre et d'alcool, comme les gros vins du Roussillon, qui servent à colorer et à fortifier, par leur mélange, ceux de pays plus froids, qui contiennent de l'acide malique (d'où vient la verdeur et l'acidité des vins plats), qui ont moins d'alcool et de sucre, ou qui sont aqueux, *sans corps*, surtout dans les années froides et humides. On nomme *vins secs* ceux qui, ne contenant plus de corps muqueux, laissent une impression tonique, sèche dans la bouche; les *vins gras* sont au contraire plus muqueux; ils sont sujets à se gâter, à devenir acides, à *filer*, etc.

La *graisse des vins* est due, selon M. François, pharmacien, à Châlons - sur - Marne, à de la *glaïadine*; celle-ci est détruite et précipitée à l'aide du tannin qu'on doit ajouter aux *vins filans* pour les rétablir; ensuite, on emploie de la colle de poisson pour clarifier ces vins.

La glaïadine est, comme on sait, la partie soluble du gluten; l'acide tartrique surabondant aide à la production de cette glaïadine. L'acide des sorbes vertes la précipite aussi.

La matière colorante des vins, qui réside dans la pellicule du raisin, n'est pas seulement dissoute par l'alcool, mais encore par l'acide du tartre. Dans les vins vieux, elle se précipite avec le tartre en lamelles micacées au fond des bouteilles; le vin se déteint, devient paillet; le tartre existe déjà dans le moût. Le vin, en vieillessant, le dépose; ainsi il se dépouille d'un acide, et sa proportion d'alcool augmente. Les vins blancs contiennent moins d'extracto-résine ordinaire et passent pour plus légers; mais, en général, ils sont plus acides et moins spiritueux que les rouges. Les alcalis font verdir les vins rouges.

Les vins liquoreux se préparent avec des raisins en partie desséchés au soleil, et qui contiennent plus de sucre et moins d'eau; une portion de ce sucre reste indécomposée dans la liqueur. La concentration du moût par l'évaporation, y produit un effet analogue, mais elle dissipe leur parfum naturel. Le muscat, le Malaga, le Madère, les vins de Tokai, de Montefiascone, de Lacryma-Christi, ceux de Malvoisie, de Lesbos, de Candie, de Chio; les vins de Naples et de Calabre, ceux de Piémont et du Montferrat, etc., sont plus ou moins liquoreux et cordiaux.

Tous les vins rouges naturels précipitent leur couleur en vert plus ou moins foncé par un alcali, tandis que ceux qu'on a colorés avec le tournesol en drapeau, donnent un précipité violet clair; si c'est avec le bois d'Inde, il est prune-monsieur; si c'est avec le Brésil ou Fernambouc, ou la betterave, il est lacque rouge; si c'est avec les baies d'yèble ou de troène, ou les mûres, violet-bleuâtre; si c'est avec les baies d'airelle, la couleur devient celle de la lie sale.

Il ne paraît pas qu'aujourd'hui les frelateurs de vins y ajoutent la litharge pour les adoucir ; la chaux et la potasse adoucissent avec bien moins de danger, et sont employés. On reconnaît la présence de la chaux par l'acide oxalique ; celle de
la potasse par l'acide sulfurique ; celle du sulfate d'alumine,
ou par la potasse qui précipite l'argile, ou par la baryte qui
s'empare de l'acide sulfurique. L'évaporation du vin à sec
donne aussi le résidu des matières qu'il tient en dissolution.
Les hydro-sulfates (foie de soufre en liqueur), recommandés
pour précipiter en noir les oxydes métalliques contenus dans
les vins frelatés,) noircissent les vins très-rouges, quoique
purs, et ne sont donc pas à cet égard des réactifs suffisans.
Les vins mêlés avec le cidre et le poiré, donnent, comparativement, plus d'extractif par l'évaporation, et plus d'acide malique ; cet extractif exhale, en brûlant, l'odeur du caramel,
selon M. Deyeux.

L'huile enlève au vin le goût de fût, en l'agitant dans les
tonneaux ; elle s'en empare.

Dans les pays où l'on fabrique du cidre, on jette de la
marne, dans le pressoir, avec les pommes : le suc s'éclaircit
fort bien par cette addition, à cause de la précipitation de la
terre alumineuse avec les fèces, selon Angerville.

Les pèse-liqueurs pour les vins (œnomètres, ou plutôt *hy-*
dromètres, car ils indiquent leur degré d'acquosité), ne donnent pas des résultats exacts pour la quantité d'alcool. Il est
des vins qui fournissent, dans le Midi, jusqu'au cinquième
d'eau-de-vie, et même plus ; mais étant très-chargés en tartre
et en extractif, le pèse-liqueur n'y descend pas autant à proportion que dans des vins plus légers, comme ceux du Rhin,
quoique assez peu spiritueux.

Il faut des vins généreux ou chargés en alcool, pour la
préparation des vins médicinaux. L'eau-de-vie, ajoutée aux
vins, se peut reconnaître par la distillation, car, n'étant pas
combinée, elle passe plus promptement au récipient. La manière d'imiter les différens vins est longue et trop étrangère à
cet ouvrage pour l'exposer ici. On la pratique surtout dans le
Nord, en Hollande et en Angleterre. On y fabrique même du
vin sans raisin et de toutes pièces.

On a cru mieux combiner certaines substances avec le vin,
en les y mettant avant ou pendant sa fermentation. Telles sont
l'absinthe, la fleur du sureau, etc. Cependant une portion se
décompose alors, et ne donne pas des produits aussi chargés
que par la simple infusion (*Voyez* aux *Vins médicinaux.*).
L'opium que l'on fait fermenter avec le miel et l'eau, selon

l'abbé Rousseau et Seguin, y perd une partie de son principe vireux (codéine ?).

Il y a diverses bières : les brunes ou rouges sont plus chargées du mucoso-sucré de l'orge et plus houblonnées ; les bières blanches, mucilagineuses, passent pour moins *cuites* et plus indigestes. Les bières fortes, le *porter* des Anglais, le *farau* de Bruxelles, ou les autres bières, comme celles de Louvain, de Diest, l'*aîle*, etc., ont diverses proportions des élémens de l'orge, et différens degrés de fermentation. L'on fait aussi des bières médicinales. Elles se chargent bien surtout des substances résineuses des arbres verts ou conifères.

De l'alcool ou eau-de-vie.

L'esprit de vin, *brandtwein*, ou vin brûlé, se sépare, au moyen de la distillation, de toutes les liqueurs vineuses. Cette opération, qui remonte au XIIIe siècle, dans la France méridionale, était déjà connue de Raimond Lulle et d'Arnauld de Villeneuve, qu'on en a cru les auteurs ; mais elle vient des Arabes, et les nom d'*al-ambic*, d'*al-kool*, sont de leur langue. Les anciens Grecs, en plaçant des éponges ou de la laine au-dessus d'un liquide en ébullition, n'obtenaient qu'une distillation très-imparfaite. Les meilleurs appareils distillatoires sont ceux qui, étant larges, échauffent mieux et plus également tous les points du liquide.

Tous les alcools ne diffèrent point essentiellement dans leur nature intime, mais sont plus ou moins aqueux, imprégnés d'aromes divers, d'huiles, ou volatiles, ou empyreumatiques, ou combinés à quelques acides ; ainsi l'eau-de-vie contient toujours de l'acide acétique (qu'on neutralise par quelques gouttes d'ammoniaque liquide, et cette eau-de-vie paraît vieillie sur-le-champ, car elle s'adoucit). Il y en a beaucoup dans les esprits de cidre, de poiré, ce qui les rend acerbes. L'eau-de-vie de grain, le *schnik* des Flamands, *whisky* ou *gin* des Anglais, contractent toujours une saveur empyreumatique due au corps mucoso-glutineux qui se charbonne au fond des alambics ; ce qui est remarquable aussi dans l'eau-de-vie de pommes de terre. La rectification sur le charbon, aidée ou de chaux, ou d'un peu d'acide nitrique ou chlorique, n'enlève point toute cette odeur désagréable ; on la masque encore par le genièvre, par d'autres aromates. Le *rhum* ou *tafia*, et *guildive*, eau-de-vie du sirop de mélasse, porte une saveur et une odeur particulières de caramel. L'odeur et la saveur du rhum ne viennent pas de l'effet des rôtissages des sirops, résidus des raffineries, mais cet arome vient des cannes à sucre mêmes, selon Proust. Les eaux-de-vie ordinaires se jaunissent avec du caramel de sucre ou du miel (1). L'alcool de merises est le *kirchen-wasser* (2); en Dalmatie, le *marasquin* est celui de prunes ou de pêches, etc. Celui du riz fermenté se nomme *arak* dans l'Inde; le *koumiss* des Tartares Nogaïs est l'alcool du lait de cavale fermenté. Les aromates, le sucre, joints aux alcools, constituent les liqueurs de table; avec les sucs de fruits on fait des ratafias, etc. On peut obtenir en France, de bon marasquin, en faisant fermenter et distiller les merises du *prunus mahaleb*, L., et en sucrant convenablement la liqueur alcoolique.

Le plus sûr moyen de reconnaître le degré des eaux-de-vie, est le pèse-liqueur ou hydromètre de Gay-Lussac; plus il s'enfonce, plus le liquide est léger, et, par conséquent, spiritueux. De 20 à 22°, l'eau-de-vie est la plus propre à la boisson et pour les teintures médicinales. De 28 à 32°, on la nomme eau-de-vie double; elle prend le nom d'esprit, de 33 à 37°. Par des cohobations successives, en séparant toujours les premiers produits comme plus purs et plus légers, l'alcool le mieux déphlegmé ne pèse plus spécifiquement que 0,821, l'eau supposée 1000; il donne 40° à l'aréomètre de Baumé. Mais Lowitz, et ensuite Richter, ont obtenu un alcool bien plus pur en lui enlevant l'eau par beaucoup de potasse desséchée et chaude, et en distillant. Cet alcool, à la température de 16° 1/2, ne pèse plus que 0,792; il donne 42° à l'aréomètre. Il est alors très-pénétrant et suave. On rectifie ordinairement l'alcool en le distillant sur du sulfate de soude effleuri, ou sur du chlorure de calcium desséché qui s'emparent de l'eau, mais sans agir sur la portion alcoolique, comme le font les alcalis.

L'alcool, incongelable au plus grand froid, a été rendu, dit-on, concret par Hutton, en 1813, à Edimbourg, à un froid que ne pouvait indiquer le thermomètre centigrade qui ne descend guère au-delà de 79—0. L'auteur n'a pas donné son procédé, ce qui fait que l'on doute de ce qu'il a avancé; cet alcool se congèle en petits cristaux colorés. L'alcool bout à 64°. Traité avec le chlore, il produit, outre de l'eau et de l'acide hydrochlorique, une matière huileuse, volatile, qui donne du chlore en passant au travers d'un tube incandescent.

---

(1) Plus rarement, par le safran ou le curcuma; ce qu'on reconnaît en précipitant ces teintures par de la potasse carbonatée.

(2) Selon Frémy, les orages hâtent la maturation des cerises, et probablement celle des autres fruits : 2000 livres de cerises ont donné 82 litres et demi de kirsch, à 20° trois quarts.

L'alcool dissout, par la chaleur, un peu de phosphore, et le soufre à l'état de vapeur ; il dissout aussi les alcalis caustiques, comme dans le *lilium* de Paracelse ; ceux-ci , réagissant sur ce liquide, y forment une sorte d'huile éthérée. La baryte et la strontiane s'y dissolvent en partie. Il absorbe fortement le gaz nitreux ; dissout plusieurs acides, excepté les métalliques et le phosphorique ; se transforme en éther par les acides sulfurique, nitrique, phosphorique, arsénique, etc. (*Voyez* aux Ethers.) Plusieurs sels se dissolvent aussi dans l'alcool.

Ce liquide contient, selon Lavoisier, hydrogène 17, carbone 34, oxygène 49, sur 100 parties. En brûlant avec l'oxygène, 16 onces d'alcool rendent 18 onces d'eau. Selon Théodore Saussure, de l'alcool à 0,792 de pesanteur spécifique, donne carbone 51,98, oxygène 13,70, hydrogène 34,32, sur 100 parties. Conservé dans un flacon ouvert, l'alcool faible se décompose à la longue, et dépose des flocons blancs. Le chlore gazeux le décompose en eau, acide carbonique, et forme une matière huileuse particulière, observée par Berthollet, et contenant du chlore combiné, En dissolvant les alcalis caustiques, une portion d'alcool se carbonise et brunit. L'alcool dissout les sels très oxygénés et déliquéscens. Les vrais éthers sont formés avec les acides sulfurique, phosphorique, arsénique ; les éthers imparfaits par les acides nitrique, hydrochlorique, acétique, oxalique, tartrique, citrique, etc. Passé à travers un tube de porcelaine rougi au feu, l'alcool se décompose, donne du gaz acide carbonique, de l'hydrogène carburé, de l'eau qui contient une huile volatile concrétée en cristaux brillans, l'intérieur du tube est tapissé de charbon. L'iode décompose l'alcool pour s'emparer de son hydrogène et former de l'acide hydriodique. Le brôme agit de même. Les sucres et les huiles volatiles sont solubles dans l'alcool.

L'on sait que les alcools sont les dissolvans des résines, servent à faire des vernis, à séparer les huiles volatiles, à s'emparer des aromes, de l'acide gallique, du camphre, etc. , à coaguler l'albumine, à précipiter plusieurs sels, à conserver des matières animales, etc.

L'ammoniaque affaiblit la force des liqueurs spiritueuses, et leur procure ainsi le goût qu'elles n'acquièrent qu'avec le temps. Elle sature d'ailleurs en partie les acides qui s'y trouvent.

DE LA FERMENTATION ACÉTEUSE ET DU VINAIGRE.

Elle n'est pas seulement la suite de la fermentation vineuse, mais se déclare spontanément aussi sans être précédée d'aucune autre. Ainsi les liquides gélatineux ou séreux des animaux, le petit-lait (1); l'urine avec de l'alcool, les gelées de viandes, s'aigrissent à l'air, et, dans les végétaux; la gomme, les liquides muqueux, les sucs et gelées, etc., tournent d'eux-mêmes à l'aigre, et tous donnent pour produit de l'acide acétique plus ou moins pur, mêlé ou d'acide lactique, ou du zumique.

L'oxygène de l'air ne devient pas partie constituante de l'acide acétique, puisqu'il est remplacé par un volume égal d'acide carbonique, selon M. de Saussure; cependant l'absorption de l'oxigène de l'air et la disparition de l'alcool sont des effets simultanés de l'acétification.

Pour l'acétification du vin ou du cidre et de la bière, on expose à l'air et à la chaleur de 20 dég. environ ces liqueurs, surtout avec leurs lies, ou avec du levain de pâte ou de la levure de bière, car il est nécessaire qu'une portion de ferment ou gluten végéto-animal y existe pour faire du fort vinaigre. Un peu d'empois délayé dans de l'eau-de-vie faible, à 12° avec 15 grammes de levure de bière, font bientôt un fort vinaigre. Le ferment, souvent sous forme de pellicule, se nomme *mère du vinaigre*. Il s'absorbe alors beaucoup d'oxygène de l'air : il y a formation d'un peu d'acide carbonique qui se dégage, suivant la remarque de Théod. de Saussure, mais sans mouvement tumultueux dans la liqueur; elle se trouble et ne s'échauffe point par elle-même. On peut aussi obtenir cette fermentation sans le concours de l'air. Le procédé des vinaigriers est encore celui de Boerhaave. On prend deux tonneaux, l'un séparé en son milieu par une cloison ou diaphragme avec des trous; on remplit de rafles ou marc de raisins une des loges de ce tonneau, et on y verse du *vin poussé* ou tournant déjà à l'aigre; on soutire ensuite ce vin, qu'on remplace par du vin de l'autre tonneau. On répète cette transfusion jusqu'à ce que le vinaigre paraisse assez fort. Les vins les plus faibles tournent aisément à l'acidité, mais donnent un faible vinaigre; plus ils sont spiritueux et plus cet acide devient fort; c'est pourquoi l'on doit ajouter de l'eau-de-vie aux vins qu'on veut changer en bon vinaigre. Il faut qu'il y existe en outre une matière végéto-animale ou du ferment. La fermentation acéteuse ne s'établit pas bien dans les trop petites masses, surtout si elles sont privées du contact de l'air.

La gomme pure ne passe pas seule à la fermentation acéteuse, mais bien avec le sucre ou le mucilage.

______

(1) On y ajoute une once de miel par pinte, et, après quelques jours, autant de bonne eau-de-vie, le tout est exposé à une température de 20 à 24 degrés.

Le lait s'acétifie soit avec, soit sans le contact de l'air.

L'alcool, une grande partie de l'acide malique et de l'acide du tartre disparaissent, se décomposent et sont oxydés par l'acétification, aussi bien qu'une portion de gluten. Ce dernier exhale souvent une odeur très-putrescente lorsqu'on le retire des tonneaux. Il existe encore dans les bons vinaigres un peu d'alcool, qui les rend suaves ; mais l'alcool seul ne passe point à l'état d'acide acétique. Il y a quelquefois assez d'alcool dans les vinaigres pour qu'en combinant ces acides au plomb dans la fabrication du sel de saturne, etc., on puisse retirer encore, par distillation, beaucoup d'alcool. Il ne peut y avoir de bon vinaigre sans que la liqueur ait passé par la fermentation spirieuse, et plus il y a eu d'alcool employé pour le vinaigre, plus il est bon et fort.

La Société de Pharmacie, qui a mis au concours, en 1831, l'acétification, n'a pas obtenu la preuve que l'alcool se transformât seul en vinaigre.

Pour rendre plus fort le vinaigre de bière, on fait d'abord concentrer celle-ci par évaporation, et on y ajoute de la mélasse. La levure de bière hâte, avec la chaleur, son acétification ; mais son produit est toujours plus trouble et moins suave que celui du vin.

Les vinaigres de vins blancs, tels que ceux d'Orléans, sont les meilleurs. Pour les obtenir, on verse dans un tonneau de 400 litres, du vinaigre bouillant 100 litres, dans un lieu chaud à 18 ou 20°. Huit jours après on y verse 10 litres de vin, et chaque semaine, on en ajoute autant jusqu'à remplir le tonneau, qui sert ainsi sans cesse à donner de nouveaux vinaigres. Lorsqu'ils marquent 10 deg. sous 0, à l'hydromètre ou pèse-liqueur, ils sont déjà très-forts (1). On leur donne beaucoup d'énergie en les concentrant à la gelée ; car, l'eau seule se glaçant, laisse l'acide plus rapproché.

La plupart des vinaigres de vin, de cidre, de bière, etc., contiennent de l'acide malique, ce que l'on reconnait bien par le moyen de l'acétate de plomb liquide ; il se forme du malate de plomb, qui se précipite. Mais cet acide ne monte point avec le vinaigre par la distillation ; c'est pourquoi ce procédé donne de l'acide acétique pur ou seulement mêlé avec de l'alcool, surtout dans les premiers produits. Cet acide distillé exhale une odeur pénétrante, agréable, qui ne diffère

______

(1) Lorsqu'une once de vinaigre sature un gros de potasse (ou 32 grammes en saturent 4), le vinaigre est aussi réputé fort ; mais nous verrons plus loin la distinction qu'il faut faire, si les vinaigres sont mêlés ou non d'autres acides.

de celle de l'*esprit-de-Vénus* ou vinaigre radical, que par une moindre concentration. On pensait que le vinaigre ordinaire était moins oxygéné que celui-ci, et on le nommait acide *acéteux*, et ses sels *acétites*; mais on a reconnu que l'état d'oxygénation ne différait point, et qu'ils étaient tous également *acétiques*.

Vinaigre distillé.

Pesanteur spécifique.	Quantié réelle d'acide.	Eau.
1007	3,42	96,58
1009	4,73	95,27
1043	23,67	76,33
1046	28,43	71,57

L'acide acétique est le plus répandu dans la nature. L'acide sulfurique, en agissant sur les matières animales et végétales, solides ou liquides, les convertit presque toutes en cet acide. La distillation à feu nu de ces mêmes substances en donne, mais sali par des huiles empyreumatiques. Enfin presque toute fermentation tend à l'acescence avant la putréfaction, et la plupart des acides animaux et végétaux se tournent en vinaigre en se décomposant. (*Voyez* les Acides végétaux, ci-devant.)

La pellicule glutineuse qui surnage les vinaigres qu'on expose à l'air, donne à la distillation, de l'ammoniaque, comme les produits animaux; il paraît qu'elle est formée d'une grande partie du gluten ou ferment du vin; c'est cette matière qui salit d'ordinaire les acétates de potasse. L'acide chlorique transforme l'alcool en acide acétique, selon l'expérience de Sérullas.

Pour donner au vinaigre du *mordant*, les vinaigriers y mettent quelquefois infuser ou du poivre long (*capsicum*), ou des racines de pyrèthre, de galanga, d'arum, etc. On travaille de même les eaux-de-vie faibles pour déguiser au goût leur peu de spirituosité. Ces fraudes se reconnaissent, parce que ces liqueurs enflamment la bouche lorsqu'on s'en gargarise.

On fait avec le vinaigre plusieurs compositions médicamenteuses, les oxymels, les sirops de vinaigre, les infusions de cet acide sur les cornichons, la scille et autres végétaux, ou celui des quatre-voleurs, etc., propre à sanifier l'air des salles d'hôpitaux. Le vinaigre rouge peut devenir incolore en le filtrant sur du charbon animal à plusieurs reprises, selon Figuier.

L'eau sure ou aigre, par laquelle les amidonniers séparent la fécule du corps muqueux, la fermentation qui dégage les fécules de l'indigo et du pastel ou vouède de leurs tissus, est d'abord acide, forme de l'acide zumique, et peut être poussée jusqu'à la putréfaction; alors le mucilage végétal s'oxyde. Dans la panification, cette acidité est manifeste, surtout dans le levain qu'on mêle à la pâte pour en diviser le gluten et le corps muqueux, par cette fermentation commençante. Les *yeux* du pain sont dus au dégagement de bulles de gaz acide carbonique, lorsque la pâte lève. On observe en outre de l'acide acétique et de l'ammoniaque dans le pain frais, selon Vauquelin.

La formation de l'acide acétique peut avoir lieu, dans des matières azotées, ou animales, sans production préalable d'alcool, et sans le contact de l'air.

DE LA PUTRÉFACTION.

Dernier résultat qui, disgrégeant les principes des corps organisés végétaux et animaux, les réduit à l'état le plus simple. L'humidité, la tiédeur favorisent singulièrement aussi cette sorte de fermentation, que retardent ou empêchent l'alcool, le tannin, les acides, différens sels, le froid, la dessication ou l'absence de toute humidité, etc. Le gaz oxygène, quoique très-propres à la favoriser, n'y est pas absolument indispensable, puisque des corps se décomposent sous terre (*Voy.* page 88, le *Gras des cadavres*). Les corps soumis à cette décomposition se ramollissent, quelquefois s'échauffent beaucoup et fument, ce qu'on remarque dans les fumiers, les mottes de tan; on a même vu des meules de foin s'enflammer en cet état. Il se développe des odeurs fétides, des gaz hydrogénés, de l'acide carbonique et acétique, de l'hydrogène carboné, etc. Ainsi, le sang, en se putréfiant, exhale de l'hydrosulfure ammoniacal; l'oignon, le poisson, du gaz hydrogène phosphuré; l'œuf, un hydrosulfure très-fort; les végétaux, de l'hydrogène carburé; quelques matières deviennent phosphorescentes dans l'obscurité, comme plusieurs poissons et mollusques, ou absorbent la lumière, comme le bois pourri. Lorsque la putréfaction est plus avancée, il s'écoule souvent une eau ou sanie rousse, âcre, fétide, qui est un ferment très-septique, surtout dans les matières animales. Garcilasso de la Véga observe que des Américains trempaient leurs armes dans cette humeur putréfiée pour les rendre venimeuses. Elle détermine une prompte gangrène chez les corps vivans, car elle est un levain de putréfaction. Il paraît que les miasmes contagieux de la peste, des anthrax, des maladies putrides des hommes, des épizooties des bestiaux, sont d'une nature analogue ; mais il est certain que les gaz acide nitreux et chlorique détruisent sur-le-champ leur qualité malfaisante.

Lorsqu'on suspend la putréfaction à certaine période dans les substances animales, elle y développe des odeurs ou des saveurs recherchées, les rend plus digestibles ou plus sapides. Ainsi des Africains aiment la chair à moitié putréfiée; des peuples du Nord font à demi corrompre le poisson pour le manger (1). Les harengs *saurs* ont un commencement de décomposition, ainsi que le *caviar* ou les œufs d'esturgeon ; le *garum* des anciens était un coulis de maquereaux salés et à demi putréfiés, assaisonnement très-recherché. Les Siamois, les Chinois aiment les œufs *couvés*. Les diverses sortes de fromages passés, le Parmesan, le Roquefort, etc., prennent une saveur vive par une demi-putréfaction; car, lorsque les principes d'un corps tendent à se séparer, ils manifestent plus d'activité. Il paraît que cette demi-corruption contribue à augmenter l'odeur du musc, du castoréum, etc.; et le fiel de bœuf, en se décomposant, exhale des odeurs analogues, hydrogénées. Lorsque la thériaque a passé par les fermentations alcoolique et acide, elle s'affaisse, et ses parties constituantes plus assimilées par des décompositions successives, agissent d'une manière plus douce et plus uniforme; c'est pourquoi l'on préfère la thériaque vieille. Il en est de même de plusieurs électuaires, excepté de ceux dans lesquels dominent les substances mucoso-sucrées, qui se détériorent.

Lorsque enfin la putréfaction est portée à son comble, il se dégage de l'azote, de l'acide carbonique et surtout des gaz alcalescens ou ammoniacaux et hydrosulfurés dans les matières animales; dans les plantes crucifères (les choux pourris, etc.), il se forme divers composés encore peu étudiés. Leur carbone, en partie séparé, devient dissoluble par l'eau, comme on le remarque dans les eaux noires des fumiers, et devient alors très-propre à la nutrition des plantes. Il paraît que le soufre, l'acide nitrique, se forment dans les décompositions animales; elles servent aux nitrières artificielles.

On empêche la putréfaction des matières animales par divers moyens cités à l'article des *Embaumemens*, et surtout à l'aide de la solution du sublimé corrosif, deutochlorure de

______

(1) Il paraît que la putréfaction concourt, chez les serpens venimeux à la digestion. Leur venin est septique ; les animaux qu'ils dévorent, exhalent dans leur estomac des odeurs putrides, nauséabondes, stupéfiantes,

mercure ; il se forme du protochlorure, ou calomélas, qui se dépose ; la chair et les autres substances animales deviennent dures, imputrescibles, inaltérables à l'air, et font fuir les insectes, selon la belle observation de Chaussier.

L'un des procédés les plus efficaces, et en même temps le plus économique, est l'emploi du chlorure de chaux, ou de soude, dans l'eau, à la dose d'une partie sur cent cinquante ou même deux cents parties d'eau. L'effet est singulièrement prompt pour détruire l'odeur putride et neutraliser les matières putrescentes. Ce sel se décompose alors. M. Labarraque en a fait une application très-heureuse.

Des antiseptiques contre la putréfaction animale.

L'alcool étant dispendieux pour conserver les matières animales, et gênant dans des vases fragiles où il s'évapore d'ailleurs, on a cherché d'autres procédés. Le sel de cuisine, le nitre, l'alun, le sulfate de zinc, ne s'opposent qu'imparfaitement à la putréfaction. Le sublimé corrosif a le défaut de décolorer et de racornir les matières animales. Le persulfate de fer dépose à la longue, une couche jaune de rouille, ou d'oxyde de fer sous-sulfaté. On a préconisé la solution aqueuse d'acide sulfureux ; ce moyen, assez bon d'abord, finit cependant par réduire à la longue (après quelques mois), les parties tendineuses, le tissu cellulaire interstitiel, en une bouillie gélatineuse, transparente comme du blanc d'œuf. Cette matière, à la vérité, peut conserver les pièces d'anatomie qu'on en humecte ou enduit. Mais l'hydrochlorate d'étain, une partie dans 20 parties d'eau aiguisée par de l'acide hydrochlorique, forme une bonne liqueur de conservation. Il faut employer un deutohydrochlorate d'étain, exempt de protochlorate ; on l'obtient en dissolvant par l'eau régale l'étain en grenaille. Avant de plonger les parties osseuses (contenant des sels calcaires) dans cette liqueur, il convient de les macérer d'abord dans de l'eau acidulée avec l'acide hydrochlorique. L'eau acidulée avec de l'acide sulfurique est aussi une bonne liqueur conservatrice des parties charnues, et qui enlève l'odeur infecte.

LIVRE DEUXIÈME.

DU LABORATOIRE ET DE L'OFFICINE.

Il convient, pour bien exercer la pharmacie, d'être situé dans un local commode, outre le logement pour les personnes, quatre emplacemens sont nécessaires : 1° *Le magasin des médicamens*, qui, placé en un lieu sec, aéré, avec des tablettes en bois, une table, des balances, spatules, etc., contiendra les matières premières dont on doit faire usage. Il est utile que cet emplacement soit élevé au-dessus du sol. 2° *La cave et un caveau plus sec*, lieux frais dans lesquels on doit conserver tout ce que la chaleur peut détériorer. Il y faut ménager un courant d'air pour éviter la moisissure et le méphitisme. On y dépose les sirops, les huiles, les sucs, l'alcool, le camphre, les eaux distillées, etc. 3° *Le laboratoire* sert pour préparer ; il doit avoir une bonne cheminée à manteau et une fontaine où de l'eau avec facilité, n'être pas trop étroit, ou trop bas, ou trop humide, ni trop peu aéré, ni trop obscur : le bûcher et le dépôt pour le charbon seront voisins. Tous les instrumens et fourneaux nécessaires, chacun en leur ordre, y seront rangés. 4° *L'officine*, lieu de distribution des médicamens, contiendra les médicamens simples et composés, en petite quantité, bien rangés, étiquetés dans des vases, des boîtes placées sur des rayons et tablettes. Il y aura un comptoir, des armoires, des mortiers, balances garnies, spatules, poids et mesures, etc. Dans un coin à part se placeront les registres, ordonnances, table pour écrire, armoire fermant à clef pour les poisons et autres objets. La plus grande propreté et l'ordre doivent régner jusqu'à la minutie même.

Il serait bien utile de joindre à ces lieux un grenier aéré et chaud, avec des claies pour sécher les plantes, puis une étuve, ou un four à dessécher les racines, un jardin pour cultiver divers végétaux, et les avoir frais sur-le-champ, etc.

Des precautions pratiques.

On ne peut trop répéter que l'ordre, la propreté, sont de toute nécessité en pharmacie ; que c'est le seul moyen de prévenir de funestes erreurs, des pertes inévitables; qu'il n'y a pas de plus sûre manière d'inspirer la confiance générale. Il faut tout peser ou mesurer; il faut tout nettoyer, étiqueter surtout, fermer ou couvrir. Il faut faire attention à la nature des vases qu'on emploie, à leur netteté, au degré de température qui fait fermenter plusieurs matières, en dessèche ou dissipe d'autres, peut faire casser des appareils distillatoires, et perdre les substances, ou enlever, par ébullition, les sirops, le lait, des emplâtres, etc. : dans ce cas, on doit avoir près de soi de l'eau. On prévient, par des tubes de Welther, par l'appareil de Woulf, par la manière de luter, les accidens d'une trop vive chaleur, et l'on doit savoir modérer les feux, etc. L'action de l'air, de la lumière, du grand froid, de l'humidité sur presque tous les médicamens, du frottement sur des corps inflammables, etc., étant connue, il faut prendre une continuelle attention, ainsi que contre la poussière et les insectes. Un autre soin est celui de disposer en ordre successif tous les objets dont on a besoin dans une série d'opérations, soit afin de n'être pas interrompu, soit pour ne rien oublier. Ainsi l'on doit toujours avoir d'avance des filtres, des paquets, des masses de quelques pilules, etc. On ne doit rien préparer dans l'officine et en présence du public qui soit capable de causer du dégoût.

Tous ces détails, dans lesquels on est obligé de descendre, ne paraitront superflus qu'aux personnes qui en ignorent la véritable importance. Il en est de même en chimie, pour l'exactitude des résultats, et en mathématiques où l'on ne doit pas négliger les fractions, lorsqu'on veut des quantités précises. La justesse de l'esprit dispose même à cette exactitude : de là vient que les personnes réfléchies y font plus d'attention que les jeunes gens.

DES INSTRUMENS DE PHARMACIE.

Ce sont :

Les fourneaux, les vaisseaux, les instrumens proprement dits.

DES FOURNEAUX.

Polychrestes.	De coupelle.	Fourneau à manche.
Évaporatoires.	A réverbère.	— de docimasie.
De fusion.	Fourneau de forge.	

DES VAISSEAUX.

Il y en a de trois, espèces :

1° Les vaisseaux opératoires.
2° Destinés à servir de récipiens.
3° — destinés à conserver les médicamens.

Operatoires.

Marmites en fonte.	Creusets en terre et en platine.
Bassines en métaux.	Vaisseaux distillatoires ⎧ les alambics.
Poêlons *idem*.	— Sublimatoires... ⎪ — cuines.
Boules à bouillons.	— cristallisatoires. ⎬ — cornues.
Terrines.	Entonnoirs.......... ⎩ — matras.

Tous ces vaisseaux sont formés, ou de matiéres métalliques, ou de terres argileuses vernies et non vernies; ou, en faïence, porceleine, verre, grès.

Récipiens.

Bassins : grands	Sceaux de faïence.
— moyens.	Bouteilles de verre.
— petits.	Matras à col court et long.

Vaisseaux destinés à conserver les médicamens.

Boîtes de bois	Bouteilles à goulot ren-	Flacons garnis de leurs
Coffres de marbre.	versé.	bouchons.
Pots à canon.	Bouteilles à col droit.	Flacons de cristal fermés
Bocaux de verre.		à l'emeril.

DES INSTRUMENS.

On les divise en :

Instrumens de main.	Instrumens tranchans ou	Instrum. de mécanique.
— de boisellerie.	de dynamique·	— de physique.
		— de chimie.

Instrumens de main.

Spatules.	Piluliers.	Claies d'osier.
Rouleaux.	Emporte-pièce.	Carrés à pointes.
Rouloirs.	Sparadrapiers.	Chausses de drap.
Pulpoirs.	Pinces.	Blanchets à sirop.
Bistortiers.	Moules à chocolat.	Etamines.

Instrumens de boisellerie.

Tamis de crin.	Tamis de soie.	Cribles.
— à mailles ⎰ simples.	— à tambours.	Étuves portatives.
⎱ croisées.	— Couverts.	

Instrumens tranchans de physique, dynamique.

Couteaux à leviers: ⎧ Grands.		Ciseaux.
———— à mains : ⎨ moyens.		Forces.
⎩ petits.		Petites forces.

Instrumens de mécanique.   e

Mortiers	Mortiers de por-	Avec les pilons ap-	Planes.
d'argent.	celaine.	propriés.	Escouènes.
— de cuivre (1).	— de verre.	Porphyre et sa mo-	Limes.
— de fonte de fer.	— d'agate.	—lette.	Queues-de-rat.
— de pierre.	— de serpentine.	Presses.	Râpes.
— de marbre.	— de gayac.	Moulins.	Houssoirs.
— de faïence.	— de buis.	Etaux.	Vermicelliers.

---

(1) Ils ne doivent jamais servir que pour des médicamens extérieurs.

Instrumens de physique.

Statique.......	Balances ordinaires, ou aérostatiques. —hydrostatiques(1). Poids de marc. —décimaux.	Aérométrie....	Thermomètres. Baromètres.
		Dioptrique....	Microscopes et verres lenticulaires achromatiques.
		Électricité....	Machine électrique. Pile voltaïque.
Hydrostatique...	Pèse-liqueurs, tels que : L'aréomètre. L'hydromètre. Le pèse-acide (oxymètre). Le pèse-sel (halomètre).	Hydraulique..	Seringues { grandes. moyennes. petites. Éolipyles. Siphons. Filtre-presse de Réal (2).

Instrumens de chimie.

Alambics.

Cucurbites et leurs chapitaux, avec le serpentin.

Cornues de verre, de terre, de porcelaine, ou de grès, ou de fer.

Digesteur de Papin ou de Chevreul.

Cuves, cloches, tubes de Woutf, de Welter, et autres appareils pneumato-chimiques.

DES LUTS.

On lute ou l'on mastique les jointures des vaisseaux avec des bandes de papier que l'on colle avec la colle de farine ou d'amidon, ou la farine de seigle, ou la graine de lin, pour éviter la déperdition des substances qu'ils contiennent. La vessie mouillée s'applique de même, mais la chaleur et l'humidité la ramolissent et l'entr'ouvrent. Les vapeurs acides causent surtout cet effet. De la cire avec la térébenthine fait aussi un lut. Le *lut gras* est le meilleur : il se compose avec de l'argile en poudre et de l'huile de lin cuite et grasse, à l'aide de la litharge, ou même sans litharge. Ce mastic se pile dans un mortier; il est le même que celui dont se servent les vitriers pour les fenêtres. On peut assujettir ce lut par des bandelettes de papier collées avec du blanc d'œuf mêlé à la chaux vive. Il est alors très-solide.

Un autre lut ou enduit dont on enveloppe les cornues de verre destinées à subir l'action d'un grand feu de réverbère se fait avec de l'argile ou terre glaise détrempée, ou *pourrie* dans l'eau ou le sang de bœuf; on y ajoute, si l'on veut, des scories de fer pulvérisé. D'autres mettent une partie de plombagine sur trois d'argile, et pétrie avec du crottin de cheval, ou de la bourre de poil. Cette pâte s'applique en enduit de l'épaisseur d'environ deux lignes, autour du vase; on fait sécher lentement d'abord, et on ajoute de nouvel enduit sur les crevasses. Les fibres de crottin ou de bourre entrelassent la terre, et elle résiste au feu, même quand la cornue se fend.

Le caout-chouc (gomme élastique), dissous dans l'huile ou l'éther, enduit les taffetas et étoffes, les rend imperméables à l'eau.

Le lut, pour empêcher l'écoulement des eaux, se prépare avec de la poix noire, dans laquelle on incorpore de la brique bien pilée; il s'applique par la chaleur. C'est une sorte de ciment.

Le fromage blanc et mou, avec de la chaux, forme aussi un ciment pour recoller des vases de faïence, etc.

---

(1) Pour les pesanteurs spécifiques.

(2) Il consiste en une boîte d'étain s'ouvrant à vis, et renfermant une poudre végétale dont on veut extraire les principes solubles à l'eau. Il s'élève du centre de cette boîte un tuyau perpendiculaire de 50 à 60 pieds, un robinet ferme la communication du tuyau à la boîte. On peut mettre à cette boîte un diaphragme percé de petits trous, pour que la poudre ne se tasse pas trop. Sous la boîte, on place un vase pour recevoir le liquide. La colonne d'eau de 50 à 60 pieds, pesant de toute sa masse sur la poudre végétale, l'eau la pénètre et en

TABLEAU DES ANCIENS POIDS MÉDICINAUX.

La livre odrinaire, à Paris, est de seize onces ; elle se désigne ainsi. . ℔ j. — Le gros ou drachme, qui vaut 3 scrupules ou 72 grains. . . . ℨ j.

La demi-livre, ou huit onces. . . ℔ ß. — Le demi-gros. . . . . ℨ ß.

L'once, ou huit gros. . . . . . . ℥ j. — Le scrupule ou 24 grains. . . . . ℈ j.

La demi-once, ou quatre gros. . ℥ ß. — Le grain. . . . . ℥ j.

Nota. La livre de médecine, en Allemagne, est de 12 onces, le reste à proportion ; le gros de 60 grains, de même en Angleterre.

Poids plus exacts des mesures usitées.

La *poignée* d'orge pèse ordinairement	℥ iij.	ℨ ij ß.	ou 100 gramm.
de graine de lin.	℥ j ß.		ou 48
de farine de lin.	℥ iij.	ℨ iij.	ou 105
de feuilles de mauve.	℥ j.	ℨiij.	ou 43
—————— de chicorée sèche.	℥ j.		ou 30
de fleurs de tilleul.	℥ j.	ℨ ij ß.	ou 40
La *pincée* de fleurs de camomille rom.		ℨ ij.	ou 8
—————— d'arnica.		ℨ j. ℈ ij.	ou 6
—————— de pas-d'âne.		*Id.*	*Id.*
—————— de guimauve.		ℨ j. ℈ j.	ou 5
de semences de fenouil. . .		ℨ j. lx g̃.	ou 7
—————— d'anis.		ℨ j. ℈ ß.	ou 4
Le *verre* contient au-delà de.	℥ v.		ou 160
La grande *cuillerée*.		ℨ v.	ou 20
La petite cuillerée.		ℨ j.	ou 5

Poids par gouttes de divers médicamens precrits par gouttes.

xx gouttes d'éther sulfurique pur à 66° Baumé, pèsent.	7 grains.
d'éther sulfurique alcoolisé (liq. min. d'Hoffman). . . .	
d'alcool rectifié à 36° Baumé.	9
d'alccol de mélisse composé.	
alcool potassé, ou saturé de potasse.	
huile animale de Dippel.	10
de teinture alcoolique de benjoin.	
—————————— de castoréum.	
d'huiles d'olives ou d'amandes douces.	11
d'acide acétique très-concentré (à 10°).	12
d'acide acétique ordinaire distillé.	13
d'huile volatile de menthe.	
d'huile volatile de pétrole ou naphte.	
d'acide sulfurique alcolisé (eau de Rabel).	14
d'eau simple distillée.	
de laudanum liquide de Sydenham.	15
d'huile volatile de girofle.	16
de soude caustique liquide (à 36° aréom.).	18
d'eau saturée de sulfate de magnésie.	
de gouttes de laudanum de l'abbé Rousseau.	22
d'acide hydrocyanique (à 900°).	23
d'acide sulfurique à 66°.	24
de solution de gomme arabique 1/8 dans l'eau.	
de sirop de sucre à 35°.	50

sort en partie, ou goutte à goutte, chargée de tous les principes solubles : on a obtenu de cette matière d'excellent extrait de quinquina. Au lieu d'eau, on peut adapter un tube rempli de mercure, pesant sur l'eau qui doit traverser la poudre. On obtient ainsi une pression forte avec une moindre hauteur.

Autres poids de divers objets.

Une amande douce non mondée pèse environ...... 23 grains.
            mondée.................. 20
Cinquante-trois amandes mondées pèsent environ... ℥ ij.
Un œuf frais ordinaire pèse communément......... ℥ ij. ʒ ij.
       sans coquille.................... ℥ ij.
       L'albumen pèse environ............. ℥ j. ʒ ij. 57 grains.
       Le jaune....................... ʒ v. 15

Doses et proportions des médicamens, relatives aux âges.

Suppsons un médicament quelconque, dont la dose est d'un gros (4 grammes) pour un homme adulte, c'est-à-dire âgé de vingt et un à soixante ans.

L'enfant à sept semaines n'aura besoin que d'un seizième de gros.
     à sept mois...................... un douzième.
     à quatorze mois.................. un huitième.
     à deux ans quatre mois........... un sixième.
     à trois ans et demi.............. un quart.
     à cinq ans....................... un tiers ou Ɔ j.
     à sept ans....................... moitié ou ʒ ß.
     à quatorze ans................... deux tiers ou Ɔ ij.
     à vingt et un ans................ la dose entière, jusqu'à 60 ans.
     à soixante-trois ans............. onze douzièmes du gros.
     à soixante-dix-sept ans.......... cinq sixièmes ou Ɔ ij ß.
     passé cet âge.................... quatre sixièmes ou Ɔ ij.

Les doses pour les femmes seront toujours moindres.

TABLEAU DES MESURES PAR ABRÉVIATIONS.

Abréviations.		Noms et valeurs.
Fasc. j.............	Fascicule ou brassée.	Ce que le bras plié peut contenir.
Man. j., ou M. j........	Manipule ou poignée.	Ce que la main peut empoigner.
Pugil. j., ou P. j.......	Pugille ou pincée.	Ce que peuvent pincer les doigts.
N° 1, 2, etc., exprime.		Le nombre de morceaux ou parties.
Ana, ou âā, désigne.		*De chaque.*
P. é.		Parties égales.
Q. s.		Quantité suffisante.
Q. v.		*Quantum volueris,* ce que vous voudrez.
S. a.		Selon l'art.
B. m.		Bain-marie.
B. v.		Bain de vapeurs.
℞		*Recipe,* prenez.
Cochlear. j.		Une cuillerée.
Cochleatim.		Par cuillerée.
Gutt. j.		Une goutte.
M.		*Misce,* mêlez.
F.		*Fiat,* faites.

Ces quantités, toujours variables, ne doivent servir que pour des choses de peu d'importance ; du reste on doit tout peser.

Rapports des Poids et Mesures de diverses nations modernes, et des anciennes grecques, latines, arabes, etc., d'après EISENSCHMIDT, MASSARIUS, ABOT DE BAZINGEN *et* TILLET ; *comparés aux Poids et Mesures de Paris* (1).

	Livres.	Onces.	Gros.	Grains.
La livre d'Amsterdam et de toute la Belgique.	1	»	»	42
— de Berlin.	»	15	2	32
— Berne.	1	»	»	»
— Cologne.	»	15	2	13 1/2
— Copenhague.	»	15	3	20 2/3
— Dantzick.	»	15	2	7
— Florence.	»	11	»	50
— Francfort-sur-le-Mein.	»	15	»	10
— Genève.	1	»	»	18
— Gênes.	»	10	5	60
— Hambourg.	»	15	2	15 1/2
— Lisbonne.	»	15	7	68
— Londres.	»	12	3	12
— Lyon.	»	13	4	48
— Madrid.	»	15	»	16
— Manheim.	»	15	2	20 1/2
— Marseille.	»	15	7	62
— de méd. en Allem.	»	13	4	48
— Milan.	»	9	3	»
— Monaco.	»	15	2	23
— Naples.	»	10	7	54
— Rome.	»	11	»	50c
— Strasbourg.	»	15	5	15
— Stockholm.	»	13	7	8
— Varsovie.	1	10	4	24
— Venise.	»	8	6	»
— Vienne (Autriche)	1	2	2	32

Les livres de Londres, Gênes, Florence, Naples, Rome, sont divisées en douze onces.

	Livres.	Onces.	Gros.	Grains.
Chez les *anciens Romains*, le quintal (*centum pondo*) pesait...	67	11	2	48
La livre rom. antique..	»	10	6	48
L'once.	»	»	7	16
La duella.	»	»	2	29
Le sicilicus.	»	»	1	58
La sextula.	»	»	1	14
Le denier consulaire..	»	»	1	2
— impérial ou drachme	»	»	»	65
Le victoriatus.	»	»	»	37
Le scriptulum ou scrupule.	»	»	»	21

	Livres.	Onces.	Gros.	Grains.
L'obole.	»	»	»	11
La silique.	»	»	»	4

Poids des Grecs anciens.

	Livres.	Onces.	Gros.	Grains.
Leur talent, ταλαντον pesait	54	2	5	24
La mine μνᾶ.	»	14	3	40
La drachme, δραχμη	»	»	1	11
L'obole, ὸβολος	»	»	»	13
Le cération, κεράτιον	»	»	»	4
Le chalcos, χαλκος	»	»	»	2
Le lepton, λεπτὸν	»	»	»	1/3

Poids des Arabes, des Grecs modernes, et des Latins des temps barbares du moyen âge.

	Livres.	Onces.	Gros.	Grains.
L'alchemion.	»	14	3	40
Mânes, ou ominos.	»	10	6	28
Sacrajati.	»	2	6	41
Sacros, augnen, adar, assatil.	»	»	7	16
La grande noix, ou royale.	»	»	3	44
Le sextarius, stater.	»	»	3	44
La petite noix.	»	»	2	50
Alcovanus.	»	»	2	29
Aureus, alcaubolus.	»	»	1	14
L'aveline, bondacate, ou l'holca; l'alchi, le darchimi, l'ato-gochilos; l'ologinat, le nabach.	»	»	1	11
Le gland, le lupin, la fève d'Egypte ou de Syrie; le bachil.	»	»	»	42
La fève d'Alexandrie, ou tremessis.	»	»	»	30
La fève grecque, ou le gramme, le kermet, le gormin, l'harmi, le gauchus.	»	»	»	21

(1) Il sera facile ensuite d'établir les rapports avec les poids décimaux, d'après l'évaluation connue généralement de la livre et de la pinte de Paris.

Left table:

	Livres.	Onces.	Gros.	Grains.
L'anneau, le cumulus, le seminet, ou l'onolossich..............	»	»	»	18
Le danich...............	»	»	»	11
Le kirat, ou alkirat, ou kararit..............	»	»	»	4

Mesures d'eau froide des anciens Romains, évaluées en poids de de Paris.

	Livres.	Onces.	Gros.	Grains.
Le culeus pesait......	1133	6	2	»
L'amphore, ou le cade.	56	2	7	24
L'urne...............	28	1	3	48
Le conge............	7	»	2	66
Le sextarius..........	1	1	7	44
L'hémine............	»	10	1	18
Le quartarius........	»	5	»	45
L'acétabulum........	»	2	4	23
Le cyathus, ou petit verre............	»	1	5	30
La ligula, ou cuillerée.	»	»	3	24

Mesures grecques.

	Livres.	Onces.	Gros.	Grains.
La grande mesure, μετρητης..............	84	4	3	»
Le chus χοῦς..........	7	»	2	66
Le ceste, ξέστης.......	1	1	7	44
Le cotyle κοτύλη......	»	8	7	58
Le tétrarton, τέτραρτον	»	4	3	65
L'oxybaphe, ὀξύβαφος	»	2	1	69

Right table:

	Livres.	Onces.	Gros.	Grains.
Le cyathus, κύαθος.....	»	1	4	»
La conque, κόγχη......	»	»	6	»
Mystron, μύςρον.......	»	»	3	»
La chyra, χηρη........	»	»	2	»
La cuillerée, κοχλιάριον	»		1	»

Mesures des médecins arabes, arabistes et latins du moyen âge, évaluées en poids de Paris.

	Livres.	Onces.	Gros.	Grains.
Le missoliaos pesait.....	3	8	1	33
Aben, kist, ejub eberia, ou la mine romaine...	1	6	»	»
La fiole, baffitius ou kassitium..............	»	10	1	18
Le calice, ou rejelati...	»	5	»	44
La poignée, pugillum, cornusum............	»	3	2	68
Le kassuff, ou œsasse, ou anésime............	»	2	4	20
Le conos, ou coatus, ou alcantus, ou almunesi, briale, cuabus...	»	1	5	34
La petite bachates......	»	»	5	56
La plus grande cuillerée.	»	»	4	44
La grande cuiller......	»	»	1	52
Le colanos, ou raclanarium...............	»	»	1	28
La petite cuiller, ou flagerina, ou cyanes.....	»	»	1	11
La plus petite cuiller, ou fahaliel..............	»	»	»	42

(*Voyez*, dans Arbuthnot et Eisenschmidt, les caractères ou signes de tous ces divers poids et mesures.)

La livre romaine ancienne s'appelait *pondo* ou *as*, et se divisait en douze onces.

Les onze onces se nommaient...................... *deunx.*
Les dix onces.......... *dextans.*
Les neuf............. *dodrans.*
Les huit............. *bessis.*
Les sept............. *septunx.*
Les six.............. *semis.*
Les cinq............. *quincunx.*
Les quatre.......... *triens*
Les trois............ *quadrans.*
Les deux............ *sextans.*
L'once et demie,....... *sescuns.*

A Paris, on divise le scrupule en 24 grains, comme faisaient les Grecs ; mais les autres nations, à l'imitation de l'école de Salerne, ne font le scrupule que de 20 grains; le gros ou la drachme que de 60 grains par cette raison.

Le *muid* de Paris est de deux cent quatre-vingts pintes, de deux livres pesant chacune.

L'*ohme* des Allemands pèse quatre-vingt-seize livres de Paris.

Le *gallon* des Anglais est de huit livres.

La *mesure*, en Allemagne, est de quatre livres.

TABLEAU DES NOUVEAUX POIDS ET MESURES

comparés aux anciens, en nombres ronds.

Poids nouveaux.	*Poids anciens.*
5 Milligrammes (ou millièmes de gramme) valent.	1/2 de grain.
1 Centigramme (ou centième), vaut...............	1/4 de grain.
2 Centigrammes.....................................	1/2 grain.
5 Centigrammes.....................................	1 grain.
1 Décigramme ou (dixième de gramme)...........	2 grains.
6 Décigrammes.....................................	12 grains.
1 Gramme vaut.....................................	18 grains 1/2.
1 Gramme 3 décigrammes...........................	24 grains, ou ℈ j.
1 Gramme 6 décigrammes...........................	30 grains.
2 Grammes...	36 grains, ou ℈ j. ß.
4 Grammes...	1 gros , ℈ j.
6 Grammes...	ʒ j. ß.
1 Décagramme ou (10 grammes), vaut............	ʒ ij ℈ j. et 12 grains.
1 Décagramme 6 grammes, valent.................	1/2 once, ou ʒ jv.
2 Décagrammes valent..............................	ʒ v.
3 Décagrammes 2 grammes..........................	℥ j.
4 Décagrammes.....................................	℥ j. ʒ ij.
6 Décagrammes.....................................	℥ j. ℥ vij.
6 Décagrammes 4 grammes.........................	℥ ij.
8 Décagrammes.....................................	℥ ij. ß.
9 Décagrammes 6 grammes, font...................	℥ iij.
1 Hectogramme (ou 100 grammes), fait...........	℥ iij. ʒ j.
128 Grammes font..................................	℥ jv.
192 Grammes.......................................	℥ vj.
200 Grammes.......................................	℥ vj. ℥ ij.
250 Grammes.......................................	℔ ß , ou ℥ viij.
286 Grammes.......................................	℥ jx.
320 Grammes.......................................	℥ x.
352 Grammes.......................................	℥ xj.
384 Grammes.......................................	℥ xij.
416 Grammes.......................................	℥ xiij.
444 Grammes.......................................	℥ xjv.
476 Grammes.......................................	℥ xv.
492 Grammes.......................................	℔ j.
500 Grammes (se prennent pour la livre)..........	℔ j. ℥ ij.
1 Kilogramme (1000 grammes) qui se prend pour 2 livres, pèse exactement.....................	℔ ij. ℥ v. ℈ ij. ℥ j.
1 Myriagramme (10 kilogrammes), pèse...........	℔ xx. ℥ viij. ℈ ij. ℥ x.
5 Myriagrammes (50 kilogrammes), pèsent........	102 ℔. ℥ iij. ℥ iij. ℈ ij.

MESURES DE CAPACITÉ.

Mesures nouvelles.	*Mesures anciennes.*
1 Litre vaut une pinte (ou 1000 grammes d'eau distillée), ou juste.........	℔ ij. ℥ v. ℈ j. ß. Six verres de liq.
5 Décilitres valent une chopine (500 grammes), ou.....................	℔ j. ℥ ij. Trois verres.
2 Décilitres (ou 200 grammes), valent un poisson 1/2, ou.....................	℥ vj ℥ ij. Un verre plein ordinaire.
1 Décilitre (100 grammes), vaut 3/4 de poisson, ou.....................	℥ iij. ℥ ij. ou demi-verre.
5 Centilitres (50 grammes), valent.....	℥ j. ℥ jv. ß., ou un quart de verre.
2 Centilitres (20 grammes), font.......	℥ v. Un verre à liqueur.
1 Centilitre (10 grammes), fait.........	℥ ij. ß., ou une cuillerée.

MESURES LINÉAIRES EXACTES.

Nouvelles.	*Anciennes.*
2 Millimètres (millièmes de mètre), valent près de....................	1 ligne ou 0,89
2 Millim. 26 centièmes, valent.........	1 ligne.
1 Centimètre (100e de mètre), vaut......	4 lignes 0,43
1 Centimètre 3 millim. 1/2, valent.....	6 lignes.
2 Centimètres 7 millimètres, valent....	1 pouce.
1 Décimètre vaut.....................	3 pouces 8 lignes 0,34.
1 Décimètre 6 centim. 2 millim.........	6 pouces.
3 Décimètres 2 centim. 5 millim........	1 pied.
5 Décimètres valent..................	1 pied 6 pouces 5 lignes 3/4.
1 Mètre vaut.........................	3 pieds 11 lignes 0,44.
1 Mètre 1 décimètre 8 centimètres 8 millimètres, valent..................	1 aune de Paris ou 3 pieds 66 lig.
1 Mètre 6 décimètres 2 centimètres 4 millimètres, valent..................	5 pieds ou la brasse.
1 Mètre 9 décimètres 4 centimètres 8 millimètres, valent..................	6 pieds ou la toise.

PHARMACIE OPÉRATOIRE.

La pharmacie est fondée sur l'histoire naturelle des trois règnes pour la matière médicale, et sur la chimie, pour la connaissance de la nature intime des médicamens. Elle exige ainsi une étude plus ou moins profonde de la zoologie, de la botanique, de la minéralogie; ensuite de la physique générale et particulière, et de toute la chimie, indépendamment des connaissances préliminaires des langues savantes, de la géographie, des mathématiques.

La division de la pharmacie en *galénique* (du nom du médecin Claude Galien, de Pergame, qui vivait au deuxième siècle, du temps de Trajan (1), et en *chimique*, n'est plus convenable, parce que la pharmacie est inséparable de la chimie, sans laquelle on n'opère qu'en aveugle et à la manière des empiriques.

La matière médicale donne la connaissance des médicamens.

Leur CHOIX OU ÉLECTION, doit se faire, 1° relativement au *climat*. Ainsi les pays chauds fournissent toujours des végétaux plus aromatiques, plus sapides, plus actifs, ou plus sucrés, ou plus huileux, plus colorés que ceux des lieux froids; ceux-ci fournissent de meilleurs antiscorbutiques, de meil-

___

(1) Ses écrits sur la pharmacie sont ses livres *des Antidotes, de la Ptisanne, de la Thériaque, des Facultés des purgatifs, des Succédanés* ou *Médicamens substitués, des Euporistes* ou *Préparations faciles, de la Composition des remèdes selon les lieux et les genres. Voy.* l'édition grecque et latine de ses œuvres, par René Chartier. Paris, 1639, 13 vol. in-fol.

leurs produits des arbres verts, des huiles animales moins rances, de la rhubarbe plus compacte et plus riche en extractif. Les plantes vénéneuses au Midi sont presque sans danger au Nord.

2° *La saison.* Il faut cueillir les racines en automne (1), les tiges avant la fin de la floraison, les feuilles avant l'automne, les écorces au temps de la sève, les fleurs avant qu'elles se fanent, les graines et les fruits après leur maturation. Les animaux doivent être préférés lorsqu'ils sont jeunes, vigoureux, et avant l'accouplement ou la gestation. Les écorces des racines de bardane, de cynoglosse, de quinte-feuille, etc., doivent se prendre sur des racines âgées.

Van Helmont appelle *temps balsamique*, l'époque la plus convenable à la cueillette de chaque végétal, et qui est celle de la maturité particulière de la partie qu'on recherche. Ainsi la bourrache jeune ne contient encore que du sulfate de chaux; plus âgée, elle contient beaucoup de nitre et de sulfate de potasse. Les jeunes pousses d'aconit, d'apocyn, se peuvent manger comme des asperges, surtout dans les pays froids; ces plantes, plus âgées, sont des poisons. Il y a bien plus d'acide malique et de suc acerbe, de tannin, dans les fruits, avant qu'après leur maturité, où on les trouve sucrés, etc. Il y a d'ailleurs des temps dans lesquels les plantes contiennent plus d'eau de végétation et de corps muqueux qu'il ne faut; les extraits qu'on en obtient alors, sont sujets à moisir et à s'aigrir, tandis qu'ils deviennent plus secs et plus ligneux, faits à une époque plus avancée de leur végétation.

Quand à *la partie* du végétal qu'il convient de préférer, elle est souvent indiquée par l'odeur et la saveur plus fortes, comme la racine dans les gentianées, les *rumex* et *rheum;* les fleurs dans les labiées et les rosacées avec le calice même; les semences dans les ombellifères, car elles contiennent beaucoup d'huile essentielle; les fruits et les fleurs dans les rosacées, et les hespéridées ou citronniers; les écorces dans les rubiacées; les sommités dans les corymbifères; les feuilles dans les crucifères, pour le principe antiscorbutique, ou les graines pour l'huile; les légumes ou gousses dans les papilionacées; les sucs dans les térébinthacées, etc. Les bois se doivent prendre en automne ou en hiver comme les écorces.

---

(1) Elles possèdent alors plus de sucre, de fécule, de principes médicamenteux, tandis qu'au printemps elles tendent à une nouvelle germination; elles préparent des sucs autrement élaborés, une sève plus abondante, comme on l'observe par les pommes de terre, les betteraves commençant à germer. Les sucs végétaux les plus élaborés rétrogradent alors vers le mucilage, etc.

La *succulence*. Elle est recherchée dans plusieurs fruits sucrés, dans les végétaux émolliens; mais elle est en général à rejeter dans plusieurs cas, parce qu'elle résulte souvent d'une surabondance d'eau de végétation et de corps muqueux, assez inertes. De plus elle est défavorable pour la dessiccation et la conservation des végétaux; les dispose à moisir, noircir et se pourrir.

La *récolte*. Au printemps, on peut recueillir d'abord les racines mucilagineuses et les bulbes, les bourgeons (peuplier, sapin, câpres, etc.), les premières fleurs ou les alpines, telles que violettes, crucifères, tussilages, liliacées; ensuite celle des rosacées; plus tard, vers mai et juin, la plupart des fleurs et sommités. En été, fleurissent la plupart des composées cinarocéphales et corymbifères, les malvacées, plusieurs labiées et les ombellifères. On recueille alors les *fruits horaires* rouges, comme cerises, groseilles, fraises, etc.; ensuite les graines céréales ou frumentacées. Vers la fin de l'été, les semences d'ombellifères, les cucurbitacées, les caryophyllées, plusieurs fruits des rosacées sont mûrs. En automne, on a la plus grande partie des fruits et des baies, surtout les fruits secs ou qui se conservent en hiver, principalement ceux des arbres amentacés et des conifères; on recueille les fougères, le safran, le colchique; c'est le temps d'arracher les racines tubéreuses, etc.

Toutes les fleurs vernales ou très-printannières sont celles des Alpes. Celles d'Amérique sont souvent automnales; celles de l'Afrique australe ne fleurissent que l'hiver, en serre chaude. (Voyez le *Calendrier de Flore*, de Linné.) On fera cette récolte par un temps sec, le matin, mais après la rosée dissipée.

3° Le *lieu* ou *sol*, soit pour y trouver les végétaux, soit pour connaître où il convient de les planter, soit pour distinguer les diverses qualités qui en résultent; car les plantes n'ont point les mêmes saveurs et les mêmes sucs dans tous les terrains, et à toutes les expositions. La culture adoucit l'âpreté des fruits et des herbes, les ramollit, les rend plus succulens. Les lieux secs, aérés, stériles, les rendent plus ligneux, plus maigres, plus exténués. Les ombellifères, nées le pied dans l'eau, y prennent souvent des qualités très-vénéneuses. Les terrains incultes où l'on jette les immondices font croître des solanées vireuses, la ciguë, l'ésule. On trouve dans les champs ouverts, arides, la plupart des plantes amères, des chicoracées et corymbifères, gentianes, etc. Les prés fertiles et humides nourrissent des herbes douces, les trèfles, les lysimachies, les scorsonnères. On trouve dans les lieux sablonneux des plantes arides, les polygonées, les caryophyllées, les bruyères. L'indication d'un terrain tourbeux se tire de l'abondance des pédiculaires, et des *aira*; les saxifrages annoncent un terrain sablonneux, stérile; le violier jaune, les gaudes et réséda, une terre crayeuse. Dans les lieux inondés croissent les bidens, le riz, etc.; dans les marais, les nénuphars, le trèfle d'eau, les joncs; sur les rives des eaux, on trouve des scrophulaires, des eupatoires, des salicaires; sur les bords de la mer, des salicornes et kalis, des panicauts, des *chenopodium*; les fontaines donnent le beccabunga, le cresson. Dans les bois naissent le calament, les alléluia, les aspérules, les garous, la sanicle, les *convallaria,* des anémones et pulmonaires. Sur les montagnes viennent les arbousiers, les véroniques (d'où les vulnéraires de Suisse), les gentianes et violettes, l'arnica, les pieds-de-chat, etc. Près des roches, des lieux rocailleux, naissent les aloès, les *sedum,* et autres plantes succulentes, l'origan, la cymbalaire, etc.

4° La *substance propre falsifiée.* On reconnaît par une pesanteur spécifique moindre, par une trace noire et oxydée, par un résidu de l'évaporation surtout, que le mercure coulant est amalgamé avec le bismuth et le plomb. On falsifie les baumes de Copahu, de Canada, de la Mecque, avec des térébenthines limpides; celui du Pérou, noir, avec l'huile qu'on retire de la distillation du benjoin, digérée sur des bourgeons de peuplier, mais l'odeur est moins suave. Les gommes et les résines se mêlent souvent dans le commerce; la résine élémi se falsifie avec le galipot; la manne se pétrit avec du miel et de la farine, et des substances purgatives, surtout les sortes qu'on nomme *grasses.* Le poivre blanc est souvent blanchi par l'amidon et la céruse; la résine de jalap et celle du gayac s'imitent avec de la poix résine mêlée de colophane. Les fleurs de carthame se mêlent au safran; les salsepareilles sont entremêlées de celles de lianes. On fait du sang-dragon faux avec des résines qu'on colore en rouge de lacque; les tamarins sont souvent mêlés de pulpes de pruneaux rendues acides par le tartre ou de l'acide sulfurique, la vanille est souvent enduite de styrax liquide et de baume du Pérou; diverses écorces se joignent à celles de quinquinas, etc. Plusieurs autres falsifications ou substitutions sont signalées aux articles de notre *Matière médicale,* avec les moyens de les reconnaître. Mais il faut que le pharmacien s'habitue aussi à voir et à manier souvent les divers médicamens.

5° L'*âge.* On doit préférer les plantes émollientes dans la jeunesse, les racines compactes après plusieurs années de croissance, comme la rhubarbe. Les borraginées et autres herbes insipides deviennent plus nitreuses et plus sapides en vieillissant, de même le gayac le plus compacte ou le plus âgé est le meilleur. Le vin se mûrit en vieillant, et aussi les teintures alcooliques se mixtionnent mieux avec le temps. Au contraire, les huiles, les graisses, les matières animales, le miel, récens, sont préférables. La plupart des vieux médicamens, surtout les extraits, les robs, les électuaires, se détériorent par le temps; les racines, les poudres, se détruisent par les vers, l'air, la lumière, l'humidité, etc. Les eaux distillées simples se corrompent; les sirops fermentent ou candissent; les emplâtres s'endurcissent; les onguens rancissent, etc.

6° La *forme*, la *couleur*. Les végétaux qui prennent plus de volume qu'à l'ordinaire, et des couleurs moins intenses, tiennent plus d'humidité et des corps muqueux, sont plus sujets à moisir par la dessiccation, donnent moins de résine, d'arome, etc., que ceux qui sont plus secs, plus minces, plus colorés. Les plantes étiolées sont fades, adoucissantes.

7° La *saveur* et *l'odeur*, moyens subsidiaires de connaissance. La plupart des médicamens sont d'autant plus actifs qu'ils ont davantage de ces qualités, excepté les humectans, les émolliens, etc., chez lesquels le contraire a lieu. La solubilité est encore un caractère utile à examiner dans les sels.

8° La *pesanteur* ou la *légèreté*. On doit rechercher la plus grande densité ou pesanteur spécifique pour chaque espèce de métal, pour les acides, les bois, ou les diverses racines les plus résineuses; la plus grande légèreté dans les alcools, les éthers, les huiles, etc. On peut étendre cet examen à toutes les autres qualités, comme *dureté*, *sécheresse*, *friabilité*, ou leurs contraires, etc.

DE LA PRÉPARATION EN GÉNÉRAL

ET DES OPÉRATIONS PHARMACEUTIQUES.

Il en est de beaucoup de sortes, indépendamment des préliminaires, comme le *triage* des meilleurs objets, la *modification* de leurs parties étrangères, ou le retranchement de celles qui seraient malsaines ou inutiles, l'*excortication*, ou écorcement, qui se fait pour la scille avec un couteau de bois(1); l'*exacination*, qui est l'action d'ôter les pépins (*acini*) et les noyaux des fruits, etc.

---

(1) Ce n'est pas qu'un couteau de fer l'empoisonne, comme on le croyait jadis, mais il la colore et noircit; car elle contient du tannin et de l'acide gallique.

On nomme *lotion* ou *ablution* le lavage des objets, soit dans l'eau, soit dans le vin ou l'alcool. Ainsi les cloportes, les vers, se lavent dans un vin blanc qui leur ajoute quelques propriétés de plus en se séchant. On lave dans l'eau, les fécules, la magnésie, les terres bolaires et les craies, les oxydes blancs, ou le rouge hydrosulfuré d'antimoine (kermès minéral), l'oxyde de mercure (précipité blanc), celui de plomb demi vitreux (litharge), le soufre sublimé (fleurs de soufre), pour leur ôter des sels ou des acides, ou d'autres substances étrangères, solubles. On fait périr les cantharides à la vapeur du vinaigre. La térébenthine lavée, ou cuite dans l'eau bouillante, y perd une partie de son huile essentielle, devient opaque et plus solide. On bat avec un maillet, et on frotte entre les mains l'amadou ou le *fungus* du bolet, pour l'amollir, le rendre propre à arrêter les hémorrhagies. Si on le trempe dans de l'eau de poudre à canon, et qu'on l'en frotte bien, on fait de l'amadou à prendre feu, étant sec.

Une autre *préparation* est celle de l'éponge fine ; on l'humecte bien, on la découpe en morceaux plats, et on la soumet à la presse, ou on la lie fortement avec des cordes comme des carottes de tabac, afin qu'elle se dessèche sous un petit volume ; ou bien on la trempe dans de la cire fondue, et on la comprime à la presse, en lui laissant un peu de cire. En ces états, on l'emploie en petits morceaux dans les plaies et cautères pour les dilater, car l'éponge s'y gonfle.

De l'adoucissement et édulcoration.

On tempère la grande violence de plusieurs médicamens par divers moyens. L'oxyde vitreux d'antimoine protoxydé, pulvérisé (*poudre de Bellebat*), trop violent émétique, se modère en le faisant chauffer avec de la cire, jusqu'à ce qu'il soit réduit en une poussière noire, charbonneuse, et que la cire brûlée ne fume plus au feu. Ce verre d'antimoine désoxydé ou ciré devient quatre fois moins actif. Sa plus haute dose est de 4 à 5 grains. Préparation délaissée aujourd'hui.

L'âcreté de l'euphorbe s'adoucit en la dissolvant dans le suc de citrons, après l'avoir passé à travers un linge ; on évapore le tout. Ou bien on porphyrise l'euphorbe avec de l'huile d'amandes douces, et l'on fait cuire cette pâte dans un coing ou un citron creusé. Mais ces préparations ne sont guère usitées, parce que l'euphorbe ne s'emploie plus à l'intérieur.

La scammonée de Smyrne surtout est un violent drastique ; sa poudre, nommée *diagrède*, s'adoucissait autrefois, ou en la faisant cuire dans un coing, ou en la dissolvant dans le suc de coing (*diacrydium cydoniatum*), ou dans une forte infusion de réglisse (*diac. glycyrrhisatum*), ou enfin en l'exposant sur un papier gris à la vapeur du soufre enflammé (*diac. sulfuratum*), et en l'agitant. Il est certain que les acides diminuent l'action des sucs âcres, gommo - résineux, et leur enlèvent une partie de leur odeur vireuse.

Le garou en est un autre exemple : on fait tremper son écorce dans le vinaigre, pour la séparer des tiges de thymelea, ou de mezereon, lorsqu'on la veut appliquer en vésicatoire.

Souvent les seuls lavages édulcorent des fécules ou d'autres substances qui recèlent des corps âcres. On peut dire que divers excipiens ou menstrues tempèrent ou masquent les propriétés trop désagréables ou nuisibles au goût; ainsi le miel, le sucre, rendent les saveurs plus agréables dans les sirops, les conserves, etc.; la manne, l'acide des tamarins adoucit ce que le senné a de nauséabonde; d'autres substances s'adoucissent par la cuisson, la torréfaction, l'oxydation, la fermentation saccharine ou maturation, etc. La simple dessication diminue beaucoup l'âcreté de l'arum, du raifort et d'autres racines.

Le lavage dans l'eau bouillante soustrait considérablement de l'âcreté aux huiles rances, sans leur ôter toutefois leur odeur. Ce procédé est nécessaire surtout pour priver l'huile de ricin de sa propriété drastique. L'alcool, une eau un peu alcaline, enlèvent plus facilement que tout autre moyen la rancidité des huiles.

La térébenthine qu'on fait bouillir dans l'eau dégage son huile volatile, et alors, en s'épaississant, elle peut se prendre en pilules (Voyez aux *Pilules*). On peut en faire autant pour le baume de Copahu, celui du Canada, et les autres résines contenant des huiles volatiles.

La fleur de soufre (soufre sublimé) doit être bien lavée à l'eau bouillante, pour lui enlever l'acide sulfureux qu'elle recèle habituellement.

1° De la division; 2° de la pulverisation; 3° de la pulpation.

Ce sont diverses espèces de *disgrégation* des corps : 1° la *division* s'opère, ou par la simple *comminution*, ou par *incision,* ou par *sciage*, ou par *râpation, limation*, etc.; avec des couteaux, ciseaux, haches, serpes, scies, râpes, limes, etc. On incise les bois, les racines; on scie les cornes, les os; on râpe les fruits, les racines tubéreuses; on lime les métaux, les os, les matières cornées, etc. L'excortication de l'orge (orge mon dé), et des autres semences, s'opère par un moulin qui les froisse sans les écraser.

2° La *pulvérisation*, moyen très-employé, se pratique de cinq ou six manières, selon la nature des corps secs qu'on y soumet : 1° c'est, ou par *contusion* dans un mortier, à l'aide d'un pilon dont on frappe les corps ligneux, fibreux, les sels, etc. Il est utile, dans ce cas, d'inciser d'abord les racines, les bois, de dessécher les feuilles, les fleurs, les graines fari- neuses; 2° ou par *trituration* pour les matières friables, gom- menses ou résineuses, ou extracto-résineuses, etc., suscep- tibles de s'échauffer, de s'agglomérer en masse par une per- cussion violente. Il est nécessaire alors de maintenir le mor- tier froid, ou de n'opérer ces pulvérisations qu'en hiver. La trituration se fait en promenant circulairement le pilon dans le mortier. Les gommes doivent être d'abord desséchées, ainsi que les substances animales non grasses.

On pulvérisera aisément le phosphore dans l'alcool à 36°.

Lorsque les corps à pulvériser contiennent des parties hé- térogènes, on doit user de divers moyens pour en séparer les produits. Ainsi, l'écorce résineuse de l'ipécacuanha se détache par trituration de la partie ligneuse, ou *meditullium*, qui ne se pulvérise que par percussion, et qui est bien moins vomi- tive. Les premiers produits sont donc les meilleurs. Il faut donc, en effet, rejeter la partie purement ligneuse. Au con- traire, dans les quinquinas, l'épiderme et le corps ligneux se pulvérisent plus promptement que la substance extracto- résineuse; ainsi, leur seconde poudre est la plus active; elle contient plus de matière résinoïde dans laquelle existent sur- tout la quinine et la cinchonine. Dans la pulvérisation des tiges et des feuilles, la partie fibreuse, inerte, est la dernière à se réduire en poudre. Le mélange de la première et de la dernière portion est nécessaire pour avoir un produit égal du tout.

En général, comme la plupart de ces poudres perdent de leurs vertus à la longue, il n'en faut préparer que peu à la fois. La vanille se pulvérise avec du sucre 3 parties. Les bois tels que le gayac, doivent être d'abord râpés, pour se bien pulvériser; il en est ainsi des santaux, du sassafras, etc. Les bulbes de salep seront lavées à l'eau chaude, puis des- séchées promptement avant d'être mises en poudre; il en est ainsi du riz, qui, sans cela, sauterait trop de dessous le pilon.

Dans toute pulvérisation, il s'élève une poussière plus ou moins abondante, selon la légèreté des matières, et qui quelquefois incommode beaucoup le pileur, surtout s'il pile des corps âcres et irritans, tels que l'euphorbe, les cantharides, l'arsenic, etc. Le seul moyen pour prévenir ces inconvéniens et la perte, est de couvrir d'une peau large le mortier, de manière que le pilon y puisse agir librement (1). L'addition d'un liquide, ou de corps oléagineux pour retenir ces poussières, comme on l'a proposé, à l'inconvénient ou de disposer la poudre à moisir par l'humidité, ou à s'imprégner d'odeur rance par l'huile.

Le camphre se pulvérise à l'aide de quelques gouttes d'alcool.

On remarque que le soufre, les résines, étant électriques par frottement, s'attachent autour du mortier métallique où on les triture. La gomme adraganthe doit être très-desséchée et pulvérisée dans un mortier de fer chauffé ; on rejette la première poudre comme moins bonne.

Il y a des semences qui, contenant de l'huile, forment une pâte lorsqu'on les veut pulvériser. Il convient de les joindre au sucre bien sec, pour faciliter leur division ; car le sucre s'imbibe de la portion d'huile qui agglutinait leurs parties.

La *tamisation* ou *cribration* est la séparation des molécules les plns déliées des corps qu'on pulvérise en les faisant traverser un tissu plus ou moins serré, de soie ou de crin, etc.; les cribles ont des mailles fort larges, et servent à séparer des semences entières de diverses grosseurs. Plus on met de matière dans un tamis et plus on l'agite en le frappant, plus on force de grosses molécules à passer. Le moyen de bien mélanger diverses poudres est de les tamiser ensemble, pourvu qu'elles ne soient pas de pesanteur trop différentes, car les plus légères passeraient moins vite.

---

(1) M. Auger a imaginé un appareil dans lequel des soufflets agissant dans des mortiers recouverts, font élever la poussière, qui se rend en un lieu séparé. On obtient ainsi une poudre très-subtile ; mais cet appareil dispendieux est peu usité.

Des déchets qu'éprouvent diverses substances par la pulvérisation,
d'après **M. Henry.**

DÉNOMINATION.	QUANTITÉS sèches entières.	PRODUITS en poudre.	DÉCHETS éprouvés.
Ipécacuanha......................	100 kil.	87 kil.	13 kil.
Jalap...........................	Id.	92	8
Rhubarbe.......................	Id.	93,800	6,200
Scille..........................	Id.	87,500	12,500
Quinquina......................	Id.	93,700	6,300
Gomme arabique..............	Id.	93,500	6,500
— adragant.............	Id.	93,600	6,400
Canelle........................	Id.	93,600	6,400
Scammonée...................	Id.	95	5
Cantharides...................	Id.	92,700	7,300
Hydrochlorate d'ammoniaque...	Id.	98	2
Surtartrate de potasse, ou crême de tartre..................	Id.	97	3
Antimoine sulfuré.............	Id.	97	3

3° Une autre sorte de pulvérisation est la *porphyrisation.*
Elle s'emploie pour les terres et pierres, les minéraux, les
substances fragiles que l'eau ne pénètre pas intimement; ainsi
le corail, les limailles de métaux, les yeux d'écrevisses, la
corne de cerf calcinée, les coquilles d'œufs, etc., s'écrasent à
l'aide d'une *molette*, dont la surface s'applique exactement
contre un *porphyre.* Souvent on imbibe d'eau les matières à
porphyriser, pour que leur pâte subisse plus uniformément
l'écrasement; aussi leur poussière, qui ne se tamise pas, est-
elle bien plus fine que par la pulvérisation ordinaire. Les anciens la nommaient *alkool*, mot arabe, qui désigne tout corps
dans un état d'extrême ténuité ou d'impalpabilité. Aussi la
lévigation ou l'opération de polir, d'adoucir les poudres, est-
elle la même chose que la porphyrisation. Cependant, on désigne par là plus ordinairement celle qui se fait avec l'intermède de l'eau. C'est ainsi qu'on pulvérise le mercure doux,
ou mieux encore sans eau (mais évitez le contact de la lumière
solaire); le charbon sera pulvérisé à l'eau; on le sèche au soleil. On fait ensuite de petits trochisques de la pâte de ces poudres, au moyen d'un entonnoir, avec une petite cheville qui
ne laisse écouler que de minces portions de cette matière liquide sur un papier gris.

Une autre sorte de pulvérisation s'opère au moyen de la
gomme adragant; ainsi, la chair sèche des coloquintes est formée en trochisques, d'abord à l'aide de la gomme adragant

en mucilage. Ces trochisques bien desséchés se pulvérisent ensuite ; tels étaient jadis les trochisques *alhandal*, préparation inutile. Le Codex pourtant conseille la même méthode pour pulvériser la chair des vipères et l'agaric blanc, ou toutes les autres substances trop fongueuses ; mais elle est inutile.

Il faut d'abord pulvériser grossièrement les substances qu'on veut porphyriser. La limaille de fer et la mousse de Corse se porphyrisent sans eau.

4° La pulvérisation par *lavage* s'opère en délayant dans un mortier ou une terrine, avec un pilon de bois, une terre naturellement divisée, comme la craie, l'argile et les terres bolaires, avec beaucoup d'eau. Les particules les plus ténues se suspendent dans l'eau qu'elles troublent ; on décante cette eau et on la passe au travers d'un tamis, puis on la laisse déposer ; le dépôt, séché sur un filtre de papier gris, est une poudre très-légère ; on répète cette opération jusqu'à ce qu'on ait enlevé toute la terre fine, et qu'il ne reste plus que du sablon ou gravier, ou d'autres molécules grossières qui se trouvaient dans ces terres. C'est ainsi une sorte de séparation ou de décantation.

On se sert du même moyen pour la litharge et le sulfure d'antimoine, celui de mercure, etc. ; mais il faut les triturer dans le mortier à mesure qu'on les lave de nouveau.

5° La pulvérisation par *mouture*, comme les grains qu'on réduit en farine par la meule. Il convient qu'ils soient secs pour ne pas la graisser, c'est-à-dire ne pas remplir ses petites cavités, de manière à former une sorte de surface plane. Les moulins à tabac ont des meules en râpe pour déchirer le tissu des feuilles. Il en est à peu près de même des moulins pour le café, le poivre, etc. ; mais la poudre n'est jamais bien égale, quoique cette manière soit expéditive. Il faut tamiser les produits, si on les veut très-atténués.

6° La pulvérisation par *frottement* se fait, pour la céruse, l'agaric blanc, en les frottant sur un tamis de crin ; pour le talc de Venise ou blanc de fard, sur des tiges de prêle ; pour des cornes et os, en les râpant, etc.

L'étain se réduit en poudre lorsqu'on le fond et qu'on le coule liquide dans une boîte ronde à savonnette, blanchie à l'intérieur de craie. On secoue le métal en cet état, il se divise en globules qu'on lave, et dont on sépare les plus fines molécules au tamis. (*Voyez*, aux bols d'étain, une autre manière de pulvériser les feuilles d'étain avec le sucre.)

3° La *pulpation* ne s'exerce que sur des substances molles et qu'on ne peut réduire qu'en forme de pâtes ou bouillies, telles que les substances charnues des végétaux, les parenchymes de fruits, de racines, etc.

Les pulpes ne s'obtiennent guère que des végétaux ou de leurs parties molles et parenchymateuses. On doit les broyer d'abord dans un mortier de marbre, puis les pulper au travers d'un tamis de crin plus ou moins serré. Si ce sont des racines, des fruits d'un parenchyme plus dense, il faut les diviser par la râpe d'abord, puis ils traverseront plus aisément le tamis. Que s'il s'agit de plantes desséchées, on peut les ramollir par la macération dans l'eau ou le vin, ou les faire cuire et bouillir, afin qu'on puisse aisément les pulper ensuite. Il faut avoir le soin également de rapprocher en consistance suffisante, ou de magma, par une légère évaporation, les substances qui seraient trop molles. Toutes ces opérations sont la plupart magistrales, parce que les pulpes se décomposent ou se corrompent bientôt.

Ainsi, la *pulpe d'herbes émollientes* se fera avec des espèces émollientes qu'on cuira dans une petite quantité d'eau; l'on pulpera ces herbes au travers d'un tamis, et on les épaissira par évaporation suffisante, en consistance de cataplasme. La pulpe de scille ou d'oignons de lis cuits à la vapeur de l'eau en un vase clos s'obtient aisément par pulpation, après les avoir triturés dans un mortier de marbre.

En prenant l'intérieur de la casse en bâtons, ou des tamarins qu'on ramollit avec un peu d'eau chaude, et en frottant ces substances contre un tamis de crin, à l'aide d'un *pulpoir*, large spatule de bois, il passe une pâte débarrassée de noyaux et de fibres. Pour extraire la pulpe des pruneaux, ou des figues, des jujubes, des dattes, des raisins secs, etc., il faut les amollir par l'ébullition dans l'eau : la coction est nécessaire aussi pour pulper les pommes et les poires, la scille, les oignons de lis, les racines et espèces émollientes, mucilagineuses. Pour pulper les plantes vertes, on pile celles-ci auparavant; mais leur pulpe, moins homogène, laisse écouler une partie de leur suc par le repos.

La pulpe des fruits de cynorhodon se fait en mondant les *gratecus* de leurs semences, en les fendant, les mettant macérer dans de bon vin blanc pendant deux à trois jours; quand ils sont ramollis assez, on les pulpe. (Voyez *Conserve de cynorhodon*.)

Lorsqu'on a lieu de craindre que la pulpe de tamarins, par exemple, ne contienne du cuivre (ce que l'on reconnaît en y plongeant une lame de fer; car, au bout de quelques heures, on l'en retire rouge par le cuivre qui s'y est déposé), dans ce cas, il faut délayer dans beaucoup d'eau toute la pulpe, et laisser déposer. Une grande partie de l'oxyde de cuivre se dépose; mais s'il en reste toujours une portion combinée aux acides des tamarins, et ne pouvant l'ôter sans détruire aussi les autres qualités de leur pulpe, il vaut mieux la rejeter dans ce cas.

De l'extraction et de la séparation des sucs, huiles, graisses, résines, etc.

Nous ne parlerons pas ici des séparations ou analyses que la chimie fait des différentes substances des corps; mais d'une analyse mécanique qui comprend l'*expression* des sucs ou leur extraction.

Il y a quatre sortes de sucs à extraire des végétaux : les *sucs aqueux*, les *sucs laiteux émulsifs* ou *gommo-résineux*, les *sucs huileux* ou *huiles*, et les *sucs résineux*. Nous avons parlé des sucs animaux ci-devant. (Voyez *Sang*, *Lait*, *Gélatine*, etc.)

1° Les *sucs aqueux* des plantes sont ou mucilagineux, ou extractifs, ou âcres, ou aromatiques, ou acides, etc.

Pour obtenir les sucs mucilagineux, il est nécessaire d'ajouter un peu d'eau à ceux des malvacées, des borraginées, en les pilant et les exprimant, afin de délayer leurs parties trop visqueuses. Les racines muqueuses qui glissent au lieu de s'écraser sous le pilon doivent être râpées, comme la consoude, l'aunée, la carotte. La macération pendant quelques heures rend les sucs plus fluides, mais commence à les faire fermenter.

Les sucs extractifs s'obtiennent par expression et sans eau, comme ceux des pétales de roses pâles, qui donnent, pour chaque once de pétales, environ 3 gros de suc; d'autres en fournissent aussi, à moins que les plantes ne soient trop sèches et trop ligneuses, comme sont d'ordinaire les labiées etc. Dans ce cas, on ajoute de l'eau. Mais la macération pouvant diminuer beaucoup l'odeur aromatique, il ne convient pas de les y soumettre. Les plantes inodores, comme les chicoracées, n'ont pas cet inconvénient.

Pour extraire les sucs des fruits, on enlève ou leurs noyaux, ou les rafles des raisins et groseilles, ou les écorces épaisses des citrons, des cucurbitacées ; on doit râper les fruits à parenchyme solide, comme coings, pommes et poires. La simple expression suffit pour les baies (sureau, airelle, nerprun, etc.). Il est plus avantageux d'extraire les sucs de groseilles, de mûres, de berberis, de verjus, de framboises, etc., ou par expression, ou par une douce chaleur; on laisse leur peau, qui contient un principe odorant. Les sucs des fruits obtenus avant leur parfaite maturité se conservent plus long-temps.

Il faut avoir le soin d'extraire les sucs acides sans qu'ils touchent des vases ou instrumens métalliques et terreux, attaquables. Le cuivre est dangereux, le fer noircit souvent, le marbre sature une partie des acides. On se sert de bois ou de vases de verre, de porcelaine, de faïance, etc.

Les antiscorbutiques ne doivent pas rester long-temps à l'air libre. Les racines de raifort donnent plus de suc, pilées avec des feuilles de cochléaria ou de cresson, qui les humectent. On appelle *sucs antiscorbutiques* ceux de parties égales de cresson de fontaine, de cochléaria et de trèfle d'eau ou ményanthe.

Les *sucs* dits *tempérans et diurétiques* sont ceux de laitue, d'oseille, de cerfeuil et de joubarbe des toits, à parties égales.

2° Des *sucs laiteux* concrescibles, comme ceux du pavot, de l'euphorbe, de l'aloès succotrin, de la gomme-gutte, etc., découlent par incision du végétal ; mais quelques-uns se préparent aussi par l'expression du suc, comme les aloès communs, la scammonée, l'opium brut, ou par la décoction, dont on obtient un extrait plus ou moins pur.

Les émulsions des semences huileuses se font par l'intermède de l'eau, en les pilant en matière pultacée. L'huile reste suspendue dans le liquide au moyen du corps mucilagineux et caséiforme ; mais le repos la fait surnager en forme de crême.

3° Les *huiles* fixes se préparent au moyen de l'expression, avec ou sans la chaleur, qui est nécessaire pour les moins liquides, comme les graisses ou cires. Les huiles fluides, au contraire, sont meilleures par la seule expression et à froid, comme on doit extraire celle des amandes douces ou amères, des pistaches, des noix, des quatre semences froides, de ben, de pavots, etc., car elles se chargent moins de matières extractives et muqueuses, sujettes à rancir, comme l'huile de ben, d'amandes douces, de pistaches, etc. La seconde huile de ben se fige moins que la première.

On ne doit pas monder les amandes ou graines huileuses de leur écorce, car elles donneraient alors une huile plus sujette à rancir (1). Il faut excepter celle de ricin, dont l'écorce

_____

(1) On monde cependant les amandes douces pour en tirer l'huile, mais c'est afin que celle-ci soit moins colorée, et surtout afin d'avoir un tourteau de *pâtes d'amandes* blanches, qu'on vend pour laver les mains et adoucir la peau, comme cosmétique.

et l'embryon sont un assez violent purgatif. L'huile d'olive *vierge* s'extrait par l'expression simple d'olives écrasées après les avoir laissées dix à douze jours en tas, pour se ressuyer après la cueillette. Ensuite on arrose d'eau bouillante le marc pour augmenter la fluidité de l'huile, et dissoudre le mucilage qui l'enchaîne. On obtient d'une seconde expression une huile moins pure. En quelques contrées, on laisse fermenter les olives entassées, afin que le mucilage se détruise ; on les exprime ensuite, et on obtient plus d'huile que par les autres procédés, mais elle est moins belle et plus rance. L'on reconnaît que l'huile d'olives a été mélangée à celle d'œillette ou de pavots, en ce que celle-ci ne se fige pas au froid de la glace. L'acide hyponitrique, et le protonitrate de mercure offrent des indices plus décisifs.

On sait que les huiles à brûler se clarifient au moyen de l'acide sulfurique concentré, avec lequel on les agite. Celui-ci agit sur la matière mucilagineuse ; la noircit et charbonne, enfin la précipite ; mais ces huiles ne sont pas bonnes pour la table ; elles ne *nourrissent* pas bien le cuir ou ne lui laissent pas autant de souplesse que les huiles non épurées. Les Hollandais clarifient leur huile de lin avec le sable et l'eau, en agitant le tout, et l'exposant ensuite à l'air. On décante l'huile surnageante. Nous avons montré à clarifier les huiles épaisses de navette ou de colza, en les agitant avec de l'eau très-chargée de sel marin, laquelle s'empare des féces et les précipite. On sépare l'huile pure, qui est très-bonne. Ce mélange, s'il se fait à chaud, s'opère mieux ; mais l'odeur de l'huile se développe davantage aussi.

L'eau bouillante, jetée sur les semences huileuses, en tire de l'huile sujette à la rancidité ; mais on est obligé de torréfier les graines de jusquiame, pour diviser un mucilage abondant qui s'oppose à la sortie de leur huile. Cependant, ce moyen dispose toujours ces huiles à rancir ; ainsi celle de moutarde devient âcre lorsqu'on l'extrait à chaud, tandis qu'elle ne l'est nullement à froid, ou par le ramollissement de la graine à la vapeur de l'eau bouillante, ce qu'on doit pratiquer pour celles de lin, de pavot, etc.

Tant qu'une huile est figée, elle ne rancit pas. L'huile d'olives, en cet état, dépose une portion de mucilage et du principe doux de Schéele, mais elle en devient plus disposée à se rancir en se liquéfiant. Elle ne reste fluide qu'à 9 ou 10° + 0, Réaumur. L'huile de ben n'est fluide qu'à 12 ou 15° + 0 ; aussi rancit-elle difficilement, et c'est pourquoi elle est employée surtout par les parfumeurs, les horlogers, etc. Au contraire, l'huile de noix, que le froid le plus vif ne fige pas, rancit promptement, même celle qu'on tire sans chaleur. L'huile d'amandes douces ou amères (celle-ci n'est point amère) ne se congélant qu'à 10° — o, rancit vite aussi. Celles d'œillette, d'arachide, quoique peu concrescibles, ne rancissent guère. Il paraît même que celle de la faîne, contenant un principe astringent, devient meilleure avec le temps, et ne rancit que tard. Les huiles de graines de crucifères, colza, navette, moutarde, caméline, etc., rancissent vite, et portent une saveur peu agréable.

On peut tirer, par expression des huiles de pepins de raisins, de groseilles; elles sont âcres, épaisses, sans doute à cause de l'acidité de ces fruits, mais bonnes à brûler. Celles de semences de cucurbitacées, de chenevis, peuvent servir aussi à la table. En Orient, on use de celle de sésame.

En général, toutes les semences ou amandes, ou fruits huileux, contiennent du mucilage, et celui-ci est d'autant plus abondant qu'il y a moins de maturité; c'est pourquoi il faut laisser mûrir et sécher ces semences, afin d'en obtenir davantage et plus facilement de l'huile. Mais une trop longue attente aussi donnera des huiles rances. Pour préparer l'huile de ricin (Voyez aux *Huiles fixes*, tom. II, liv. 7).

Les huiles concrètes de baies de laurier, de lentisque, de lierre, de myrte, de fruits d'avoira, palmier de Guinée (huile butyreuse odorante de palme), s'extraient en pilant ces baies ou fruits, et les faisant bouillir dans l'eau; on exprime le marc. L'huile vient se concentrer, par le refroidissement, au-dessus de l'eau. La cire végétale des croton, des galés, le beurre de coco et autres, s'obtiennent de cette manière.

On extrait les huiles concrètes ou cires végétales, comme le beurre de cacao, en torréfiant les amandes pour en détacher l'écorce qu'on sépare en les vannant; broyées à chaud, ensuite en pâte molle, sur la pierre à chocolat, on les fait bouillir dans l'eau; on recueille le beurre qui nage à sa surface, et se fige par le refroidissement. Ce beurre, fondu au bain marie, dans un vase cylindrique, laisse déposer ses féces, et la portion pure surnage. On peut la passer toute chaude au travers d'un papier à filtrer. La cire des *myrica* s'extrait de même par l'ébullition dans l'eau, de ses graines concassées. Il est convenable de les soumettre à la presse entre des plaques de fer chaudes, pour extraire toute la cire. Ce moyen est le meilleur aussi pour le cacao, pour l'huile d'anacarde. Celle de muscade, contenant une partie volatile, ne doit pas être soumise à l'ébullition, mais à la pression avec chaleur; car elle est épaisse comme le suif. On use du même procédé pour l'huile concréte de baies de laurier, etc. Le beurre de cacao blanchit en rancissant, s'il est obtenu par l'ébullition, dans l'eau. On le falsifie en le mêlant à du bon suif.

La liquéfaction avec un peu d'eau, pour éviter que quelque partie ne se charbonne, est usitée dans la séparation des huiles, graisses et suifs des animaux, de leurs membranes, tissu cellulaire, etc. On soumet ensuite le tout à la presse. Il est nécessaire auparavant de bien laver et de diviser par portions la panne, le lard, la moelle, ou les autres substances dont on doit extraire les graisses, et même on doit les pétrir dans l'eau. Cependant, plus il reste d'humidité dans les graisses fondues, plus elles sont sujettes à rancir. On extrait l'*huile de jaunes d'œufs* durcis, en les chauffant dans une poêle, en les écrasant et es agitant pour qu'ils ne roussissent pas. On les soumet à la presse entre des plaques de fer. Cinquante œufs donnent cinq onces d'huile. Les vieux en donnent davantage.

Extraction de l'huile d'œufs par un autre procéde.

℞) Jaunes d'œufs durcis, n° 64 ou 1000 gramm. ℔ ij.
Eau froide.................... 3000 gramm. ℔ vj.

Ces jaunes d'œufs, délayés avec soin dans l'eau, et passés, à l'aide d'un pulpoir, au travers d'un tamis de crin serré, sont introduits dans un flacon bouché à l'émeri. Alors versez-y :

Ether sulfurique.............. 750 gramm. ℔ j. ß.

Agitez vivement à plusieurs reprises le flacon, puis laissez déposer pendant quatre à cinq heures. Après ce temps, on remarque trois couches, la plus inférieure est l'albumine ; la supérieure est l'éther, chargée de toute l'huile d'œufs. On décante celle-ci, on distille, et l'huile que l'on peut passer est douce et d'une belle couleur d'or. On en obtient la totalité, environ 8 onces, qu'on traite par un peu d'alcool, on filtre, on évapore à une douce chaleur les restes de l'éther et de l'alcool.

M. Lecanu s'est assuré de l'existence de la cholestérine dans l'huile de jaunes d'œufs. Cette huile fixe contient aussi une matière colorante jaune que M. Chevreul croit analogue à celle de la bile. On sépare ces substances au moyen de l'alcool.

Elle se rancit bientôt, et doit être renouvelée. M. Planche y a distingué une sorte de suif, avec une huile liquide. La stéarine s'y dépose, surtout par un temps froid ; elle est fusible à 36° Réaumur, se dissout dans l'éther, fait le oo,9 de l'huile. L'huile d'œufs, vieille surtout, aide très-bien à éteindre le mercure dans les onguens. Il faut la conserver dans l'obscurité : elle y rancit moins.

4° Quoique l'expression fournisse plusieurs *huiles volatiles*, surtout celles des semences d'ombellifères et de muscades, elles sont toutefois mêlées, par ce moyen d'huile grasse. Aussi la meilleure méthode, pour obtenir les huiles essentielles, est la distillation avec l'eau, car elles montent seules et viennent surnager dans le récipient ; on les sépare au moyen d'un siphon ou d'un entonnoir. Celles des bois, des racines odorantes, sont moins légères que celles des sommités des fleurs des labiées, ou des graines.

Selon Fréd. Hoffmann, en ajoutant de l'hydrochlorate de soude à l'eau, elle peut prendre une plus forte chaleur, et faire mieux monter cette huile à la distillation. Cela n'est utile que pour les huiles essentielles les moins légères, comme celles de girofle, de cannelle, de santal citrin, de sassafras, de muscade, etc., qui ne surnagent pas toujours l'eau. (*Voy*. aux *Huiles volatiles*.)

Les végétaux dont on veut extraire les huiles volatiles, doivent être d'abord concassés ou divisés d'une manière quelconque, puis macérés plus ou moins de temps, selon que leur tissu est plus ou moins compacte ; ou plutôt on les expose d'abord à la vapeur de l'eau chaude, comme les semences d'anis, de carvi, d'aneth, etc. Les plantes sèches fournissent de ces huiles plus que les fraîches, soit que l'eau de végétation et le mucilage en retiennent une partie, soit que la dessiccation produise une sorte de maturation. Les huiles très-fluides ont besoin, lorsqu'on les distille, que le réfrigérant et le serpentin soient presque froids ; mais les concrètes demandent une chaleur de 30 à 40° dans ces parties de l'appareil distillatoire : telles sont celles de roses, d'aunée, d'aneth, de cumin, de fenouil, etc., figeables à 8° sur o. On rectifie les vieilles huiles essentielles résinifiées, en les redistillant avec les mêmes plantes qui les ont fournies ; ce procédé les rajeunit. Il convient surtout aux plantes labiées (*Voyez* à la suite des Eaux distillées, les remarques sur les huiles volatiles).

Si l'on veut extraire, par expression, l'huile volatile d'écorces de citrons, limons, cédrat, bergamotte, limette, orange, etc., on râpe et on exprime la pulpe de ces écorces entre deux glaces. Ces huiles sont plus suaves que celles obtenues par distillation, moyen employé aussi, mais elles contiennent une portion de mucosité et d'huile grasse ; aussi leurs taches sur les étoffes ne disparaissent point comme celles de leurs huiles distillées, et elles rancissent plutôt.

Les semences d'ombellifères contiennent, outre l'huile volatile, aussi de l'huile fixe, et l'on peut les extraire simultanément par la simple expression; mais il faut préalablement ramollir ces graines contusées, à la vapeur de l'eau bouillante, sur un tamis de crin ou de toile à larges mailles, comme on le fait pour les semences de lin. Les semences d'anis, de carvi, d'aneth, de fenouil, etc., sont dans ce cas.

L'on extrait également, par pression, *l'huile volatile des écorces d'oranges*. Ces écorces fraîches sont râpées dans leur portion jaune seulement; on rassemble cette râpure dans un sac de toile de crin ou de coutil, qu'on soumet à la presse. Le liquide qui découle est coloré; l'huile volatile surnage la portion aqueuse, impure; on sépare cette huile par un siphon ou une pipette; cette huile dépose, à la longue, des féces, et devient limpide. Elle est beaucoup plus suave, quoique plus colorée, que celle obtenue par le feu. Les huiles de citron et des autres variétés nommées cédra, bergamotte, bigarade, se peuvent extraire de la même manière.

5° Quand aux *sucs résineux* et aux *baumes naturels*, la plupart découlent par incision de différens arbres, et se dessèchent plus ou moins à l'air. Cependant on en obtient encore d'autres manières : ainsi les bourgeons, les sommités de plusieurs arbres résineux, du xylobalsamum (*amyris*), du baumier du Pérou, du liquidambar, etc., donnent par décoction dans l'eau des résines balsamiques qu'on recueille, mais qui sont à la vérité moins pures, moins odorantes que celles fournies par l'incision; plus brunes aussi, elles contiennent une matière extractive. L'huile empyreumatique résineuse d'un genévrier (huile de cade), s'obtient par écoulement ou distillation de son bois que l'on brûle. Le goudron s'extrait de la même manière du bois des pins, et la *cedria* du cèdre, etc.

L'alcool sépare de même les résines d'un grand nombre de végétaux sur lesquels on le met infuser, et l'eau les précipite ensuite de ce menstrue. On doit diviser les substances sur lesquelles on le fait agir, et l'aider d'une douce chaleur.

Des clarifications et dépurations ou défécations.

Elles s'opèrent de plusieurs manières : par la *chaleur*, par la *coagulation* de matières albumineuses, par les *acides* ou l'*alcool*, par *précipitation*, *repos* et *décantation*, par *dissolution et filtration*, etc., ou même par *fermentation*, et aussi à l'aide du charbon animal. (*Voyez* à l'article de ce *Charbon*, tom. II.) On appelle *décantation* la séparation des lies ou féces d'une liqueur; en la versant doucement par inclinaison, ou en la soutirant à l'aide d'un siphon.

On clarifie immédiatement par la filtration dans un entonnoir, au moyen de papier gris, les sucs de joubarbe, des plantes succulentes, d'*élaterium* et d'autres cucurbitacées, dont la défécation s'opère d'elle-même par le repos. Il en est de même des sucs acides des fruits, dont les féces se déposent au bout de quelques jours, lorsque le principe mucoso-sucré qui les suspendait dans le liquide, a subi un commencement de décomposition, par fermentation. Tels sont les sucs de groseilles, de cerises, de citrons, d'épine-vinette, d'oranges amères, de grenades, etc. On les tient d'abord dans un lieu tiède, ensuite on les filtre; si l'on veut les conserver long-temps, il convient de plonger la vase qui les contient dans l'eau bouillante, pour coaguler, à la manière de M. Appert, une partie du gluten ou ferment de ces mucus, et les empêcher de fermenter. Ce procédé suffit et vaut mieux que de verser à leur surface une couche d'huile d'olives, afin d'intercepter tout contact avec l'air, car la plupart du temps cette huile rancit et communique sa mauvaise odeur au suc, quoique ce procédé soit encore recommandé par le Codex. Le suc de coings s'obtient par la presse, après avoir râpé ces fruits; on peut muter ces sucs par la vapeur du soufre brûlant ou le sulfite de chaux. Ces sucs se soutirent au moyen du siphon; celui de nerprun, quoique non acide, s'éclaircit par les mêmes procédés; mais il a besoin de subir une légère fermentation, comme ceux d'yèble et de sureau. Il ne faut pas écraser leurs semences avec les baies. (*Voyez* au Sirop de nerprun.)

Lorsque les sucs ne contiennent pas de principes volatils appréciables, comme ceux des chicoracées, des borraginées, des malvacées, on les clarifie sur le feu avec des blancs d'œufs, et on les filtre.

Mais si ces sucs sont, ou antiscorbutiques, ou odorans et aromatiques, comme ceux des ombellifères (suc de cerfeuil, etc.) ou des labiées, on doit les verser dans un matras de verre mince bouché par du parchemin; on les plonge par degrés dans l'eau bouillante, afin de coaguler la fécule verte. Etant bien refroidis, on les filtre promptement. Ils perdent peu par ce procédé.

Plusieurs sucs antiscorbutiques admettent des acides, l'oseille, par exemple; alors ils se clarifient d'eux-mêmes, et il suffit de les filtrer. Un peu de suc de bigarade, de limons ou d'oranges amères les fait éclaircir également et déposer leurs féces; cette acidité est souvent convenable aux scorbutiques.

L'alcool, versé sur les sucs des plantes, coagule aussi sur-le-champ la fécule verte ou chlorophylle, et on peut les filtrer clairs. On précipite par cet intermède le malate de chaux, du suc de joubarbe. Mais l'addition de l'alcool peut ajouter aux sucs des qualités qu'on ne recherche pas.

Les sucs concrets gommo-résineux, comme l'opium du commerce ou *méconium*, l'acacia, l'hypocistis, le cachou, le suc de réglisse, l'aloès caballin, etc., se purifient en les faisant dissoudre dans l'eau chaude ; en passant la solution au travers d'un blanchet pour séparer les corps hétérogènes, et en faisant évaporer à la consistance d'extrait ; tel est le *laudanum* ou opium purifié. Autrefois on recommandait de purifier le galbanum, le sagapenum, l'opopanax, la gomme ammoniaque et d'autres sucs d'ombellifères, en les dissolvant dans du vinaigre ou du vin, ou des sucs de diverses plantes ; de passer la solution avec expression à travers une étamine, et de réduire par évaporation en extrait. Mais ces manipulations ôtent beaucoup aux vertus de ces sucs et ne sont plus d'usage.

Aujourd'hui la gomme ammoniaque, par exemple, se dissout dans de l'alcool faible à 18° ou 22°. On la passe, et on l'épaissit en consistance ordinaire ; elle ne donne plus alors de grumeaux dans les onguens ou emplâtres. Les autres gommes-résines se purifient de la même manière.

On croyait autrefois purifier le mercure en le faisant passer au travers d'une peau de chamois ; mais on ne le sépare véritablement de ses alliages métalliques qu'en le distillant.

On purifie le styrax liquide, en le liquéfiant davantage par le feu ; puis en le passant à travers un tamis de crin serré, et en aidant par le frottement d'une spatule de bois. (*Voyez*, à l'article des Huiles fixes, la manière de les clarifier.) Les clarifications des infusions purgatives, des opiatiques et autres, par l'albumine de l'œuf, enlèvent une grande partie de leurs propriétés.

Clarification par deux intermèdes. Du petit-lait.

On coagule le lait, ou par le moyen des acides, ou par celui des astringens, comme les *galium album* et *luteum* (qui ne coagulent pas toujours, mais lorsqu'ils sont mal séchés), par la fleur d'artichaut ou de chardonnette, et autres chardons, ou par la *présure* de l'estomac du veau, la membrane du gésier des oiseaux, etc. Mais il vaut mieux employer les intermèdes qui communiquent le moins de substance étrangère au lait. Les acides saturent le carbonate de potasse existant en excès dans le lait, et son sérum rougit alors les couleurs bleues végétales, au lieu de les verdir, comme il le fait lorsqu'on n'emploie pas ces réactifs : ainsi la présure est préférable.

Un ou deux litres (ou pintes) de lait de vache récent, chauffé jusqu'à l'approche de l'ébullition, se coagule lorsqu'on y verse 24 à 30 grains (1 ou 2 grammes environ) de présure délayée dans un peu d'eau. On a soin de la mêler au lait avec une spatule ou cuillère, ou bien on emploie l'acide du vinaigre, dont une partie s'évapore, et l'autre se combine au caséum. La coagulation étant bien faite, on retire le lait du feu; on le passe, à moitié refroidi, par une étamine. Mais ce petit-lait est encore blanchâtre et conserve une partie du caséum non coagulé. C'est pourquoi on le replace sur le feu dans un vase propre, et au moment de l'ébullltion on y projette le blanc d'un ou deux œufs, fouetté avec une petite quantité d'eau ou de petit-lait. Si l'on ajoute à ce blanc d'œufs quelques grains de crême de tartre en poudre, ou quelque peu de magnésie, la clarification est facile et plus parfaite. On passe le tout au travers d'un filtre de papier gris dans un entonnoir de verre. Les premières colatures moins claires se repassent sur le filtre. Ce petit-lait, très-clair et de couleur verdâtre, de saveur douce, est raffraîchissant et laxatif; il délaie; il passe pour antiputride (le petit-lait, clarifié avec les acides, convient alors), pour antiscorbutique, pour dépuratif surtout dans les maladies cutanées. On le prend dans la matinée, depuis 1 verre jusqu'à 4, 6 ou 8, à une heure d'intervalle. Souvent il cause des flatuosités et relâche le ventre.

On a cru pouvoir faire du petit-lait factice en dissolvant dans de l'eau, du sucre de lait, un peu de soude, de sel marin, etc. ; mais la substance séreuse du lait et d'autres parties efficaces, n'y existent pas.

Le lait obtenu d'une femelle, peu de temps après l'accouchement, est séreux et se nomme *colostrum* ; alors il offre un caséum plus glutineux par la coction, et qui devient filant.

L'alun en faible quantité, dans le petit-lait, le clarifie parfaitement, parce que l'alumine, se combinant aux parties caséeuses, se précipite avec elles, et le sérum demeure très-limpide ; mais ce petit-lait passe pour être styptique et astringent, ce qui doit souvent être contraire à l'objet qu'on a en vue en le prescrivant. Le borax, l'alun, etc., ne doivent pas ainsi s'employer pour obtenir du petit-lait pur.

Clarification et collage des vins.

Elle se fait ordinairement en séparant ceux-ci de la lie

par le soutirage, au moyen d'un siphon, ce qu'on peut répéter à quelques mois d'intervalle, pour les *tirer à clair*. On les préserve ainsi de la disposition à tourner, ou graisser, ou s'aigrir, car on les sépare de leur ferment, ce qui est surtout nécessaire à l'approche de l'été. On doit opérer en temps froid et sec le soutirage.

La seconde opération est le collage, qui se fait ou par six à huit blancs d'œufs fouettés avec un peu de vin, jetés dans le tonneau plein de vin, qu'on agite avec des baguettes, ou par de la colle de poisson dissoute dans un peu de vin et formant une gelée. On la mêle de même. Quelquefois on joint à ces collages de l'hydrochlorate de soude, ou du lait, ou de l'amidon. Ces colles se répandent d'abord à la surface du liquide, et en formant une sorte de réseau très-fin, qui se précipite; elles enveloppent, entraînent les parties qui troublaient sa transparence. C'est un filtre passant au travers du liquide. Les liqueurs alcooliques se clarifient en les agitant avec un peu de crême, et les filtrant ensuite.

Des filtrations.

Le procédé est le même pour toutes, mais les filtres sont de plusieurs espèces. L'eau de rivière, de la Seine, par exemple, se filtre dans des jarres ou des fontaines, sur du sablon fin, ou sur une composition poreuse composée de sablon, de charbon et de quelque ciment spongieux qui les agglutine, comme dans les pierres ou grès à filtrer. Le charbon est surtout très-propre à s'emparer des substances muqueuses, extractives, qui corrompent les eaux. Le verre pilé est un sablon plus pur que tout autre pour filtrer les acides minéraux.

En Égypte, on a des vases de terre poreuse (argilo-siliceuse), appelés *bardaks*; l'eau s'y filtre et y dépose son limon.

Les *alcarazzas* d'Espagne pourraient servir au même moyen, en ajoutant à leur pâte une plus grande proportion de sable, ou d'hydrochlorate de soude, qui, se dissolvant à l'eau, laisse ensuite des pores.

Le papier gris, le papier Joseph, non collés, sont les filtres les plus communs des liqueurs, et se placent sur des entonnoirs. Il est utile de laver auparavant ces filtres, en y faisant passer un peu d'eau chaude qui en sépare toujours quelque matière jaunâtre. L'éponge bien lavée sert aussi de filtre.

On sépare les huiles des liquides aqueux, au moyen de mèches de coton imbibées de la même huile qu'on veut sé parer. Ce mèches se placent au trou central de l'entonnoir où se versent les liquides ; ceux-ci passent, et l'huile est retenue. Quand la mèche serait mouillée par l'eau, l'huile ne la traverserait pas, pourvu que cette mèche fût assez épaisse. On sépare ainsi les huiles essentielles des eaux distillées (1). Des languettes de drap blanc, imbibées chacune du liquide qui compose les mélanges qu'on veut séparer (je suppose du vin, de l'huile, de l'essence de térébenthine) attirent chacune le sien ; on les place en manière de siphon sur les bords du vase contenant le mélange.

1° *Des macérations, digestions et infusions ; 2° des décoctions.*

1° La *macération* consiste à faire tremper à froid, dans de l'eau, ou du vin, ou du vinaigre, ou de l'alcool, etc., un corps quelconque, soit pour le ramollir, soit pour l'imprégner de diverses substances, soit pour en extraire d'autres. On fait macérer ainsi la chair ou le poisson dans le vin ou les vinaigres pour les attendrir, dans la saumure pour les conserver. Les olives picholines s'y conservent aussi et y perdent leur saveur acerbe. Les cornichons se confisent au vinaigre. La scille s'y macère. On fait les teintures alcoliques, les vins médicamenteux, les vinaigres odorans, par macération sur des matières végétales. On aide cette opération en exposant ces substances au soleil, ou à une douce tiédeur. La macération rend aux légumes secs une partie de leur eau de végétation. Plusieurs macérations se font aussi avec les huiles, comme celles qu'on veut imprégner de l'odeur des fleurs, de la couleur des plantes, etc..

La *digestion* ne diffère que par une température un peu plus élevée (de 25 à 30° Réaum.) et continuée pendant plus ou moins de temps, même un an, comme pour l'opium séparé de son principe vireux. Ce qu'on nomme *infusion* se fait dans l'eau ou d'autres menstrues, à une température moins élevée que l'ébullition, pour extraire les substances solubles et aromatiques d'une matière végétale ou animale. Si l'on fait une infusion de fleurs ou de substances délicates, odorantes, on verse sur elles de l'eau bouillante, qu'on laisse agir pendant quelques minutes dans un vaisseau fermé, surtout s'il y a des principes volatils, comme pour le thé. On doit passer l'*infusion* ou plutôt l'*infusum*, sans expression. Si l'on infuse des bois, des racines, on donne plus de chaleur et plus de temps à l'action du menstrue.

______

(1) On emploie aussi le matras à l'huile essentielle ou à l'italienne.

2° La *décoction* s'opérant par l'ébullition à 80° Réaumur, à l'air libre, d'ordinaire, a pour but d'extraire les parties plus fixes d'un corps. Elle est nécessaire pour les bois, les racines, les chairs, les os; elle sert également pour la *coction* des alimens; celle-ci ne se fait pas seulement dans un liquide, mais souvent l'humidité des corps est suffisante par elle-même, comme dans les fruits, le pain, les chairs rôties, etc. On remarque un changement de saveur et une sorte de maturation saccharifiante, opérée par la chaleur. La décoction donne les principes extractifs et extracto-résineux ; mais plus on la prolonge, plus les parties mucoso-sucrées et autres noircissent, s'oxydent, se décomposent et perdent de leur arome. La rhubarbe, les myrobolans, la casse, qui sont laxatifs par une légère ébullition, deviennent seulement âcres, astringens par une forte décoction.

On a pour objet, dans ces opérations, d'obtenir les parties muqueuses, extractives, salines; la gélatine, la substance colorante, etc., des corps. Telle est l'*extraction*; et lorsqu'on a concentré les parties solubles par l'évaporisation du liquide, on a l'*extrait sec*. Les *decoctum* se passent avec expression.

De la solution, la cohobation, la lixiviation.

On appelle *solution*, la simple division d'un corps dans un menstrue ou résolvant, sans que ses parties éprouvent d'altération, comme de la gélatine, ou d'un sel dans l'eau, de manière qu'on puisse les en retirer en même état par la soustraction du liquide. La solution parfaite doit être transparente. Le mercure dans l'acide nitrique n'y est pas en solution, mais en dissolution ; le sucre, une résine dans l'alcool, y sont en solution, non en dissolution. Le résolvant ou menstrue est le corps qui conserve sa forme et la donne à l'autre.

La *cohobation* consiste à verser un produit obtenu par distillation, sur son marc ou sur d'autres matières non épuisées, pour obtenir un produit plus chargé. Cela est surtout nécessaire pour obtenir les huiles essentielles des végétaux et les autres produits volatils. Ainsi l'eau de laitue et la première décoction de cette plante à l'alambic, repassées ou recohobées sur de nouvelles laitues, jusqu'à cinq ou six fois, acquièrent des propriétés éminemment narcotiques.

On appelait *circulatoire* un vase dans lequel les liqueurs pouvaient s'élever en distillation et retomber sur le marc, opération inutile, qui ne diffère point d'une décoction en vaisseau clos. Boerhaave a distillé cinq cents fois la même eau sans rien obtenir que quelques particules terreuses qu'elle contenait, et qu'il croyait formées par sa décomposition.

D'ordinaire, la *lixiviation* ou *lessive* s'opère sur les cendres des végétaux en versant de l'eau chaude dessus, en filtrant et faisant évaporer pour obtenir les sels. Par ce même procédé, on l'extrait aussi le nitre des terres et plâtras, ce qui constitue l'art du salpêtrier. On tire de même les sulfates des terres alumineuses et vitrioliques. Les sels qui se trouvent dans les extraits des plantes s'obtiennent aussi en laissant putréfier les sucs ou l'extrait délayés dans de l'eau; ensuite en clarifiant, passant le liquide, le faisant évaporer et cristalliser dans un lieu frais. On sépare les cristaux salins des moisissures qui se forment. Les borraginées, la pariétaire, donnent du sulfate de chaux étant jeunes, mais plus âgées elles fournissent du nitre, du sulfate de potasse et de l'hydrochlorate de soude. Le soleil (*helianthus*) donne beaucoup de nitre et de carbonate de potasse; le tamarisc, du sulfate de soude; l'absinthe et l'yèble, du sulfate de potasse et de l'hydrochlorate de soude; la dernière un peu de malate de chaux, sel fréquent aussi dans plusieurs sèves de plantes. On tire le sel de l'oseille (suroxalate de potasse), la crême de tartre (surtartrate de potasse), l'acide tartrique des tamarins, etc., par évaporation et cristallisation spontanées des liquides végétaux qui les contiennent.

Des dissolutions et de la cristallisation.

Par la *dissolution*, les corps ne sont pas seulement fondus dans un liquide, mais combinés entre eux ou disgrégés; ainsi un métal, ou une terre, ou un alcali, sont en dissolution dans un acide; il y a pénétration mutuelle. L'oxyde de plomb est dissous dans les emplâtres, l'huile dans les savons, etc. On ne peut les séparer que par intermède ou par analyse.

La *cristallisation* ne s'opère qu'au moyen de la liquidité ou de la fusion. Ainsi les métaux, le soufre, cristallisent par la chaleur; le phosphore par sa solution dans l'huile; la plupart des sels par l'eau, le sublimé corrosif (percholure de mercure), l'hydrochlorate d'ammoniaque, les acides borique, benzoïque, par sublimation au feu, etc. Les beaux travaux de Romé-de-Lille, et ceux de Mohs, de Haüy, ont fait connaître les formes géométriques qu'affectent tous les corps cristallisables. Ce dernier a surtout montré les figures cristallisées primitives, d'où toutes les autres paraissent dérivées : ce sont le tétraèdre (quatre faces), l'octaèdre (huit faces), le cube (six faces), le dodécaèdre (douze faces), l'icosaèdre (vingt faces.) Elles forment le noyau des cristaux plus composés par des additions successives de petits cristaux, suivant certaines lois d'accroissement et de décroissement. La plupart des sels affectent des formes prismatiques, ou le rhombe, l'octaèdre, le cube et leurs dérivés. Si l'on place un cristal régulier de même sel dans une dissolution saline, on détermine sa cristallisation régulière.

L'évaporation, le froid, l'affusion de l'alcohol pour s'emparer de l'eau, quelquefois la commotion électrique ou un petit mouvement imprimé au liquide, déterminent la cristallisation. Plus le vase a de surface, plus la cristallisation s'opére facilement; c'est pourquoi on place des baguettes, des pailles, etc., dans ces liquides. Les sels déliquescens à l'air ou qui en attirent l'humidité, ayant beaucoup d'affinité avec l'eau, cristallisent difficilement, et plutôt par l'évaporation de l'eau que par le froid, car les molécules cristallines ont d'autant plus de tendance à se réunir qu'elles sont plus rapprochées, et *vice versâ*.

De l'évaporation, des concentrations, de la dessiccation, etc.

Il faut distinguer la *vaporisation* avec ou sans dissolution d'un liquide dans l'air, et l'*évaporation*, laquelle produit la dessiccation. Dans la vaporisation, l'on considère la vapeur, sa raréfaction, sa force d'expansion (dans les pompes à feu), sa densité, etc., comme l'objet principal. Dans l'évaporation, c'est plutôt le résidu et son état plus ou moins concentré que l'on recherche pour cuire les sirops, rapprocher les extraits, concentrer les acides, faire cristalliser les sels. L'air, même très-froid, évapore la glace. En présentant de grandes surfaces à l'air agité, les liquides s'évaporent bien mieux. C'est ainsi qu'on verse les eaux salées sur des fagots, pour hâter le rapprochement des sels.

Il y a plusieurs sortes de *concentrations* : telle est la distillation qui sépare les alcools, les éthers et autres corps très-volatils, d'une portion d'eau, parce qu'ils montent à une moindre chaleur qu'elle, et sont d'autant plus purs qu'on chauffe moins; c'est la *rectification*. L'on peut encore rectifier ces liqueurs sur de la craie, sur des alcalis et d'autres sels qui ont beaucoup d'affinité avec l'eau et la retiennent, ce qui s'appelle *déphlegmation*. L'alcool coagule l'albumine en s'emparant de son eau de solution, ce qui est une concentration; l'eau séparant l'alcool des teintures résineuses, fait précipiter ou concentrer la résine. C'est ainsi que l'alcool précipite des solutions de sels, en s'emparant de leur eau. Une autre concentration se fait par le moyen de la *congélation*, car le froid, glaçant l'eau dans le vinaigre ou le vin, les solutions salines, etc., concentre ces liquides, moins congélables par eux-mêmes. Les marins obtiennent même de l'eau potable avec l'eau de la mer, dans le Nord, par ce moyen. Il convient surtout pour les liquides qui perdent des principes par la chaleur et l'évaporation.

La *dessiccation* n'est que la soustraction de l'humidilé des végétaux ou des animaux, par l'action de la chaleur ou de l'air sec ; alors leurs principes, plus rapprochés sous un moindre volume, offrent plus de sapidité, d'odeur, etc., mais perdent plusieurs substances volatiles, surtout dans les plantes cruci-fères ou antiscorbutiques. La dessication étant un des princi-paux moyens de conservation, il en sera traité en parlant de celle-ci.

L'*efflorescence* de plusieurs sels est la perte d'une partie de leur eau de cristallisation ; de là vient que leurs molécules sa-lines se détachent en poussière farineuse (1). Plusieurs sels à base de soude (carbonate, sulfate, phosphate), y sont su-jets à l'air. L'alun, qu'on *calcine*, ou plutôt qu'on dessèche au feu, se boursouffle, devient poreux, blanc et léger. La *décrépitation* se fait dans l'hydrochlorate de soude soumis à la chaleur ; c'est l'effraction de ses cristaux cubiques par la vaporisation de l'eau qui s'y trouve interposée, qui produit cet effet. Ce sel, ainsi que d'autres à l'état sec, attirent l'hu-midité de l'air loin de s'effleurir.

1° De la liquéfaction, fusion et liquation ; 2° de la torréfaction, de l'ustion et incinération.

1° La *liquéfaction* se dit des corps gras, concrets, fondus par une chaleur modérée ; mais la *fusion* s'appliquant surtout aux métaux, exige une chaleur plus intense. Cependant Dar-cet avait trouvé un alliage, d'étain 8 parties, plomb 5, bis-muth 3, qui fond dans l'eau bouillante, quoique chacun de ces métaux, séparément, ne se fondit qu'à une chaleur bien supérieure. Le nitrate d'argent que l'on fond pour la pierre infernale, le borax qui sert de flux, et d'autres sels, entrent aussi en fusion par la chaleur. La *liquation* est une sépara-tion par la chaleur du mélange de corps inégalement fusibles. Ainsi un bloc de cuivre, allié à beaucoup de plomb, étant soumis à la chaleur, le plomb s'écoule par liquation, et en-traîne même des métaux avec lesquels il contracte de l'adhé-

---

(1) Comme la *fleur*, ou les écailles de l'épiderme cireux des fruits.

rence, comme l'or. Cette opération se pratique dans les mines avec des fourneaux particuliers. On pourrait séparer de même une partie de l'huile mêlée à de la cire, etc.

2° Quand on expose au feu nu des corps secs, végétaux ou animaux, ils se torréfient, roussissent, se charbonnent, exhalent toute l'eau qu'ils contenaient encore ; les matériaux immédiats, autrement combinés, forment des odeurs, des saveurs particulières, comme le *caramel* dans les substances sucrées, une *huile volatile* dans le café, le *gratin*, le roux, etc., dans les chairs et graisses rôties, grillées, demi-brûlées. La rhubarbe torréfiée devient astringente et n'est plus purgative.

Si la torréfaction est poussée plus loin, c'est l'ustion ou l'*incinération* ; faite dans les vaisseaux clos, comme l'éponge brûlée, elle produit un charbon retenant encore quelque matière combustible empyreumatique plus ou moins soluble dans l'eau ; faite à l'air libre, l'incinération est plus complète. Ainsi l'ivoire, les os, la corne de cerf, chauffés jusqu'à devenir blancs, ont perdu tout principe combustible. Il faut bien distinguer l'incinération de la *calcination*. (*Voyez* cet article.)

De la distillation et de la sublimation.

Elles ne diffèrent qu'en ce que l'une agit sur des substances ou liquides ou qui fournissent une liqueur, et l'autre sur des sèches ; toutes deux sur des principes volatils. Elles consistent à séparer ceux-ci des parties fixes d'un corps composé ; elles ne s'opèrent que par l'intermède de la chaleur et dans des vaisseaux clos (1).

La *distillation* était jadis distinguée en trois espèces : *per ascensum*, *per latus* et *per descensum*. Mais cette dernière est imparfaite et inusitée aujourd'hui ; celle par côté ou avec la cornue est essentiellement la même que celle par ascension, et résulte toujours de l'écartement des molécules du foyer de la chaleur. On distinguera mieux la distillation en celle au *bain-marie*, dont la chaleur est d'environ 60° Réaumur, en celle à l'*eau bouillante* de 80° à 85° en celle au *bain de sable* ou *à feu nu*, à une chaleur supérieure à 100°, et qui se pousse

---

(1) On sait que l'arabe Geber, qui vivait au septième siècle, passe pour le premier auteur de la distillation ; cependant il paraît que Aristote, Hippocrate, Galien, etc., en ont eu connaissance, selon les remarques de Kerkringius, *Hippocrat. Chemicus*, Jacob Anton. Cortusus, Petrus Severinus, Melchior Guilandini et André Libavius, *Not. in Raimond. Lullium.* La considération de la pluie, les gouttelettes qui se condensent aux couvercles des vases, dans les opérations ordinaires les plus communes, ont dû donner de bonne heure l'idée de distiller (Rubeus, *Lib. de distillat.*, sect. I, cap. I).

à l'incandescence, ou à plusieurs degrés du pyromètre de Vedgewood (1).

On distille au bain-marie, ou à une douce chaleur, les éthers, les alcools, les *esprits* aromatiques qui s'élèvent à un degré inférieur à celui de l'eau bouillante, surtont lorsqu'on rectifie.

A l'eau bouillante, dans l'alambic ordinaire de métal ou de cuivre étamé, les eaux distillées, les huiles essentielles, passent à feu nu; mais il est à craindre que les matières ne se brûlent vers la fin de la distillation, lorsque le résidu se concentre ou se dessèche (comme il arrive dans les distilleries d'*esprits-de-grains*), et que la liqueur distillée ne contracte une odeur et une saveur d'empyreume. D'ailleurs, la chaleur de l'eau est plus élevée dans des vaisseaux fermés que lorsque son évaporation est libre.

La distillation, à une chaleur supérieure, ne produit que des décompositions pour les matières végétales ou animales; on peut distiller des corps secs, comme les bois, les os, etc., que la chaleur réduit en combinaisons liquides ou gazéiformes. Elle est propre aux matières minérales surtont. On emploie sur le bain de sable, ou des curcubites dites retortes, ou des cornues de verre, avec le récipient, et souvent les appareils de Woulf ou la cuve hydro-pneumatique pour recueillir les gaz. Dans les feux violens, on prend des cornues de verre ou de grès, ou de terre cuite et de porcelaine, ou de fer, placées au fourneau de réverbère; on les enduit, comme nous l'avons dit, d'un lut ou d'une sorte de cuirasse particulière qui les défend de la trop vive action d'un feu à nu.

Dans toutes ces opérations, l'on doit luter avec soin les jointures, si l'on ne veut rien perdre; à moins qu'on ne craigne la fracture des vaisseaux par un trop grand dégagement de vapeurs ou de gaz, surtout lorsqu'on n'adapte pas les tubes de sûreté de Welther aux appareils. Dans les matières qui se figent au col de la cornue, comme le beurre d'antimoine (chlorure), et interceptent le passage, il faut entretenir de la chaleur pour les faire couler. On a soin aussi de refroidir souvent par de nouvelle eau le chapiteau des alambics; et, pour que le récipient ne soit pas trop voisin du foyer de la chaleur, on l'éloigne par une allonge.

La *sublimation* s'opère dans un matras placé sur un bain de sable, comme pour sublimer le deutochlorure de mercure, le

---

(2) Celui-ci consiste dans le retrait que prend un petit cône d'alumine, retrait d'autant plus considérable que la chaleur est plus vive.

sulfure rouge de mercure ou cinnabre, etc. Pour le soufre, on se servait de pots de terre, superposés en pile et ouverts à leur fond, ce qu'on nommait *aludels*, afin que le soufre s'élevât dans cette cheminée. L'acide benzoïque se sublime dans une terrine servant de couvercle (1) à celle où l'on fait chauffer le benjoin, avec la précaution de bien unir leurs jointures. Si quelques-unes de ces *fleurs de benjoin* sont jaunies par de l'huile empyreumatique, on les sublime une seconde fois. Au reste, le meilleur procédé pour les extraire est la voie humide et la combinaison avec la chaux. Lorsque l'alcool et le soufre se trouvent en contact à l'état de vapeur ou de sublimation, ils se combinent, mais seulement par ce moyen.

Du grillage, de la calcination, de la vitrification.

Le *grillage* s'opère sur des minérais, qui, après avoir été bocardés, ou concassés par des pilons, sont soumis au feu sur des grils de fer, pour dissiper le soufre, l'arsenic, et autres minéralisateurs contraires à la réduction de la mine à l'état métallique. Cette pratique est surtout usitée pour les pyrites ou sulfures. Quant aux mines de mercure, on doit recueillir la vapeur, qui est le métal même volatilisé par le grillage; c'est alors une distillation.

On doit distinguer la *calcination* proprement dite de l'incinération et de l'oxydation; car la vraie calcination consiste seulement à priver la chaux, par exemple, d'eau et d'acide carbonique, au moyen de la chaleur, qui les fait dissiper. Les écailles d'huîtres se calcinent ainsi. On calcine des os à blancheur, en les privant, par le feu, de leur gélatine et de leur eau; en calcinant la magnésie, la potasse, etc., on les prive d'eau et d'acide carbonique; mais les métaux sont plutôt oxydables par ce procédé, et les substances végétales ou animales sont plutôt incinérables qu'oxydables ou calcinables. Ces distinctions importent beaucoup pour la netteté des connaissances.

En poussant la calcination au feu, l'on parvient à la *vitrification*, pourvu que les matières soient fusibles ou jointes à des fondans, comme la silice associée aux alcalis fixes pour faire le verre, aux oxydes métalliques pour des verres colorés ou émaux, aux terres pour des verres plus ou moins opaques. On vernit les poteries grossières avec l'alquifoux (galène ou sulfure de plomb) ou la litharge; l'émail blanc de la faïence se fait avec de la fritte de sable, de la potée d'étain (oxyde), et du

---

(1) On y pratique une petite ouverture.

plomb. Le safre (oxyde de cobalt) donne les émaux bleus, le cuivre fait le vert ; safre et manganèse font le noir ; manganèse et potée d'étain font le pourpre (1) ; en y joignant le tartre on a du jaune. Le fer donne les rouges et les bruns, le chrôme les verts, l'antimoine les orangés , etc. Les fondans sont les alcalis, les terres alcalines ou les oxydes, avec la silice. La porcelaine prend $\frac{1}{10}$ de retrait par la cuisson , et les autres poteries d'autant plus qu'elles contiennent plus d'alumine. Les sels neutres contenus dans les alcalis surnagent en écume le verre en fusion , et se rejettent sous le nom de *fiel de verre*. Les verres achromatiques ou sans couleur d'iris et denses , pour les lunettes , se font avec les oxydes de plomb et la silice , tel est le *flintglass* des Anglais. On nomme savon des verriers l'oxyde de manganèse , dont l'oxygène décolore le verre où il entre ; mais si cet oxygène est en excès, il le rend violet. La *fritte* n'est qu'une demi-vitrification. Le chlorure de plomb fritté (suite de la décomposition du sel marin par la litharge) fait le *jaune de Naples*, utile en peinture à l'huile. La fritte de cobalt, ou safre, est l'*azur* pour l'empois.

Cémentation, stratification, coupellation, départ.

On cémente le fer, pour le rendre *acier*, en le faisant rougir fortement au feu, entouré de charbon pilé, qui forme un carbure propre à durcir ce métal. L'acier contient $\frac{1}{12}$ de charbon. Le plâtre en contact avec le verre donne , par le même moyen, un verre opaque (porcelaine de Réaumur).

On nomme eaux de cémentation celles qui, chargées de sulfate de cuivre, déposent ce métal sur la ferraille qu'on y met tremper.

La *stratification* consiste à placer des couches alternatives de deux ou plusieurs substances , superposées ; *stratum super stratum* ; elle s'emploie pour la cémentation. En stratifiant des lames de cuivre avec des rafles de raisin humides , on obtient le vert-de-gris.

La coupelle, ou petite coupe, se fait avec des os bien calcinés, lavés, mis en pâte. On y place de l'or ou de l'argent impurs, qu'on mêle au plomb ou au bismuth , et on chauffe au feu de reverbère ; les métaux les plus oxydables, ou s'imbibent dans les pores de la coupelle, ou se volatilisent, et le métal le moins oxydable reste pur.

---

(1) L'or oxydé fait aussi le pourpre, celui de Cassius. On précipite pour cela le nitro-hydrochlorate d'or, par l'étain.

Dans le *départ*, on sépare de même le métal le plus oxydable par le feu, comme du cuivre, l'étain qui est pour $\frac{25}{100}$ dans le métal des cloches. Les corps oxygénans, le nitre, le manganèse, y aident. Le départ se fait aussi par la voie humide avec les acides ; l'acide nitrique dissout l'argent mêlé à l'or, sans toucher à celui-ci, ou le cuivre mêlé à l'or, ou l'étain au plomb ; cet acide dissout le cuivre ou le plomb, et précipite l'étain en oxyde. (Voyez aussi au mot *Liquation*.)

Déflagration, détonnation et fulmination, effervescence, etc.

La *déflagration* a lieu lorsque le nitre *fuse* et se décompose sur les charbons ardens ou sur un métal chauffé, comme dans les *clyssus* d'antimoine, pour obtenir le deutoxyde diaphorétique, ou le fondant de Rotrou, ou le foie d'antimoine (oxyde d'antimoine hydrosulfuré) de Ruland, etc.

Une *détonnation* est une plus prompte inflammation et avec bruit, comme fait la poudre à canon inventée, au XIVe siècle, par Roger Bacon ou par le moine Berthold Schwartz, et dont les meilleures proportions sont 77 salpêtre, 14 charbon, 9 soufre (l'usage ordinaire est salpêtre 76, charbon et soufre ââ 12). Il faut choisir du charbon poreux de bois blanc et non humecté à l'air. Plus la compression est forte, plus le dégagement subit des gaz cause une vive explosion.

On n'en peut guère distinguer la *fulmination*, qui s'opère dans des protoxydes d'or, d'argent, de mercure, précipités par l'ammoniaque, lorsqu'on les touche et qu'on les broie. Il s'opère une rapide combinaison de l'oxygène avec l'hydrogène de l'ammoniaque. Le chlorate de potasse agit de même avec les combustibles secs (six parties de ce sel avec soufre et charbon ââ une partie font une poudre très-violente selon Berthollet, mais qui s'enflamme par le seul choc). La poudre fulminante, faite avec nitre, soufre, potasse et sciure de bois (ou du tartre brut), s'enflamme par la seule chaleur.

Le mot *effervescence* ne désigne qu'un dégagement de bulles dans un liquide, soit par suite de la dissolution d'un métal dans un acide, soit par fermentation spiritueuse, soit par l'action d'un dissolvant qui dégage l'acide carbonique des carbonates, etc. Elle s'opère avec chaleur lorsque l'acide nitrique mêlé d'un peu de sulfurique enflamme les huiles essentielles sur lesquelles on le verse.

De la combustion, l'oxydation, l'acidification, par l'oxigénation et l'hydrogénation.

C'est principalement sur ces phénomènes que se fonde la

nouvelle théorie chimique. Georges-Ernest Stahl (1), fondateur de l'ancienne, avait établi dans son traité *de Sulfure et Salibus*, que le soufre et les autres corps combustibles étaient formés d'une base, soit acide, soit terreuse, etc., et d'un principe inflammable, le *phlogistique*, qui, se détruisant par la combustion, laissait libre la base; qu'en restituant le phlogistique aux corps brûlés, on les revivifiait; que ce principe du feu étant très-léger, allégeait les corps, d'où vient qu'ils prenaient plus de poids quand ils en étaient privés (mais cette explication a été postérieure à cette auteur); que les corps très-déphlogistiqués, comme les acides, enlevaient le phlogistique aux métaux, etc.

L'illustre Lavoisier a reconnu, au contraire, que la *combustion* consistait toujours dans la fixation de l'oxygène, soit de l'air, soit des corps qui le donnent, sur le corps combustible, d'où venait un plus grand poids des oxydes métalliques, ce qu'on pouvait constater par la séparation de cet oxygène; que les corps combustibles étaient tous simples, mais plus ou moins susceptibles de se combiner à cet oxygène, c'est pourquoi souvent ils se l'enlevaient les uns aux autres; que la chaleur et la flamme dans les combustions vives venaient de l'oxygène fondu en gaz par le calorique lui-même, et qu'alors ce gaz se solidifiait en perdant ce calorique; qu'en le reprenant (comme les oxydes de mercure chauffés au rouge), il redevenait gazeux, et le corps brûlé reprenait sa combustibilité; que le charbon, enlevant l'oxygène à l'acide sulfurique, rétablissait le soufre; que le phlogistique n'étant pas un corps démontrable et isolable, n'offrait qu'une hypothèse ingénieuse, etc.

Il y a deux sortes de *combustions* : celle à l'air libre, et l'autre latente ou cachée, comme les métaux et autres combustibles qui s'oxydent par les acides ou par oxydation lente, avec ou sans le contact de l'eau, telles que la rouille du fer, les fermentations acides et putrides, etc. Celles-ci s'opèrent sans dégagement de lumière ni même de chaleur sensible. D'ailleurs l'oxygène, déja en partie solidifié dans l'eau ou les acides, contient moins de calorique que celui à l'état gazeux.

On peut également produire la combustion au moyen de la pression forte de l'air, ou de la percussion, suivant des expériences de Dessaigne. C'est ainsi que l'on a fabriqué de

---

(1) Célèbre médecin et chimiste, homme de génie, né au dix-septièm siècle, dans la Marche de Brandebourg, a été disciple de Beccher, a fait aus une révolution dans la médecine, en fondant la secte des *animistes*.

briquets , par lesquels on allume de l'amadou en comprimant fortement de l'air dans un tube.

L'*oxydation* des métaux, jadis nommée calcination, n'est ainsi qu'une fixation de l'oxygène (1). On nomme à présent *peroxyde*, l'oxyde au maximum ; *deutoxyde*, celui qui a deux fois la quantité d'oxygène du *protoxyde* ; celui-ci est au minimum d'oxygénation.

Excepté l'hydrogène, le fluore, plusieurs métaux, terres et alcalis, presque tous les corps combustibles deviennent acides par leur combinaison avec l'*oxygène*. C'est pourquoi on lui a donné ce nom, qui désigne cette faculté acidifiante (2). L'analogie l'indique pour ceux qu'on n'a pu décomposer encore. Depuis Lavoisier, la théorie de l'acidification a changé, parce qu'on a reconnu qu'il existait des acides sans oxygène. Berthollet avait déjà signalé l'acide prussique, et on sait aujourd'hui que d'autres acides animaux (le margarique, l'oléique, le delphinique de Chevreul, extraits des graisses) n'ont point d'oxygène. Trommsdorf avait vu que l'hydrogène sulfuré saturait des bases salifiables comme un acide, et le nomma *hydrothionique* ; c'est aujourd'hui l'acide hydrosulfurique de M. Gay-Lussac. On a vu, d'après Davy, que le chlore ne contenant pas d'oxygène (ou n'étant pas de l'acide hydrochlorique oxygéné), comme on l'avait pensé, il devenait par l'hydrogène acide hydrochlorique ou muriatique simple ; de même l'iode passe par le moyen de l'hydrogène à l'état d'acide hydriodique, et le brôme à celui d'hydrobromique. Enfin il en est de même du fluore, qui donne un acide hydrofluorique, et du cyanogène, qui produit l'acide hydrocyanique (dit autrefois prussique). Il existe donc plusieurs hydracides connus (3) ou corps acidifiés par leur combinaison avec l'hydrogène, et presque tous ces corps simples, le chlore, le fluore,

---

(1) Le premier qui reconnut l'augmentation du poids des métaux par l'oxydation, et qui l'attribua à la fixation de l'air, sans en connaître les élémens, fut Jean Rey, médecin périgourdin, dans ses *Essays sur le calcinement de l'étain et le plomb*, in-8°. Bazas, 1630; et nouvelle édition par Bayen, à Paris.

(2) Ο'ξύς aigre, γείνομαι engendrer. Mais le *chlore*, l'*iode*, le *brôme*, et peut-être d'autres corps, possèdent la faculté d'acidifier ; il en est sans doute de même de tous les radicaux des hydracides, ceux-ci ne contenant pas d'oxygène.

(3) L'hydrogène produit des acides avec
  L'azote carboné ou cyanogène,
  Le gaz hydrogène sulfuré et le telluré,
  L'acide muriatique, hydrochlorique,
  ——— fluorique, hydrofluorique,
  ——— iodique, hydriodique,
  ——— hydroxantique,
  ——— hydrobromique,
  ——— hydrocyanique.

l'iode, le cyanogène, ont une action très-destructive et énergique sur les corps animaux ou végétaux, parce qu'ils tendent à leur arracher l'hydrogène pour s'acidifier. L'*oxygénation* est un autre genre de combinaison. La *suroxigénation* s'opère sur plusieurs acides qui se chargent de beaucoup d'oxygène au moyen de la baryte oxygénée, par exemple, outre celui qu'ils doivent avoir comme acides. Cette surabondance diminue souvent l'acidité du corps oxygéné, et c'est pour cela peut-être que l'oxygène ne rend pas l'hydrogène acide en formant de l'eau avec lui.

De faibles oxygénations dans les corps végétaux et animaux y développent divers composés, mais non toujours la formation d'acides.

Désoxygénation, revivification.

L'on voit par ce qui précède, que le *débrûlement* d'un corps, la réduction des acides sulfurique, phosphorique, carbonique, etc., en soufre, phosphore, carbone, et des oxydes en métaux, ne sont que la soustraction de l'oxygène qui leur était uni. Cela se fait par l'intermède de substances qui, ayant beaucoup d'affinité avec cet oxygène, l'enlèvent aux corps qui le contiennent. Ainsi on revivifie les oxydes de mercure par la seule chaleur en vaisseaux clos; on désoxygène l'acide phosphorique par le charbon, etc. La lumière seule réduit plusieurs oxydes métalliques, l'argent, le mercure, etc.

DE LA CONSERVATION DES SUBSTANCES DES TROIS RÉGNES.

—Les *sangsues* se conservent mieux dans de grands vases enduits d'argile; elles peuvent aussi se conserver long-temps et se transporter en des climats lointains, dans de la terre humectée constamment; elles y pullulent même. Le charbon animal peut désinfecter l'eau corrompue qui fait périr les sangsues. Ces animaux, qui ont sucé le sang, sont plus capables de reproduction que les autres. On ne doit pas alors les faire servir deux fois, mais on peut les rejeter dans des eaux courantes.

Nous connaissons sept procédés pour conserver les corps végétaux et animaux destinés à l'usage pharmaceutique ou économique, etc. C'est 1° la *dessiccation* et aussi l'*infumation*; 2° la *concrescibilité* au moyen de la *chaleur* ou par le *froid*;

3° les *condimens*, soit *acides*, soit *salins*, soit *huileux* ; 4° les *spiritueux* ; 5° l'*oxydation* ; 6° le *tannage* et l'*embaumement* avec des *aromates* ; 7° la *momification naturelle*, hors du contact de l'air.

Les substances minérales formées de principes simples, n'ayant ni *vie* ni *mort* réelles, se conservent d'elles-mêmes en les mettant à l'abri des causes extérieures de décomposition ; mais il n'en est pas de même des corps organisés. Formés par un principe de vie, ils tendent d'eux-mêmes à se décomposer par la mort ; indépendamment des influences extérieures, comme s'ils réunissaient des élémens ennemis qui réagissent les uns contre les autres par fermentation et putréfaction spontanées. C'est donc à prévenir et empêcher ces mouvemens destructifs, que consiste l'art de conserver ces corps.

1° De la dessiccation, de l'infumation.

La *dessiccation*, privant d'humidité les corps, durcissant leurs tissus, est l'un des plus grands obstacles aux décompositions. Elle varie selon la nature des substances.

Pour les racines, qui se conservent mieux que les feuilles ou les fleurs ou les fruits, parce qu'elles sont plus ligneuses, on doit d'abord les brosser dans l'eau pour enlever la terre, et même un peu de substance muqueuse qui moisirait facilement à leur surface. On coupe ensuite les plus grosses ; on fend celles dont le centre est très-massif ; on ratisse celles qui ont l'écorce épaisse (excepté les racines aromatiques, comme celles des ombellifères, dont l'odeur réside surtout dans l'épiderme) ; on les étend sur des clisses d'osier, et on les fait sécher ou dans l'étuve, de 20° jusqu'à 40°, ou dans un four à demi refroidi. L'on doit les remuer, afin de changer les surfaces. Pour les racines les plus épaisses et les plus succulentes, comme la rhubarbe, la bryone, la pomme de terre, la pivoine, le nénuphar, on les incise par tranches qu'on enfile dans une ficelle, et qu'on fait sécher en chapelets à une chaleur de 25 ou 30°. On détache de même les squammes de l'oignon de scille, et on les sèche, étant enfilées, autour d'un tuyau de poêle, ou dans une étuve bien chaude. Elles sont très-disposées à se ramollir. Baumé conseille de laver la rhubarbe et de la faire dégorger d'une partie de son principe muqueux dans l'eau, avant de la sécher ; sans cette précaution, elle noircit et se ramollit lorsqu'on la pile.

On sèche les pommes de terre aussi, après leur cuisson dans l'eau, et les avoir coupées par tranches, pour en former une sorte de sagou. Alors elles peuvent donner à l'eau la consistance mucilagineuse, même à froid. Les bulbes des orchis bouillies dans l'eau se sèchent au four pour faire le salep. Les racines de raifort, de bryone, d'iris, d'arum, etc., qui perdraient leurs vertus en se desséchant, se conservent long-temps dans du sable sec.

Rien de plus facile à dessécher que les bois ; mais leur aubier est sujet à devenir la pâture des insectes. Buffon a conseillé, pour durcir les bois de construction, d'écorcer les arbres un an avant que de les abattre ; car, pendant ce temps, l'aubier devient aussi compacte que le cœur.

On a recommandé d'imbiber les bois de marine d'une solution d'arsenic pour empêcher les vers marins de s'y mettre. Les bois flottés ou macérés dans l'eau y perdent du principe extractif, et cette sève sucrée que recherchent les larves des insectes ; ils sont moins attaquables et plus purs. Le lessivage fait de même, surtout dans une solution d'alun, où ils deviennent aussi moins combustibles.

En desséchant les écorces d'arbres, on devrait avoir soin d'enlever ou râcler l'épiderme, qui est plus ou moins inerte. On remarque dans les écorces des jeunes branches plus d'acide gallique, et dans les plus grosses davantage de tannin. On préfère les plus fines dans les quinquinas et dans celles du chêne pour le tannage.

Les écorces des fruits, celles de grenades (ou *malicorium*), d'oranges et de citrons, doivent être séparées de la plus grande partie de la matière fongueuse blanche de leur intérieur, et non humectées par le suc du fruit.

Les tiges, les feuilles et sommités des herbes recueillies par un temps sec, mondées des feuilles jaunes et pourries, séparées de la terre et de la poussière en les secouant, se placeront sur des claies d'osier couvertes de papier *brouillard*, s'exposeront à la chaleur du soleil ou d'une étuve, en un lieu sec et aéré. Plus la dessiccation sera prompte, plus elle sera parfaite, moins elle donnera le temps de fermenter et moisir, surtout pour les plantes succulentes, comme les borraginées, les chicoracées, les malvacées. Il convient de les clair-semer sur les claies, car, mises en tas, elles s'échauffent et noircissent ou jaunissent : on doit les retourner souvent. Après la dessiccation, on les secoue sur un tamis large pour séparer les œufs d'insectes qui pourraient éclore dans les boîtes où l'on serre ces plantes. Les herbes aromatiques doivent aussi se sécher promptement à une chaleur modérée ; car, comme elles perdent de leur huile volatile, on doit hâter cette dessiccation : elles perdraient davantage en la prolongeant, et auraient une couleur moins vive ; ce qui annonce toujours un commencement d'altération. Presque toutes les plantes, après avoir été très-desséchées et rendues fragiles, se ramollissent un peu ensuite et reprennent plus d'odeur, comme le mélilot, les botrys, les roses rouges, la petite centaurée. Il est remarquable que la même quantité de plantes distillées donne souvent plus d'huile volatile après la dessiccation, que distillées à l'état frais. En plusieurs circonstances, la dessiccation produit une plus grande maturation ou élaboration dans les sucs végétaux, surtout pour les fruits. On ne doit pas dessécher les plantes crucifères; elles perdent toutes leurs propriétés antiscorbutiques, qui sont trop volatiles. La dessiccation au bain-marie, proposée par quelques auteurs, fait subir aux plantes une demi-coction par la réaction de la chaleur humide sur leur tissu, car l'évaporation est moins prompte en vaisseaux clos.

On doit dessécher les fleurs avec beaucoup de rapidité. On monde du calice et des onglets, les pétales des œillets, etc. Lorsque les fleurs sont trop petites, on laisse le calice et même les sommités fleuries entières, comme chez la plupart des labiées. Plus les plantes sont succulentes, plus elles perdent (1). Les corymbifères à semences aigrettées, comme le tussilage, le pied-de-chat, doivent être plus desséchées que d'autres, avant leur entier épanouissement, parce qu'un peu d'humidité restant suffit pour développer les aigrettes, qui forment alors un coton nuisible dans les infusions, et y laissent de petites paillettes irritantes pour la gorge. Les fleurs inodores, ou d'odeur faible, peuvent subir 20 ou 30 degrés pour leur dessiccation prompte. On ne peut pas dessécher les pétales

---

(1) Voici un tableau de la déperdition d'eau que font plusieurs plantes usitées ; ce qui nécessite diverses proportions dans leur emploi à l'état de sécheresse ou de fraîcheur.

Les fleurs des borraginées (buglosse, pulmonaire, bourrache), de muguet, de violettes, de millepertuis de coquelicots, rossolis, perdent quatorze seizièmes en poids environ. Les fleurs de nénuphar encore plus. Les fleurs de souci, de genêt, de romarin, de sauge, et de presque toutes les labiées ; même les sommités du scordium, celles aussi d'absinthe, perdent treize ou douze et demi sur seize parties. Les roses et œillets rouges, les feuilles de bugle, les sommités d'origan, celles de matricaire, de camomille, d'arnica, de pied-de-chat, et autres corymbifères, perdent douze ou onze et demi sur seize. Il en est de même des fleurs malvacées. La racine d'aunée perd presque autant. L'euphraise, le caille-lait jaune, le mélilot, et plusieurs papilionacées en herbe, la la sanicle, la fleur de tilleul, perdent dix ou onze sur seize. La perveuche, les sommités de petite centaurée ; le bédéguar du cynorrhodon, enfin toutes les tiges herbacées, perdent neuf à dix sur seize. Les racines de saxifrage et de plusieurs plantes de la même grosseur, perdent neuf ou un peu plus de moitié ; et même la rhubarbe perd les deux tiers, ainsi que les racines succulentes de bryone, d'arum, etc. Les écorces, les bois, surtout ceux qui sont résineux, perdent environ moitié, plus ou moins.

succulens des liliacées, des narcisses, des iridées, etc. Leur odeur est très-fugace ; leur parenchyme mucilagineux se pourrit et noircit. Les parfumeurs se contentent d'enlever l'arome des tubéreuses, des lis, par l'huile de ben. Plusieurs sommités fleuries de petite centaurée, de muguet, d'absinthe, de mélilot, de scordium, etc., se lient en petits paquets (manipules), et se suspendent en guirlandes pour être séchées, ou bien on les place dans des cornets de papier, au soleil, pour qu'il ne les décolore pas. La couleur des pétales de roses rouges se conserve par une prompte dessiccation avec chaleur ; on sépare, en criblant, les anthères ou sommets jaunes des étamines. Les roses de Provins acquièrent plus d'odeur par la dessiccation, ainsi que les œillets rouges ; une grande partie de l'odeur réside dans le calice des labiées.

Après quelque temps, les fleurs de violettes, de buglosse, de bourrache sèches jaunissent et se décolorent entièrement, surtout si on les place dans des bocaux de verre où pénètre la lumière. Leur principe muqueux se décompose ; elles perdent leur vertu. En les plongeant un instant dans l'eau bouillante, et les exprimant légèrement avant leur dessiccation à l'étuve, leur couleur bleue reste sans s'altérer. Mais ce moyen, très-bon pour la couleur, enlève à ces fleurs la propriété adoucissante et mucilagineuse qu'on y recherche, et nous adoptons le sentiment de Baumé, qui rejette cette pratique, quoique préférée par d'habiles pharmaciens.

Il est facile de sécher les semences des céréales ou fromentacées, à l'étuve, comme le blé séché au four, selon Duhamel et Tillet. Les légumes farineux peuvent l'être de même, hors de leurs gousses, tels sont les haricots, les pois. On sèche les châtaignes ou marrons à la fumée, sur des claies, au-dessus du feu ; ils *suent* ou expriment leur eau.

Les graines huileuses ou émulsives ne doivent pas être séchées à la chaleur, mais à l'air seulement, et même elles sont sujettes à rancir bientôt. C'est ainsi que les graines des crucifères perdent promptement leur faculté germinative. Elles ne la conservent que lorsqu'on les tient dans du sablon humide, hors de l'action de l'air et d'une température du peu élevée. Les amandes douces, les pistaches, se conservent plus long-temps sans rancir dedans que dehors de leurs coques, et cela est général pour toutes les semences renfermées dans leurs capsules ou enveloppes naturelles. Ainsi les noix, noisettes, ne doivent se sécher qu'au grenier ou sur des planches, à l'air frais. Les semences cornées, quoique très-desséchées, conservent long-temps leur faculté germinative, laquelle est toujours un signe de non altération. Ainsi des haricots d'Orient, apportés par Tournefort, ont été semés au bout de 108 ans et ont germé. Les semences des ombellifères, quoique huileuses (mais d'une huile volatile) se dessèchent bien à l'air.

On conserve sur la paille les fruits qu'il faut cueillir avant leur parfaite maturité pour qu'ils se gardent. Ils mûrissent dans le fruitier, qui doit être en lieu frais (à 5 ou 10° au plus) sec et ombragé. Dans cette maturation spontanée, il se dégage de l'acide carbonique. Les citrons et les oranges mûrissent ainsi sans altération, quoique cueillis encore verts. On doit préserver les fruits de se toucher, pour éviter qu'ils se pourrissent en se communiquant leur humidité. Les fruits meurtris se gâtent.

Il ne faut pas dessécher, jusqu'à sécheresse absolue, les pruneaux, les figues, les dattes, les cynorrhodons, etc., mais les laisser encore un peu pulpeux.

On sèche au four à 36° les cerises, les prunes de Sainte-Catherine pour pruneaux, et celles de Damas noires, pour les pruneaux laxatifs. Les figues, les dattes, les jujubes, les sébestes, les myrobolans, etc., se dessèchent au soleil, sur des claies, dans les pays chauds. On fait des raisins secs, à Damas, à Corinthe, et des raisins *passes*, en Espagne, en Calabre, en Provence, en trempant les grappes dans une lessive alcaline chaude, de cendres ou de soude barille, à 12 ou 15 degrés de l'aréomètre, et en les desséchant ensuite au soleil. Ils perdent les deux tiers en poids, et se couvrent d'une exsudation blanche, sucrée. (Nous parlerons plus loin des autres conservations des fruits.)

L'on emploie aussi la dessiccation au four ou à l'étuve pour les chairs de vipère, de scinc, pour les cantharides, les cloportes, la cochenille, etc. Les cantharides doivent être disposées sur des tamis de crin ou des cadres de toile, et non pas mises en tas. Mais si les larves des insectes y éclosent, il faut leur faire subir une chaleur de 40 degrés, qui les tue. On doit renouveler souvent les matières animales, à cause de leur tendance continuelle à la putréfaction. Les substances odorantes se conservent mieux, comme le castoréum, le musc.

Dans les solitudes de l'Amérique, on conserve long-temps de la chair bonne à manger, *charqué*, en la découpant en petits filets, la faisant promptement sécher au soleil, et l'exposant à une forte fumée avec la chaleur du bois vert brûlant. Cette pratique se nomme *boucaner la viande*. L'on fait subir également une dessiccation par l'infumation aux harengs-saurs, au stokfisch et à d'autres poissons. Dans cette opération, une partie du suc et de la graisse des chairs s'écoule, se dissipe ; étant plus séches, elles se gardent plus longuement. D'ailleurs, une portion de l'acide pyroligneux (acétique) de la fumée se fixant avec de l'huile empyreumatique à la surface de ces chairs, les enduit, les pénètre et concourt à empêcher leur putréfaction.

Une chair dure et récente devient molle, tendre, faisandée sur-le-champ en lui faisant éprouver deux ou trois décharges électriques fortes ; mais elle devient aussi très-putrescible, comme dans les temps orageux.

Les objets se conservent bien à l'abri de l'air, de la lumière, de la poussière, etc., dans des boîtes, des bocaux et autres vases, pour les préserver aussi des insectes. On doit visiter souvent ces objets, pour renouveler ceux qui se détériorent : on doit particulièrement changer chaque année les médicamens simples indigènes.

4° De la concrescibilité par la chaleur et de celle par le froid.

Le procédé qu'a publié M. Appert, et qu'on pratique avec tant de succès sur tous les légumes, sur beaucoup de fruits, pour les conserver très-long-temps à l'*état frais*, consiste dans la concrescibilité par la chaleur de la pellicule ou de l'enveloppe de ces corps (1). Par ce moyen, la partie glutineuse et fermentescible de cette enveloppe demeure inactive, surtout étant hors du contact de l'air, et empêche que l'intérieur du fruit ou du légume qui se cuit aussi, ne se détériore. On prend pour cet objet une bouteille à large ouverture, un fort bocal en verre ; on y introduit, ou de la chair cuite aux trois quarts, ou des légumes blanchis, ou des petits pois, ou des fruits non cuits, etc., jusqu'aux trois quarts du vase ; on ferme très-hermétiquemetn avec du liége bien luté par un lut de chaux et de fromage mou, et assujetti fortement avec du fil de fer. De l'exactitude de l'obturation dépend le succès de l'opération. Ensuite on soumet graduellement à la chaleur de l'eau bouillante ces bocaux, enveloppés d'un sac de toile forte, pendant plus ou moins de temps, selon la dureté ou l'épaisseur des légumes ou fruits, et jusqu'à ce qu'ils soient présumés cuits dans leur eau de végétation. Les pêches,

(1) *Le Livre des Ménages*, ou *l'Art de conserver pendant plusieurs années les substances animales ou végétales*, par Appert. Paris, 1810, in-8°. a chair, le bouillon, les sucs, coulis, etc., se conservent de même, après une emi-cuisson préalable, lorsqu'on les met en des bocaux fermés, et qu'on les oumet à la chaleur du bain-marie.

les abricots, les fruits à pepins se conservent par le même procédé à l'état de condit, qui développe leur principe sucré comme par la maturation. L'effet essentiel du procédé de M. Appert est de purger les vaisseaux contenant les corps à conserver, de tout oxygène atmosphérique. On conserve ainsi du moût sans qu'il fermente et comme quand il est muté. Le lait, la chair, etc., se conservent bien par ce moyen.

On connaît encore la méthode pour faire *blanchir* les légumes verts, c'est-à-dire de les plonger quelque temps dans l'eau froide, et ensuite dans l'eau bouillante pendant six à huit secondes au plus ; on les met égoutter et sécher à l'étuve (à 35° environ), ou bien on les tient dans de la saumure. Les petits pois, après avoir été blanchis, se trempent dans une eau bien sucrée, et se dessèchent. Le sucre fait un vernis léger à leur surface.

Dans tous les pays froids, et en Sibérie, on conserve plusieurs années de la chair ou du poisson sans la moindre putréfaction, en faisant bien geler ces substances et les tenant en fosse dans de la paille ; mais il faut s'en servir aussitôt qu'on les fait dégeler. On sait qu'on a trouvé en Sibérie une tête et un pied de rhinocéros avec leurs chairs, et même un éléphant avec la peau et les poils, sur les bords du Viloüi, conservés sous la glace depuis peut-être des milliers d'années. Les glacières peuvent servir aussi de lieu de conservation pour les matières animales.

3° Des condimens, ou salins, ou acides, ou huileux.

Les *condimens salins* sont ou le sucre et le miel, ou le sel marin et la saumure, ou le nitre, ou l'alun, ou le chlorure de chaux, ou le sublimé corrosif ; mais ces derniers ne servent point pour des matières destinées à être mangées.

Tous les condits, comme les fruits glacés, les confitures sèches, les pâtes, les dragées, les marmelades et gelées de fruits, les conserves et les sirops (objets décrits en leur lieu), ont pour but d'imprégner ces matières végétales ou leurs sucs, de sucre, qui par lui-même ne se corrompt pas, mais s'empare de leur eau de végétation, ou forme un vernis capable de les défendre de l'air. C'est ainsi qu'on envoie l'ananas d'Amérique, que l'on confit dans du sucre cuit à la grande plume, des tiges d'angélique, des écorces d'oranges, etc. Les confitures liquides demandent moins de cuisson. Plusieurs conserves se font sans feu et avec du sucre en poudre. Il en est de même de quelques sirops dont on craint d'altérer l'odeur ou les couleurs : celui de violette par exemple. On *blanchit* les fruits, les tiges avant de les confire, excepté lorsque l'odeur en est très-fugace. Un ramollissement préliminaire est utile pour les substances solides.

On n'emploie guère que pour la conservation des chairs, l'hydrochlorate de soude. En s'imbibant dans elles, il s'empare de leur suc et découle en saumure ; le tissu charnu se resserre et se dessèche. Retirées de la saumure, on doit leur ajouter une surabondance de sel. Les chairs désossées se conservent mieux. A Hambourg, le bœuf se soumet à la presse pour être plus sec et mieux pénétré de sel. On le *fume* aussi, comme on fait pour le porc et les chairs grasses. Les poissons salés se préparent à peu près de même, après en avoir ôté les intestins. Dans l'Inde, on joint des aromates aux salaisons. Lorsqu'on ajoute du nitre au sel, la chair acquiert une rougeur vive dans sa cuisson. Le *garum* des anciens était une saumure découlée de poissons délicats et aromatisée. On l'employait en coulis dans l'art culinaire. Le caviar d'œufs d'esturgeons, et la boutargue d'œufs des autres poissons se conservent aussi par le sel.

Des haricots, des artichauds, préalablement *blanchis*, se conservent dans la saumure ; il faut éviter, pour toutes ces substances, le contact de l'air. Les olives picholines se mettent ainsi macérer dans de l'eau salée.

Des objets d'histoire naturelle, comme les animaux entiers, les fruits succulens, peuvent se garder dans de l'eau chargée d'alun : il faut avoir soin de la renouveler. On a recommandé les solutions ou de sublimé corrosif, ou de muriate de chaux, ou le persulfate de fer, ou l'acide sulfureux, ou enfin le chlorure de soude et celui de chaux. Il faut aussi renouveler ces agens, s'ils n'ont pas suffisamment imprégné les objets, les pièces d'anatomie, etc. (*Voyez*, ci-devant, *p.* 121.)

Les *condimens acides* s'emparent également de l'eau du végétal. Les cornichons se préparent en choisissant d'abord les plus verts et encore petits, en coupant légèrement leurs extrémités, en les macérant quelques heures dans de l'eau fraîche et les frottant ; étant égouttés, on verse dessus du vinaigre bouillant ; après le refroidissement, on ferme le vase. Trois jours après, on prend le même vinaigre, ou d'autre, qu'on fait bouillir et qu'on verse sur ces mêmes cornichons, ce qu'on répète une troisième fois ou plus, pour concentrer toujours l'acide et priver d'humidité ces fruits (1). Les petits

______

(1) Le vinaigre fort, celui de bois est assez convenable. On doit éviter pour cette opération les vases de cuivre, ou ceux vernissés par le plomb.

oignons, l'estragon, le piment, l'ail et le sel, servent pour rendre leur saveur plus agréable ou aromatique. Les jeunes épis du maïs, les *achars* de l'Inde, les fruits de la capucine, les cerises, les boutons à fleurs du câprier, du genêt, etc., se conservent de la même manière. La *sauer-kraut* se fait avec des choux découpés menu, soumis avec du sel par couches, à une fermentation acide spontanée, et dont l'acidité (zumique) les conserve; on y ajoute ensuite quelques aromates, comme des baies de genièvre. Lorsqu'on lave ces choux fermentés pour les manger, il s'en dégage beaucoup d'hydrogène sulfuré (1).

Les *condimens gras* servent pour priver les corps de tout contact de l'air. Dans l'Archipel, on conserve ainsi sous le beurre, des cailles crues, prises au temps de leur passage. Le thon, le saumon se conservent sous l'huile d'olives. On a soin de bien luter avec du plâtre les jointures des vases, car l'huile se rancirait par l'air. Les foies de volaille se conservent sous la graisse. Les truffes perdent, au bout de quelque temps, une partie de leur eau de végétation sous l'huile d'olives. Les odeurs très-fugaces, de jasmin, de tubéreuse, des liliacées, se retiennent mieux par les huiles fixes que par tout autre excipient.

4° *Conservations par les spiritueux.*

Avant de confire dans l'eau-de-vie les prunes, les abricots, les cerises, les pêches, fruits qu'on doit prendre avant leur maturité parfaite; il faut les faire macérer pendant quelques heures dans une eau un peu alumineuse ou séléniteuse (sulfate de chaux), qui les raffermit et ôte la mucosité de leur épiderme. On ajoute 5 parties de sucre sur 32 d'eau-de-vie; celle-ci s'affaiblissant par le suc des fruits, il convient de la prendre au moins à 22°.

Les animaux et même les fruits, qu'on veut long-temps garder comme curiosité naturelle, doivent être dégorgés d'abord dans une eau plus fortement alumineuse, et plongés ensuite dans de l'alcool à 28° au moins. Lorsqu'il s'est affaibli et coloré il faut le changer.

5°. *Conservation par oxydation.*

La solution de deutochlorure de mercure ou de sublimé corrosif produit une sorte d'oxydation dans les substances

---

(1) Des fruits entiers gardés sous du gaz acide carbonique, tels que cerises, raisins, pommes, poires, etc., passent spontanément à la fermentation alcoolique, et on en peut retirer de l'alcool par la distillation.

animales qu'elle pénètre. Chaussier mettait macérer des corps dans cette solution de sublimé qui passe à l'état de *calomelas* (protochlorure) ; la chair devient imputrescible, inattaquable aux insectes, et dure à l'air. On a conseillé, de même, de macérer la chair dans de l'eau imprégnée d'acide chlorique. La surface de ces chairs blanchit, mais leur odeur putride disparaît sur-le-champ. Au reste, ce moyen convient peu pour celles qu'on destine à être mangées. Cet acide détruit d'ailleurs les couleurs fugaces. La vapeur du soufre brûlant ou l'acide sulfureux est encore très-usitée en beaucoup de circonstances, quoiqu'elle ronge aussi les couleurs. Mais lorsque la surface des corps végétaux s'est durcie en se combinant à l'oxygène, elle ne s'altère presque plus. On *mute* les vins ou le moût par la combustion d'une mèche de soufre dans les tonneaux. Le vin est rendu *muet* ou ne tourne point à l'acide, parce que son gluten fermentescible est précipité par l'oxydation du soufre. De même en soumettant à la chaleur du bain-marie les sucs de groseilles ou de berbéris, on coagule leur gluten, et ils ne tendent plus à fermenter. On mute aussi au moyen de l'hydrosulfate de chaux et du sulfite sulfuré de cette base (*Voyez* Tom. II, aux *sulfites*).

[6° *Du tannage, de l'embaumement et des aromates.*

C'est principalement pour la conservation des animaux que s'emploient ces moyens. On tanne les cuirs en ramollissant d'abord dans l'eau les peaux fraîches, en les dégraissant et débourrant par une lessive de chaux ou d'alcali, et en les plongeant dans une solution de tannin ou dans la poudre du tan ; celle-ci se combine à la gélatine et à l'albumine de ces peaux, et les rend imputrescibles. Dans la mégisserie du chamois, du buffle, pour gants, culottes, etc., on enlève seulement la gélatine par une longue macération de la peau dans l'eau, après l'avoir passée et débourrée à la chaux. Ensuite l'eau, avec de l'acide sulfurique (2 ou 4 millièmes), rend cette peau, qu'on y macère, imputrescible. Passée à la chaux seulement, raclée et desséchée ensuite, la peau fait le parchemin. Si l'on imprègne de suif des peaux épaisses et mégissées, c'est l'hongroierie ; elle les rend souples et tenaces. Les cuirs trop peu tannés se ramollissent à l'eau ; trop tannés et desséchés, ils se détruisent et sont *brûlés*. On rend le cuir imperméable à l'eau en l'imprégnant de suif, et l'on corroie avec des huiles grasses les cuirs à demi-tannés.

L'*embaumement* conserve les cadavres par trois moyens : ou par un tannage, ou par des résines et des aromates, ou par des sels et des substances propres à éloigner les insectes.

Les anciens Égyptiens embaumaient leurs morts par des procédés analogues, selon Hérodote (1). Le cadavre vidé et lavé avec du vin de palmier, était farci de poudres aromatiques, de cannelle et de myrrhe (point d'encens), et macéré pendant 70 jours dans une solution de natron (soude carbonatée). Ensuite on le lavait ; on l'enveloppait de bandelettes de toile de lin , imprégnées d'une résine dite *commi*. Une méthode moins dispendieuse consistait à injecter dans les intestins la *cédria*, huile empyreumatique du cèdre de Phénicie, ou de *juniperus phœnicea*, L. (*Voyez* aussi Galien, *de Facultatib. Simpl. méd.*, l. VII), qui dissolvait les intestins pendant les 70 jours de la macération du cadavre dans le natron. L'on faisait sortir alors la cédria du ventre. Il est nécessaire de réduire en savon les parties du corps susceptibles de le devenir par macération dans les alcalis. Elles forment avec eux une sorte de corps gras qui se conserve bien. Au reste, le climat sec d'Égypte conserve très-bien les cadavres, de même que les catacombes de Toulouse. Les momies salées des Égyptiens sont remplies de pissasphalte ou poix et asphalte; leurs traits sont déformés.

Pour conserver les animaux qu'on *empaille* , on se sert du *savon arsenical* de Bécœur. Il se prépare avec savon et oxyde blanc d'arsenic ãã 32 parties, sous-carbonate de potasse (sel de tartre) 12 parties, camphre 5 parties, chaux vive 4 parties. On fond au feu le savon avec un peu d'eau ; on y ajoute l'alcali et la chaux, ensuite l'arsenic en poudre; enfin le camphre, divisé par l'alcool, s'y mêle dans un mortier, et à froid. Ce savon s'applique, délayé en bouillie, avec un pinceau ; il écarte tous les insectes. On a conseillé encore la vapeur du soufre, mais elle décolore et détruit les matières animales ; l'huile volatile de térébenthine , et celle de cajeput, le naphte, éloignent aussi les insectes destructeurs et la putréfaction. Plusieurs résines ne conservent qu'en formant un vernis qui défend les corps de l'action de l'air. Les momies du commerce sont des cadavres imprégnés d'asphalte et desséchés au four. On s'en sert comme d'appât pour prendre les poissons (*Voyez*, ci-devant, à l'article *Putréfaction animale*, p. 121).

7° *De la momification naturelle hors du contact de l'air.*

Les œufs bien couverts de cire, ou de vernis, ou de plâtre lurci, se conservent sains pendant plusieurs années. On sait

____

(1) *Hist. Enterp.*, lib. 2.

que des hommes, surpris, dans les déserts de la Libye, par des vents chargés d'un sablon sec et fin, ont été trouvés desséchés et conservés en momies naturelles. Les plantes grasses ou succulentes qu'on ne peut mettre dans les herbiers, se dessèchent de même dans le sablon pur, sec, et avec la chaleur. Elles peuvent encore retenir leurs formes naturelles par ce moyen. Les cadavres enfouis sous terre, sans air, dans un sol crayeux et absorbant, s'y dessèchent en matière blanche, savonneuse (corps gras avec ammoniaque). Telles sont souvent les *reliques* des corps saints. On a trouvé de ces cadavres, à Toulouse, chez les cordeliers, et dans les catacombes de Rome.

Plusieurs graines stratifiées dans un sablon frais et humide, y conservent pendant long-temps leur faculté végétative. On fait ainsi passer la zone torride, sans altération, aux semences et aux fruits les plus délicats.

La chair peut se conserver fraîche pendant long-temps dans la poussière de charbon, et sous le chlore aussi; il suffit de la laver ensuite dans de l'eau acidulée. Les raisins les plus beaux, cueillis sans être froissés, peuvent se garder dans des caisses bien closes et sans contact de l'air, dans un lieu frais et sec, ou bien on les plonge dans une bouillie faite de cendres et d'eau. Étant bien enduits, on les recouvre de cendres sèches, et on les place dans les boîtes en lieu frais. Pour les manger très-frais, après plusieurs mois de conservation, on les lave dans l'eau. Les graines, les fruits, se peuvent très-bien conserver sous le miel, qui empêche le contact de l'air, et ces végétaux peuvent ensuite germer ou se développer sans altération. On les transporte aussi dans de la cassonade sèche, mais non dans celles qui contiennent de la mélasse dont l'acidité fait rancir plusieurs graines (1).

Les *Battas*, sauvages de Sumatra, conservent sous du miel les corps morts de leurs ancêtres, ou des chairs qu'ils peuvent manger ensuite.

---

(1) L'on a rapporté de la Chine des semences qui sont demeurées saines, en les plaçant sous une cloche pneumatique et en faisant le vide; alors l'absence de l'air et de l'humidité les garantit bien.

La manière de conserver les œufs frais est de les enduire de gomme arabique et de les rouler dans la poudre de charbon de bois ensuite. Cadet-Gassicourt a remarqué que les œufs se conservaient mieux et fort long-temps frais en les plongeant dans de l'eau de chaux avec excès de chaux; celle-ci se dépose en légère couche de carbonate calcaire sur la coquille, et en bouche bien les pores. C'est ainsi qu'on expédie des œufs frais jusque dans les colonies, depuis la France, et qu'ils arrivent très-bons (*Journal de pharmacie*, 1821, pag. 460).

LIVRE TROISIÈME.

DE LA MIXTION DES MÉDICAMENS,
ET DE LA PRESCRIPTION.

La mixtion ne s'opère que sur des médicamens déjà préparés, conservés ou choisis, ainsi que nous venons de l'indiquer. On a distingué les médicamens en *simples* et en *composés*, et ceux-ci en *composés galéniques* ou *chimiques*; enfin en *internes* ou *externes*, et surtout en *magistraux* et en *officinaux*.

Les médicamens simples, comme un infusum ou décoctum d'une plante, ou sa poudre, un suc non mêlé, un extrait, une conserve, un sirop, sont de ce genre. Les teintures, vineuse, ou alcoolique, ou acéteuse, d'une seule substance, ne sont pas simples, à cause de l'excipient, qui agit aussi lui-même comme médicament.

On peut dire que peu ou point de médicamens sont réellement simples (si ce n'est le soufre, la limaille de fer, etc., ou d'autres corps indécomposés), car les plantes sont des corps très-composés par la nature. Aussi les mélanges de médicamens dans les électuaires, les onguens, sont extrêmement compliqués.

On ne peut établir aucune démarcation entre les composés galéniques et chimiques, parce qu'il ne s'opère pas une simple mixtion entre la plupart des médicamens qu'on unit, mais d'ordinaire ils réagissent les uns contre les autres, et forment des mixtes dont les propriétés sont fort différentes de celles de chacune des substances prises séparément. Prenons pour exemple la thériaque la plus compliquée d'Andromachus (1), composition très-galénique. D'abord le sulfate de

(1) Ce médecin de Néron imagina cette composition célèbre, d'après l'électuaire de Mithridate, publié en vers par le médecin Damocrates, lorsque ce fameux roi de Pont eut été vaincu par Pompée. L'objet de ces deux compositions si compliquées était de résister aux poisons stupéfians, aux venins coagulans, par le moyen d'un grand nombre d'aromates échauffans, mais tempérés par l'opium.

fer desséché, et la terre sigillée ferrugineuse, se portant sur l'acide gallique et sur le tannin de plusieurs plantes astringentes, sont précipités en noir dans cet électuaire. Cet acide et ce tannin se combinent en partie aux matières animales. Les résines, gommes-résines et sucs astringens tendent à s'agglomérer en grumeaux; les principes muqueux délayés avec le miel et le vin, et en contact avec la chair de vipère, le castoréum et autres corps fermentescibles, dégagent de l'acide carbonique, et boursoufflent la composition; les huiles essentielles et les aromes des diverses substances se neutralisent, ou au contraire s'exhalent en fermentant de plusieurs manières différentes et inconnues; de là vient le changement dans l'odeur et la saveur du composé après quelque temps. Les parties ligneuses s'imprègnent des substances humides, huileuses, résineuses, et réciproquement toutes s'unissent ou se combattent, selon leurs attractions électives simples ou composées. De là vient que la thériaque prise dans les premiers jours de sa composition est très-variable dans son action; elle perd de sa qualité somnifère en vieillissant, parce que l'opium s'y décompose par suite de la fermentation. Enfin, lorsque celle-ci s'est bien établie, une portion des huiles essentielles s'exhale avec de l'acide carbonique, il se forme un peu d'alcool par la fermentation du miel et du vin d'Espagne, qui donne alors une qualité plus échauffante; mais ensuite la fermentation s'apaise, passe à l'acidité, et la plupart des matières oxydées perdent de leurs propriétés. C'est alors de la thériaque vieille, qui agit plus doucement dans l'économie animale, car tous ses principes s'étant combinés et simplifiés, les affinités qui tendaient en divers sens convergent en un seul, et donnent à la composition une action uniforme et régulière. On en peut dire autant du mithridate, de l'orviétan et de tant d'autres électuaires, confections, antidotes, opiats, etc.

Quoiqu'il soit facile de blâmer ces indigestes compositions, il est certain qu'il s'y développe souvent, ou par la fermentation, ou par la réaction de leurs divers principes, des propriétés nouvelles et bien constatées dans la pratique médicale, comme il arrive aussi à plusieurs autres confections d'être détruites ou changées. Le pharmacien seul est en état d'apprécier ces modifications, que l'art chimique n'est pas toujours parvenu à connaître; mais qui ont pourtant une influence incontestable sur le corps humain.

L'art de la mixtion consiste donc à savoir tantôt exalter ou adoucir certaines propriétés, à en détruire d'anciennes ou en former de nouvelles; à réunir des qualités divergentes ou à faire diverger celles qui convergent; à éliminer les parties nuisibles; à bien observer les objets qui se conviennent ou qui répugnent entre eux; à assimiler les principes dissemblables, ou séparer les analogues; à connaître dans quel ordre et en quelles conditions les différens ingrédiens se combinent; à quels inconvéniens il faut parer dans telle opération, etc. Par exemple, les corps huileux et résineux ne s'unissant point aux liquides aqueux, il faut savoir en quelle circonstance un intermède alcalin, ou le sucre, ou la gomme, ou le jaune d'œuf, etc., conviennent pour en faire la liaison; en quelle quantité se font les saturations salines; en quel cas il survient des effervescences, des coagulations, des précipitations ou séparations, des résolutions et dissolutions, etc.; et enfin quel procédé convient le mieux à chaque espèce de corps. L'art consiste véritablement en ces objets; mais il faut avouer qu'il n'est pas aussi avancé qu'il pourrait l'être. Il ne suffit point des attractions chimiques connues, il en est d'autres, encore peu observées, comme celle des corps gras pour les oxydes métalliques, des résines pour certaines substances ligneuses où elles se fixent, de plusieurs fécules pour l'extractif, des poudres pour s'imbiber d'aromes. D'autres effets sont également inexpliqués. Ainsi les alcalis dissolvent les mucilages et gelées, détruisent subitement l'odeur du musc; les acides diminuent dans les matières sucrées la faculté de cristalliser, rendent solubles plusieurs sels; l'ammoniaque exalte les odeurs et les saveurs animales; les principes âcres et narcotiques des végétaux se détruisent par les acides, s'augmentent par les alcalis; la coction ou la chaleur accroît la saveur sucrée de plusieurs fruits et semences, modifie la fécule en matière muqueuse; le gluten, l'acide sulfurique, peuvent transformer la fécule en sucre et en gomme; la simple décoction change la nature des fécules, de l'albumine; les proportions d'oléine et de stéarine varient dans les corps gras par leur exposition à l'air, etc. On ignore comment la scrophulaire corrige le séné, comment l'hydrochlorate d'ammoniaque ou les alcalis développent les propriétés des amers, comment le curcuma aiguise l'activité du soufre dans le corps humain, et la potasse tempère les propriétés des purgatifs, comment les aromates corrigent la qualité stupéfiante de l'opium, et comment certains principes des végétaux sont neutralisés et dénaturés par d'autres contraires. Un exemple remarquable est celui d'une empoisonneuse, qui, ayant mêlé deux poisons végétaux différens, croyant ajouter à leur force, ne fit qu'une composition qui excitait l'appétit. De même le sublimé corrosif et le virus syphilitique perdent, en se mêlant, leur activité délétère. Mais au contraire, des corps assez inactifs prennent souvent, en s'unissant, des facultés très-violentes, et l'on en connaît nombre d'exemples en chimie.

Toutes ces connaissances, très-nécessaires au médecin qui formule, le sont plus encore au pharmacien qui opère, et qui est, plus que tout autre, capable de rectifier les recettes ou défectueuses ou indigestes. Depuis que les sciences physiques se sont éclairées, une multitude de remèdes ont été réformés ou très-simplifiés; mais ces suppressions indispensables pour beaucoup de compositions, ont été souvent portées à l'extrême. Plus on ignorait quel pouvait être l'effet des substances, plus on en rejetait. Il est certain cependant que les compositions ne produisent pas les mêmes résultats avant qu'après ces réformations arbitraires et hasardées, soit que les proportions des autres médicamens augmentent trop ou agissent trop à nu, soit que tel remède qui semble inutile serve de correctif ou opère d'une manière inconnue dans le composé. Les anciens qui rédigèrent ces formules si compliquées, cachaient souvent leur ignorance sous un vain étalage de médicamens; mais lorsque l'expérience a prononcé, lorsqu'une raison éclairée a montré ce qu'il fallait retrancher ou conserver, une simplification ultérieure ne peut qu'altérer la composition. Autant une polypharmacie fastueuse et ses prescriptions gothiques annoncent la charlatanerie et l'ignorance, autant l'affectation de simplifier décèle la médiocrité du génie et l'incapacité, qui méconnaissent les ressources qu'offre la nature. N'a-t-on pas vu une drogue réussir où tant d'autres ont échoué? Il y a peut-être telle modification dans telle espèce de végétal qui convient plus à un tempérament, à un état maladif, qu'à tous les autres. C'est l'empirisme qui d'abord a fait connaître les propriétés des médicamens. Si Hippocrate était né parmi nous, croit-on qu'il n'eût pas employé le quinquina dans les fièvres, et les bois sudorifiques dans les maladies vénériennes? La découverte d'un nouveau monde et l'état actuel de la civilisation, ont introduit parmi nous de nouvelles maladies, avec un autre genre de vie; nous avons donc aussi besoin de nouveaux remèdes.

De l'art de formuler (1).

La division des compositions en *officinales* et en *magis-*

____

(1) *Voy.*, David Gaubius, *Art de formuler*, 1 vol. in-12. Paris, 1749, traduction française.

trales, est l'une des mieux fondées. Les médicamens officinaux sont ceux qu'on peut garder un assez long espace de temps (un an ou plus), et qu'on prépare d'après les formules généralement approuvées ou adoptées dans les Codex, les Dispensaires, ou d'après des recettes dont on fait quelquefois un secret pour s'en réserver un débit exclusif.

Les préparations magistrales sont celles qui, formées pour être employées au moment même, s'exécutent sur-le-champ d'après les prescriptions du médecin, et ne peuvent pas se conserver au-delà d'un ou de plusieurs jours sans qu'elles se détériorent.

On distingue ordinairement dans les formules : 1° la base, 2° l'auxiliaire ou adjuvant, 3° le correctif, 4° l'excipient, 5° l'intermède. Mais toutes ne renferment point ces cinq choses; telles sont les poudres, les extraits, les sels, les sirops, etc.

La *base* qu'on place en tête de chaque prescription, n'est pas le médicament dont le poids ou la quantité domine, mais celui dont les propriétés sont les plus essentielles. Il y a quelquefois plusieurs bases dans la même formule, ce qui complique le remède, et le rend souvent moins commode à prendre; tels sont les électuaires, les opiats, etc.

On nomme *auxiliaire* aussi le *stimulant*, parce qu'il donne plus d'activité à la base. C'est ainsi que des résines drastiques s'ajoutent à des purgatifs lents ; que le camphre et les alcools augmentent l'activité des antiseptiques, qu'un peu d'opium accroît la vertu des sédatifs ou tempérans, qu'une huile essentielle imprime plus d'action aux aromates, etc.

Le *correctif* agit en sens contraire. Lorsqu'une base a trop d'activité, il convient de la modérer comme nous le disons à l'article de l'Adoucissement (tom. I, pag. 136). On sait que les alcalis corrigent la violence des résines âcres en s'y combinant; les acides tempèrent la violence des purgatifs et celle de l'opium; les mucilagineux, les gommes, les huiles grasses, enveloppent les parties des corps trop irritans ; les aromates masquent les odeurs fétides; les corps sucrés ôtent ou diminuent les saveurs amères ou déplaisantes.

L'*excipient*, ou aqueux, ou huileux, ou spiritueux, ou acide, ou alcalin, porte aussi le nom de *véhicule*, de *menstrue*, de *dissolvant*, etc., selon qu'il sert, soit à délayer, à suspendre, ou diviser, ou mélanger, ou agglutiner les parties d'un composé.

Enfin l'*intermède*, qui s'emploie pour lier ou unir des corps peu ou point miscibles, se confond quelquefois avec l'excipient ou le correctif, et s'en distingue en d'autres cas.

Ainsi dans une potion avec le camphre, ou une résine, ou une huile, l'excipient peut être aqueux ; mais l'intermède est, ou l'alcool, ou le jaune d'œuf, ou un mucilage, etc.

Exemple d'une potion purgative.

℞. Séné mondé.. . . . . . . ʒ ij. } Bases.
Sousphosphate de soude.. ʒ iij. }
Jalap en poudre. . . . ℈ j. Adjuvant.
Suc d'un citron. . . . Correctif.
Manne en larmes. . . . ℥ ij. Correctif servant d'intermède.
Infusion de chicorée. , . . ℥ vj. Excipient.

Faites selon l'art.

En général, les purgatifs perdent de leur qualité par une forte ébullition, et la chaleur fait grumeler les résines. On peut les préparer aussi par macération à froid, ou par infusion.

Autre potion purgative ordinaire.

℞. Séné mondé. . . . . } āā 8 gramm. ʒ ij.
Sulfate de soude. . . . }
Rhubarbe. . . . . . 2 gramm. ʒ ß.
Manne. . . . . 48 gramm. ℥ j ß.

Faites bouillir pendant quelques minutes le séné et la rhubarbe, en suffisante quantité d'eau réduite à 160 grammes ou ℥ v. Le décoctum retiré du feu, on ajoute le sel et la manne ; après qu'ils sont dissous, on passe avec légère expression. On peut ajouter un peu d'eau distillée de fleurs d'orangers, ou de menthe poivrée, ou de cannelle, pour masquer le goût désagréable et le déboire de cette *médecine noire*.

Comme la clarification emporte plusieurs parties purgatives du liquide, voici la formule d'une *potion purgative clarifiée :*

℞. Séné ou follicules. . . . } āā 12 gramm. ʒ iij.
Sulfate de soude. . . . }
Rhubarbe. . . . . . 4 gramm. ʒ j.
Manne. . . . . 80 gramm. ℥ ij ß.

Faites, comme pour la potion précédente, un décocto-infusum, mais dans une quantité d'eau un peu plus considérable, à cause de celle qui doit s'évaporer.

La potion préparée, ajoutez-y un blanc d'œuf battu dans un peu d'eau ; faites bouillir deux minutes, et lorsque le liquide commence à bouillir, versez-y :

Suc de citron. . . . . . 8 gramm. ʒ ij.

Le vase retiré du feu, passez à travers une étamine serrée ou un filtre. On peut ajouter, si l'on désire, quelque eau distillée aromatique.

*Potion purgative d'*Andry.

℞. Diagrède ou scammonée en
poudre. . . . . . . 12 grains.
Eau de fleurs d'oranger. . }
Sirop de fleurs de pêcher. } āā 32 gramm. ℥ j.
Alcool de romarin. . . . 4 gramm. ʒ j.

Ce purgatif est destiné aux personnes qui ont trop de répugnance pour les médecines ordinaires, noires et nauséeuses.

Potion purgative avec la résine de scammonée.

℞. Résine de scammonée décolorée
    par le charbon animal. . . .   ℥ viij.
    Lait de vache. . . . . ℥ iij.   96 gramm.
    Sucre blanc. . . . . ℥ ij.   8 gramm.
    Eau distillée de laurier cerise. 3 à 4 gouttes.

M. Planche, qui donne cette formule, a remarqué que le lait dissout fort bien la résine de scammonée, tandis qu'il fait pelotonner en masse celle de jalap et d'autres *convolvulus*. On peut employer la résine de scammonée non décolorée. Cette potion n'a pas d'âcreté désagréable. On peut diminuer la quantité de lait, en y ajoutant de l'eau en place.

Précautions pour bien formuler.

On doit considérer, lorsqu'on formule, tout ce qui peut altérer ou changer la nature de la composition; quelles eaux l'on emploie pour menstrues; s'il y existe des sels ou des sulfures capables de décomposer, soit le tartrate de potasse antimonié, soit le perchlorure, ou le nitrate de mercure, etc. En mêlant deux sels différens, de l'hydrochlorate de chaux et du sulfate de soude (comme lorsqu'on en ajoute au petit-lait), il faut avoir égard à leurs affinités réciproques, pour qu'il n'arrive point de décompositions ou de précipitations imprévues, ce qui survient surtout aux sels dont la base est une terre ou un oxyde d'un métal blanc (consultez, à cet égard, les *tables d'affinités*). Il est important aussi d'examiner si l'on n'emploie pas des vases métalliques pour les acides, ou les alcalis, le soufre et les hydrosulfures; si l'on ne mêle point des substances terreuses avec des acides, ou des oxydes avec des corps minéralisans, ou des sels métalliques avec des matières contenant du tannin, de l'acide gallique, etc.; dans les potions, si l'on doit mêler telle substance avant ou après telle autre.

Dans les poudres composées, il convient de remarquer les pesanteurs spécifiques de chaque substance, les pesantes tombant au fond; et, quant à la pulvérisation, si l'on doit prendre la première ou plutôt la seconde portion qui est toujours plus dense, plus résineuse ou plus ligneuse; dans les substances volatiles, si l'on doit les chauffer, à quel degré; dans les décoctions, à quel état de concentration il faut s'arrêter; pour les extraits, s'ils doivent être préparés avec ou sans fécule verte; s'il faut prendre l'herbe fraîche ou sèche, avant ou après la floraison ; pour les sucs, s'ils doivent être clarifiés d'une manière plutôt que de l'autre ; si une conserve ou des tablettes doivent être préparées avec ou sans cuite du sucre ; si les sirops contiennent ou non un principe fermentescible et muqueux ; si un électuaire doit être employé récent ou ancien ; si , dans les élixirs, comme celui de Mynsicht, l'acide n'a pas trop agi sur les matières végétales ; quant aux onguens et emplâtres , s'ils sont formés avec des corps gras et résineux seulement, ou avec des oxydes métalliques réductibles , etc.

Il n'est pas hors de propos pour celui qui formule, de rechercher les substances dont l'odeur et la saveur causent le moins de répugnance, ou les moyens de les corriger, à moins que cette répugnance ne soit elle-même nécessaire , ou partie du remède, comme l'assa-fœtida, le castoréum pour les hystériques , etc.

De l'époque de quelques préparations.

Certaines compositions ne pouvant se faire qu'à des temps fixes dans l'année, nous croyons devoir les indiquer. Au mois de janvier, la froidure permet de concentrer les vinaigres ou autres acides et liqueurs vineuses ou salines, auxquelles l'évaporation ôterait une partie de leurs principes. Le froid enlève aussi aux eaux distillées, simples ou spiritueuses, l'odeur de feu ou d'empyreume. Plusieurs opérations de chimie ne se font bien que dans le froid, comme l'acide chlorique concentré, etc. En février , on peut se procurer diverses racines, les fruits secs et pectoraux, qui sont apportés des pays méridionaux. La pulvérisation de plusieurs résines demande aussi une température basse comme dans ce mois. Mars permet de recueillir les premières fleurs, la violette, le tussilage, la primevère et les bourgeons de peuplier, pour commencer l'onguent de ce nom. En avril, on y ajoute la mandragore, et l'on récolte différentes herbes. Le mois de mai présente un grand nombre de plantes et de fleurs en pleine végétation ; mais l'on doit s'abstenir de recueillir des racines récentes à cette époque. On fait alors toutes les préparations dans lesquelles entrent les antiscorbutiques, l'absinthe, la camomille, le romarin, le sureau, etc, comme l'emplâtre de ciguë, celui de bétoine, le diabotanum. Les cantharides et autres coléoptères s'amassent en ce temps. En juin, on récolte surtout les roses et une multitude d'autres plantes en fleurs ; on distille les unes, on infuse les autres, ou dans l'alcool, ou dans des huiles fixes ; on fait le baume tranquille, on achève le *populeum*, on compose l'onguent *martiatum* et celui de nicotiane; on continue l'eau des trois noix commencée en avril. On peut en juillet tirer les huiles essentielles de plusieurs fleurs de labiées et des semences d'ombellifères, ou des sommités des corymbifères. Les groseilles, les cerises, les framboises, permettent de préparer diverses confitures, vinaigres, sirops, conserves, comme aussi avec l'œillet, la mélisse, la fleur d'oranger, la menthe, etc. De même le cassis, la cerise noire, les mûres, les noix vertes, plusieurs graines. Vers le commencement d'août, se recueillent avec les fruits de cynorrhodon, les fleurs du grenadier; les concombres, melons et autres fruits succulens mûrissent; les têtes de pavots s'amassent; les plantes sont dans un état de maturité. Cet état augmente encore en septembre, époque de la récolte de plusieurs fruits à noyau, les pruneaux, les baies de l'alkékenge, du nerprun et sureau, les fleurs de safran ; on recueille alors plusieurs racines, la réglisse, l'angélique, la fougère ou les feuilles des capillaires. En octobre, on a le raisin et tous ses produits, les vins, les sirops, le raisiné, les confitures et aussi les fruits à pepin : on fait le sirop de pommes, les sucs de coings, etc.; on tire les huiles des amandes, des olives, noix, palma-christi, les fécules de pommes de terre, de châtaignes; on recueille les baies de genièvre, la coriandre, le sumac, le garou, le polypode, la garance, l'aunée, la consoude et la cynoglosse, etc. En novembre, on prépare l'agaric de chêne, on sèche plusieurs graines, on se procure diverses racines bulbeuses. Enfin, décembre n'offrant rien pour la végétation, le pharmacien emploie ce temps à plusieurs opérations de chimie, et met à profit la chaleur du foyer ou des poêles pour diverses infusions, concentrations, etc.

DES ESPÈCES OU MÉDICAMENS

DÉSIGNÉS PAR LEURS PROPRIÉTÉS.

On admettait anciennement,

Cinq racines apéritives majeures : l'ache, l'asperge, le fenouil, le persil et le petit houx;

Cinq racines apéritives mineures : celles du câprier, du charbon-Roland, du chiendent, de l'arrête-bœuf et de la garance ;

Cinq capillaires : la perce-mousse, le capillaire du Canada, le cétérach, la sauve-vie ou *ruta-muraria*, et la scolopendre;

Cinq plantes émollientes : le violier, la pariétaire, la mercuriale, la mauve, la guimauve, ou plutôt toutes les malvacées;

Quatre fleurs dites cordiales : la bourrache, la buglosse, les violettes et les roses; mais il y en a de plus cordiales, comme l'œillet, ou les fleurs labiées, celle d'oranger, etc.;

Quatre fleurs carminatives : la camomille, le mélilot, la matricaire et l'aneth;

Quatre farines résolutives : celles d'orge, de fèves, d'orobes et de lupins; au reste celles de seigle, de lentilles, et surtout celles de lin et de fenu-grec, ne le sont pas moins;

Quatres semences chaudes majeures : l'anis, le cumin, le fenouil et le carvi;

Quatre semences chaudes mineures : l'ammi, l'amomum, l'ache et la carotte; elles paraissent majeures comme les précédentes;

Quatre semences froides majeures : de citrouille, de concombre, de courge, de melon, ou plutôt de toutes les cucurbitacées non purgatives;

Quatre semences froides mineures : de chicorée, endive, laitue et pourpier;

Quatre bois sudorifiques, le gayac : la squine, la salsepareille, le sassafras; on peut y ajouter le buis, le bois de Sainte-Lucie, etc.;

Cinq myrobalans : les bellerics, les chébules, les indiens, les emblics, qui sont les plus purgatifs, et les citrins ou les plus astringens;

Quatre eaux cordiales distillées : celles des quatre *fleurs cordiales*; mais celles de mélisse, de cannelle, de citron, d'anis, de cerises noires, des labiées, etc., le sont bien plus;

Quatre eaux dites pleurétiques, distillées : celles de chardon-bénit, de chardon-Marie, de scabieuse et de pissenlit; mais leur infusion est plus efficace;

Quatre eaux dites catarrhales : celle de tussilage, de véronique, de scabieuse et de pissenlit;

Trois huiles stomachiques : celles d'absinthe, de coings, de mastic; mais celles de girofle, de macis, de laurier, le sont bien davantage;

Quatre onguens chauds : ceux d'Agrippa, d'althœa, le martiatum, le nerval;

Quatre onguens froids : le blanc (Rhasis) camphré, le cérat de Galien, le populéum, le rosat;

Cinq fragmens ou pierres précieuses (aujourd'hui inusités), qui sont les grenats, l'hyacinthe, le saphir, la sardoine ou cornaline, et les émeraudes, gemmes inutiles en médecine.

Lorsqu'on prescrit ces médicamens, on les emploie d'ordinaire à parties égales.

Il faut connaître les *espèces* par leur composition, parce que le médecin se contente souvent de les désigner par le titre. Elles se préparent en mêlant les substances qui les composent, dans des proportions déterminées. Il faut avoir soin de découper menu surtout celles qui sont les plus denses ou les plus actives, afin de les bien disséminer dans le mélange. Cependant, lorsqu'il y a des substances divisées en poussière, elles tombent au fond, et il est nécessaire de bien égaler le composé.

Espèces vulnéraires.

(Vulnéraire de Suisse, ou falltrank ; de *fallen*, tomber, et *trænck*, boire.)

℞. Véronique.
Millepertuis.
Feurs de pied-de-chat.
de pas-d'âne. — ãã 128 gramm. ℥ jv.

Sanicle.
Bugle.
Pervenche.
Lierre terrestre.
Chardon bénit.
Scordium.
Aigremoine.
Bétoine.
Millefeuille.
Scolopendre. — ãã 64 grmm. ℥ ij.

Incisez et mêlez. On en prend, en infusion théiforme, une pincée pour une tasse d'eau chaude. On en fait usage dans les chutes, comme discussif, tonique, stomachique dans plusieurs autre cas ; c'est aussi un emménagogue.

Autre composition de vulnéraire suisse.

Noms des plantes.	Parties employées.
* Achillæa moschata.	Tige et fleurs.
Anthyllis vulneraria	Fleurs.
Arnica montana.	*Idem.*
* Artemisia mutellina	Tige et fleurs.
Asperula odorata	Tige.
Geum montanum	Fleur.
Gnaphalium dioïcum.	*Idem.*
Hyssopus officinalis.	Tiges et fleur.
Melissa calamintha.	Tige.
Sanicula europæa	*Idem.*
Scabiosa columbaria	Fleur.
Spiræa ulmaria.	*Idem.*
Teucrium montanum	Tige et fleur.
Thymus alpinus.	*Idem.*
Veronica officinalis.	Tige.
* Viola calcarata.	Fleur.

(On ne trouve que dans les Alpes les plantes marquées d'une astérisque. *Voy.* notre *Histoire des médicamens.*) On y joint aussi *anemone vernalis* (herbe de la trinité, à fleurs blanches, d'odeur suave, selon J.-J. Rousseau).

Ces herbes se doivent recueillir dans le temps voisin de leur floraison ; on les sèche séparément. En faisant une teinture de ces herbes dans l'alcool à 22°, on obtient un bon vulnéraire pour topique et un discussif. Dans les gargarismes, il raffermit les gencives.

Espèces béchiques.

R̶. Fleurs de guimauve.
     de mauve.
     de coquelicot.   } āā Part. ég.
     de pied-de-chat.
     de pas-d'âne.

On en prend une pincée en infusion pour une tasse d'eau sucrée, dans les rhumes et maladies de poitrine. On peut aussi couper cette infusion avec du lait, et l'édulcorer avec du sirop de guimauve ou de gomme.

Fruits béchiques.

R̶. Dattes sans noyaux
   Jujubes.
   Figues.   } Part. ég.
   Raisins de caisse.

Espèces aromatiques ou vulnéraires.

Elles se composent de parties égales de sommités de romarin, thym, sauge, hyssope, lavande, origan, mélisse, serpolet, etc. On y ajoute des feuilles de laurier, des baies de genièvre ou autres aromates si l'on veut. Le *Codex* prescrit des feuilles de sauge, de thym, de serpolet, d'hyssope, de menthe aquatique, d'absinthe et d'origan, à parties égales.

Autres espèces aromatiques, dites pectorales.

R̶. Feuilles de capillaire.
     de véronique.
     d'hyssope.   } Part. ég.
     de lierre terrestre.

Mêlez, et conservez pour l'usage.

Espèces apéritives.

R̶. Racines de chiendent.
     d'asperge.
     de pissenlit   } āā 16 gramm. ℥ jv.
     d'oseille.
   Réglisse ratissée   8 gramm. ℥ ij.
   Nitrate de potasse.   4 gramm. ℥ j.

Pour deux litres d'eau.

Espèces astringentes.

Racines de tormentille
     de bistorte.   } āā 4 gramm. ℥ j.
Écorce de grenade ou malicorium.

Cette dose est pour un litre ou pinte d'eau. Elle est utile

dans les dysenteries muqueuses. On y peut ajouter quelques gouttes d'acide sulfurique ou d'eau de Rabel.

Espèces amères.

℞. Sommités de petite centaurée.
       de chamædrys.
       d'absinthe.   } ãã 8 gramm. ℥ ij.

Pour deux litres d'eau.

Semences d'ombellifères, dites carminatives, ou contre les vents.

℞. Semences d'anis.
      de fenouil.
      de coriandre. } Part. ég.
      de carvi.

Espèces antiscorbutiques.

℞. Racines de bardane.
     de patience.
     de raifort sauvage.
Feuilles récentes de beccabunga.
     d'herbe de Sainte-Barbe. } ãã 32 gramm. ℥ j.
     de cochléaria
     de cresson d'eau.
     de ményanthe.

Citron.   N. 1.

Pour 2 litres de boisson.

On doit toujours prendre les herbes fraîches, excepté le ményanthe, la bardane et la patience, qu'on peut prendre sèches; alors on en diminue la dose de moitié.

Espèces émollientes.

℞. Feuilles de mauve.
     de seneçon.
     de bouillon-blanc } Part. ég.
     de guimauve.
     de pariétaire.

On peut aussi employer toutes les malvacées, la semence de psyllium, de lin, de l'oignon de lis cuit sous la cendre. On en use en cataplasmes, dans les poudres, les décoctions émollientes, les boissons, etc.

Espèces anthelmintiques.

℞. Feuilles et fleurs sèches de tanaisie.
        d'absinthe } Part. ég.
        de camomille romaine.

La dose est ℥ ij pour un apozème.

Espèces sudorifiques pour décoctions.

℞. Bois de gayac râpé.
Racine de squine coupée par tranches } ãã 64 gram. ℥ ij.
     de salsepareille coupée menu.

Pour trois pintes d'eau à prendre en tisane ou apozème.

Espèces sudorifiques pour infusions.

℞. Bois de sassafras râpé . . .
Fleurs de sureau . . . . } Part. ég.
Feuilles de bourrache . . .
Pétales de coquelicot . . .

La dose est ℥ ij pour une pinte.

Le carbonate de potasse, à la dose de deux grammes environ, rend ces boissons plus actives; il ne se doit pas mêler aux espèces, mais se mettre à part au moment de la décoction.

Espèces diurétiques.

℞. Racines sèches et incisées de fenouil . . . .
de petit houx . . .
d'ononis arrête-bœuf. . } Part. ég.
d'asperges . . . .
de persil . . . , .

La dose est ℥ j ou ℥ ij par litre d'eau.

Farines émollientes.

℞. Farine de graines de lin . .
de seigle . } Part. ég.
d'orge . .

On en fait des cataplasmes.

Farines dites résolutives.

℞. Farines de fenugrec. . , .
de fèves de marais . } Part. ég.
d'orobe . . . . .
de lupin . . . . .

Les cataplasmes de ces farines contiennent, avec des principes mucilagineux, des matières astringentes et toniques; on pourrait mieux les nommer des discussifs.

Espèces antivénériennes.

℞. Bois de gayac râpé . . . .
Racine de salsepareille. . . . } āā 32 gramm. ℥ j.
de squine . . . .
Polypode de chêne. . . . . . 64 gramm. ℥ ij.
Séné mondé de la Palte . . . 16 gramm. ℥ jv.
Rhubarbe concassée . . . , 8 gramm. ℥ ij.
Carbonate de potasse . . . . 2 gramm. ℥ ß.
Sulfure d'antimoine . . . . 128 gramm. ℥ jv.

Pour 4 livres d'eau.

Le sulfure d'antimoine et la potasse forment ensemble un peu de kermès minéral. Pour rendre ce médicament plus uniforme, il conviendrait de supprimer l'antimoine sulfuré et de mettre seulement demi-grain ou un grain d'hydrosulfure rouge d'antimoine en place. La potasse agit aussi sur les substances soumises à la décoction, et n'est pas sans efficacité.

DES PRÉPARATIONS MAGISTRALES.

Les médicamens *magistraux* se distinguent des *officinaux*, en ce que les premiers se varient dans leurs proportions ou doses d'ingrédiens, au gré du médecin, selon l'âge, le sexe, le tempérament, l'état des malades ; ces préparations se font extemporanément, et ne sont pas susceptibles de se conserver. Ces motifs suffisent donc pour établir une division, car les médicamens officinaux ont des proportions reçues et constantes, pour l'ordinaire, dans les formules consacrées depuis une longue antiquité, comme la thériaque ; on n'y touche guère, ce sont des espèces de lois pharmaceutiques. D'ailleurs il y a de ces compositions longues à exécuter.

PRÉPARATIONS INTERNES.

(HYDROLÉS : TISANES, BOISSONS, APOZÈMES, SOLUTIONS, etc.)

Les *ptissannes*, ou *tisanes* (de πτισσεῖν *decorticare*, parce qu'on prenait de l'orge, mondé de son écorce, pour les faire), sont préparées avec des infusions ou de légères décoctions des substances végétales, mais contenant peu de ces substances ; aussi doit-on éviter de les trop charger. Plusieurs sont édulcorées. Ce sont des boissons communes dans les maladies.

On nomme *apozèmes*, des décoctions plus chargées, souvent aiguisées avec des sels, et prises à moindre dose que les tisanes (ἀποξέω *ferveo*, car ils se font par ébullition dans l'eau).

Il convient de suivre dans ces préparations les principes établis pour les *décoctions, infusions* et *macérations* ; ainsi, selon la densité des substances végétales, la plus ou moins grande volatilité de leurs arômes ou autres substances, il faudra les infuser ou les soumettre à la décoction plus ou moins prolongée. Par exemple, la première décoction de l'orge entière ne lui enlève qu'une portion âcre et résineuse contenue dans l'écorce, et doit être rejetée ; la seconde seule convient lorsque l'orge est crevée. De même, la réglisse bouillie donne un *decoctum* âcre et brun, tandis que son infusion est douce et sucrée. Les fleurs ne doivent pas bouillir, comme les bois et les racines.

Solutions aqueuses de substances médicamenteuses.

Ce sont principalement les huiles volatiles des plantes odorantes, qui, se divisant dans l'eau par la simple agitation, produisent des eaux odorantes factices, comme nous l'avons exposé.

Il y a d'autres liquides et solides analogues, capables d'imprégner l'eau de principes médicamenteux, comme l'huile volatile pyrogénée, et comme le goudron, qui récèle aussi une huile pyrogénée; l'éther sulfurique, le camphre, sont en partie solubles aussi dans beaucoup d'eau.

On sait que :

32 gramm. d'eau prennent 3 gramm. 2 centig. d'éther.
32 gramm. d'eau prennent 3 décigr. ou xij gouttes d'huile animale de Dippel, selon Chaussier.
32 gramm. d'eau dissolvent 5 millig. ou un grain de camphre.

L'huile volatile de valériane se dissout davantage dans l'eau que celle de cannelle; après celle-ci viennent celles de girofles, de citron, d'orange, etc.

Eau camphrée.

℞. Camphre précipité de sa solution alcoolique par l'eau, ℥ xxiv.
　Versez dessus eau distillée, 750 gramm. ℔ j ß.

Agitez le tout jusqu'à parfaite solution. On peut aussi suspendre ou dissoudre le camphre dans l'eau par le moyen d'une gomme, du sucre, d'un acide, d'un jaune d'œuf, même de la magnésie et de l'acide carbonique, mais ce n'est plus de l'eau simple.

Eau de goudron.

℞. Goudron pur ou poix navale.　.　.　.　.　.　.　500 gramm.　℔ j.
　Eau commune fraîche.　.　.　.　.　.　.　.　16 kilogr.　℔ xxxij.

On l'agite de temps en temps dans un vase de grès, avec une spatule de bois. Après une semaine on décante l'eau et on la filtre pour l'usage. On la garde dans des bouteilles bien bouchées. L'eau ne tient pas un quart de grain par livre, peut-être; elle est un peu acide, mais si faiblement qu'un demigrain de potasse ou de magnésie suffit pour la saturer. Cette eau jaunit un peu. Elle se prescrit dans le scorbut, les anciennes gonorrhées, les maladies cutanées, et passe pour dépurative, diaphorétique; mais sa saveur, peu agréable, a diminué son emploi; recommandée par l'évêque et philosophe Berkeley.

L'eau éthérée camphrée, de Planche, se prépare en dissolvant:

　Du camphre.　.　.　.　.　.　.　.　.　.　.　.　.　16 gramm.　3 iv.
　Dans de l'éther sulfurique très-rectifié.　.　48 gramm.　℥ j ß.

On agite dans un flacon.

Cet éther camphré est versé dans de l'eau pure mise en un flacon tubulé à son fond. On soutire cette eau chargée d'éther camphré, et on peut l'édulcorer à volonté.

Tisane commune de chiendent.

℞. Racine de chiendent. . . . . 32 gramm. ℥ j.
   Faites bouillir dans eau jusqu'à réduction de   1 kilogr. ℔ ij.
   Racine de réglisse ratissée, découpée. . . . 8 gramm. ℨ ij.

On rejette le premier décoctum du chiendent découpé, comme étant trop âcre ; puis on contuse cette racine qu'on fait bouillir ; sur la fin, on met la réglise ratissée et effilée ; on passe au travers d'un blanchet et on décante. Cette tisane se peut aromatiser au citron ou à la coriandre, etc. Si l'on désire la rendre plus pectorale, on y joint des jujubes, ou des raisins secs, ou des figues, ou une pomme de reinette coupée, etc. Elle rafraîchit, tempère ; est apéritive. On peut la rendre diurétique avec 5 décigr. (10 grains) de nitre par litre ou pinte. La réglisse ne doit pas bouillir : on la met vers la fin.

Eau d'orge.

℞. Orge en gruau lavé. 16 gramm. ℥ ß.
   Eau. . . . . 1 kilogr. 5 hectogr. ℔ ij ß., qui doit se réduire d'un tiers.

L'orge non mondé donne une sorte de résine âcre et de l'albumine qui obligent de rejeter sa première décoction. On doit édulcorer avec sirop de guimauve ou de gomme, une once, cette tisane, naturellement fade, adoucissante, humectante et nourrissante ; elle rafraîchit, modère la toux. C'était presque la seule tisane que prescrivait Hippocrate. On en prend un ou deux litres par jour. On fait de même une *eau* avec le *riz.*

Tisane de fleurs béchiques.

℞. Espèces béchiques. . . . . 8 gramm. ℨ ij.
   Versez dessus eau bouillante. . . . . 1 kilogr. ℔ ij.

Après un quart-d'heure d'infusion, passez et ajoutez à la colature 32 gramm. ℥ j, de sirop de capillaire ou de guimauve. On prépare de même des infusions de tilleul, de sureau, de camomille, etc.

Tisane de feuilles de bourrache.

℞. Feuilles mondées de bourrache fraîche. . . . . 32 gramm. ℥ j.
   Ou de la sèche. . . . . *moitié de la dose.*
   Versez dessus eau bouillante. . . . . . 1 kilogr. ℔ ij.

Ajoutez à la colature, soit une once de beau miel, soit autant de sirop de capillaire. On prépare de même de la tisane de chicorée, de chamædris, de buglosse, de racine d'aunée, etc.

Tisane de fruits.

℞. Fruits pectoraux (voyez aux *Espèces*). . . . 64 gramm. ℥ ij.
   Faites cuire, dans quantité suffisante d'eau,
   pendant un quart d'heure, et réduisez à   1 kilog. ℔ ij.

Passez, et ajoutez à la colature une demi-once de sirop de

guimauve, si vous voulez; car cette décoction est sucrée déjà par les fruits.

Infusum ou decoctum de tamarins.

℞. Tamarins, une ou deux onces. . . . . 32 ou 64 gramm.
  Faites bouillir ou plutôt infuser un demi-
   quart d'heure, dans un vase d'argent ou
   de terre non vernissé, avec eau chaude. . 1 kilog, ℔ ij.

Passez sans expression, et édulcorez avec une once de sirop de capillaire.

On prépare une *eau de casse* avec :

  Casse en bâton, sa pulpe interne. . . . 64 gramm. ℥ ij.
  Faitez bouillir, pendant quelques minutes, avec
   eau. . . . . 1 kilog. ℔ ij.
  Edulcorez, avec sirop de violettes. . . . 32 gramm, ℥ j.
  Ou, si l'on veut la rendre plus laxative, avec
   manne en larmes. . . . . 64 gramm, ℥ ij.

Tisane amère.

℞. Racine de grande gentiane incisée. . . . 4 gramm. ℥ j.
  Faites bouillir dans eau commune, pendant
   demi-quart d'heure, à la quantité de. . 1 kilogr. ℔ ij
  Ajoutez alors, espèces amères. . . . . 8 gramm. ℥ ij.

Infusez pendant deux heures; passez sans expression.

Infusum froid de quinquina.

℞. Quinquina choisi, concassé. . . . . . 32 gramm. ℥ j.
  Eau commune. . . . . 5 hectogr. ℔ j.

Ou infuse pendant deux jours en un matras fermé, à la température ordinaire. On passe, on décante. La liqueur doit être de belle couleur, comme pour faire l'extrait sec de quinquina de la Garaye. Elle se prend en quelques verres par jour, comme tonique, fébrifuge.

REMARQUE.

Nous appelons *infusion, décoction, macération,* la manière de préparer diverses boissons ou des liquides quelconques; mais le produit devrait se nommer l'*infusum,* le *décoctum,* le *macératum,* etc. Cependant l'usage contraire a prévalu, quoique nous ayons dû le laisser subsister en plusieurs lieux de cet ouvrage, lorsqu'il n'y a point d'amphibologie.

Infusion de quinquina avec l'eau de chaux.

℞. Quinquina en poudre. . . . . . . 32 gramm. ℥ j.
  Eau de chaux. . . . . 4,000 gramm. ℔ viij.

Versez peu à peu l'eau de chaux sur la poudre de quinquina, en délayant avec soin pendant un quart d'heure. On laisse infuser pendant une heure, puis on passe par une étamine.

Remède fébrifuge des Anglais et des Américains.

Si l'on veut séparer la chaux à l'état de carbonate, il faut faire passer un courant de gaz acide carbonique dans l'infusum; le rouge cinchonique reste en dissolution dans l'eau.

Tisanes composées ou apozèmes.

Tisane pectorale.

℞. Riz mondé et lavé.	32 gramm.	ℨ j.
Eau.	4 kilogr.	℔ viij.
Racine de réglisse.	} ā̄ 16 gramm.	℥ ß.
de guimauve.		
Capillaire du Canada.	8 gramm.	ℨ ij.
Fleurs de pavot rouge.	4 gramm.	ℨj.
de tussilage.	8 gramm.	ℨ ij.

On fait d'abord crever le riz dans l'eau bouillante ; on ajoute le reste successivement en infusion, les racines avant les feuilles et les fleurs. On passe et on décante. Il convient de boire cette tisane tiède. Elle est légèrement diaphorétique, mais fort adoucissante. L'oxymel simple ou scillitique peut s'y joindre à la dose de 2 onces par pinte.

Apozème antilaiteux.

Cerfeuil.	
Pariétaire.	} ā̄ une poignée.
Menthe des jardins.	
Sommités de céleri.	

Hachez ces herbes et versez-y eau bouillante 750 grammes (℔ j ß). On laisse infuser sur les cendres chaudes pendant un quart d'heure ; décantez ou tirez à clair, et ajoutez :

    Nitrate de potasse. . . . . 1 gramm. ou ℥ xxiv.

Cette boisson diminue la sécrétion du lait en augmentant celle des reins et celle de la transpiration.

Autre, dit Remède de Weiss.

℞. Follicules de séné.	} ā̄ 4 gramm. ℨ j.
Sulfate de soude.	
Caille-lait jaune, sommités..	
Fleurs de sureau.	} ā̄ 12 décigr. Ɔ j.
de millepertuis.	
de tilleul.	

On met le tout dans une livre (500 grammes) de lait bouillant ; on laisse infuser, et on passe après une demi-heure.

La dose entière se prend en trois verres chaque jour de demi-heure en demi-heure. On en fait usage pendant une semaine ou deux ; il tient le ventre libre et excite la transpiration ; ce qui diminue la sécrétion laiteuse.

Apozème, ou tisane apéritive.

℞. Racines de chiendent.....⎫
         de pissenlit.......⎬ ãã 16 gramm.   ℥ jv.
         de fraisier........⎪
         d'oseille..........⎭
     Eau réduite à .... 2 kilogr.   ℔ jv.
     Réglisse................. 8 gramm.   ℥ ij.

On monde les racines et on les coupe. La décoction se doit faire suivant l'art à l'ordinaire. On passe et on décante. Souvent cette tisane admet du nitre, 1 gramme (18 grains) par litre ou pinte, ou du cristal minéral (sulfate et nitrate de potasse) en même dose. Elle est usitée dans les maladies des voies urinaires, à 1, 2 et 3 litres dans 24 heures. L'acétate de potasse ou d'ammoniaque (esprit de Mindererus), s'emploie aussi avec cette tisane.

Boisson contre le rachitis et les scrofules.

℞. Racines de garance........ 16 gramm.   ℥ ß.
   Sommités fleuries de houblon. 1 forte pincée.
   Feuilles de noyer divisées..   N° 3.

Faites bouillir dans trois demi-septiers d'eau jusqu'à réduction à ℔ j, ou 500 grammes. Ajoutez à la colature refroidie :

     Teinture de mars tartarisée.. 8 gramm.   ℥ ij.

On en prend deux verrées matin et soir.

Apozème, ou infusum émollient.

℞. Feuilles de mauve hachées... 128 gramm.   ℥ jv.
   Racine de guimauve incisée... 32 gramm.   ℥ j.
   Semence de chanvre concassée   96 gramm.   ℥ iij.

Incisez, mêlez.

℞. Du mélange ci-dessus..... 32 gramm.   ℥ j.
   Eau bouillante............ 1 kilogr.   ℔ ij.

Faites un infusum, passez avec expression et décantez.

L'usage est pour adoucir, tempérer. On y peut joindre la gomme arabique, la graine de lin, etc. On en prend une ou deux pintes par jour.

Apozème ou décoction antifébrile.

℞. Quinquina concassé....... 32 gramm.   ℥ j.
   Eau..................... 5 hectogr.   ℔ j.
   Fleurs d'arnica.......... 4 gramm.   ℥ j.
   Sirop de camomille....... 64 gramm.   ℥ ij.

Le quinquina doit bouillir avec l'eau, qui se réduit à moitié. Ensuite on retire du feu ; on met l'arnica qui infuse demi-heure. On passe, on ajoute le sirop. Chaque deux heures, on prend trois cuillerées de cet apozème, dans les intervalles des fièvres intermittentes.

Décoctum de scille, composé.

℞. Scille incisée........ .... 12 gramm. ℥ iij.
Baies de genièvre............... 128 gramm. ℥ jv.
Racine de sénéga............... 96 gramm. ℥ iij.
Eau bouillante............... 2,000 gramm. ℔ jv.

Faites réduire à moitié le liquide, passez et ajoutez :

Alcool nitrique............... 128 gramm. ℥ jv.

C'est un puissant diurétique dans l'hydropisie.

Apozème, ou tisane de Feltz, antivenérienne.

℞. Salsepareille incisée........... 64 gramm. ℥ ij.
Squine...................... 32 gramm. ℥ j.
Ecorce de buis. ....
  de lierre............... } āā 48 gramm. ℥ j ß.
Colle de poisson...............
Sulfure d'antimoine concassé... 128 gramm. ℥ jv.

On met ce dernier dans un nouet, on fait la décoction des bois dans eau, six litres ou pintes, réduite à moitié ; on y fait fondre la colle de poisson coupée ; ensuite on dissout dans la liqueur passée :

Perchlorure de mercure (sublimé corrosif).   1 décigr. 1/2 ou ℈ iij.

Chaque jour on prend une pinte de cette tisane, en quatre verres, comme antisyphilitique. Le sulfure d'antimoine contient souvent de l'arsenic : il n'est pas sans danger.

Quelques charlatans, qui s'occupent de l'exploitation de la maladie vénérienne, font une *tisane antivénérienne*, de cette manière, sous le nom d'*Arnoud* :

Salsepareille incisée........   ℥ ij.   ✦
Gayac râpé...............
Ecorce de buis........... } āā ℥ ij.
  de garou...............
Colle de poisson...........

Ils augmentent successivement l'écorce de garou, et prétendent que dans ce principe très-âcre (*la daphnine*) réside la vertu principale du remède.

Decoctum de salsepareille, composé.

℞. Salsepareille divisée, contusée.... 48 gramm. ℥ j ß.
Bois de gayac en poudre grossière
  de sassafras............... } āā 8 gramm. ℥ ij.
Racine de réglisse...............
Bois de mezéréon............... 4 gramm. ℥ j.
Eau bouillante............... 1,500 gramm. ℔ iij.

Laissez infuser à une douce chaleur pendant six heures la salsepareille, le gayac ; ajoutez vers la fin les autres substances, passez la liqueur. On en use dans les affections vénériennes invétérées, avec succès. (*Pharmacop. of the united states.*)

Decoctum antisyphilitique, de Pollini.

R). Brou de noix vert, broyé...........   500 gramm. ℔ j.
   Racine de salsepareille..........}
               de squine............} aā   64 gramm. ℥ ij.
   Persulfure d'antimoine pulv.......   125 gramm. ℥ iv.

Lavez à grande eau bouillante, d'abord le sulfure d'antimoine, pour enlever l'arsenic qu'il contient d'ordinaire. Puis faites une décoction de toutes les substances dans eau bouillante (10 kil. ℔ xx) qu'on réduit à moitié.

L'auteur admet dans sa formule 64 grammes ou ℥ ij de pierre ponce pulvérisée, mais cette matière demi-vitrifiée ne paraît pas utile.

On boit soir et matin une livre de ce décoctum tiède dans la syphilis rebelle et les maladies dartreuses; on peut aussi l'employer en lotion.

Décoctum d'hellébore blanc.

R). Racine de *veratrum album*..   32 gramm.   ℥ j.
   Eau.............................   1,000 gramm. ℔ ij.

Faites bouillir, puis passez; ajoutez à la liqueur refroidie :

   Alcool........................   64 gramm.   ℥ ij.

C'est un purgatif violent et dangereux; recommandé pourtant contre la sciatique, chez les Américains.

Apozème des cinq racines apéritives.

R). Racines récentes et incisées)
       de petit houx............)
       d'asperge................. } aā 16 gramm. ℥ ß.
     de chardon Roland..........)
   Faites bouillir pendant une quart
       d'heure en eau commune......   1 kilogr. ℔ ij.
   Sur la fin, ajoutez racine de persil..)
                      de fenouil. } aā   8 gramm.   ℨ ij.

Laissez infuser en retirant du feu, pendant quelques minutes, passez, et ajoutez à la colature :

   Sirop des cinq racines..... 32 gramm.   ℥ j.
   Nitrate de potasse.......... 1 gramm.   ℈ xx.

C'est un bon diurétique.

Décoctum de quinquina.

R). Ecorce contusée de quinquina............   32 gramm. ℥ j.
   Faites bouillir en un vase couvert, pendant quelques minutes, dans eau commune.................................   1 kilogr. ℔ ij.
   Ajoutez à la fin muriate d'ammoniaque....   1 gramm. ou ℈ xx.
        ou carbonate de potasse........   2 gramm. ℨ ß.
   Passez avec expression, et ajoutez, si vous voulez, sirop de quinquina........... 16 gramm. ℥ ß.

La potasse, dissolvant la résine du quinquina, rend la décoction plus limpide, quoiqu'elle laisse précipiter la cinchonine et la quinine.

Si l'on veut rendre ce décoctum laxatif, au lieu de sirop de
quinquina, on ajoutera :

Séné mondé...........................} aa 8 gramm. ℥ ij.
Sulfate de soude......................}
    avec le muriate ammoniacal, puis ...
Sirop de séné (dit de pommes composé).   32 gramm. ℥ j.

Observations sur les décoctum de quinquina.

Dans une décoction prolongée de quinquina à l'eau bouillante, le kinate de quinine s'y dissout avec la gomme, l'amidon, la matière colorante jaune, le kinate de chaux, le tannin et une portion de rouge cinchonique, et même un peu de
matière grasse. En refroidissant, le tannin uni à l'amidon
forme un composé insoluble qui trouble la liqueur, ainsi qu'une
partie du rouge cinchonique et de la matière grasse ; ceuxci, en se précipitant, entraînent une partie de la cinchonine,
surtout si la solution est concentrée ; mais en l'étendant d'eau
et la filtrant, la solution sera moins trouble.

En admettant un alcali fixe dans ces décoctum, on s'empare de l'acide kinique, et l'on met à nu la quinine qui se précipite alors, car elle est peu soluble à l'eau (mais elle l'est
beaucoup plus à l'alcool) ; de là vient que ces décoctum alcalins sont moins fébrifuges ; ils le seraient davantage par le
moyen d'un acide, même végétal (le citrique par exemple),
qui dégagent mieux la quinine des matériaux qui l'entourent.

Apozème laxatif.

℞. Feuilles récentes de bourrache. . 〕
            de buglosse . . 〉 aa 32 gramm. ℥ j.
            de chicorée . . 〕
Mettez dans de l'eau bouillante.   1 kilogr. ℔ ij.
    pendant un quart d'heure ; ajoutez à la colature :
Sulfate de soude. . . . . . .   8 gramm. ℥ ij.
Sirop de violettes. . . . . .   32 gramm. ℥ j.

Apozème purgatif.

℞. A la décoction des herbes précédentes, ajoutez :
Séné mondé. . . . .   8 gramm. ℥ ij.
Sulfate de soude. . . . . . .   16 gramm. ℥ ß.
Puis, à la colature, vous ajouterez :
Sirop de séné ou de pommes, composé. . . . .   32 gramm. ℥ j.

Décoctum de gayac composé et purgatif.

℞. Gayac râpé. . . . . 〕 aa 32 gramm. ℥ j.
Salsepareille. . . . . 〉
Carbonate de potasse. . . . .   1 gramm. ℈ xxv.
Macérez pendant douze heures, en

<table>
<tr><td>agitant dans eau commune. . .</td><td>2 kilogr. ℔ iv.</td></tr>
<tr><td>Faites bouillir et réduire à. . .</td><td>1 kilogr. 500 gramm. ℔ iij.</td></tr>
</table>

Ajoutez à la fin, pendant demi-
   heure d'infusion :

<table>
<tr><td>Séné mondé. . . . .</td><td rowspan="3">} ãã</td><td rowspan="3">8 gramm. ʒ ij.</td></tr>
<tr><td>Sassafras . . . .</td></tr>
<tr><td>Réglisse. . . . .</td></tr>
<tr><td>Rhubarbe contusée. . . . . .</td><td rowspan="2">} ãã</td><td rowspan="2">4 gramm. ʒ j.</td></tr>
<tr><td>Coriandre. . . . .</td></tr>
</table>

Passez avec légère expression, et la colature refroidie sera décantée de son dépôt.

Ce décoctum se donne dans le traitement des anciennes maladies syphilitiques. On peut en faire un plus simple en supprimant les purgatifs et les aromatiques.

Tisane antiscorbutique.

<table>
<tr><td>℞. Ményanthe. . . . .</td><td>8 gramm. ʒ ij.</td></tr>
<tr><td>Eau. . . . .</td><td>1 kilogr. ℔ ij.</td></tr>
</table>

Faites une infusion légère, dans laquelle, étant
   refroidie, on mettra macérer :

<table>
<tr><td>Racines fraîches de raifort incisées menu. . . .</td><td>64 gramm. ℥ ij.</td></tr>
</table>

Passez. Cette tisane doit se tenir dans un vase fermé.
Il vaudrait mieux y mettre, au lieu de raifort,

<table>
<tr><td>Esprit ardent de cochléaria. . . . .</td><td>32 gramm. ℥ j.</td></tr>
</table>

C'est un bon tonique dans les maladies scorbutiques.

Cette sorte de tisane n'admet point l'ébullition pour tous les végétaux crucifères ou tétradynames qu'on y peut faire entrer.

Tisane astringente.

<table>
<tr><td>℞. Corne de cerf râpée. . . .</td><td rowspan="2">} ãã</td><td rowspan="2">16 gramm. ʒ jv.</td></tr>
<tr><td>Ivoire râpé. . . . .</td></tr>
<tr><td>Eau. . . . .</td><td></td><td>Q. s. pour 1 kilogr.</td></tr>
<tr><td>Riz lavé. . . . .</td><td></td><td>12 gramm. ʒ iij.</td></tr>
<tr><td>Racines de tormentille. . . .</td><td rowspan="2">} ãã</td><td rowspan="2">4 gramm. ʒ j.</td></tr>
<tr><td>   de bistorte. . . . .</td></tr>
</table>

La corne de cerf et l'ivoire doivent bouillir long-temps à l'eau pour fournir leur gélatine ; on ajoute ensuite le riz, puis les racines astringentes. Cette boisson qu'on édulcore avec le sucre (non le miel) ou avec un sirop astringent, ou à laquelle on joint quelquefois du tartrate de fer, etc., se prend dans la dysenterie et les flux de ventre diarrhoïques, à la dose d'une ou deux bouteilles par jour. De la gélatine ordinaire, pure, remplacerait bien celle de ces os d'animaux. Cependant, on pense que le phosphate calcaire n'y est pas indifférent.

Decoctum blanc ou de mie de pain, de Sydenham.

<table>
<tr><td>℞. Corne de cerf calcinée et porphyrisée. . .</td><td>8 gramm. ʒ ij.</td></tr>
<tr><td>Mie de pain blanc. . . . .</td><td>24 gramm. ʒ vj.</td></tr>
<tr><td>Eau. . . . .</td><td>1 kilogr. ℔ ij.</td></tr>
<tr><td>Après l'ébullition, on passe, on édulcore
   avec sucre. . . . .</td><td>32 gramm. ℥ j.</td></tr>
<tr><td>On aromatise avec :</td><td></td></tr>
<tr><td>Eau de fleurs d'oranger. . . . .</td><td>16 gramm. ʒ iv.</td></tr>
<tr><td>   ou de cannelle. . . . .</td><td>8 gramm. ʒ ij.</td></tr>
</table>

Au lieu de mie de pain, on peut prendre de la gomme arabique. On doit triturer d'abord la mie de pain avec le sucre et la corne de cerf en un mortier de marbre. On passe le décoctum par une étamine peu serrée, avec légère expression. Il faut agiter cette boisson chaque fois qu'on en prend, car une portion du phosphate de chaux se dépose. C'est un bon adoucissant dans les ténesmes, les épreintes de la dysenterie ; et dans l'hémoptysie. La corne de cerf non calcinée serait préférable et donnerait de la gélatine.

Décoction adoucissante, de Pringle.

℞. Lait de vache. . . . . 3 kilogr. ℔ vj.
Suif frais de mouton. . 64 gramm. ℥ ij.

Faites bouillir sur un feu doux en remuant sans cesse. Ajoutez :

Amidon. . . . . . . Une cuillerée à bouche.

Laissez bouillir trois à quatre minutes. On ajoutera un peu de sucre. C'est une boisson convenable par petites verrées contre la dysenterie.

Limonade.

℞. Citrons ou limons. . N° 1 ou 2.
Eau. . . . . 1 kilogr. ℔ ij.
Sucre blanc. . . . 64 gramm. ℥ ij.

Il ne faut pas peler le citron, mais le couper transversalement ou en tranches, avec son écorce ; sans cela la partie fongueuse subcorticale rendrait la boisson amère. On frotte le sucre contre l'écorce pour faire un oléo-saccharum qu'on mêle à l'eau.

Au lieu de citrons, on fait une limonade sèche avec :

Acide tartrique ou oxalique pur. . . 1 gramm. ℈ xviij.
Sucre blanc. . . . . 64 gramm. ℥ ij.
Essence de citron. . . . . . . Quelques gouttes.

Le tout se délaie dans deux livres d'eau. Les limonades et orangeades cuites se font avec de l'eau chaude : elles sont plus douces.

Tisane royale, de Vinache.

℞. Gayac râpé.................⎫
Salsepareille hachée........⎬ aã 32 gramm. ℥ j.
Squine coupée par tranches. ⎭
Rhubarbe choisie............. . 8 gramm. ℈ ij.
Séné........................⎫
Réglisse ratissée...........⎬ aã 16 gramm. ℥ iv.
Sassafras...................⎭
Coriandre................... 8 gramm. ℈ ij.

On ajoute le suc de deux citrons à la fin.

On avait coutume de mettre, pendant l'ébullition, un nouet contenant deux onces de sulfure d'antimoine concassé, pour rendre cette boisson plus sudorifique ; mais il peut contenir de l'arsenic. L'ébullition doit commencer par les trois premiers bois sudorifiques. On ajoute la rhubarbe et le séné, qu'il suffit de faire infuser. Sur la fin, on met le sassafras, la coriandre concassée et la réglisse effilée.

L'infusion refroidie, on passe, on laisse déposer; la liqueur décantée se met en bouteilles.

On prend cet apozème comme dépuratif et léger purgatif, à la dose de deux ou trois verres tous les matins. Le suc de citrons, en diminuant sa saveur peu agréable, lui enlève aussi beaucoup de son efficacité.

Autre tisane royale, ou potion purgative.

R. Séné mondé................. } āā 16 gramm. ʒ jv.
Sulfate de soude........... }

Semences d'anis............. } āā 4 gramm. ʒ j.
de coriandre...... }

Feuilles de pimprenelle.... } āā 16 gramm. ʒ iv.
de cerfeuil........ }

Eau froide commune........   1 kilogr.   ℔ ij.
Citron coupé par tranches..   N° 1.

Faites macérer pendant vingt-quatre heures, en agitant de temps en temps; passez et filtrez.

Tisane de mademoiselle Stéphens.

R. Feuilles récentes de bardane hachées.....)
de camomille romaine.. } āā 32 gramm. ʒ j.
de persil...............)
Masse savonneuse de Mlle Stéphens.   136 gramm. ʒ jv ß.
(Voyez *Boules savonneuses.*)
Eau...................................   2 kilogr.   ℔ jv.

On verse de l'eau bouillante sur ces plantes, et l'on ajoute à l'infusion la masse savonneuse coupée menu. Ce savon se dissout par la chaleur: on passe le tout, et on le décante après le dépôt. On remplit deux bouteilles de cette infusion, qui doit se prendre en quatre jours, à trois verres chaque jour. Si l'on emploie des herbes sèches, en hiver, on diminue leur dose d'un tiers.

On ne doit préparer, en été, que le quart de cet apozème à la fois, de peur qu'il ne se gâte. Il est recommandé dans la gravelle et les engorgemens des reins. Chaque verre se prend à quatre heures de distance l'un de l'autre.

Décoction d'aloès composée, de la Pharmacopée de Londres.

R. Extrait de réglisse..........   16 gramm. ʒ ß.
d'aloès.............)
Myrrhe.................... } āā 4 gramm. ʒ j.
Safran....................)
Souscarbonate de potasse....   3 gramm. ɘ ij.

Faites bouillir dans eau 500 grammes réduite à 400 ou à ʒ xij, ajoutez :

Teinture alcoolique de cardamome.   128 gramm. ʒ jv.

On prend trois fois par jour, une cuillerée à café de cette boisson qui est très-stimulante, excite la menstruation et les hémorrhoïdes, ou qui les rappelle.

DES SOLUTIONS.

Liqueur antidiarrhéique, de Will. Kerr.

℞. Fil de fer en copeaux......   48 gramm.   ℥ j ß.
Acide nitrique.,...........   96 gramm.   ℥ iij.
Eau commune............   852 gramm.   ℔ j ℥ xj.
Acide hydrochlorique......   4 gramm.   ℥ j.

Dissolvez les copeaux de fer dans l'acide nitrique affaibli. Le métal dissous, filtrez, ajoutez le reste de l'eau et l'acide hydrochlorique. On obtiendra 948 grammes (℔ j ℥ xjv) de liquide. C'est un sesquinitrate de peroxide de fer, d'une couleur rouge foncée, d'une saveur très-astringente.

Usité dans les diarrhées chroniques où l'opium a échoué ; il diminue l'irritabilité intestinale ; mais ne réussit pas dans les inflammations, ni les affections diarrhéiques typhoïdes. Dose de 10 à 20 gouttes dans une potion astringente.

Solution de deutochlorure de mercure, ou sublime corrosif,
(liqueur de Van-Swiéten).

℞. Deutochlorure de mercure (sublimé corrosif).   10 décigr.   ℈ xx.
Eau distillée.   .   .   .   .   1 kilogr.   ℔ ij.
Alcool à 36°, ...   100 gramm.   ℥ iij. ℈ j.

Cette dissolution se doit faire dans un mortier de verre. On en met une cuillerée dans un véhicule adoucissant (non dans le lait, où les phosphates le décomposent), et on en fait usage dans les maladies syphilitiques. Il faut l'administrer avec circonspection, et ne pas employer des vases métalliques. Le sublimé se doit dissoudre dans l'alcool à 36°.

Il paraît que les Tartares ont les premiers employé ce remède. Sanchez, médecin, l'ayant connu en Russie, en donna la recette à Van-Swiéten, qui la publia. On employait pour cette dissolution, de l'alcool de grains. Les eaux séléniteuses (chargées de sulfate calcaire) décomposent en partie cette solution saline ; à la lumière, sa surface devient irisée, et elle couvre le verre d'une teinte grisâtre. Cette même solution, mais plus chargée, s'emploie encore à l'extérieur, en lotions antivénériennes ou en injections. La solution de Van-Swiéten contient environ un millième de sublimé ou demi-grain par once d'eau.

Solution arsenicale de Fowler, *ou arsenite de potasse.*

℞. Protoxyde blanc d'arsenic, ou }
Acide arsénieux en poudre.. }   5 décigr.   ℈ x.
Souscarbonate de potasse....   5 décigr.   ℈ x.
Eau distillée...................   500 gramm.   ℔ j.

Mêlez et faites chauffer à l'ébullition dans une capsule de verre ou un matras, jusqu'à parfaite dissolution de l'acide arsénieux. La liqueur refroidie, ajoutez :

    Alcoolat de mélisse composé........ 16 gramm. ℥ ß.

Ajoutez assez d'eau pour compléter ce qui peut manquer aux 500 grammes (℔ j.).

La quantité d'arsenite de potasse à l'égard de toute la solution, est d'un 50ᵉ, ainsi 72 gouttes pesant 50 grains contiennent un grain d'arsenite de potasse.

On ne doit donner, dans un véhicule approprié, comme dans du sirop ou une infusion amère, seulement que la 20ᵉ partie d'un grain de l'arsenite, ou 6 à 8 gouttes d'abord. C'est un puissant remède, mais dangereux; il arrête souvent les fièvres intermittentes les plus rebelles.

La *solution arsenicale de Pearson* est de l'arseniate de soude, un grain dissous dans une once d'eau distillée. La dose est la même dans quelque infusion amère; on reconnaît la présence de l'arsenic par le sulfate de cuivre, qui forme avec lui un précipité vert-pré. La dissolution d'argent donne un précipité jaune serin. L'acide hydrosulfurique précipite en jaune.

Lessive lithontriptique, de Saunder.

  ℞. Eau bouillante............. 4,250 gramm. ℔ viij ß.
    Écailles d'huître calcinées... 750 gramm. ℔ j ß.
    Potasse récemment calcinée.. 250 gramm. ℥ viij.

Trois gros de cette liqueur, dans une infusion de graines de lin à laquelle on ajoute :

    Magnésie calcinée........... ℥ xv.

Se prennent en trois prises chaque jour, contre la pierre et la gravelle.

DES BOUILLONS.

Ce sont, à proprement parler, des tisanes animales, et qui peuvent être nutritives aussi. D'ordinaire le veau (le jarret, le mou ou le poumon), ou le poulet, les tortues, les vipères, les grenouilles, les colimaçons, les écrevisses, en sont la base. Le meilleur procédé pour les faire est celui du bain-marie, dans un vase clos, tel qu'une boule d'étain à bouillon. L'ébullition doit se faire pendant environ trois heures. On met les herbes, s'il y en doit entrer, plus ou moins tard, selon la nature de ces plantes. Ainsi, les antiscorbutiques ou les aromates se mettent à la fin, les racines au commencement. Les écrevisses et les limaçons se doivent écraser auparavant. Il faut passer les bouillons à froid pour en séparer toute la graisse. On les prend tièdes, à la dose de 8 onces ou de ℔ j. En les préparant en des vases ouverts, ils perdraient leurs principes volatils.

Pour préparer un *bouillon de vipère*, on prend une vipère vivante avec des pinces, on lui coupe la tête avec des ciseaux, en évitant ses dents venimeuses, même long-temps après la mort; on ôte la peau, les intestins, en conservant le sang, le cœur, le foie, ce qui fait en tout environ 128 gram. ℥ iv. On la coupe en tronçons, et on la fait bouillir au bain-marie dans un vase clos pendant deux heures, avec eau environ 384 gram. ℥ x ij. On prépare de même les bouillons de colimaçons en prenant les gros limaçons de vignes (*helix pomatia*, L.), environ 20, qui pèsent 4 onces sans leurs coquilles. On a remarqué du soufre dans ces animaux muqueux.

DES SUCS DES PLANTES.

Pour faire des *jus d'herbes* on les choisit récentes, et plutôt jeunes, et avant la floraison que plus tard; car elles ont plus tard moins de suc, et même celui-ci change de nature à cette époque; il contient moins de mucilage et plus d'extrait résineux ou ligneux; il y a moins d'extraits savonneux, de malate de chaux et d'autres sels fondans. Quand les herbes sont trop mucilagineuses, on doit ajouter un peu d'eau, en les pilant ou contusant; tels sont la bourrache, la buglosse, etc. Il faut râper les racines de carotte, les coings, etc. (*Voyez* à la clarification des sucs).

On peut tirer pour chaque once de pétales de roses pâles récentes, environ trois gros de suc.

Les sucs tempérans et diurétiques sont ceux de laitue, d'oseille, de cerfeuil et de joubarbe, à parties égales. Tels sont les sucs magistraux.

Quant aux *sucs officinaux* que l'on conserve toute l'année, comme ceux de citron ou de limon, de bigarade, de grenade, de groseille, d'épine-vinette, etc., on doit les prendre un peu avant leur maturité; alors ils contiennent moins de principe muqueux et sucré qu'au temps de la parfaite maturation; de là vient qu'ils se gardent mieux. On doit les filtrer, et quelquefois les exposer à la chaleur du bain-marie, pour que leur corps muqueux se dissolve bien ou se précipite, et ne soit plus sujet à fermenter avec le gluten, qu'ils contiennent aussi, mais que la chaleur prive de cette propriété.

Sucs antiscorbutiques.

Ce sont ceux de parties égales de cresson, de cochléaria, de ményanthe. On les passe, sans les exposer au feu, à travers un papier à filtrer; ou bien prenez

Oranges amères.................................... N° 1 ou 2.
On les exprimera dans les sucs de cochléaria ,
    de beccabunga , de cresson.................. 128 gramm. ℥ iv.

Lind, *Traité du scorbut*, loue l'usage des acides mêlés aux antiscorbutiques. En place du suc acide d'oranges , on peut prendre celui de l'oseille. Ils s'emploient contre le scorbut, et dépurent, dit-on , le sang. Toutes les plantes tétradynames ou crucifères sont plus ou moins antiscorbutiques , et fournissent des sucs; on ne doit pas les dépurer par le feu, mais à froid. (*Voyez* à la Défécation, pag. 149).

Sucs acides de fruits.

Les sucs de grenades , d'oranges et bigarades, de framboises , de mûres , d'épine-vinette , de fraises, de verjus ou *omphacium,* sont magistraux ou ne se conservent pas, à moins qu'on en fasse des sirops. Ils contiennent beaucoup de mucilage fermentescible, et s'obtiennent rarement limpides. Tous sont des rafraîchissans agréables , étant mêlés à l'eau et au sucre. On les extrait par expression. Si l'on prend des mûres avant leur entière maturité , leur suc pourra se conserver après une légère fermentation à une température de 15 à 20°, ou lorqu'on l'aura extrait par la chaleur, en mettant ces fruits sur le feu, et les exprimant au travers d'un tamis de crin. Ce suc doit être couvert d'une couche d'huile dans des bouteilles, et mis en un lieu frais, comme celui de berberis.

Le suc exprimé du verjus dépose, au bout de vingt-quatre heures , sa gélatine végétale. On le filtre et il se garde.

Le suc de groseille se colore et s'aromatise avec un peu de ceux de mûres et de framboises. Il se prépare , ou en écrasant les groseilles séparées de leurs rafles ; ou en les soumettant à une fermentation de quelques jours. Le suc s'éclaircissant, on le filtre. On peut aussi l'extraire par la chaleur, en exprimant les groseilles , ou même sans les exprimer. Si l'on ajoute à ce sucre une cuillerée d'alcool par pinte ou par litre , et si on le laisse dépurer par fermentation pendant quelques jours , on le filtre et il se garde bien.

Nous traitons ailleurs des gelées de fruits et des robs, etc.

Les sucs de nerprun, d'yèble, d'airelle, de sureau, que l'on veut conserver , se soumettent à la fermentation. Celui de nerprun forme alors un sirop plus purgatif. Le suc des cerises passe à la fermentation vineuse et donne un vin agréable , ainsi que les prunes. Le suc des coings râpés et exprimés avant leur maturité est astringent et austère ; il convient dans les diarrhées, et passe à la fermentation vineuse. On peut y ajouter

de l'alcool pour le conserver, et on le filtre. L'on peut aussi
empêcher la fermentation en soufrant, par la vapeur sulfureuse,
les vases contenant ces sucs; ou bien on y mêle un peu de
sulfite de chaux, 15 grains par kilogramme ou pour ℔ ij.

Des sucs sucrés.

Celui de la betterave râpée et exprimée récente par le procédé moderne (préférable au procédé d'Achard, de Berlin,
qui faisait cuire cette racine et l'exprimait ensuite); ce suc,
concentré, donne de la moscouade. 50,000 ℔ de ces racines
ont donné 448 ℔ de sucre pur. La sève sucrée de l'érable du
Canada fournit un dixième de sucre.

Des sucs huileux (Voyez aux Huiles, page 144 et suiv.).

Des sucs rafraîchissans.

Ce sont ceux de pourpier, de laitue, de scariole, d'endive,
de poirée, de scorsonnère, de mâche, des plantes grasses,
orpin, joubarbe, etc. La chaleur du bain-marie les dépure.

Des sucs amers.

La fumeterre, la chicorée sauvage, le pissenlit et les
autres chicoracées; ils sont amers, apéritifs, se dépurent par
la chaleur.

Les sucs amers toniques de germandrée, bugle, véronique,
petite centaurée, ményanthe (qui passe aussi pour bon antiscorbutique), se clarifient de même, et s'extraient par addition d'eau.

Des sucs savonneux.

La saponaire, les saxifrages, la pariétaire, le houblon,
les campanules, ne perdent rien par la dépuration à l'aide de
la chaleur.

Des sucs apéritifs.

Les borraginées, la buglosse, la pulmonaire, la consoude,
ont besoin d'eau pour s'extraire, à cause de leur mucilage:
on les clarifie par la chaleur. Les aspérules, la garance, le
caille-lait, le cerfeuil, l'ache et le persil doivent se dépurer
sans feu.

Des sucs aromatiques.

Les sauge., le lierre terrestre, la bétoine, la menthe, l'armoise, etc.; perdent beaucoup par le feu, et ne s'extraient
bien qu'avec addition d'eau. On doit les filtrer à froid.

Des sucs stupéfians et narcotiques.

Ils sont pour l'usage externe, comme la morelle, le tabac,

la belladonne; ou pour des extraits d'usage interne, comme
la jusquiame, la ciguë, la digitale, etc.

Nota. Les doses des sucs qui se prennent à l'intérieur sont
de 2 à 6 onces, ou de 64 à 192 grammes.

DES MIXTURES OU GOUTTES.

On donne ce nom à des mélanges de liqueurs, d'ordinaire
fort actives, qu'on prend par gouttes dans un véhicule approprié.

Gouttes antihystériques.

℞. Teinture alcoolique de castoréum. . . . . 16 gramm. ℥ jv.
Camphre . . . . 1 décigr. ℨ ij.
Sirop d'armoise . . . . 16 gramm. ℥ iv.

Faites une mixture selon l'art, en dissolvant le camphre
dans l'alcool de castoréum. On en prend, chaque heure, 40
gouttes, pendant l'accès hystérique.

Mixture sudorifique.

℞. Acétate d'ammoniaque liquide....   32 gramm. ℥ j.
Laudanum liquide.................. }
Vin émétique...................... } aā xx gouttes.
Sirop de sucre....................   8 gramm. ℨ ij.

Prenez par petites cuillerées.

Gouttes d'Eller.

℞. Liqueur d'Hoffmann................... }
Esprit de corne de cerf succiné........ } aā ℥ ij.

On en prend de 20 à 40 gouttes contre le rhumatisme chronique, les spasmes, la goutte atonique.

Mixture antiepileptique.

℞. Eau impériale...................... }
     de cannelle distillée.............. } aā 32 gramm. ℥ j.
Esprit volatil de corne de cerf rectifié,
     ou huile animale de Dippel..........   8 gramm. ℨ ij.
Esprit volatil de succin...........
Carbonate d'ammoniaque huileux em- \
     pyreumatique de corne de cerf.... | aā 4 gramm. ℨ j.
Alcool potassé, ou teinture de sel |
     de tartre....................... /

Faites une mixture. La dose est d'un à quatre grammes,
Ə j à ℥ j, après le paroxysme épileptique.

Mixtures résino-savonneuses.

Le docteur Plenck, de Vienne, a donné le procédé pour
ces médicamens. En unissant une réine à un savon, dans
une solution alcoolique, l'eau ne précipite plus les molécules
résineuses lorsqu'on y mêle cette mixture.

Savon de résine de gayac, selon le Codex.

℞. Résine de gayac. . . . . 16 gramm. ℥ ß.
Savon blanc d'huile d'amandes douces. . . 32 gramm. ℥ j.
Alcool rectifié (à 32° Baumé) . . . . . S. q. ou 250 gram. ℥ viij.

On pulvérise la résine , on râcle le savon. Le tout mis à digérer avec l'alcool, dans un matras fermé, doit se filtrer. On conserve la teinture liquide , ou on la fait évaporer à siccité. Un gramme de ce savon sec, ou quatre grammes de cette teinture, dans un véhicule approprié (une infusion sudorifique), est un bon remède contre la goutte atonique et les rhumatismes.

Swédiaur prescrit un autre savon de gayac fait avec potasse ℔ j eau tiéde ℔ ij. On fait bouillir et on y ajoute autant de résine de gayac en poudre que la liqueur en peut dissoudre ; on évapore en consistance pilulaire. Mêmes propriétés.

Savon de résine de jalap.

Il se prépare absolument de même que le precédent avec du savon ; mais la dose est de 4 à 6 grammes , étant liquide (ʒ j ou ʒ j ß) dans un véhicule édulcoré. Etant sec, la dose sera de 10 à 20 grains , 5 à 10 décigrammes. Il purge bien et sans coliques, et n'a point une saveur désagréable pour les enfans.

On prépare aussi également des savons de scammonée ou de toute autre résine.

Mixture antihystérique.

℞. Eaux distillées de cannelle. . . . .
          de fleurs d'oranger. } aã 32 gramm. ℥ j.
Alcoolat thériacal camphré. . . . . . .
Teintures alcooliques de castoréum
          de safran. . . .
          de succin. . . } aã 8 gramm. ʒ ij.
Carbonate de potasse. . . . .
Huiles volatiles de menthe. . . . . . .
          de sabine. . . . .
          d'absinthe. . . . . . . } aã 6 gouttes.

On doit mettre d'abord les teintures , l'alcoolat thériacal , les huiles volatiles ; ensuite on mêle dans la fiole, par agitation , le carbonate de potasse , et enfin l'on ajoute les eaux distillées.

Cette mixture, très-stimulante , doit être d'une couleur laiteuse et avoir un caractère savonneux.

On la prend contre les vapeurs ou l'hystérie et l'hypocondrie ; elle excite le flux menstruel. La dose est d'une cuillerée à café quatre fois par jour.

Mixture anticatarrhale.

℞. Elixir parégorique de Londres...... 160 gramm. ℥ v.
Teinture alcoolique de scille......... 32 gramm. ℥ j.

A prendre par petites cuillerées soir et matin : remède russe.

Mixture pectorale, de Boerhaave, et de Quarin.

℞. Vinaigre scillitique.............. 24 gramm. ʒ vj.
Oxymel scillitique............... 96 gramm. ℥ iij.
Sulfate de soude................ 4 gramm. ʒ j.
Décoctum d'orge perlé.......... 250 gramm. ℥ viij.
Eau distillée d'hyssope......... 128 gramm. ℥ iv.

Cette mixture se prend tiède, par cuillerée ou par once, dans la péripneumonie, pour faciliter l'expectoration.

Quarin en fait une dans laquelle il dissout de la gomme ammoniaque, 2 gros; avec un jaune d'œuf; il ajoute de l'extrait d'aunée, ℈ ij., à l'oxymel scillitique et à l'eau d'hyssope.

Mixture cathartique des Arabes.

℞. Scammonée en poudre.............. 1 gramm. ℈ xxiv.
Sulfure d'antimoine en poudre...... 6 décigr. ℈ xij.
Sirop de limons.................. 32 gramm. ℥ j.

Mêlez : à prendre, en une dose, contre l'hydropisie ascite.

Mixture antiasthmatique, de Brunner.

℞. Gommme ammoniaque pure......... 8 gramm. ʒ ij.
Dissolvez dans eau distillée d'hyssope. 128 gramm. ℥ jv.
Vin blanc généreux............... 64 gramm. ℥ ij.

Mêlez : on en prend trois onces par jour, divisées en trois doses.

Mixture contre le croup.

℞. Eau distillée de pouliot........ 96 gramm. ℥ iij.
Acétate d'ammoniaque liquide.. 32 gramm. ℥ j.
Assa-fœtida.................. 8 gramm. ʒ ij.

Faites une mixture, S. A. On en prend une cuillerée toutes les heures ; mais sans oublier des secours plus efficaces.

Mixture antiléthargique, par Franck.

℞. Alcool de menthe poivrée.......... 192 gramm. ℥ vj.
Ether sulfurique.................. 24 gramm. ʒ vj.
Laudanum liquide de Sydenham.... 16 gramm. ʒ iv.

On en prend une cuillerée à café, de quart d'heure en quart d'heure.

Mixture antinarcotique, de Van-Mons.

℞. Vinaigre de vin.......... 64 gramm. ℥ ij.
Café torréfié............. 12 gramm. ʒ iij.

Faites bouillir et macérer. Passez, ajoutez :

Sucre................... 12 gramm. ʒ iij.

A prendre par cuillérées contre le narcotisme causé par l'abus de l'opium.

Mixture anthelminthique contre le tœnia.

℞. Huile de ricin lavée. . . . . . . 32 gramm.   ℥ j.
    Ether sulfurique . . . . 4 gramm.   ʒ j.

Mêlez : faites prendre en une dose. L'huile de ricin est quelquefois trop violemment purgative (*Voyez*, Huile de ricin). Le lavage lui ôte cette qualité, selon l'observation de M. Deyeux. On peut prendre avec ce remède, un bol fait avec 30 grains d'étain pur, en limaille fine, incorporé dans une conserve. L'huile de ricin se prend aussi en lavement (*Voyez* aux remèdes et bols anthelminthiques).

Mixture de myrrhe alcalisée, de Griffith.

℞. Myrrhe choisie. . . . . 8 gramm.   ʒ ij.
    Carbonate de potasse . . . . 4 gramm.   ʒ j.

Triturez exactement et ajoutez :

    Eau distillée de menthe . . 374 gramm.   ℥ xij.
    Alcool de menthe . . . . . .   48 gramm.   ℥ j ß.
    Sirop de Tolu . . . .   32 gramm.   ℥ j.
    Sulfate de fer. . . . .   1 gramm.   ℈ j.

On en prend quatre cuillerées, trois fois par jour dans la chlorose, la cachexie hydropique, et la débilité, suite des fièvres adynamiques.

Mixture lithontriptique, de Durande.

℞. Ether sulfurique . . . . . . 24 gramm.   ʒ vj.
    Essence de térébenthine. . 16 gramm.   ʒ jv.

Ce mélange se conserve dans un flacon bien fermé ; on en prend 12 ou 24 gouttes dans une cuillerée d'eau sucrée, le soir en se couchant. Il excite l'urine, et agit, dit-on, sur les graviers des reins et aussi sur les calculs biliaires.

Mixture de suie composée, de Pidérit.

℞. Souscarbonate de potasse. . . . . . . 192 gramm.   ℥ vj.
    Faites dissoudre dans un infusum
      de fleurs de surcau. . . . . 814 gramm.   ℔ j ℥ x.
    Ajoutez muriate ammoniacal. . . . 32 gramm.   ℥ j.
    Suie compacte et brillante. . . . . . 64 gramm.   ℥ ij.

Faites macérer, pendant trois jours, à une douce chaleur, et filtrez.

Cette liqueur se mêle à la dose d'un gros (quatre grammes) par chaque once de bon vin rouge (32 grammes); on en prend deux à trois fois par jour cette dose. C'est un emménagogue. Elle pousse aussi à la peau, et rappelle les éruptions cutanées. Elle s'emploie encore contre la cachexie, les obstructions, les engorgemens lymphatiques, la fièvre quarte.

Mixture ammoniacale anisée.

R). Alcool à 22 degrés.......... 192 gramm. ℥ vj.
　　Ammoniaque liquide....... 48 gramm. ℥ j ß.
　　Huile volatile d'anis......... 8 gramm. ℈ ij.

On en donne quatre fois par jour, dix gouttes dans un véhicule approprié. Les enfans en prennent moitié de la dose. C'est un stimulant dans les maladies atoniques, adynamiques, dans l'asthme spasmodique (*Pharmacopée de Berlin*).

Mixture citro-muriatique, de Broussonnet.

Faites dissoudre dans le suc d'un citron tout l'hydrochlorate de soude (sel marin) qui pourra s'y dissoudre. On fait prendre cette solution dans les fièvres dites putridés et adynamiques (gastro-entérites).

Solution d'hydriodate de potasse iodurée, de Coindet.

R). Hydriodate de potasse........ 36 parties. ℥ ß.
　　Iode. . . . . 10 parties. ℥ x.
　　Eau distillée. . . . . 576 parties. ℥ j.

Faites le mélange en triturant dans un mortier de verre, selon l'art; cette solution, qui est jaune, ne se décompose pas d'abord, et subsiste assez long-temps; néanmoins on ne doit pas la garder trop vieille, car l'iode change d'état à la longue. On l'emploie contre les scrophules à la dose de 8 à 10 gouttes et plus dans de l'eau sucrée.

Liqueur de nitre camphrée, de Fuller.

R). Nitre pur, en poudre........ 192 gramm. ℥ vj.
　　Alcool à 22 degrés........... 32 gramm. ℥ j.
　　　contenant camphre...... 4 gramm. ℈ j.
　　Eau simple ou de pariétaire... 1 kilogr. 500 gramm. ℔ iij.

Cette eau se donne dans les gonorrhées, comme diurétique et calmante, à la dose de 12 à 30 gouttes dans un verre d'eau, six fois par jour (1). Au lieu d'eau, on peut prendre du vin blanc aussi pour excipient. Quelques auteurs y ajoutent acide acétique 128 grammes ℥ jv, et l'emploient aussi dans les fièvres inflammatoires et putrides.

Autre mixture diurétique.

R). Essence de térébenthine................. 32 gramm. ℥ j.
　　Acide muriatique ou hydrochlorique.... } āā 12 gramm. ℥ iij.
　　Esprit de nitre dulcifié (alcool nitriq.)..
　　Alcoolat de cochléaria................. 16 gramm. ℥ jv.
　　Esprit volatil de succin............. } āā 8 gramm. ℥ ij.
　　Elixir de propriété.................

Utile dans les coliques néphrétiques, la strangurie. La

---

(1) M. Planche a remarqué qu'il se formait avec le temps, dans cette liqueur, de l'éther acétique, par la réaction de l'acide nitrique et le changement d'une partie de l'alcool en vinaigre.

dose est de 4 à 15 gouttes dans du vin blanc, plusieurs jours de suite.

L'alcoolat de raifort et l'acétate d'ammoniaque liquide forment aussi une mixture très-diurétique.

Mixture brésilienne, de M. Lepère.

R). Térébenthine de la Mecque... . . . 124 gramm. ℥ iij ʒ vij.
           de copahu pure... . 360 gramm. ℥ xj ʒ ij.
Extrait pilulaire de safran, ... 1 gramm. ℈ xviij.

Mêlez selon l'art.

S'emploie contre la gonorrhée. On dissout ces substances au moyen de jaunes d'œuf dans de l'eau, pour injections.

DES POTIONS ET JULEPS.

Le mot de *potion* venant de *potus*, il s'en suit que c'est un médicament liquide. On le prend par cuillérée ou petits verres, ou d'un seul coup, comme les potions purgatives. Dans quelques potions, on fait entrer des huiles, du kermès, etc.

Il faut éviter de rendre ces potions trop épaisses, excepté les loochs : plusieurs se préparent avec des infusions, des macérations, des décoctions, etc.

Il faudrait réserver le nom de *julep* (tiré, dit-on, du persan *julap* ou *juleb*, breuvage doux) pour les potions altérantes seulement, telles que les juleps calmans, ou acidulés, ou mucilagineux, etc.; mais on ne l'emploie pas pour les potions dans lesquelles entrent de l'huile ou des substances purgatives, ou des poudres, ou des substances extractives.

L'art de bien préparer une potion ou un julep n'est point sans règles; par exemple dans une potion huileuse avec le kermès, le sirop de capillaire et une infusion pectorale, il y a une manière de diviser le kermès, d'unir, au moins pendant certain temps, l'huile aux liquides aqueux. Il y a des cas où il convient d'user d'intermèdes, par exemple, pour dissoudre ou le camphre, ou des huiles essentielles, ou du baume de copahu, et les mêler à des liqueurs aqueuses; on emploie alors l'alcool, ou le sucre, ou le jaune d'œuf, ou des gommes, etc., selon ce qui est le plus convenable.

Potions purgatives (Voyez, ci-devant, pag. 184, *sq.*).

Potion astringente.

R). Décoctum de tormentille... . . . 128 gramm. ℥ iv.
   Sirop de myrtille ou airelle... . 32 gramm. ℥ j.
   Baume de copahu... . . . . . . 6 gramm. ʒ j ß.
   Gomme kinô... . . . . 12 décigr. ℈ j.
   Eau de Rabel... . . . . Goutt. xv.

Faites une potion selon l'art. Le baume de copahu doit se

délayer dans un peu de jaune d'œuf, ainsi que la gomme kino. Cette potion est utile contre les anciennes gonorrhées, et se prend par cuillerées.

Potion de copahu, de Chopart.

R). Baume de copahu pur...........
.Alcool rectifié................... } ãã 64 gramm. ℥ ij.
Eau distillée de menthe poivrée.
Sirop de capillaire............

Cette potion est employé contre l'écoulement blennorrhagique.

Potion diurétique hydragogue, du docteur John Ferriar.

R). Extrait d'elaterium........ 5 centigr. ℈ j.
Alcool nitrique............. 64 gramm. ℥ ij.
Teinture de scille.......... } ãã 16 gramm. ʒ jv.
Oxymel colchique......... }
Sirop de nerprun.......... 32 gramm. ℥ j.

Mêlez. On prend cette potion par cuillerées, dans l'ascite et les autres hydropisies.

Julep rafraîchissant.

R). Acide tartrique....................... 2 gramm. ʒ ß.
Eau dist. de cerises noires (non alcooliq.). 250 gramm. ℥ viij.
Sirop de framboises...................... 32 gramm. ℥ j.

On mêle ; on prend par cuillerées, dans les ardeurs d'entrailles.

Julep fortifiant ou cordial.

R). Oléo-saccharum de citron.......... 16 gramm. ʒ jv.
Eau de cannelle vineuse.......... 192 gramm. ℥ vj.
Sirop de limons ou de grenades... 32 gramm. ℥ j.

L'oléo-saccharum, ou mieux *œleo-saccharum* de citron, se prépare en frottant du sucre contre l'écorce fraîche de ce fruit. Lorsque ce sucre est bien imprégné de l'huile essentielle, et mêlé au parenchyme de cette écorce râpée par les petits cristaux de ce sel, il se ramollit ; on le délaie dans les liquides. Les autres œleo-saccharum d'huiles essentielles se font en triturant, avec du sucre, quelques gouttes de ces huiles, pour les diviser et les rendre miscibles à l'eau (Voyez aux *OEleo-Saccharum*).

Le julep fortifiant, se prend par cuillerées, dans les faiblesses, à la suite de grandes évacuations.

Autre potion cordiale ou pour exciter les forces.

R). Sirop d'œillets.................... 32 gramm. ℥ j.
Alcoolat de cannelle............... 16 gramm. ʒ iv.
Confection de hyacinthe (ou de safran) 8 gramm. ʒ ij.

Mêlez avec soin dans un mortier, puis ajoutez :

Eau distillée de menthe poivrée..... 96 gramm. ℥ iij.
    de fleurs d'orangers...... 96 gramm. ℥ iij.

Faites le mélange à prendre par cuillerées.

Julep éthéré, dit antispasmodique.

℞. Sirop de fleurs de nénuphar. . .   32 gramm.   ℥ j.
Eau distillée de fleurs de tilleul. .   64 gramm.   ℥ ij.
                    d'orangers .   64 gramm.   ℥ ij.
Ether sulfurique. . . . . . .   4 gramm.   ℨ j.

Mêlez dans une fiole bien close; à prendre par cuillerées.

Une remarque assez importante à faire est celle de la viscosité singulière, même égale à celle du blanc d'œuf, que prennent les juleps éthérés, en quelques heures, à une température assez chaude (comme celle des chambres des malades), surtout s'il y a dans cette potion de la teinture d'opium ou de celle de castoréum. C'est un sujet sur lequel l'académie de Toulouse avait appelé l'attention des pharmaciens, en 1821. Dans ce cas, il y a une légère fermentation analogue sans doute à celle des vins qui filent ou qu'on dit tourner à la graisse, lorsqu'ils sont peu spiritueux et qu'ils abandonnent le tartre.

Il en est de même de la bierre qui file en tournant à l'aigre.

La cause de cette dégénération est un commencement de fermentation acide qui fait passer une partie des matières végétales à l'état où elles sont dans ces boissons vineuses. L'opium, le castoréum, matières animalisées, y contribuent, et l'on sait que l'éther, la liqueur d'Hoffmann, donnent aisément naissance à de l'acide acétique.

Potion fétide ou antihystérique.

℞. Eau distillée de valériane . . . . ⎫
            de fleurs d'oranger.   ⎬ aa 64 gramm.   ℥ ij.
Mêlez à de l'assa-fœtida ou de la
   teinture alcoolique de castoréum.   1 gramm. 2 décigr. (℈ xxjv.)
Triturez dans un mortier avec si-
   rop d'armoise composé. . . .   32 gramm.   ℥ j.
Ajoutez éther sulfurique. . . . .   2 gramm.   ℨ ß.

Faites le mélange exact dans une fiole bien bouchée. Remède conseillé dans l'hystérie, la chlorose, l'aménorrhée.

Potion stimulante de strychnine.

℞. Eau distillée. . . . .   64 gramm.   ℥ ij.
Strychnine bien pure. . . . .   5 centigr. ℈ j.
Sucre blanc. . . . .   8 gramm.   ℨ ij.

On triture la strychnine avec le sucre, et on dissout le tout dans l'eau.

Cette potion ne se prend qu'avec précaution; il suffit d'en avaler une cuillerée à bouche soir et matin; elle procure des mouvemens spasmodiques plus ou moins violens chez des paralytiques, pour lesquels M. Magendie l'a employée. Remède périlleux comme bien d'autres tirés de la noix vomique.

Potion effervescente, ou antiémétique, de Rivière.

℞. Suc récent de citrons. . . . . . 16 gramm. ℥ ß.
    Carbonate de potasse. . . . . 2 gramm. ʒ ß.
    Eau commune. . . . . 96 gramm. ℥ iij.
    Mêlez dans une fiole contenant si-
    rop de limons. . . . . 32 gramm. ℥ j.

On bouche bien aussitôt. D'autres praticiens font d'abord avaler la potion suivante de Rivière, pour que l'effervescence s'opère dans l'estomac :

℞. Eau commune. . . . . 64 gramm. ℥ ij.
    distillée de menthe poivrée. . 32 gramm. ℥ j.
    Carbonate de soude. . . . . . 2 gramm. ʒ ß.
    Sirop d'écorces de citrons. . . . . 16 gramm. ʒ iv.

On avale cette moitié de potion, puis, à chaque gorgée, on avale, en même temps, une cuillerée de suc de citron, ou ʒ ij.

Quelques personnes mettent du carbonate de magnésie en place de celui de potasse ou de soude. C'est un antiémétique (Voyez les *Citrates*).

Julep anodin.

℞. Sirop de pavots ou diacode. . . 8 gramm. ʒ ij.
    Eau de fleurs d'orangers. . . 16 gramm. ʒ iv.
    Eau distillée de laitue. . . . 96 gramm. ℥ iij.

Mêlez. C'est un bon parégorique ou calmant.

Potion d'ipécacuanha composée, contre la coqueluche.

℞. Racine d'ipécacuanha concassée. . . 4 gramm. ʒ j.
    Follicules de séné. . . . . . . 8 gramm. ʒ ij.
    Infusez pendant douze heures dans eau
    bouillante. . . . . 192 gramm. ℥ vj.
    Après avoir passé le liquide, ajoutez :
    Oxymel scillitique. . . . . . } ãã 32 gramm. ℥ j.
    Sirop d'hyssope. . . . . . . }

On prendra par cuillerées cette potion.

Autre potion contre la coqueluche, de Robert-Thomas de Salisbury.

℞. Eau de roses. . . . . 64 gramm. ℥ ij.
    Sirop de violettes. . . . . . 8 gramm. ʒ ij.
    Acétate de plomb cristallisé. . de 2 à 5 grains.

A prendre par petites cuillerées de quatre en quatre heures.

Potion pectorale cyanique.

℞. Infusion de lierre terrestre. . 64 gramm. ℥ ij.
    Sirop de guimauve. . . . . 32 gramm. ℥ j.
    Acide hydrocyanique médicinal. 15 gouttes.

Mêlez. Pour une potion à prendre par cuillerées de trois en trois heures.

On remue la fiole chaque fois. Elle doit être bien fermée.

Potion de gomme ammoniaque et scille, ou incisive.

℞. Feuilles d'hyssope. . . . . 4 gramm. ℨ j.
Faites infuser dans eau bouillante. . . . . 128 gramm. ℥ iv.
A l'infusion qui se refroidit, ajoutez une solution faite à part, de gomme ammoniaque
pulvérisée. . . . . 6 décigr. ℈ xij.
dans oxymel scillitique.. . . . . 32 gramm. ℥ j.

La gomme se délaiera avec l'oxymel, dans un mortier, et
on y joindra l'infusion d'hyssope refroidie. C'est un excellent
remède pour exciter l'expectoration, ou débarrasser les
bronches du mucus pulmonaire qui les enduit dans les maladies catarrhales.

Potion pectorale huileuse.

℞. Décoctum d'orge. . . . . ⎱ āā 96 gramm. ℥ iij.
        de jujubes.. . . . . ⎰
Huile d'amandes douces, récente . . . . 32 gramm. ℥ j.
Blanc de baleine, non rance. . . . . . . 4 gramm. ℨ j.
Gomme adragant. . . . . 8 décigr. ℈ xvj.
Sirop de guimauve.. . . . . 32 gramm. ℥ j.
Oxyde brun d'antimoine hydrosulfuré. . . 1 décigr. ℈ ij.

Faites une potion à prendre par cuillerées dans les grandes
toux, les catarrhes, la péripneumonie, etc., pour faire expectorer. Le blanc de baleine se doit dissoudre avec l'huile, dans
un mortier chauffé par l'eau chaude si c'est en hiver, ou par
seule trituration en été; on divisera en même temps le kermès. Cette huile se mêlera par l'intermède de la gomme au
sirop, et on ajoutera peu à peu la décoction pour achever
la potion.

Potion contre le tœnia.

℞. Eau distillée de menthe. . . . . 96 gramm. ℥ iij.
Miel. . . . . 24 gramm. ℨ vj.
Huile volatile de térébenthine. . 12 gramm. ℨ iij.

On en prend le tiers le matin, et les deux autres tiers
en peu de temps, après quelques heures.

Boisson anthelminthique, de Broussonnet.

℞. Café torréfié. . . 4 gramm. ℨ j.
Séné mondé. . . 8 gramm. ℨ ij.
Eau. . . . . . . ⎱ āā 96 gramm. ℥ iij.
Lait. . . . . . . ⎰

Faites macérer pendant douze heures. Passez. On la fait
prendre en une seule fois le matin à jeun.

Potion diurétique, de Hallé.

℞. Eau des trois noix. . . . 128 gramm. ℥ iv.
Eau distillée de menthe. 32 gramm. ℥ j.
Oxymel scillitique. . . . 16 gramm. ℨ iv.

A prendre par cuillerées toutes les heures.

Potion ferrugineuse.

℞. Eau. . . . .   128 gramm.   ℥ iv.
   Sirop de valériane. . .   64 gramm.   ℥ ij.
   Safran gâtinois. . . } ãã   2 gramm.   Ʒ ß.
   Hydrochlorate de fer. }

On fait une infusion forte avec le safran, pendant une heure; on passe; on ajoute le sirop et l'hydrochlorate de fer.

Bonne potion à prendre par cuillerées contre la chlorose, l'aménorrhée.

Potion céphalique.

℞. Confection alkermès. . . . . . .   4 gramm.   Ʒ j.
   Esprit volatil de corne de cerf. . .   12 décigr. Ϸ j.
   Alcoolat thériacal. . . . . . .   8 gramm.   Ʒ ij.
   Eau distillée de marjolaine, ou in-
      fusion de fleurs de tilleul.. . . .   48 gramm.   ℥ j ß.
   Sirop d'œillets. . . . .   32 gramm.   ℥ j.

Elle sert dans les menaces d'apoplexie, de léthargie, de paralysie. On en prend une once à la fois. Pour les femmes, on peut ajouter de la teinture de castoréum, 30 gouttes. L'on délaie la confection et l'esprit volatil avec les eaux et le sirop. Quelquefois on y joint poudre de Guttète 12 décigr. Ϸ j.

Potion antiseptique camphrée.

℞. Serpentaire de Virginie. . . . . . .   8 gramm.   Ʒ ij.
   Faites infuser un quart d'heure dans :
   Eau bouillante. . . . .   128 gramm.   ℥ iv.
   Ensuite mêlez à part :
   Sirop de quinquina. . . . .   32 gramm.   ℥ j.
   Teinture alcoolique de quinquina. . .   8 gramm.   Ʒ ij.
   Camphre . . . .   6 décigr.   ℈ xij.
   qu'on dissoudra par l'alcool de quinquina.
   Enfin ajoutez acétate d'ammoniaque liq.   32 gramm.   ℥ j.

Le tout sera mêlé à l'infusum de serpentaire.

Quelquefois on y joint de l'eau de Rabel, 30 gouttes. Cette potion se prescrivait : en 3 à 4 fois dans les fièvres adynamiques, le typhus, les gangrènes, etc.

Potion antitétanique, de Fournier.

℞. Forte infusion d'arnica. . .   128 gramm.   ℥ iv.
   Eau de luce. . . . .   8 gramm.   Ʒ ij.
   Camphre. . . . . } ãã   4 gramm.   Ʒ j.
   Musc pur. . . . . }

Faites selon l'art, pour prendre une petite cuillerée d'heure en heure; si le malade n'urine pas, on ajoutera un gros de nitrate de potasse.

Julep ou potion scillitique acidule, dite diurétique.

℞. Oxymel scillitique. . . . .   16 gramm.   ℥ ß.
   Eau distillée de pariétaire. . . . .   128 gramm.   ℥ iv.
           de menthe poivrée. . .   32 gramm.   ℥ j.
   Acide nitrique alcoolisé. . . . . .   2 gramm.   Ʒ ß.

Mêlez dans une bouteille bien bouchée. Cette potion se prendra par cuillerées dans plusieurs maladies des voies urinaires.

Potion contre la rage, ou antilyssique, de Selle.

℞. Acétate d'ammoniaque liquide. . . . . 250 gramm. ℔ ß.
Thériaque de Venise . . . . 16 gramm. ʒ iv.
Sous-carbonate ammoniacal (sel volatil) de
  corne de cerf. . . . . 8 gramm. ʒ ij.
Camphre. . . . . 4 gramm. ʒ j.
Meloë proscarabée . . . . de 3 à 6.

On broie les proscarabées dans l'esprit de Mindererus, et on ajoute les autres substances.

On en prend par cuillerées dans l'hydrophobie, pour exciter les sueurs et les urines. Remède allemand.

DES ÉMULSIONS.

Ce mot vient d'*emulgere*, tirer du lait, parce que les émulsions sont des liquides d'apparence laiteuse, qui se préparent avec des semences huileuses et mucilagineuses, comme toutes les amandes pilées et délayées dans l'eau ou quelque autre véhicule, non spiritueux ni acide, car ce *lait factice* se séparerait alors comme le vrai lait.

C'est ordinairement l'huile divisée par un corps muqueux, qui donne l'aspect laiteux aux émulsions, car l'on remarque, en les laissant reposer, que cette huile divisée monte vers la surface, à la manière de la crême dans le lait. Le corps muqueux éprouve bientôt la fermentation, surtout par un temps chaud, et avec l'intermède du sucre; aussi les émulsions se séparent et se décomposent en partie dans les 24 heures; elles exhalent du gaz acide carbonique et de l'hydrogène carboné.

Il y a des *émulsions fausses* qui se font en délayant dans l'eau des gommes-résines : le lait ammoniacal, par exemple, ou un jaune d'œuf (le lait de poule, etc.), ou même de l'huile, ou une résine, par le moyen d'intermèdes, comme nous en donnerons des exemples. Si l'on désire conserver les émulsions quelque temps sans qu'elles se séparent, on doit ajouter des gommes ou des mucilages, de même que pour les loochs, ou du sucre en sirop comme pour l'orgeat. On peut aussi joindre l'émulsion à des gelées animales (le blanc-manger), ou la faire congeler au froid, comme pour les *glaces*.

Les émulsions se font avec les amandes douces et amères de tous les fruits à noyaux, les pistaches qui donnent un lait vert à cause que leur parenchyme est de cette couleur, les pignons doux, les graines de pavot blanc, de chenevis, de lin,

de pivoine, de pourpier, de citrons, de sapotille, de papayer,
les noisettes et noix, les semences des cucurbitacées, des chi-
corées, etc., dites semences froides.

Pour bien préparer une émulsion, il convient de séparer
l'enveloppe de ces semences, qui lui communiquerait de l'â-
creté. Pour monder les amandes, on les immerge un instant
dans l'eau bouillante, qui détache leur enveloppe, et il suffit
de les presser entre les doigts pour les en séparer. Ces amandes
mondées, lavées dans l'eau froide, essuyées, seront pilés dans
un mortier de marbre ou d'agathe, ou de bois, avec un pilon
en buis, et en ajoutant un peu d'eau pour empêcher que
l'huile se montre. On peut aussi mettre le sucre, qui facilite
la formation de la pâte, qu'on doit piler; on ajoute l'eau peu
à peu, et ensuite on passe avec expression forte. Ordinairement les émulsions sont édulcorées par le sucre ou des sirops.
On joint quelques amandes amères aux amandes douces,
pour corriger la trop grande fadeur de celles-ci.

Dans le choix des semences émulsives, on doit éviter celles
qui sont rances, ou cariées, ou vermoulues, etc.

Les alcalis empêchent, pendant un certain temps, les émulsions de se séparer; mais elles ne sont pas propres alors à être
usitées à l'intérieur.

Émulsion simple.

℞. Amandes douces récentes, au nombre de vingt-
    quatre, mondées de leurs pellicules, ou. . .   32 gramm. ℥ j.
    Eau commune. . . . . 500 gramm. ℔ j.
    Sucre blanc. . . . . 64 gramm. ℥ ij.
    Eau de fleurs d'oranger. . . . . 16 gramm. ʒ iv.

Après l'émulsion préparée comme il est dit ci-dessus, on
ajoutera l'eau de fleurs d'oranger. C'est un excellent rafraîchissant et humectant. Il convient aussi dans les affections
spasmodiques.

On peut faire une émulsion pareille avec les semences
froides des cucurbitacées, ou les pistaches (donnant un lait
verdâtre), ou les pignons doux du pin,

L'émulsion purgative d'Alibert, pour les enfans, consiste à
diviser, au moyen d'un jaune d'œuf, du jalap ou de la scammonée en poudre dans un lait d'amandes ordinaire sucré et
aromatisé. Ce médicament est agréable à prendre.

Émulsion camphrée.

℞. Amandes douces. .   16 gramm.   ʒ iv.
    Camphre. . . . . .   6 décigr.   g̃ xij.
    Sucre. . . . . . .   16 gramm.   ʒ iv.
    Eau commune. . .   192 gramm.   ℥ vj.

L'émulsion faite, on triture le camphre avec le sucre dans le mortier, et l'on ajoute peu à peu l'émulsion.

On la prend comme tempérante, rafraîchissante, surtout dans les ardeurs d'estomac ou de la vessie. Chaque deux heures on en avale une ou deux cuillerées.

Emulsions fausses, ou d'imitation, par le camphre.

℞. Camphre pur............   4 décigr.   ℥ viij.
Jaune d'œuf récent......   N° 1.
Sucre blanc.............   32 gramm.   ℥ j.
Eau de pourpier.........   192 gramm.   ℥ vj.

On divisera le camphre dans un mortier de serpentine ou de marbre, avec le sucre, en ajoutant par portion le jaune d'œufs; ensuite on délaiera le magma dans l'eau de pourpier. Cette émulsion, très-rafraîchissante dans les inflammations, les érisypèles et autres irritations de la peau, se prend par cuillerées chaque deux ou trois heures.

Emulsions fausses, purgatives.

Les émulsions fausses avec les résines de jalap, de scammonée, se font en divisant celles-ci par le sucre et le jaune d'œuf aussi. On triture ainsi 12 grains de résine de jalap, un grain de scammonée avec deux gros de sucre, en ajoutant un demi-jaune d'œuf et cinq onces d'eau; puis on aromatise avec de l'eau de fleurs d'oranger, deux gros. La dose des purgatifs varie, au besoin, selon l'âge et le sexe. On fait de même une émulsion fausse avec la résine de gayac.

Ces résines peuvent être aussi mixtionnées avec le double de savon amygdalin, dissoutes dans l'alcool, épaissies en extrait; mais il faut alors en tripler la dose.

Lait d'amandes térébenthiné.

℞. Émulsion ordinaire d'amandes douces.. 128 gramm. ℥ iv.
Sucre.............................   32 gramm.   ℥ j.
Térébenthine pure, de Venise.........   8 gramm.   ℥ ij.
  (ou plutôt son essence)............   2 gramm.   ℈ j ß.
Jaune d'œuf.......................   N° 1.

On divisera la térébenthine avec le sucre et le jaune d'œuf dans un mortier de marbre. Si l'on prend l'huile essentielle de térébenthine, on en fera un oléo-saccharum qu'on délaiera dans un peu du jaune de l'œuf, et on mêlera le tout à l'émulsion.

Elle se prend par cuillerées, à une heure de distance, dans les douleurs néphrétiques, ou les stranguries, à la suite d'anciennes maladies de l'urèthre et de la vessie.

On peut aussi faire des émulsions avec le baume de copahu, celui de la Mecque ou de Judée, ou de Canada, etc., par les mêmes intermèdes. Ceux-ci enveloppent d'ailleurs les parties de ces résines, de manière qu'elles ne s'attachent pas à la gorge, où elles causeraient des irritations par leur âcreté. Au reste, ces sortes d'émulsions pourraient être rapportées parmi les loochs, parce que leur consistance est plus épaisse que celle d'un simple lait d'amandes.

Emulsion de Willis, *contre les affections rhumatismales.*

℞. Eau distillée de muscades...} āā 16 gramm. ℥ ß.
Sirop de fleurs d'oranger...}
Racine fraîche d'arum......} āā 8 gramm. ℈ ij.
Gommme arabique pulvér...}
Blanc de baleine................   2 gramm. 6 décigr. ℈ ij.
Eau commune...............   160 gramm. ℥ v.

On fait d'abord un mucilage avec la gomme, le blanc de baleine, l'eau et le sirop ; on ajoute la racine d'arum réduite en pulpe, ensuite les autres substances peu à peu pour former une sorte d'émulsion que l'on passe au travers d'une étamine. On la prend par verres.

Emulsion huileuse.

℞. Huile d'amandes douces......... 32 gramm. ℥ j.
Gomme arabique en poudre..... 4 gramm. ℈ j.
Eau de cerises noires non spirit.. 48 gramm. ℥ j ß.
Sirop de guimauve............... 32 gramm. ℥ j.

Faites, avec un peu d'eau de cerises et de sirop, un mucilage de la gomme, dans lequel vous délaierez peu à peu l'huile d'amandes. Le mélange étant bien uni, vous ajouterez successivement le reste du sirop et de l'eau.

On prend cette sorte d'émulsion factice contre la toux, par gorgées.

Emulsion purgative avec l'huile de ricin.

℞. Huile de ricin. . . . . 32 gramm. ℥ j.
Demi-jaune d'œuf. . . . .
Délayez l'œuf et l'huile dans eau commune. . 64 gramm. ℥ ij.
Ajoutez : sirop de sucre ou autre, purgatif ou non... 16 gramm. ℈ iv.
Eau de fleurs d'oranger . . . . 16 gramm. ℈ iv.

On peut faire varier ces doses selon qu'il faut purger plus ou moins fortement les enfans.

Lait ammoniacal.

℞. Gomme ammoniaque en larmes......... 16 gramm. ℈ iv.
Eau d'hyssope distillée ou par infusion.. 192 gramm. ℥ vj.
Sirop de capillaire..................... 64 gramm. ℥ ij.
Gomme arabique en poudre. . . . . Q. S.

La gomme-résine ammoniaque, divisée avec la gomme arabique, et délayée dans l'eau, forme une émulsion factice, jaunâtre, odorante.

Elle se met par cuillerées dans un verre de déoctum de

gruau ou d'orge mondé, et se prend chaque deux ou trois heures.

L'émulsion antiasthmatique de Fuller y ajoute de la teinture de benjoin, et même des cloportes broyés ; mais ceux-ci sont dégoûtans.

On en fait usage contre l'asthme, et comme expectorante, diaphorétique.

Émulsion de Quarin, *contre la sciatique lombaire.*

℞. Sirop de guimauve............. 64 gramm.   ℥ ij.
   Huile d'amandes douces....... 48 gramm.   ℥ j ß.
   Jaune d'œuf................. Q. s.

Incorporez toutes ces substances et ajoutez :

Eau commune.................. 814 gramm.   ℔ j ℥ x.
Carbonate de potasse......... 2 gramm.   ℨ ß.

Faites l'émulsion, à prendre par verres de demi-heure en demi-heure.

DES LOOCHS OU ÉCLEGMES.

Le mot *looch*, originairement arabe, désigne un médicament magistral, d'une consistance plus épaisse que le sirop, moindre que l'électuaire, d'une saveur douce et sucrée. On le faisait sucer jadis au bout d'un bâton de racine de réglisse effilé en pinceau. Le mot latin *linctus*, qui désigne ce médicament, vient de *lingere*, lécher, ainsi que le mot *éclegme*, du grec εκλειχω. L'usage des loochs étant toujours de faire expectorer, ou de servir d'adoucissant dans les maladies de la poitrine, la plupart contiennent des corps huileux et un mucilage. On y joint quelquefois des remèdes actifs, comme le kermès minéral, la scille, la térébenthine, etc. Leur consistance est surtout due aux gommes ou corps muqueux qui y entrent toujours. Il faut souvent les renouveler, car ils sont exposés à s'aigrir.

Looch blanc amygdalin.

℞. Amandes douces............... N° 12 ou 16 gramm.   ℥ ß.
       amères............... N° 2.
   Sucre blanc.................. 16 gramm.   ℨ iv.
   Eau commune................. 128 gramm.   ℥ iv.
   Gomme adragant en poudre.... 8 décigr.   ℈ xvj.
   Huile d'amandes douces récente 16 gramm.   ℨ iv.
   Eau de fleurs d'oranger....... 8 gramm.   ℨ ij.

On fait d'abord l'émulsion à la manière dite ci-devant ; étant passée, on nettoie le mortier, on y divise la gomme adragant avec le sucre et un peu d'émulsion (puis les poudres de kermès ou d'ipécacuanha, si elles sont prescrites) ; le mucilage bien formé et épais, on y doit incorporer l'huile par

I.   15

un mélange exact; on ajoute successivement le reste de l'émulsion, et à la fin on aromatise avec l'eau de fleurs d'oranger. Ce médicament agréable se prend par cuillerées chaque demi-heure dans la toux, les catarrhes, pour exciter l'expectoration.

Après plusieurs heures, le looch commence à se séparer en partie, si l'on n'a pas su bien faire le mélange, et si l'on n'a pas agité suffisamment le liquide. L'essentiel est de bien lier l'huile à la gomme. Lorsqu'on emploie le blanc de baleine (qui, du reste, est fort désagréable et souvent rance), on doit aussi le diviser avec la gomme et le sucre. En ne mettant les poudres que vers la fin, elles ne seraient jamais bien mêlées.

Looch vert.

℞. Sirop de violettes............	32 gramm.	℥ j.
Pistaches...................	24 gramm.	ℨ vj.
Teinture de safran à l'eau....	Gout. 20.	
Eau commune..............	128 gramm.	℥ jv.
Gomme adragant.............	8 décigr.	℈ xvj.
Huile d'amandes douces......	16 gramm.	ℨ jv.
Eau de fleurs d'oranger......	8 gramm.	ℨ ij.

Faites selon l'art. On prend ce looch comme le précédent, et il a les mêmes vertus à peu près. L'eau de chaux, que quelques personnes y ajoutent pour verdir davantage le sirop de violettes, est nuisible et ne doit pas être admise. Le safran et les pistaches verdissent assez.

Looch d'œuf.

℞. Jaune d'œuf récent..........	N° 1, pesant 16 gram.	℥ ß.
Huile d'amandes douces.......	32 gramm.	℥ j.
Sirop de guimauve...........	32 gramm.	℥ j.
Eau distillée de tussilage......		
de coquelicot...... } ãã 32 gramm.		℥ j.
de fleurs d'oranger }		

On n'a pas besoin de gomme dans ce looch; le jaune d'œuf avec le sirop suffit pour tenir l'huile en suspension dans l'émulsion; mais, à cause de la matière animale, ce looch se gâte plus promptement que les autres par la chaleur. Avant de mêler le jaune d'œuf à l'huile, on doit ajouter un peu d'eau pour faciliter la division. L'emploi de ce looch se fait dans les mêmes maladies que les précédens. Il peut servir pour les loochs térébenthinés, ce dont les autres ne sont pas également susceptibles. Le Codex, en supprimant l'eau distillée de tussilage, double celle de coquelicot.

Looch d'imitation; ou sans émulsion.

℞. Gomme adragant en poudre, de	16 grains à 32 grains.	
Eau commune..............	96 gramm.	℥ iij.
Huile d'amandes douces. , . . .	16 gramm.	ℨ jv.

Sucre blanc. . . . .   32 gramm. ℥ j.
Eau de fleurs d'oranger. . . . . .   8 gramm. ℥ ij.

On dissoudra la gomme dans l'eau, et on triturera fortement
l'huile avec le sucre, en ajoutant ensuite l'eau gommée. Au
reste, ce mélange se sépare bientôt; il faut l'agiter chaque fois
qu'on le prend, par cuillerées, à la manière des précédens et
dans les mêmes cas.

Looch de choux, de Gordon.

℞. Suc de choux rouges, dépuré . . .   500 gramm. ℔ j,
   Safran gâtinois. . . . .   12 gramm. ℥ iij.
   Sucre blanc. . . . . } ãã 250 gramm. ℥ viij.
   Miel de Narbonne. : . . . . }

Cuisez le tout en consistance de sirop, qui se prend comme
un looch, par gorgées, dans l'asthme humide et les autres
maladies de poitrine. Mesué remommandait cinq fois plus de
suc de choux, avec 500 grammes de raisiné doux. Au reste,
on préfère maintenant le sirop de choux rouges. (*Voyez* aux
Sirops.)

Looch d'amidon.

℞. Amidon. . . . .   8 gramm. ℥ ij.
   Cachou. . . . .   4 gramm. ℥ j.
   Sirop de Tolu. . . . . }
   Blanc d'œuf battu dans un peu d'eau. } ãã 32 gramm. ℥ j.

Mêlez. Usité contre les diarrhées rebelles.

Looch savonneux (Pharmacop. d'Edimbourg).

℞. Huile d'amandes douces. . . .   32 gramm. ℥ j.
   Sirop de limons. . . . .   6 gramm. ℥ j ß.
   Savon médicinal . . . .   4 gramm. ℥ j.

Faites un looch selon l'art.

Marmelade de Tronchin.

C'est une sorte de looch épais, d'une saveur agréable, un
peu laxatif, pectoral et adoucissant; on le prend chaque matin, par cuillerée, d'heure en heure. La dose indiquée ici est
pour deux jours, elle ne se conserve pas plus long-temps.

℞. Huile d'amandes douces. . . . }
   Sirop de violettes. . . . . } ãã 64 gramm. ℥ ij.
   Manne pure ou en larmes. . . . }
   Pulpe de casse très-récente. . . }
   Gomme adragant . . . .   8 décigr. ℈ xvj.
   Eau de fleurs d'oranger. . . . .   8 gramm. ℥ ij.

On pèse séparément ces substances. La pulpe de casse et la
manne épistées ensemble dans un mortier, et ramollies avec
de l'eau de fleurs d'oranger, se passent au travers d'un tamis
de crin serré, pour séparer toute impureté. Ensuite on fait
un mucilage avec la gomme et le reste de l'eau de fleurs d'o-

ranger; on y incorpore l'huile et la masse pulpeuse, ainsi que le sirop, et l'on forme du tout un looch épais comme un électuaire, de telle manière que l'huile ne s'en sépare pas.

On n'obtient les deux onces de pulpe de casse qu'avec au moins 256 grammes ou ℥ viij de casse fraîche et bien saine. Nous avons dit à l'article de la *Pulpation*, la manière dont se préparent les pulpes. Le célèbre praticien Tronchin, de Genève, mit ce remède à la mode de son temps.

Crême pectorale, de Tronchin.

℞. Beurre de cacao. . . . .   64 gramm.   ℥ ij.
    Sucre blanc . . . .   16 gramm.   ʒ iv.
    Sirop de Tolu. . . . . } āā 32 gramm.   ℥ j.
        de capillaire . . . .

Mêlez. Elle se prend par petites cuilllerées dans les toux sèches.

Crême pectorale, du docteur Cottereau.

℞. Beurre de cacao. . . . .   64 gramm.   ℥ ij.
    Amandes douces réduites en pâte }
    Pistaches en pâte fine. . . . . } āā 16 gramm.   ʒ iv.
    Amandes amères broyées . . .   8 gramm.   ʒ ij.
    Sirop de violettes. . . . . . }
        de jusquiame. . . . . } āā 32 gramm.   ℥ j.
    Sucre vanillé . . . .   4 gramm.   ʒ j.

Formez une crême, à prendre par cuillerée à café toutes les heures, dans les catarrhes pulmonaires chroniques ou les toux férines.

Crême pectorale, de Jeannet des Longrois.

℞. Beurre de cacao. . . . . . .   96 gramm.   ℥ iij.
    Huile d'amandes douces. . . .   56 gramm.   ℥ j ʒ vj.
    Sirop de coquelicots . . . .   32 gramm.   ℥ j.
    Eau de fleurs d'oranger. . .   16 gramm.   ʒ iv.

Formez une crême.

Marmelade de Zanetti.

℞. Manne pure. . . . . .   64 gramm.   ℥ ij.
    Sirop de guimauve. . .   48 gramm.   ℥ j ß.
    Casse cuite . . . . . }
    Huile d'amandes douces. } āā 32 gramm.   ℥ j.
    Beurre de cacao. . . .   24 gramm.   ʒ vj.
    Eau de fleurs d'oranger.   16 gramm.   ʒ iv.

Faites un mélange exact. On en prend chaque jour quelques cuillerées à café, pour favoriser l'expectoration dans les catarrhes pulmonaires.

Remède contre l'asthme.

℞. Beurre frais, non lavé ni salé . . . . }
    Baies de genièvre mûres, concassées. } āā ℔ j.

Faites cuire ensemble pendant une demi-heure, en un vase propre, coulez avec forte expression au travers d'une étamine. Ajoutez à la colature:

Miel blanc net. . . . . Part. ég. à la colature.

Faites réduire en consistance de sirop épais. On en prend ℥ ij matin et soir.

DES GELÉES OU GÉLATINES MÉDICAMENTEUSES.

Il n'est ici question que des gelées non officinales, ou qui ne peuvent pas se conserver long-temps; nous traitons ailleurs des autres. Celles-ci sont principalement les gelées animales ou gélatines, extraites, par décoction dans l'eau, des chairs ou des os, et qui se congèlent par refroidissement en une masse d'apparence vitreuse. Rarement elles se conservent en bon état au-delà d'un ou deux jours, surtout en été. Ce sont des médicamens restaurans, qu'on peut rendre agréables par le sucre et des aromates, ou des corps acides ou émulsionnés.

On forme les gelées avec des substances, soit végétales contenant du mucilage, soit animales contenant de la gélatine, par l'intermède de l'eau et de la chaleur. Nous les distinguons des gelées végétales des fruits, comme groseilles, coings, pommes, prunes, etc., qui se préparent en confitures ou en condits, *myva* et conserves, par le moyen du sucre, et qui se peuvent garder un an ou plus (*Voyez* les Condits, parmi les médicamens officinaux). Ce n'est pas qu'on ne puisse dessécher les gelées magistrales pour les conserver, mais alors on en forme des tablettes, comme nous le dirons en leur lieu.

Gelée de corne de cerf.

℞. Corne de cerf râpée, lavée. . . 250 gramm. ℔ ß.
Eau. . . . . 2 kilogr. ℔ jv.
Sucre blanc . . . . 128 gramm. ℥ jv.

La corne de cerf, ou l'ivoire, ou les autres os d'animaux, fournissent, par une longue ébullition dans l'eau, beaucoup de gélatine pure ou légèrement mêlée de phosphate calcaire. Cette décoction se doit faire dans un vase couvert, et sur un feu doux. Lorsqu'on s'aperçoit que le liquide restant est assez rapproché pour que les gouttes refroidies se prennent en gelée, on le passe au travers d'un blanchet, avec expression; on ajoute le sucre, ou du sirop de vinaigre, qui rendent la gelée plus transparente, soit en précipitant les molécules albumineuses, soit en dissolvant les parties de phosphate de chaux suspendues dans le liquide; on le clarifie ensuite avec des blancs d'œuf; et la gelée se passe enfin par une étamine de laine, sur laquelle on place, ou de la cannelle concassée, ou du citron avec sa peau. On coule ce liquide dans des pots qu'on place en un lieu frais. L'usage est pour les dysenteries, les épuisemens, les consomptions, la phthisie et les maladies de poitrine. On en prend de deux à quatre onces ; une ou deux fois par jour.

On peut préparer de même des gelées de toute autre partie gélatineuse des animaux.

Blanc-manger.

℞. Gelée de corne de cerf, de forte
  consistance. . . . . 250 gramm. ℥ viij.
 Amandes douces. . . . . . . 32 gramm. ℥ j.
 Eau de fleurs d'oranger. . . . 4 gramm. ℥ j.
 Esprit de citron. . . . . . . 8 grains ou gutt. iij.
 Sucre. . . . . 16 gramm. ʒ jv.
 Eau commune . . . . 128 gramm. ℥ iv.

Avec la gelée de corne de cerf, d'épaisse consistance, qu'on fait liquéfier à une douce chaleur, on mêle une émulsion chargée et faite selon l'art ; ensuite on ajoute les aromates, et on coule dans des pots en un lieu frais.

C'est un aliment très-agréable, restaurant, délicat dans les ardeurs de poitrine ou d'entrailles, la dysenterie et l'hémoptysie.

Il est plus convenable de faire l'émulsion à part qu'avec la gelée de corne de cerf dans un mortier échauffé, car la gelée s'altère un peu par ce dernier procédé.

Remarques sur les gélatines.

Il y a dans les gélatines une portion de phosphate calcaire et quelques parties d'albumine concrétée qui en diminuent la transparence. Si l'on fait des gelées de viande, comme de pieds de veau, ou de troncs de vipère séparés de la peau et des entrailles, il faut conduire le feu doucement et avec plus de lenteur, en un vaisseau clos, pour conserver l'arome de ces chairs. De semblables gelées contiennent une partie savoureuse et extractive de la chair (osmazôme), et quelque peu de graisse ; on doit séparer celle-ci par le refroidissement.

Lorsqu'il se forme de petites taches blanches livides à la surface des gelées, c'est une preuve qu'elles se putréfient, et elles exhalent bientôt une odeur fétide. Les acides qu'on y mêle retardent cette putréfaction.

GELÉES VÉGÉTALES MÉDICAMENTEUSES.

Gelée de fucus ou mousse de Corse.

℞. Mousse de Corse ou helminthocorton. 128 gramm. ℥ jv.
 Eau commune. . . . . 2 kilogr. ℔ jv.
 Sucre blanc. . . . . 750 gramm. ℔ j ß.
 Vin blanc. . . . . 500 gramm. ℔ j.

On fait cuire à feu doux la mousse de Corse, jusqu'à réduction des deux tiers du liquide, et l'on passe avec expression au travers d'un blanchet. On y ajoute le sucre, et l'on clarifie par les blancs d'œufs, à la manière accoutumée. On obtient plutôt un mucilage épais qu'une vraie gelée. Le Codex ajoute, pour l'épaissir, de la colle de poisson 8 grammes ʒ ij; mais cette addition est au moins inutile; elle fait même plutôt gâter ce mucilage.

On l'emploie comme anthelminthique, à la dose de 64 grammes ou ʒ ij par jour, pour les enfans, et au double pour les adultes.

Gelée de fucus, de Russell.

℞. Fucus ou varech vésiculeux ou saccharin. } āā 1 kilogr. ℔ ij.
    Eau de la mer . . . . }

Faites macérer pendant quinze jours; il se formera une gélatine végétale dont on peut se servir pour frictionner des glandes engorgées et scrophuleuses; on pourrait aussi prendre cette gelée à l'intérieur, à la dose d'un gros, comme fondant.

C'est en juillet que les fucus vésiculeux sont plus remplis de gelée. Ils contiennent dans leurs principes de l'iode.

Gelée de choux rouges.

℞. Choux rouges. . . . . 320 gramm. ʒ x.
    Ichthyocolle. . . . . 64 gramm. ʒ ij.
    Sucre. . . . . 750 gramm. ℔ j ß.

Les choux ayant bouilli dans s. q. d'eau, on rapproche cette décoction; l'on y verse la colle, détrempée dans un peu de cette décoction, et on passe. On fait rapprocher, en ajoutant le sucre. On clarifie par les blancs d'œufs, et on fait cuire en consistance de gélatine.

C'est un bon pectoral, antiphthisique : d'une à quatre onces par jour.

Gelée de lichen d'Islande.

℞. Lichen d'Islande. . . . . . . 128 gramm. ʒ jv.
    Eau. . . . . Q. s.
    Sucre blanc . . . . 250 gramm. ʒ viij.

On suit en tout le procédé de la gelée de mousse de Corse, et sans l'addition de colle de poisson, 8 grammes ʒ ij, que prescrit le Codex, on a une gelée assez bien prise. C'est que le lichen contient de l'amidon qui se convertit en gelée. On peut l'aromatiser par l'écorce de citrons. Elle est fort utile dans l'hémoptysie, les rhumes anciens, et autres maladies de poitrine. Quelquefois ce médicament est purgatif, et toujours un peu amer, surtout si l'on emploie du lichen venu du nord de l'Europe, au lieu de celui de Suisse ou de la Carniole et

de la Carinthie, que Scopoli a trouvé en abondance près des
racines des pins maritimes, dits *mughi*. Pour prévenir cet inconvénient, il serait à propos d'ajouter à la décoction un
nouet de pépins de coings qui donnent un mucilage un peu
astringent et de couleur légèrement rougeâtre. Berzélius,
dans son analyse de ce lichen, montre qu'on peut enlever le
principe amer du lichen, en le faisant macérer auparavant
dans une légère lessive alcaline. Mais le médicament y perd,
si l'aliment y gagne.

On le prend à la dose de 64 à 128 grammes, 2 à 4 onces
par jour, selon le docteur Plenck. Il nourrit; il est mucilagineux. On obtient de cette dose environ 5oo grammes ou ℔ j
de gelée de lichen.

La *gelée de lichen d'Islande avec le quinqnina* s'obtient en
mêlant à la solution de colle de poisson qu'on ajoute alors, si
l'on veut, à la décoction du lichen, du sirop de quinquina
préparé au vin, 192 grammes ou ℥ vj, pour lichen 64 gram.
et ichthyocolle 4 grammes ou ℨ j.

La gélatine au quinquina, faite par M. Gauthier, pharmacien, est un bon médicament. M. Pelletier a vu que la matière astringente du quinquina était précipitée par une partie
de la colle animale, tandis que la quinine ou le sel cinchonique reste dans la gélatine.

Gelée de pain.

℞. Pain biscuit.	128 gramm.	℥ jv.
Vin du Rhin, blanc.	192 gramm.	℥ vj.
Sucre blanc.	750 gramm.	℔ j ß.
Eau de cannelle.	24 gramm.	ℨ vj.

On fait bouillir le pain dans deux litres ou pintes d'eau, réduites à moitié; on passe à travers un blanchet, on évapore de
nouveau à moitié, et l'on ajoute le reste suivant l'art. On obtient une gelée fort adoucissante, utile dans les dysenteries,
les coliques, les relâchemens d'estomac et les maladies de
poitrine; on en prend de 8 à 32 grammes, 2 gros à une once.

DES PILULES ET BOLS.

Quoique plusieurs de ces médicamens soient magistraux,
nous les avons réunis tous aux officinaux. (*Voyez* la section
des Pilules et des Bols.)

MÉDICAMENS MAGISTRAUX EXTERNES.

DES GARGARISMES.

Ce mot vient de γαργαρεον, la gorge, parce qu'on use de gargarismes pour les maux de cette partie du corps. Ce sont des médicamens liquides, dont on se lave la bouche et la gorge sans les avaler, puisqu'ils contiennent quelquefois des substances nuisibles pour l'intérieur. On se sert ordinairement de *décoctum* de semences mucilagineuses, ou de racines, de feuilles, de fleurs, ou d'*infusum* de diverses natures. On y ajoute des édulcorans, comme le miel, le sirop. Le véhicule est le plus souvent aqueux, quelquefois du vin, du lait. On augmente l'activité des substances, ou par des acides sulfurique, acétique, ou par des alcools et teintures, ou par des sels, les sulfates de zinc, d'alumine, l'acétate de plomb, le deutochlorure de mercure, à petite dose, etc.

Gargarisme térebenthiné, de Geddings.

℞. Mucilage de gomme arabique. . . . 250 gramm.   ℥ viij.
Huile volatile de térébenthine . .   8 gramm.   ℥ ij.

Mélangez par agitation; chaque fois qu'on en fait usage. On l'emploie pour arrêter la salivation mercurielle trop abondante. Elle cède mieux à ce moyen qu'à tout autre. On ressent d'abord beaucoup de chaleur et de cuisson dans la bouche; mais on s'y accoutume bientôt.

Gargarisme alumineux, de Bennati.

℞. Sulfate d'alumine potassé. . . . .   4 gramm.   ℥ j.
Décoctum d'orge filtré. . . . . . . 320 gramm.   ℥ x.
Sirop diacode . . . . 32 gramm.   ℥ j.
F. S. A.

Contre l'enrouement et l'aphonie, on s'en gargarise plusieurs fois par jour. Il faut augmenter la dose, même après la guérison apparente. Si le mal résiste, il faut accroître la quantité d'alun, même jusqu'à saturer le décoctum d'orge (avec 10 à 12 gros, 40 à 48 grammes); mais la dose de 4 à 5 gros, de 16 à 20 grammes, suffit pour l'ordinaire. Le sulfate de zinc, préféré par quelques praticiens, au lieu de celui d'alumine, peut causer le vomissement, pour peu qu'on en avale.

Gargarisme de cyanure de mercure, par le docteur Parent.

℞. Cyanure de mercure. . . . .   5 Décigr.   ℈ x.
Décoctum de guimauve. . . . .   500 gramm.   ℔ j.

Faites dissoudre dans le liquide. On s'en gargarise dans les ulcérations syphilitiques de la gorge.

Gargarisme astringent.

℞. Décoctum d'orge chargé . . .   250 gramm. ℥ vilj.
Roses de Provins. . . . . . .
Noix de cyprès ou de galles . .
Écorce de grenades ou balaustes.   āā   8 gramm. ℨ ij.
Fleurs de sumac . . . . . .
Fruits de berbéris . . . .
Vin rouge . . . .   250 gramm. ℔ ß.
Miel rosat . . . .   64 gramm. ℥ ij.
Acide sulfurique . . . . . .   Q. s. jusqu'à agréable acidité.

On ajoute les végétaux à la décoction d'orge ; le vin se met vers la fin.

On use de ce gargarisme pour arrêter la salivation.

Gargarisme antivénérien.

℞. Décoctum d'orge . . . . .   5 hectogr. ℔j.
Liqueur de Van-Swiéten . . . .   32 gramm. ℥ j.
Sirop sudorifique, dit de Cuisinier.   64 gramm. ℥ ij.

Il est très-utile dans les ulcérations de la gorge, suites de maladies syphilitiques.

On n'en doit pas avaler.

Gargarisme adoucissant.

℞. Lait chaud . . . .   192 gramm. ℥ vj.
Figues grasses fendues. . .   N° 4.

On les met macérer dans le lait chaud, et l'on passe le liquide, qui est un gargarisme très-adoucissant dans l'angine et l'esquinancie.

Gargarisme de Quarin, *dans la paralysie de la langue.*

℞. Racine de pyrèthre en poudre.   6 gramm. ℨ j ß
Muriate ammoniacal . . . .   8 gramm. ℨ ij.
Eau distillée de sauge. . . .   250 gramm. ℥ viij.
Alcoolat de cochléaria. . . .   24 gramm. ℨ vj.
Passez, et ajoutez miel blanc. .   16 gramm. ℨ jv.

Faites digérer pendant douze heures.

Il y a d'autres espèces de gargarismes, dans lesquels on fait entrer les sirops de groseilles, de mûres, de framboises, le miel. On emploie les décoctions de ronces, d'aigremoine, de plantain, etc.

DES COLLYRES.

Ils viennent de κολλύριον, qui désigne un médicament, ou sec, ou gras, ou liquide, pour appliquer aux yeux malades. Il est pourtant des liquides nommés *collyres*, qui n'ont pas cet usage, comme celui de Lanfranc, mais il appartient à la même classe.

On emploie pour les *collyres secs*, des médicamens siccatifs ou rongeans, en poudre, l'oxyde gris de zinc (tuthie), le sulfate de zinc ou de cuivre, ou d'alumine, l'hydrochlorate d'ammoniaque, le sucre candi, les trochisques de Rhasis, l'iris; on souffle ces poudres dans l'œil avec un chalumeau.

Les *collyres gras* sont les onguens de tuthie, de cérat avec l'oxyde rouge précipité de mercure (pommade de Grandjean), le cérat de Saturne, etc.

Les collyres liquides les plus fréquens sont préparés avec des eaux astringentes ou adoucissantes, dans lesquelles on fait dissoudre des sels, ou qu'on anime par des spiritueux; ils s'appliquent, ou par une compresse humectée, ou en distillant quelques gouttes dans l'œil, ou en baignant celui-ci dans une petite capsule en verre, qui s'applique sur l'orbite.

Enfin il y a encore des collyres en vapeurs, comme lorsqu'on approche son œil de la paume de la main, frottée, ou de baume de Fioraventi, ou d'eau de mélisse spiritueuse, ou d'ammoniaque liquide, etc.

Collyre anodin ou opiatique.

℞. Eau distillée de roses . . . . . . 64 gramm. ℨ ij.
    Gomme arabique . . . . 2 gramm. ʒ ß.
    Gouttes de l'abbé Rousseau ou
      d'opium fermenté . . . . . 6 gouttes.

Elles contiennent à peu près un grain d'opium.

Collyre narcotique.

℞. Infusion de feuilles de jusquiame. 250 gramm. ℔ß.
    Extrait de belladonne . . . . . grains viij.
      d'opium . . . . grains jv.

Faites selon l'art. Ce collyre paralyse l'iris, et diminue l'extrême sensibilité de la rétine dans l'amaurose.

Collyre de Neumann.

℞. Fleurs d'arnica. . . . . . 32 gramm. ℨ j.
    Acide acétique distillé. . . 500 gramm. ℔j.

Faites digérer le vinaigre bouillant sur ces fleurs pendant quatre heures, neutralisez l'acide par du carbonate ammoniacal, s. q.

Ce collyre s'emploie dans la cataracte; on boit en outre de l'infusion d'arnica.

Collyre de Brun.

℞. Aloès hépatique en poudre . 4 gramm. ʒ j.
    Vin blanc . . . . } āā 48 gramm. ℨ j ß.
    Eau de rose . . . . . . }

Faites un collyre selon l'art. Il convient pour déterger les petites croûtes galeuses et les ulcères des paupières. On y peut joindre de la teinture de safran; 20 à 30 gouttes. On fait dissoudre l'aloès à chaud, et on filtre le liquide.

Collyre antiphlogistique.

℞. Eau distillée de plantain. . . . . 192 gramm. ℥ vj.
   Acétate de plomb en poudre. . . 3 décigr. ℥ vj.
   ou de l'extrait de Saturne . . . Q. s.

On emploie souvent, au lieu d'eau de plantain, l'infusion de sureau. Ce collyre s'applique avec une compresse. On peut l'animer avec quelques gouttes d'eau-de-vie camphrée dans les grandes inflammations de l'œil. Scarpa y joint du mucilage de gomme adragant, demi-once. On l'emploie tiède.

Collyre de Lanfranc, ou mixture et solution cathétérique.

℞. Vin blanc . . . . 5 hectogr. ℔ j.
   Eau distillée de rose . . . . ⎱ aa 96 gramm. ℥ iij.
            de plantain . . . . ⎰
   Sulfure d'arsenic jaune, orpiment. 8 gramm. ℨ ij.
   Oxyde vert de cuivre. . . . . 4 gramm. ℨ j.
   Myrrhe . . . . ⎱ aa 2 gramm. 6 décigr. ℈ ij.
   Aloès. . . . . ⎰

Les substances sèches, séparément pulvérisées d'abord, se mêlent avec les liquides dans un mortier de verre; les corps métalliques se déposent; mais on remue le liquide lorsqu'on veut s'en servir pour corroder les ulcères vénériens ou autres de la bouche et de diverses parties. On doit éviter d'en avaler. Il s'applique avec un tampon; il entre aussi en quelques injections très-détersives. Rarement il sert pour les yeux, et ne s'emploie alors que très-limpide.

Collyre détersif.

℞. Iris de Florence en poudre . . . 16 gramm. ℨ jv.
   Sulfate de zinc. . . . . 6 gramm. ℨ j ß.
   Eau distillée de rose. . . . . . ⎱ aa 750 gramm. ℔ j ℥ viij.
          de plantain. . . . ⎰

C'est un très-bon remède contre les ophthalmies rebelles ou chroniques, par atonie. Le sulfate de cadmium est préféré à celui de zinc par les Allemands. Une autre manière non moins bonne est de prendre :

℞. Sulfate de zinc . . . . 2 gramm. ℨ ß.
   Blanc d'œuf . . . . N° 1.
   Eau de rose ou de plantain . . . 128 gramm. ℥ jv.

On ne met que quelques gouttes de ce collyre dans l'œil, qu'il picote assez vivement d'abord. Le Codex y ajoute de l'eau-de-vie, et supprime le blanc d'œuf; quelques personnes y mettent du sucre candi. Janin y ajoutait du mucilage de semences de coings, ℨ jv.

Eau céleste.

℞. Sulfate de cuivre . . . . 2 décigr. ℥ jv.
   Eau distillée. . . . . 250 gramm. ℥ viij.
   Ammoniaque fluor. . . . . Q. s.
Pour précipiter l'oxyde de cuivre et le redissoudre ensuite en beau bleu.

Cette eau est astringente, siccative. Elle peut faire reconnaître les solutions d'acide arsénieux en les précipitant en beau vert (ou vert de Schèele).

La *pierre divine* est décrite aux *Sulfates* (tome II); ces sels sont fondus au feu.

Pommade ophthalmique, de Grandjean.

℞. Cérat blanc de Galien. . . . . . 32 gramm. ℥ j.
   Oxyde rouge de mercure précipité.. 5 décigr. ℈ x.

On mêle le tout dans un mortier. La proportion d'oxyde de mercure peut varier. En plusieurs cas, on y joint tuthie en poudre, 4 gramm. ʒ j.

Ce remède s'applique entre la paupière inférieure et l'œil, avec une barbe de plume, par petites portions : on ferme l'œil et on le frotte avec le doigt. C'est un très-bon siccatif et détersif dans les ulcères des paupières.

Pommade antiophthalmique, de Saint-Yves.

℞. Beurre frais non salé. . . . . 96 gramm. ℥ iij.
   Cire blanche . . . . 16 gramm. ℥ ß.
   Oxyde rouge de mercure précipité. . 10 gramm. ʒ ij ß.
   Oxyde de zinc. . . . . 4 gramm. ʒ j.
   Camphre dissous dans de l'huile d'œufs 3 gramm. ℈ ij. ℈ iv.

On fait liquéfier la cire et le beurre, puis on mêle toutes les substances en un mortier de verre.

C'est un remède utile appliqué sur les paupières à leur bord, dans les engorgemens et irritations des glandes de Méibomius.

Collyre sec.

℞. Sucre candi . . . .
   Tuthie en poudre . . . . } āā 2 gramm. ℈ xxxvj
   Iris de Florence . . . .

On fait du tout une poudre qu'on insuffle par portions dans l'œil avec un tuyau de plume. Ce remède est connu en Egypte. Les Arabes le nomment *sief* (1). On nettoie d'abord l'œil avec un peu d'eau acidulée par le suc des citrons ou le vinaigre. Ce collyre dissipe, dit-on, les taies des yeux. On y fait entrer quelquefois aussi de la pierre médicamenteuse, 1 gramme (Voyez aux *Sulfates*).

DES ERRHINES, OU STERNUTATOIRES.

Le mot *errhine* vient d'εν ῥιν, *dans le nez*, où l'on introduit en effet ces médicamens, soit pour exciter l'éternuement et la

---

(1) Ils font, ainsi que les Egyptiens, un autre collyre avec de la poudre de *Schism*, qui est la semence de *Cassia absus*, L. Cette poudre très-fine, mêlée à celle de curcuma, ou au sucre candi, est insufflée dans l'œil; elle cause un larmoiement considérable, utile dans les ophthalmies atoniques.

sécrétion du mucus nasal, soit pour arrêter l'hémorrhagie (épistaxis). Il y en a de *pulvérulens*, comme le tabac, l'élébore blanc, l'iris, le muguet, la bétoine, la sauge, la marjolaine en poudre ; de *liquides*, comme les sucs de ces plantes, ou ceux de cyclamen, de soldanelle, ou des infusum, décoctum de poivre, de pyrèthre, des teintures spiritueuses ou vineuses, qu'on introduit avec du coton imbibé, ou qu'on aspire par le nez ; des *errhines en onguens*, comme l'huile de laurier, dans laquelle on mêle des poudres âcres de staphisaigre, de poivre, de pyrèthre ; ou enfin de *solides*, comme lorsqu'on fait avec des poudres de mastic, de sang-dragon, de balaustes, de sulfate de zinc et de bol d'Arménie, une pâte à l'aide du blanc d'œuf, et qu'on en forme de petits cônes, pour introduire dans les narines comme astringens.

DES MASTICATOIRES ET APOPHLEGMATISMES.

Ce sont des substances un peu âcres, qui excitent la sécrétion de la salive lorsqu'on les mâche ; comme les racines de pyrèthre, d'iris, de gingembre, de pimprenelle, de gentiane, le tabac, la moutarde en graine ; les poivres, la staphysaigre.

On peut faire des pastilles, des bols ou des liquides apophlegmatisans, où l'on renferme dans un nouet les poudres âcres, ou on les mêle à la cire ou à la térébenthine liquefiées, etc. Le mastic est le masticatoire habituel des Orientaux ; le bétel, celui des Indiens, et le tabac, celui des Américains. Ces remèdes sont utiles dans les engorgemens lymphatiques des glandes salivaires. Les gargarismes stimulans sont des apophlegmatiques ; ils font saliver.

DES DENTIFRICES.

Ce sont des substances propres à nettoyer les dents par friction, ou à raffermir les gencives. Il y en a de *pulvérulens*, comme les poudres de corail, de crème de tartre, de pierreponce, de terre sigillée, l'os de sèche, la corne de cerf calcinée, etc. On s'en frotte avec une petite brosse mouillée, et on se nettoie la bouche avec un verre d'eau aromatisée par quelques gouttes d'essence de menthe poivrée, ou d'eau vulnéraire spiritueuse. Il en est sous forme d'*opiats*, qui se font avec les mêmes poudres incorporées dans du miel ou du sirop, ou un mucilage. D'autres en *bâtons*, telle est la poudre de corail dont on forme un cylindre avec du mucilage de gomme adragant, comme pour les crayons de pastel. On s'en frotte les dents. Il y a des *eaux* pour les dents, comme l'eau vulnéraire colorée par la résine lacque et la cochenille, ou l'eau de la Vrillière, ou l'eau-de-vie de Gayac. On emploie aussi des *racines* ou des *éponges dentifrices*, comme la racine de réglisse, ou de luzerne, ou de guimauve effilée par un bout, et qu'on a privée, par de fortes décoctions, de presque tout son extractif. Ces racines se peuvent ensuite colorer en rouge, par une teinture de Fernambouc, d'orcanette et de cochenille aiguisée par l'alun. On en a fait autant des éponges fines employées comme dentifrices; mais on les imbibe ensuite d'un alcool aromatisé par les essences de girofle, de lavande, etc.

Poudre dentifrice, ou opiat dentifrice.

℞. Bol d'Arménie préparé . . ⎫
Corail rouge porphyrisé . ⎬ aa 24 gramm. ℥ vj.
Os de sèche porphyrisé . ⎭
Sang-dragon pulvérisé. . 12 gramm. ℥ iij.
Cochenille en poudre . . 3 gramm. ℥ ß ℈ j.
Tartrate acidule de potasse 36 gramm. ℥ j ℥ j.
Cannelle en poudre. . . 6 gramm. ℥ j ß.
Girofle en poudre . . . 1 gramm. ḡ xx.

Mêlez, formez une poudre très-fine dans laquelle le tartre dominera. On peut en former une sorte d'opiat avec un sirop simple ou aromatique. On en frictionne les dents.

Autre poudre dentifrice, dite corail, préparé au quinquina,
par J. Pelletier.

℞. Corail rouge porphyrisé . . 32 gramm. ℥ j.
Lacque carminée . . . 4 décigr. 8 grains.
Sulfate de quinine. . . . 2 décigr. 4 grains.
Huile volatile de menthe . . 2 gouttes.

Faites le mélange selon l'art. Comme la crême de tartre, par son acide, attaque l'émail des dents, il est peu utile de la faire entrer dans les poudres dentifrices.

Mixture contre les aphthes, de Boyle.

℞. Suc de grande joubarbe. . ⎫
Miel épuré. . . . . . . ⎬ aa 32 gramm. ℥ j.
Sulfate acide d'alumine. . ⎭ xxiv grains.

On en touchera les aphthes, toutes les heures.

Liqueur contre les aphthes, par le docteur Swédiaüer.

℞. Sousborate de soude. . . . 8 gramm. ℥ ij.
Teinture alcoolique de myrrhe. ⎫ aa 32 gramm. ℥ j.
Eau distillée de rose . . . ⎭
Miel rosat. . . . . . 64 gramm. ℥ ij.

Imbibez un plumasseau de cette liqueur pour toucher les aphthes et les déterger.

Liqueur odontalgique, de Plenck.

℞. Eau distillée de lavande . . ⎫ aa 64 gramm. ℥ ij.
Vinaigre distillé . . . . . ⎭
Racine de pyrèthre . . . . 8 gramm. ℥ ij.
Hydrochlorate d'ammoniaque . 4 gramm. ℥ j.

Faites digérer pendant trois jours, filtrez.

On se gargarisera les gencives douloureuses avec cette liqueur, qu'il ne faut pas avaler.

DES FOMENTATIONS, EMBROCATIONS ET LINIMENS.

Le mot de *fomentation*, qui vient de *fovere*, annonce qu'elle est destinée à ramollir, adoucir, échauffer, fortifier une partie en y appliquant différens corps ou liquides, ou sous forme de sachets, etc. Les fomentations émollientes se font avec de forts décoctums de plantes malvacées, de racines, de semences mucilagineuses, comme les racines de guimauve, feuilles de mauve, graine de lin, etc., avec lesquels on frictionne une partie du corps; ou appliqués chaudement par des compresses imbibées de ces liquides. On y ajoute parfois du sousacétate de plomb, dit extrait de Saturne. Les fomentations toniques se font quelquefois avec des vins chargés de substances aromatiques, d'extraits astringens, ou avec des décoctums d'écorces, de plantes labiées, de baies de genièvre, de laurier, etc.

Les fomentations par sachets se font, soit en appliquant une vessie de cochon remplie de lait chaud sur le bas-ventre, soit en plaçant entre deux linges de l'avoine ou du son fricassé avec du vinaigre, contre les douleurs de côté, de rhumatisme. On fait un grand nombre d'autres applications qui se rapportent aussi aux cataplasmes.

Fomentation pour les mamelles.

℞. Muriate ammoniacal . . . . . 32 gramm. ℥ j.
Alcoolat de romarin. . . . . 500 gramm. ℔ j.

Dissolvez. On imbibe des compresses de cette liqueur pour dissiper et résoudre les tumeurs laiteuses indolentes.

Les *embrocations* (du mot grec ἐμβροχη, *aspersio*) sont des espèces d'onctions de quelque partie du corps avec un liniment ou une mixtion ordinairement grasse. Le mot de *liniment* signifie onction douce avec la main.

Liniment volatil, ou savon ammoniacal.

℞. Huile d'olive . . . . 128 gramm. ℥ iv
Ammoniaque caustique liquide à 22°. 16 gramm. ℥ ß.

Mêlez dans une bouteille bien bouchée; le liquide devient laiteux comme un looch, c'est un vrai savon volatil, qui est très-résolutif dans les tumeurs. Il s'emploie aussi contre les douleurs rhumatismales, la sciatique, etc. On s'en frictionne les membres. Quelquefois on y joint de la teinture d'opium ℥ ij ou 8 grammes pour le rendre sédatif. Desbois, de Rochefort, joignait au liniment volatil avec le laudanum, de l'alcoolat thériacal ℥ ij.

Le *liniment camphré* se prépare avec l'huile d'olive 64 gramm. ℥ ij, et camphre de 2 à 8 grammes qu'on y fait dissoudre. On peut employer de l'huile composée de camomille ou de jusquiame, etc.

Liniment ammoniacal stibié.

℞. Liniment ammoniacal. . . . 32 gramm. ℥ j.
    Tartre stibié . . . . . . 4 gramm. ℈ j.

Mêlez avec soin. On en fait des frictions stimulantes.

Liniment calcaire.

℞. Eau de chaux . . . . } 500 gramm. ℔ j.
    Huile d'olive. . . . . . }
      ou seulement, huile. . . . 80 gramm. ℥ ij ß.

On agite le tout dans une bouteille. Ce savon calcaire est très-utile contre les brûlures. On peut y mêler du laudanum liquide de Sydenham, 8 grammes ou 2 gros.

Liniment savonneux hydrosulfuré, de M. Jadelot.

℞. Sulfure de potasse. . . . 200 gramm. ℥ vj.
    Savon blanc râpé . . . . 1 kilogr. ℔ ij.
    Huile de pavot. . . . . 2 kilogr. ℔ iv.
    Huile volatile de thym . . 8 gramm. ℥ ij.

On triture le sulfure dans un mortier chauffé, on le passe au tamis, ou plutôt on dissout ce sulfure dans le tiers de son poids d'eau, un jour d'avance.

On râpe le savon que l'on fait fondre au bain-marie dans l'huile de pavot. On triture la solution de sulfure, ou ce sulfure en poudre avec l'huile savonneuse. On ajoute à la fin l'huile volatile de thym.

La couleur verdâtre de ce liniment blanchit par le contact avec l'air.

L'usage est d'une once (32 grammes) en frictions, contre la gale ; on la guérit ainsi en huit jours.

Liniment de Roncalli.

℞. Une vésicule de fiel de bœuf entière.
Ajoutez à la bile qu'elle contient :
    Hydrochlorate de soude en poudre. . ℥ iij.
    Huile de noix. . . . . 3 cuillerées.

Exposez ce mélange à une douce chaleur pendant quelque temps.

C'est un topique très-utile contre les tumeurs scrofuleuses, et il les résout. Il faut employer aussi les remèdes internes,

Liniment phosphoré.

℞. Huile d'olive . . . .   250 gramm.   ℥ viij.
Phosphore pur en morceaux. . .   grains xij.

Faites chauffer l'huile, mettez-y le phosphore, et faites dissoudre.

On peut, au lieu d'huile, employer de l'axonge bien pure et y faire également dissoudre le phosphore à chaud. (Voyez la *Pommade phosphorée*, tome II.)

On se sert de ce liniment comme d'un stimulant utile en frictions sur les membres paralysés et atrophiés.

Liniment de cantharides.

℞. Cantharides en poudre . . .   ʒ j.
Huile volatile de térébenthine.   ℥ viij.

Faites digérer à un feu doux pendant trois heures au bain-marie et filtrez.

Liniment de cantharides camphré.

℞. Teinture alcoolique de cantharides.   16 gramm.   ʒ iv.
Huile d'amandes douces . . . .   128 gramm.   ℥ iv.
Savon amygdalin . . . . . .   32 gramm.   ℥ j.
Camphre. . . . .   2 gramm.   ℈ ß.

Dissolvez le camphre dans l'huile, et le savon dans la teinture alcoolique; unissez le tout.

On prépare des linimens semblables avec les teintures de scille ou de digitale pourprée. On en fait des frictions diurétiques.

Savon mercuriel, de Chaussier.

℞. Onguent mercuriel double. . .   112 gramm.   ℥ iij ß.
Lessive saturée de soude caustique   96 gramm.   ℥ iij.

Formez par trituration un savon animal en versant peu à peu la solution de soude. Il se forme un savon de bonne consistance, avec le temps. C'est un bon remède, en frictions, contre la gale, les dartres, non moins que contre la maladie vénérienne (Voyez aux *Savons*, tom. II).

Beurre de Saturne.

℞. Huile d'olives ou d'amandes douces.
Acétate de plomb liquide ou extrait   }   ãã 64 gramm.   ℥ ij.
de Saturne . . . .

Mêlez. Il acquerra une consistance butyreuse. On s'en sert comme liniment dessicatif, résolutif, rafraîchissant à l'extérieur seulement. Il convient dans les brûlures.

L'onguent *nutritum* est de la nature des linimens.

Oxyrhodin.

℞. Huile rosat. . . . .   64 gramm.   ℥ ij.
Vinaigre rosat . . . .   32 gramm.   ℥ j.

Agitez ensemble. C'est un liniment contre les dartres, la gratelle, les inflammations érysipélateuses.

Liniment savonneux opiatique.

R). Teinture alcoolique d'opium. . 32 gramm. ℥ j.
Savon amygdalin . . . . . 16 gramm. ℥ iv.
Huile d'amandes douces . . . 64 gramm. ℥ ij.

Faites un liniment adoucissant.

Liniment antiparalytique, ou eau de Barnaval.

R). Carbonate d'ammoniaque alcoolisé (1). 80 gramm. ℥ ij ß.
Huile de petits chiens, ou huile grasse
mucilagineuse. . . . . 96 gramm. ℥ iij.
Savon noir. . . . . 12 gramm. ℥ iij.
Alcoolat de romarin. . . . . . 192 gramm. ℥ vj.

On délaie le savon avec l'huile; on ajoute l'alcool d'ammoniaque et celui de romarin ; on agite fortement le tout, qui est susceptible de se séparer. On se frotte de ce liniment dans la paralysie, le rhumatisme, l'engourdissement. Il serait utile de réformer ce médicament, en employant de l'ammoniaque fluor et de l'huile grasse de lin pour former un liniment qu'on étendrait dans l'alcool de romarin. On peut ajouter aussi du savon blanc ordinaire. (Voyez le *Baume opodeldoch anglais.*)

Liniment sulfurico-térebenthiné, contre les engelures.

R). Huile volatile de térébenthine. 64 gramm. ℥ ij.
d'olives . . . . . 160 gramm. ℥ v.
Acide sulfurique . . . . . 16 gramm. ℥ ß.

Mêlez. On en frictionne la peau dans les engelures, les brûlures, les entorses, quand la peau n'est pas entamée.

Liniment résolutif, de Pott.

R). Huile volatile de térébenthine . . . 64 gramm. ℥ ij.
Acide hydrochlorique ordinaire . . 32 gramm. ℥ j.

Mêlez. Usité contre les rhumatismes, les loupes, et les kystes ou tumeurs.

Liniment antihémorrhoïdal, du docteur Andry.

R). Miel de Narbonne . . . . . . }
Huile d'olives . . . . . . } ãã 32 gramm. ℥ j.
Térébenthine pure . . . . . }

Mêlez.

Liniment diurétique, de Kuser.

Dans deux jaunes d'œufs on mêle huile volatile de térében-

<hr>

(1) On le fait en distillant le carbonate ammoniacal avec l'esprit de vin, ou en dissolvant de ce sel ℥ ij dans l'alcool ℥ j.

thine 32 grammes ℥ j, en un mortier de verre, et on ajoute : eau distillée de menthe 96 gramm. ℥ iij. On fait des frictions inguinales dans l'ischurie spasmodique.

Liniment antiscrophuleux, de Hufeland.

℞. Fiel de bœuf récent . . . . . } aã	12 gramm.	ʒ iij.
Savon blanc. . . . . . . }		
Onguent d'althæa	32 gramm.	℥ j.
Huile volatile de pétrole. . .	8 gramm.	ʒ ij.
Carbonate ammoniacal pyrogéné huileux	2 gramm.	ʒ ß.
Camphre.	4 gramm.	ʒ j.

Mêlez selon l'art ; on en frictionne les glandes engorgées et scrofuleuses toutes les trois heures.

Eau d'Alibour.

℞. Sulfate de cuivre	20 gramm.	ʒ v.
de zinc.	70 gramm.	℥ ij ʒ j ß.
Safran gâtinois pulvérisé . . .	4 gramm.	ʒ j.
Camphre	10 gramm.	ʒ ij ß.
Eau commune	2 kilogr.	℔ iv.

Dissolvez les sels en les triturant avec le camphre dissous dans de l'alcool ; ajoutez le safran, toute la quantité de l'eau, et, après quelques jours de digestion en un matras, en agitant de temps en temps, filtrez. C'est une lotion utile contre les plaies, les contusions, les brûlures, les ophthalmies chroniques.

Eau de Gondran.

℞. Acide hydrochlorique.	128 gramm.	℥ iv.
Huile de pétrole	4 gramm.	ʒ j.

Mêlez. On verse cette liqueur dans de l'eau tiède pour une lotion antirhumatismale.

Digestif.

℞. Térébenthine pure	64 gramm.	℥ ij.
Jaune d'œufs.	N° 1.	
Huile de millepertuis ou rosat. .	Q. s.	

Mêlez dans un mortier. On peut y joindre des teintures de myrrhe et d'aloès, ou de l'alcool camphré. Ce liniment s'emploie pour les plaies, comme détersif. On l'applique sur des plumasseaux de charpie. Si, au lieu d'huile, on met de l'eau de menthe poivrée et davantage de jaunes d'œufs, on a un *liniment contre l'ischurie spasmodique;* très-vanté.

DES ÉPITHÈMES, FRONTAUX, CUCUPHES, ÉCUSSONS, etc.

Le mot *épithème* (d'ἐπιτίθημι, j'applique) désigne un topique quelconque, mais surtout ceux qu'on applique à la région des principaux viscères. Ce sont d'ordinaire un corps tonique, ou des eaux spiritueuses, ou des huiles aromatiques, ou des poudres. Ceux qui sont liquides s'appliquent au moyen de compresses, ou d'une éponge, ou du coton, de la laine, imbibés de ces liquides.

Epithème stomachique.

R. Mie de pain . . . .
    Semences de cumin pulvérisées . } aa 64 gramm. ʒ ij.
    Girofles en poudre. . . . . . .
    Noix muscades en poudre . . . } aa 4 gramm. ʒ j.
    Vin d'Espagne . . . . Q. s.

On fait du tout une pâte qu'on étend sur de la peau et qu'on applique sur l'estomac, dans l'atonie et les langueurs de ce viscère.

Collier de Morand, contre le goître.

R. Muriate d'ammoniaque . . . . .
       de soude décrépité . . } aa Part. égales.
    Éponge calcinée, non lavée . .

On pose la poudre de ces substances dans une carde de coton que l'on recouvre d'un tafetas noir comme un coussinet pour un col, et on le porte sur les goîtres, jour et nuit. Ce collier se renouvelle chaque mois.

Les *frontaux* qu'on applique sur le front, contre les céphalalgies et migraines, sont, ou pulpeux, ou pulvérulens, ou liquides. Ceux avec le vinaigre rosat et l'eau fraîche servent pour arrêter les hémorrhagies. Ceux avec des poudres aromatiques dissipent les engorgemens de la glande pituitaire.

Epithème d'ail.

R. Ails dépouillés de leurs tuniques.. Q. s.
Pilez dans un mortier avec partie égale d'axonge de porc.

On l'applique à la plante des pieds deux fois par jour. Remède vanté contre les toux opiniâtres, ou quintes de coqueluche.

Frontal hypnotique ou assoupissant.

R. Feuilles de jusquiame.......... } aa 32 gramm. ʒ j.
    Fleurs de pavots rouges........
    Extrait d'opium................ 3 décigr. ℈ vj.
    Vinaigre..................... Q. s.

Formez du tout une pâte à placer sur le front entre deux linges dans les violens maux de tête. L'opium doit être divisé dans le vinaigre.

Les *cucuphes* et *demi-cucuphes* sont des espèces de calottes ou bonnets, dans la doublure desquels on place des poudres céphaliques et aromatiques. On *pique* le bonnet afin de tenir ces poudres également réparties. Elles se composent de romarin, de sauge, de bétoine, de benjoin, de cannelle, girofle, etc.

On les applique sur la tête nue, dans plusieurs maladies. On a imaginé, pour les maniaques et les frénétiques, une cucuphe, faite d'une moitié de citrouille ou de melon vidé en calotte, pour tenir leur tête froide. On y peut mettre aussi de la glace pilée. Le fromage mou, dans le casque de don Quichotte, était de ce genre.

Les *écussons* (du mot latin *scutum*), sont un emplâtre solide applicable en divers lieux ; par exemple, on étend sur une peau de la myrrhe, au milieu de laquelle on place de l'opium, et on applique cet écusson sur la tempe contre la douleur de dents ou d'oreilles. On fait un écusson de thériaque et de storax, qu'on anime par quelques gouttes d'huile de girofle, pour l'appliquer sur l'estomac comme tonique. On met encore des poudres en sachets pour être appliquées ainsi.

DES SUPPOSITOIRES, PESSAIRES, BOUGIES ET SONDES.

Le mot *suppositoires* vient de *subponere*, poser dessous, parce qu'ils se placent dans l'anus ; ce sont des drogues âcres, de consistance un peu solide, formées en cônes allongés, de la grosseur du petit doigt ou même moins, dont l'usage est d'irriter l'intestin rectum pour exciter l'excrétion stercorale. On leur donne environ 45 millimètres de hauteur, (1 pouce et demi). On incorpore pour cela des poudres d'aloès, ou de coloquinte, ou de scammonée, etc., avec du miel épaissi, ou de la cire, ou du suif, ou du beurre de cacao, ou du savon blanc. On joint de l'hydrochlorate de soude à ces substances, que l'on coule liquéfiées dans des cornets de papier, ou elles se figent. Le sel marin et le miel, épaissis en pâte ferme, composent un suppositoire purgatif. Le savon se taille au couteau.

Les *pessaires* (de πεσσὸς, un plumasseau) sont des tentes ou sortes de cylindres creux comme un doigt de gant, faits de toile fine ou taffetas, et remplis de poudres ou autres matières. Ils s'introduisent dans le vagin, pour guérir, ou les relâchemens de l'utérus, ou pour les hémorrhagies, ou pour exciter la menstruation. Il y a des pessaires en bois, en liége, en éponge, en coton. Plusieurs s'enduisent d'un liniment approprié à la maladie, comme de teinture de castoréum et de camphre, mêlés à l'onguent d'althæa, ou de l'huile empyreumatique de jayet pour l'hystérie, ou de l'huile rosat et des poudres astringentes pour resserrer le vagin. On attache un petit ruban au pessaire pour le retirer.

Les *bougies* sont, ainsi que les *sondes*, plutôt officinales que magistrales, et nous ne les plaçons ici que par le rapport qu'elles ont avec les préparations précédentes. Il y a des bougies emplastiques, ou d'autres en gomme élastique. Les emplastiques se font en prenant une mêche conique, ou de coton, ou de fil, ou de toile, qu'on trempe dans un emplâtre liquéfié (celui de *Vigo cum mercurio*, ou celui de Nuremberg, ou du diapalmé, ou tout autre); ensuite on roule cette mèche, à peu près longue de deux à trois décimètres (6 ou 9 pouces), de l'épaisseur d'une petite plume à écrire. On s'en sert pour l'insinuer dans le canal de l'urèthre, afin de le dilater, ou pour affaisser ses carnosités, ou pour en cicatriser les ulcères. On prépare maintenant des bougies élastiques avec le caout-chouc, ainsi que des sondes creuses.

Pour faire celles-ci, on a un mandrin ou fil de fer uni, de grosseur égale et moyenne, auquel on donne la courbure convenable; ensuite on découpe des lanières minces de caout-chouc, ramolli par l'eau bouillante. Ces lanières très-ramollies, ou même plongées dans l'éther (ou dans une solution de camphre par l'acide nitrique, avec addition d'eau-de-vie camphrée), s'appliquent en spirale autour de ce fil de fer, d'une manière très-uniforme. On serre ensuite cette gomme autour du mandrin, par une tresse ou un ruban de fil asssujetti avec une ficelle qui comprime également partout. Quand cette gomme est sèche, on enlève la ficelle et la tresse; on trempe un instant la sonde dans l'eau chaude pour retirer le mandrin; on fait deux ouvertures rondes près de l'extrémité de la sonde qui doit plonger dans la vessie; enfin l'on forme un rebord de cire à cacheter, à l'autre extrémité. Ce procédé, de Grossart, est plus simple et moins dispendieux que celui de Berniard, qui consiste à dissoudre le caout-chouc dans l'éther ou l'essence de térébenthine, etc.; à en appliquer plusieurs couches sur un tissu de toile fine qui renferme un mandrin de fer; enfin à former ainsi une bougie creuse par une toile bien imprégnée de gomme élastique. Macquer recommandait de faire ces bougies creuses en enduisant à plusieurs reprises un cylindre de cire de dissolution de caout-chouc, jusqu'à ce qu'on ait formé une couche épaisse. On fondait ensuite la cire en la plongeant dans l'eau bouillante, et le tube restait. Si l'on avait du caout-chouc frais ou encore liquide, il suffirait de l'appliquer comme on le voudrait. Au reste, on fait les taffetas gommés avec une solution de caout-chouc dans l'huile de pétrole, ou dans les huiles grasses de noix ou de lin.

L'huile de lin rendue siccative par l'oxyde de plomb demi-vitreux, et par l'action de l'air, forme aussi un enduit analogue à celui de la gomme élastique.

Bougies mercurielles dissolubles, *d'*Hecker.

℞. Deutochlorure de mercure... 2 décigr. ℥ iv.
Extrait d'opium............... 4 gramm. ℨ j.
Gomme arabique............ 16 gramm. ℨ jv.
Eau......................... Q. s.

Faites une sorte de pâte liquide dans laquelle vous plongerez des mèches de coton, qu'on laissera sécher et qu'on imbibera de nouveau jusqu'à ce qu'on ait formé une bougie assez grosse.

Insinuée dans l'urèthre pendant les gonorrhées chroniques, cette bougie livre ses parties dissolubles. S'il y a des carnosités à ronger, on peut remplacer le deuto-chlorure par de la *potasse caustique*.

DES SPARADRAPS.

On donne ce nom, ou celui de *Toile Gauthier*, à des bandes larges de linge ou même de taffetas, et aussi du papier, qu'on imprègne ou recouvre d'emplâtres, d'un ou de deux côtés. On s'en sert pour appliquer sur des ulcères, des cautères ou des plaies, et lorsque le sparadrap a servi d'un côté, on l'applique de l'autre face. Mais il vaut mieux, pour la propreté, n'employer que du sparadrap à une seule face.

L'une des qualités des sparadraps est de présenter des surfaces bien lisses, de n'être ni cassant ou trop sec, ni trop épais, ni de se détacher sur la peau où on l'applique.

Lorsqu'on veut préparer de la toile Gauthier, on prend de la toile neuve de Troyes ou autre, en larges bandes, on l'immerge dans un emplâtre liquéfié à une douce chaleur jusqu'à ce qu'elle soit bien imprégnée. En la retirant du vase, on la fait passer entre deux règles de bois, plus ou moins serrées, afin de faire retomber le superflu de l'emplâtre. La toile desséchée à l'air peut ensuite être lissée sur une pierre polie, humide, avec un rouleau de bois aussi humecté.

Pour les sparadraps à un seul côté, on étendait sur une toile fixée à des clous, un emplâtre fondu, en se servant d'une palette pliante, ou d'un couteau à lame flexible, comme celui dont les peintres se servent pour étendre les couleurs sur leur palette; mais aujourd'hui on fait usage du *sparadrapier*. C'est une tablette de bois avec deux montans dans lesquels s'emboîte un châssis parallélipipède. A la partie antérieure du châssis est une lame en métal ou en bois, qui ne presse pas immédiatement sur la tablette. On fait glisser la toile entre la tablette et le châssis, lorsqu'on a versé dans l'intérieur de celui-ci de l'emplâtre liquéfié. La lame rejette en dedans le superflu de l'emplâtre, lequel enduit également le dessus de la toile. M. Grammaire et d'autres pharmaciens ont proposé divers sparadrapiers plus ou moins ingénieux dont on trouve les descriptions et les figures dans le *Journal de pharmacie.*

L'on fait ainsi des sparadraps de diachylon gommé, d'emplâtre de Nuremberg, pour appliquer sur les plaies.

Sparadrap à deux faces.

Celui dont on donne ici la formule, est un bon dessiccatif. On le coupe par disques ronds de diverse étendue, selon la plaie où il s'applique.

℞. Cire jaune....................	192 gramm.	℥ vj.
Suif de cerf ou de bœuf.....	64 gramm.	℥ ij.
Térébenthine..............	} āā 48 gramm.	℥ j ß
Huile d'olives..............		
Minium en poudre..........	128 gramm.	℥ iv.

Faites liquéfier, et mêlez.

Sparadrap ordinaire.

℞. Cire blanche, coupée menu.......	64 gramm.	℥ ij.
Huile d'amandes douces ou d'olives	32 gramm.	℥ j.
Térébenthine..................	8 gramm.	ʒ ij.

Faites liquéfier ensemble pour appliquer sur la toile. En hiver, on augmente la proportion d'huile, et on la diminue en été.

Toile dite de Mai, selon le Codex.

℞. Cire blanche..............	750 gramm.	℔ j ß.
Huile d'amandes douces.......	250 gramm.	℥ viij.
Alcool faible à 20° Baumé.....	125 gramm.	℥ iv.
Beurre récent..............	250 gramm.	℥ viij.

La cire ramollie par l'alcool, sera mêlée au beurre et à l'huile; ils seront liquéfiés ensemble à une chaleur douce. Le mélange étant bien intime et chaud, on y plongera des bandes de toile que l'on fera passer entre deux cylindres ou baguettes, pour en séparer le superflu. Nous observerons toutefois que cette composition est sujette à rancir avec le temps, et loin d'adoucir les plaies sur lesquelles on l'applique, elle ne peut alors que les irriter; mais elle convient tant qu'elle reste récente.

Toile emplastique.

℞. Emplâtre diapalme........	128 gramm.	℥ iv.
Suif de mouton..........	16 gramm.	ʒ iv.

Elle est également siccative; mais on ne l'enduit que d'un seul côté par le sparadrapier.

Taffetas d'Angleterre, de Woodstock.

R). Colle de poisson.......................... 36 gramm.   ℥ j ℨ j.
(a) Alcool à 20°.............................. 386 gramm.   ℥ xij.
    Teinture de benjoin ou de baume du Pérou 64 gramm.   ℥ ij.
(b) Teinture forte de benjoin................. 192 gramm.   ℥ vj.

Cette espèce de sparadrap, appliqué sur le taffetas blanc ou noir, se prépare en tendant celui-ci sur un châssis garni de pointes. On applique dessus une couche épaisse de colle de poisson, dissoute dans de l'eau bouillante, et à laquelle on ajoute de la teinture alcoolique de benjoin, à chaud et bien passée (a). Cette couche séchée, on en applique successivement encore cinq autres, le tout au moyen d'un pinceau. Ensuite on applique deux couches de teinture forte de benjoin (b), mais d'autres pharmaciens y mettent, en place de cette seconde teinture, celle du baume noir du Pérou dans l'alcool. Quoique plus sujette à s'écailler, elle paraît plus agréable. Ce taffetas ensuite est roulé sur lui-même. On s'en sert pour agglutiner les lèvres des plaies par solution de continuité. Il adhère très-bien à la peau.

Des taffetas vesicatoires.

On fait concentrer dans une cornue ou autre vase de verre, de la teinture alcoolique de cantharides, bien chargée et filtrée. Quand la teinture est très-rapprochée, on l'étend, à l'aide d'un pinceau et à chaud, sur un taffetas gommé, tendu au moyen d'un châssis; on fait ensuite sécher ce taffetas, et on l'enduit d'une seconde et troisième couche de cette teinture, afin qu'il agisse fortement sur la peau lavée auparavant avec du vinaigre. On l'applique à la manière d'un vésicatoire: on peut rendre ce taffetas odorant, en y ajoutant de la teinture du baume du Pérou ou quelque autre. Il vaut mieux étendre cette teinture de cantharides sur du taffetas gommé qui est plus solide.

On prépare aussi un *papier* fort *pour mettre sur les cautères*, en place de feuilles de lierre. C'est du papier enduit comme un sparadrap à deux faces, avec un emplâtre adoucissant que l'on rend odorant si l'on veut. On a soin que ce sparadrap de papier soit bien lisse : on le coupe en carrés ou en autre forme.

Autre taffetas vésicant.

R). Cantharides en poudre fine....... 48 gramm.   ℥ j ß.
    Ether acétique.................... 64 gramm.   ℥ ij.

Laissez infuser pendant huit jours, Décantez, faites y dissoudre :

Colophane............................... 8 gramm.   ℨ ij.

On applique cette composition sur un taffetas gommé.

On peut aussi faire une teinture avec écorce de garou ℨ ß, éther acétique ℥ ij, qu'on laisse infuser pendant huit jours. Cette teinture seule n'est pas assez vésicante, mais unie à la précédente, et aromatisée, soit avec l'essence de rose ou toute autre, et étendue sur un papier bien lisse et collé, elle fournit un papier propre à panser les vésicatoires.

Des cantharides en poudre ℨ iv (125 gramm.), dans éther sulfurique 500 gramm. (℔ j), macérées pendant trois ou quatre jours, donnent un éther vésicant que l'on peut étendre avec un pinceau sur du taffetas, en plusieurs couches, pour le rendre bien vésicant. On peut lui communiquer une bonne odeur avec un peu de baume du Pérou.

On peut animer les vésicatoires par l'essence de térébenthine en les appliquant; ils prennent plus promptement.

Taffetas vésicant, d'après M. Guilbert.

℞. Écorce de garou........................... 24 gramm. ℨ vj.
Faites bouillir dans eau.................. 1500 gramm. ℔ iij.
Passez et ajoutez : cantharides en poudre..⎫
      myrrhe en poudre......⎬āā 24 gramm. ℨ vj.
      euphorbe en poudre....⎭

Faites bouillir avec le liquide. Passez dans une toile double écrue, et concentrez assez pour appliquer ce liquide chaud, à l'aide d'un pinceau, sur le taffetas. Il ne faut pas laisser exposé long-temps à l'air ce taffetas quand il est assez sec, pour qu'il ne devienne pas tout fendillé et ne s'écaille pas. On le garde dans des papiers en le roulant : il est vésicant.

Papier à cautère.

℞. Cire blanche pure. . . . . ⎰ āā 48 gramm. ℨ j ß.
   Térébenthine pure. . . . . ⎱
   Cétine ou sperma céti. . . . 32 gramm. ℨ j.

Liquéfiez le tout au bain-marie, et étendez sur du papier très-lisse. On peut aromatiser ces papiers agréablement, à volonté.

DES CATAPLASMES, SINAPISMES, ÉPICARPES, PATÉS, POUDRES, etc.

Le mot de cataplasme vient de κατα, *super,* et πλασμω, *fingo,* parce que c'est un médicament mou et en consistance de pâte, qu'on applique et qu'on arrange sur quelque partie du corps. Il est des cataplasmes crus, d'autres cuits ; quelques-uns sont mêlés avec des corps gras, comme des huiles, des onguens. Ordinairement on les fait avec des farines, des pulpes de racines ou de feuilles cuites ; on y incorpore diverses poudres ;

on les anime, en quelque cas, avec des teintures alcooliques, des sels, etc.

Il faut remarquer que les poudres des plantes émollientes sèches, préférées par Baumé et d'autres auteurs à leurs pulpes faites par décoction, n'ont pas un effet aussi émollient que celles-ci, qui ont peu à perdre dans la décoction. Il est donc utile de recourir à ce dernier moyen, quoique plus long. Mais pour les plantes aromatiques, il convient mieux de préférer leur poudre; car on ne cherche point alors un médicament émollient, et on perd moins de principes volatils que par la décoction et la pulpation.

Dans les cataplasmes émolliens, on fera donc cuire à l'eau les herbes (si c'est l'oignon de lis, on le cuira dans du papier sous la cendre). Elles seront broyées dans un mortier, et on les pulpera. On joindra des farines, ou d'autres substances prescrites, à cette pulpe. La plupart des cataplasmes s'appliquent chauds. Il est utile parfois d'y joindre de l'huile ou des graisses, qui enduisent les parties et les empêchent de prendre trop de froid.

Si l'on emploie des poudres de plantes, on les fera chauffer avec de l'eau pour les attendrir et amollir; on ne met que sur la fin celles qui perdent facilement de leurs principes volatils.

Le *sinapisme*, ainsi nommé parce qu'il y entre de la graine de moutarde, est un cataplasme rubéfiant ou irritant sur la peau, et qui a pour véhicule l'eau et non pas le vinaigre, et pour excipient la pâte fermentée ou levain. L'*exutoire* sert à ouvrir un cautère d'où exsudent les humeurs.

L'*épicarpe* et le *suppédane* sont des sortes de cataplasmes qu'on appose, soit au poignet ou au carpe (d'où le nom d'épicarpe), ou à la plante des pieds (d'où le nom de suppédane); tel est le sinapisme le plus souvent. Ils s'appliquent crus et à froid.

Les *pâtes* sont destinées, soit à rendre la peau lisse et polie lorsqu'on la nettoie avec elles, soit pour faire tomber les poils, ou disparaître le hâle et les taches de rousseur. On y peut mêler des savons, des corps oléagineux qui donnent de la souplesse à la peau, ou des astringens pour la resserrer, pour en faire disparaître les rides, etc. Les pommades et quelques onguens rentrent dans cette classe.

Il y a aussi des *poudres* qu'on applique à l'extérieur sur la peau, soit pour diminuer la sueur, soit pour empêcher les froissemens, soit pour dessécher les écorchures. Nous ne parlerons ici que des poudres magistrales.

Cataplasme de mie de pain et de lait.

℞. Mie de pain blanc émiettée................ 128 gramm. ℥ iv.
Lait ou décoctum de racines de guimauve.. 750 gramm. ℔ j ß.

Faites cuire le mélange en bouillie sur un feu doux, en ayant soin d'agiter, de peur qu'il ne brûle à son fond. Sur la fin, on ajoute, s'il est prescrit :

Safran gâtinois en poudre. . . . . ~   2 gramm. ʒ ß

On fait du tout un cataplasme qui s'applique tiède, sur un linge. Il est très-adoucissant et calmant pour les inflammations, les ophthalmies, les furoncles, les panaris, les érysipèles, etc.

REMARQUE.

Les cataplasmes s'aigrissent et fermentent assez facilement, surtout en été. Ceux faits avec de vieilles farines échauffées, ou qui ont fermenté, ne se lient plus en matière collante, et, loin d'adoucir, ils irritent et échauffent la peau. De même les vieilles poudres de plantes sont peu convenables, et perdent beaucoup de leur mucilage.

Cataplasme émollient.

℞. Racine de guimauve.......⎫
Fleurs de sureau..........⎪
Feuilles de mauve.........⎬ āā 64 gramm. ℥ ij.
        jusquiame.....⎪
Farine de lin............⎭
Onguent de guimauve.....   16 gramm. ʒ iv.

Il faut faire cuire les feuilles et la racine de guimauve, les broyer, les pulper; on y ajoute les fleurs broyées, et on mêle la masse avec la colle de farine de lin, préparée à part avec le décoctum des herbes. Lorsque le mélange est bien fait et encore chaud, on y délaie l'onguent. C'est un puissant émollient et maturatif, qui s'applique tiède.

Le Codex prescrit des farines émollientes 128 grammes ℥ iv, qu'on délaie dans suffisante quantité de décoctum émollient, puis on ajoute la pulpe des espèces émollientes, aussi 128 grammes ou ℥ iv, ou bien en leur place, 32 grammes ℥ j de leur poudre. On cuit le tout en consistance requise ; on y peut ajouter de la poudre de ciguë ou de safran pour le rendre plus maturatif.

Cataplasme résolutif.

℞. Feuilles de ciguë...........................⎫ āā 64 gramm. ℥ ij.
        de jusquiame.....................⎭
Eau. . . . .   Q. s.
Gomme ammoniaque dissoute dans du vinaigre   32 gramm. ℥ j.

On fait cuire les feuilles, et on en forme une pulpe au travers d'un tamis de crin. Ensuite on ajoute la gomme dissoute et pulpée. C'est un bon fondant, appliqué sur les glandes, les mamelles engorgées.

Cataplasme résolutif, contre l'engorgement des mamelles.

R). Pommes de terre cuites, pelées... 500 gramm. ℔ j.
Vinaigre. . . . . 250 gramm. ℔ ß.
Fiel de bœuf. . . . . 2 cuillerées.

Faites cuire en consistance convenable, on l'applique sur les tumeurs indolentes pour les résoudre.

Cataplasme cru.

R). Racines de carottes râpées menu. . . . . Q. v.
Décoction forte de ciguë. . . . . Q. s.

Pour en former un cataplasme qui s'applique à froid. C'est un bon résolutif: on y peut joindre aussi la décoction de morelle noire.

La fécule de pommes de terre donne aussi un cataplasme émollient.

Cataplasme contre les tumeurs glanduleuses des seins.

R). Pulpe de carottes râpées......... 250 gramm. ℥ viij.
Feuilles de ciguë hachées....... une poignée.
de jusquiame hachées... demi-poignée.
Axonge . . . . 16 gramm. ℥ ß.
Huile rosat. . . . . 32 gramm. ℥ j.

Faites bouillir le tout dans S. Q. de décoction épaisse de racine de guimauve.

Cataplasme fermentant des Russes.

R). Marc de bierre......
Miel...............
} aã 250 gramm. ℥ viij.
Farine............. Q. s.

Ce cataplasme fermenté sur les parties gangrénées, les ulcères putrides, où il s'applique avec succès.

Cataplasme de pulpe et onguent, ou maturatif.

R). Farines résolutives. . . . . . 128 gramm. ℥ iv.

Délayez dans suffisante quantité de décoctum de plantes émollientes, et cuisez à la consistance requise, puis ajoutez :

Pulpe de bulbes de lis cuits
de feuilles d'oseille..
} aã 64 gramm. ℥ ij.
Onguent dit basilicum..... 32 gramm. ℥ j.

Mêlez. Il faut parfois ramollir l'onguent avec de l'huile, pour qu'il ne se sépare pas trop du cataplasme en se refroidissant. On l'applique sur les abcès, les phlegmons, etc.

Cataplasme de quinquina.

R). Farine d'orge. . . . . 192 gramm. ℥ vj.
Délayez dans eau commune bouillante 500 gramm. ℔ j.
Poudre de quinquina . . . . 32 gramm. ℥ j.

Faites cuire en consistance requise. A la fin , le cataplasme étant à demi refroidi , ajoutez :

Camphre. . . . . 4 gramm. ℨ j.

C'est un antiseptique appliqué sur les parties gangrenées.

Cataplasme anodin.

℞. Capsules de pavots coupées menu. . . . 32 gramm. ℥ j.
Feuilles de jusquiame noire, récente . . 64 gramm. ℥ ij.
Faites bouillir dans eau quantité suffi-
 sante, et qu'il en reste. . . . . . 750 gramm. ℔ j ß.
Passez et délayez-y farines émollientes.. 128 gramm. ℥ iv.

Faites cuire en consistance requise, en évitant qu'il se brûle au fond du vase.

Cataplasme rubéfiant.

℞. Farine d'orge légèrement torréfiée. 128 gramm. ℥ iv.
Vinaigre très-fort.............. 32 gramm. ℥ j.
Blancs d'œuf................. N° 3.

Mêlez en un mortier de marbre , avec eau Q. S. pour faire une masse à étendre sur des étoupes placées sur une compresse. La surface de ce cataplasme sera saupoudrée avec

Poivre noir en poudre........} āā 16 gramm. ℥ ß.
Semences de fenouil pulvérisées. }

Ce cataplasme s'applique chaud , sur le côté où l'on sent un point douloureux, dans la pleurésie et la péripneumonie. Il fait rougir la peau.

Cataplasme rubéfiant d'Astruc.

℞. Miel commun............. 250 gramm. ℥ viij.

Faites un cataplasme que vous saupoudrerez avec

Chaux vive en poudre........ Q. s.

Pour couvrir toute la surface. On l'applique sur les lieux affectés de névralgie chronique. Il rougit la peau.

Cataplasme antipleurétique.

℞. Gingembre en poudre....} āā 16 gramm. ℥ iv.
Poivre long pulvérisé..... }
Blancs d'œuf .... Q. s.

Appliquez ce cataplasme sur le côté douloureux de la poitrine. Un cataplasme de poudre de moutarde étant plus actif, est préférable souvent.

Cataplasme antisciatique de Willis.

℞. Farine de moutarde........ 250 gramm. ℥ viij.
Poivre noir ou blanc. . . . } āā 4 gramm. ℥ j.
Gingembre.. . . . . }
Oxymel simple. . . . . . . Q. s. pour un cataplasme.

C'est un rubéfiant, qu'on applique sur le lieu de la sciatique.

Cataplasme de Pradier, *contre la goutte.*

℞. Alcool réctifié. . . . . . . 1500 gramm. ℔ iij.
Quinquina rouge. . . . . .
Salsepareille . . . . } ãã 32 gramm. ℥ j.
Sauge. . . . .
Baume de la Mecque. . . . 24 gramm. ℨ vj.
Safran. . . . . 16 gramm. ℨ jv.

Faites dissoudre le baume de la Mecque dans le tiers de l'alcool. Mettez infuser les autres substances concassées dans le reste de l'alcool, pendant deux jours. Filtrez. Mêlez les deux liquides.

Cette teinture alcoolique doit être ensuite étendue du double de son poids d'eau de chaux.

Il faut agiter ce mélange au moment de s'en servir, pour mêler le précipité qui s'opère.

Voici le mode de son emploi :

On prépare un vaste cataplasme de farine de lin très-visqueux et qu'on étend très-chaud, très-épais sur une serviette, afin d'en envelopper le membre.

Sur ce cataplasme très-chaud et étendu, l'on verse environ deux onces de la teinture préparée, et on en arrose toute la surface. On enveloppe aussitôt le membre de ce cataplasme, qu'on entoure de plusieurs flanelles et taffetas gommés, afin de lui conserver sa chaleur et son humidité ; on ne change ce cataplasme qu'après 12 heures ou 24 heures.

Cataplasme anthelmintique.

℞. Poudre de feuilles d'absinthe. . .
           de tanaisie . . } ãã 12 gramm. ℨ iij.
Aloès succotrin. . . . . . .
Gutte . . . .
Encens. . . . . } ãã 49 gramm. ℥ j ß ℈ j.
Assa-fœtida. . . . .

Pulvérisez les gommes-résines, mêlez-les aux poudres des plantes ; puis, pour former le cataplasme, ajoutez :

Huile de spic ou de lavande par infusion. Q. s.

Ce topique est employé sur l'hypogastre des enfans qui ne peuvent pas prendre des vermifuges.

Epicarpe antiépileptique.

℞. Feuilles de rhue récente, broyées. . 64 gramm. ℥ ij.
Vin rouge. . . . . Q. s.
Musc. . . , . , . , ... 5 décigr. ℊ x.
Camphre . . . . 8 gramm. ℨ ij.
Miel blanc. . . . . 32 gramm. ℥ j.

Le musc et le camphre se divisent dans l'alcool ; on fait du tout avec le vin une pâte qu'on place sur les poignets ; mais la confiance en ce médicament est assez peu fondée. Il pourrait être utile dans quelques spasmes moins violens que ceux de l'épilepsie.

Exutoire de garou.

L'écorce de thymelæa, ou saint-bois, ou mézéréon, détachée avec un couteau d'une branche bien unie, de la longueur de 6 à 8 lignes (15 à 20 millim.), et macérée pendant quelques heures dans du vinaigre ou de l'eau, ensuite appliquée, ou sur le bras, ou sur la jambe, y forme un cautère ou exutoire. La dentelaire appliquée ouvre de même un ulcère. La racine d'ellébore fait aussi un exutoire pour les bestiaux, mais il peut devenir dangereux.

Sinapisme.

℞. Poudre de graines de moutarde. . . Q. v.
Eau. . . . . Q. s.

Faites un cataplasme un peu mou, dans un mortier. On y peut joindre de la farine de lin ou d'orge pour le mitiger, ou au contraire le rendre plus fort avec du raifort, de l'ail et autres substances âcres pilées avec lui.

La poudre de moutarde ne doit être délayée que par l'eau pour les sinapismes. Les acides (le vinaigre) ou les alcalis (cendres) sont loin d'augmenter l'action irritante de la moutarde. L'huile volatile, vésicante, de cette graine ne se forme qu'au moyen de l'eau.

La *sulfosinapisine* fait partie des principes de la graine de moutarde noire. Le principe actif de cette graine est une huile volatile qui ne préexiste pas et qui ne peut se développer que par le concours de l'eau.

Autre sinapisme.

℞. Levain de froment. . . . . } āā 64 gramm. ℥ ij.
Semence de moutarde pulvérisée . . . . }
Hydrochlorate de soude en poudre fine. 16 gramm. ℈ iv.
Eau. . . . . Q. s.

On incorpore dans le levain la moutarde et le sel pulvérisés, et on ajoute l'eau pour donner une consistance de pâte, qui s'applique, soit à la plante des pieds, soit sur des tumeurs indolentes et froides. Il excite la rougeur, la chaleur et une sorte d'érisypèle à la peau, où il détermine une sécrétion de lymphe. C'est un exutoire et un dérivatif utile. La roquette et autres semences de crucifères peuvent remplacer la moutarde.

M. Fauré, de Bordeaux, donne un *rubéfiant instantané* fait avec :

I.   17

Alcool à 32° Baumé.	250 gramm.	℥ viij.
Huile volatile de moutarde noire. . .	12 gramm.	ʒ iij.

Mêlez, conservez en un flacon bien clos.

Il suffit d'en appliquer un linge imbibé sur la peau pour qu'en trois minutes l'effet du sinapisme soit produit.

L'huile volatile âcre de moutarde noire s'obtient par la distillation de cette semence dans l'eau.

Pâte astringente, dite pommade de la comtesse d'Olonne.

℞. Galles de chêne. . . . . }
Noix de cyprès . . . . } aa 8 gramm. ʒ ij.
Ecorces de grenades . . . . . . }
Sumach en fleurs. . . . . . . } aa 16 gramm. ℥ ß.
Sulfate de zinc . . . . }
Feuilles de myrte . . . .   12 gramm. ʒ iij.
Onguent rosat ou conserve de roses..   Q. s.

Prenez toutes ces substances en poudre, mêlez exactement et incorporez à la conserve. On appelle aussi ce mélange *pommade virginale*, parce qu'elle sert pour cet objet. On peut l'employer en pessaire hors le temps des règles. Elle diminue cependant la sensibilité des parties.

Pâte d'amandes pour les mains.

℞. Amandes douces. . . . . }
        amères. . . . . } aa 128 gramm. ℥ jv.
Suc de citron. . . . . . .   64 gramm.   ℥ ij.
Avec eau . . . .   32 gramm,   ℥ j.
Huile d'amandes douces. .   96 gramm.   ℥ iij.
Eau-de-vie à 19 ou 20 degrés   192 gramm.   ℥ vj.

On prend la pâte d'amandes, résidu des émulsions (celle dont on n'a pas extrait l'émulsion est cependant la meilleure), on y mêle peu à peu le suc de citron et l'huile d'amandes, ensuite l'eau-de-vie pour empêcher la fermentation et les insectes de s'y mettre, car ils en sont friands. Cette pâte se garde dans un pot couvert. On en prend une boulette lorsqu'on se lave les mains ou le visage; elle assouplit et blanchit très-bien la peau. Il importe peu quelle soit la proportion des amandes amères, ou qu'il y ait même des amandes douces ou amères ; toute amande émulsive, non rance, est bonne pour cet objet.

Pâte contre les engelures.

℞. Amandes amères pelées, coupées par morceaux . . . .   250 gramm.   ℥ viij.
Miel pur. . . . .   192 gramm.   ℥ vj.
Alcool saturé de camphre. . . . }
Farine de moutarde noire. . . . } aa 16 gramm. ʒ jv.
Alun desséché . . . . }
Oliban en poudre. . . . . } aa 8 gramm. ʒ ij.
Jaunes d'œuf. . . . .   N. 8.

On se frotte l'engelure, non écorchée, avec cette composition, à la dose de deux gros, en y ajoutant un peu d'eau. Ensuite on lave avec de l'eau tiède la partie souffrante, et on essuie avec un linge. Cette application se peut renouveler. Pâte secrète, employée avec succès.

Pâte dépilatoire (*rusma* des Turcs), *psilothrum* des anciens.

℞. Sulfure d'arsenic jaune. . . . .   ·32 gramm.   ℥ j.
   Chaux vive. . . . .   380 gramm.   ℥ xij.
   Amidon blanc en poudre. . .   320 gramm.   ℥ x.
   Eau. . . . .   Q. s.

On pulvérise à part ces substances, sur le porphyre; on mélange bien le tout, qui se conserve dans un pot couvert. L'addition de l'eau, échauffant la chaux, réduit l'amidon en colle. Cette pâte, frottée sur les parties couvertes de poils, fait tomber ceux-ci; on lave ensuite la partie avec de l'eau. Selon Félix Plater, le rusma des Turcs se prépare avec

Chaux vive. . . . . ℥ j ou 32 gramm.
Orpiment. . . . . ℈ j à j ℈ ß ou 4 à 6 gramm.

Délayez avec un blanc d'œuf et un peu de lessive des savonniers.

Poudre pour les parties froissées.

℞. Poussière de lycopodium. . 32 gramm.   ℥ j.
   Oxyde blanc de zinc . . . 16 gramm.   ℥ ß.

Mêlez exactement. Cette poudre s'applique avec une houppe sur les parties froissées, comme chez les personnes grasses qui ont marché pendant la chaleur, ou chez les enfans à peau tendre, entre les cuisses, surtout s'ils ont couché sur des linges imbibés de leur urine. La poussière de bois vermoulu, ou de la sciure très-fine, est aussi très-bonne. La poudre de lycopodium seule sert pour les femmes qui, travaillant à des ouvrages délicats, veulent garantir leurs mains de la sueur.

Poudre pour les écorchures des mamelles.

℞. Nacre de perles, ou carbonate
   de chaux pure, en poudre.. 12 gramm.   ℈ iij.
   Gomme arabique pulvérisée..   8 gramm.   ℈ ij.
   Mastic en poudre............   4 gramm.   ℈ j.

Mêlez. On en souffle avec un tuyau de plume sur les mamelons excoriés.

DES FUMIGATIONS.

Ce sont des expansions dans l'air, de vapeurs, soit comme parfums médicamenteux, soit comme moyens propres à purifier l'air de ses miasmes nuisibles. Toutes se font par l'intervention du calorique. Les premières résultent de la combustion de résines odorantes, ou de végétaux aromatiques, ou de substances animales, etc.; les secondes se font plutôt avec des acides exhalés à l'état de vapeur.

On réduit, ou en poudre, ou en trochisques, ou en bâtons, les substances propres aux fumigations odorantes. Des fumigations astringentes ou d'acide gallique, de la noix de galle, du sumach, de l'écorce de grenade, du brou de noix, se reçoivent sur une chaise percée pour arrêter les leucorrhées, et pour resserrer les organes sexuels de la femme. Il en est de même des fumigations fétides de plumes, ou laine, ou cornes brûlées, de succin, d'assa-fœtida, de galbanum, pour les femmes hystériques. La fumée de tabac, insufflée dans le *rectum*, a été proposée pour stimuler les facultés vitales chez les noyés, les asphyxiés. L'ammoniaque agit de même.

Le genièvre, le santal citrin qu'on brûle, le café, le benjoin, le succin, la cascarille, le vinaigre jeté sur une pelle de fer rougie au feu, la poudre à canon enflammée, le tabac en fumée, et d'autres vapeurs semblables, ne purifient point l'air, mais le chargent, au contraire, de vapeurs, ou carboniques, hydrocarburées, hydrosulfurées, etc. Cependant ces moyens déguisent les odeurs infectes ou trop méphitiques. Les vapeurs acides ne sont pas utiles dans l'air méphitisé par le gaz acide carbonique, dans les caves, les lieux fermés où il se rassemble beaucoup de monde. Il faut plutôt neutraliser ce gaz par l'eau de chaux, ou le chasser par la ventilation.

On fait des fumigations ou des vapeurs avec l'eau simple ou aromatisée, avec des herbes aromatiques, avec des alcools simples ou composés par infusion et par distillation, des acides volatils, des teintures éthérées, des fumées de substances végétales ou animales, comme de la corne, des plumes, du papier, du sucre, des chiffons, etc. Le soufre, le cinabre, et d'autres sulfures, peuvent aussi être employés en fumigations, ou répandre des vapeurs dans l'air.

Clous odorans.

℞. Benjoin choisi	250 gramm.	℥ viij.
Storax calamite.	48 gramm.	ℨ xij.
Labdanum. . . . . } aã	6 gramm.	ℨ j ß.
Oliban.		
Santal citrin.	16 gramm.	℥ ß.
Charbon léger de tilleul ou de bourdaine.	1128 gramm.	℔ ij ℥ iv.
Gomme adragant	Q. s,	

On réduit en poudre ces matières qu'on mêle, et dont on forme des cônes ou des clous de quelques lignes de haut, avec le mucilage de gomme. On y met le feu par la pointe. Ils ré-

pandent une bonne odeur, mais sans rendre l'air plus pur.
Le Codex supplée le storax par du baume de Pérou sec, et il
ajoute un peu de nitre pour exciter l'inflammation ; il supprime l'oliban ; recommande d'enlever par l'eau bouillante,
auparavant, l'acide benzoïque du benjoin et du baume du
Pérou (*Voyez* aux Trochisques).

Cassolette ou vase odorant.

℞. Storax calamite.................   32 gramm.   ℥ j.
   Benjoin....................... ⎫
   Baume de Tolu. .... ⎬ aã   16 gramm.   ℥ iv.
   Racine d'iris de Florence...... ⎫
   Girofle........................ ⎬ aã   8 gramm.   ʒ ij.
   Ambre gris.................... ⎫
   Musc.......................... ⎬ aã   3 décigr.   ℈ vj.

Toutes ces substances, mises en poudre séparément, sont
mêlées et renfermées dans un vase dont le couvercle est percé
de plusieurs ouvertures. On peut former du tout une pâte
avec de l'eau de roses. En chauffant légèrement ce mélange,
il s'en exhale une odeur très-suave et délicieuse dans les appartemens. L'iris de Florence peut-être supprimé. Les femmes
nerveuses sont affectées de ces odeurs, dans lesquelles entrent
le musc, l'ambre, la civette et autres substances animales.
Elles déterminent des accès d'hystérie.

Fumigations antiseptiques de Guyton de Morveau.

Dès 1773, Guyton avait employé, à Dijon, les vapeurs d'a-
cide hydrochlorique simple, pour détruire les miasmes contagieux. En 1794, l'on en fit usage dans les hôpitaux, avec le
chlore. Pour cet effet, on évacue les malades d'une salle
qu'on veut désinfecter ; on y laisse toutes les fournitures, excepté les objets en fer que l'acide ferait rouiller ; on ferme bien
les portes et les fenêtres, et on place des réchauds sur lesquels sont des capsules contenant le mélange désinfectant,
humecté. Après douze heures, on ouvre la salle partout pour
changer l'air. On peut aussi faire des fumigations plus légères
lorsque les malades restent dans la salle ; mais la vapeur excite
la toux.

En dirigeant ces vapeurs, au moyen d'un entonnoir de
verre, sur des ulcères putrides, on en détruit le mauvais caractère ; il en est de même des gangrènes, des cancers, etc.
Les couleurs des vêtemens peuvent être altérées par cette vapeur, qui blanchit d'ailleurs le linge.

Chlore extemporané, de Guyton de Morveau *et de* Cruikshank.

℞. Hydrochlorate de soude (sel marin) pulvérisé. 3 part. 56 gramm. ℥j ʒ vj.
  Oxyde de manganèse en poudre. . . . . .   1 *id.*   8 gramm. ʒ ij.

Eau . . . . 2 1/3   32 gramm. ℥ j.
Acide sulfurique à 66 degrés 2   32 gramm. ℥ j.

On met le tout dans une capsule pour faire la fumigation dans les lieux infectés. L'acide sulfurique, se portant sur la soude du sel marin, en dégage l'acide hydrochlorique, lequel réagissant à son tour sur l'oxyde de manganèse, se dépouille d'hydrogène et s'exhale en chlore par la chaleur. Ce gaz est très-propre à se combiner aux vapeurs ammoniacales, ou hydrogénées, ou hydrocarburées, enfin à tous les miasmes, qu'il décompose et neutralise en leur enlevant l'hydrogène selon Davy, ou en les oxygénant selon la doctrine de Lavoisier. Ainsi le méphitisme des fosses d'aisance, des cimetières en est détruit.

Fumigation nitrique, de Carmichaël Smith.

℞. Acide sulfurique concentré (à 66°).. 32 gramm.   ℥ j.
Nitrate de potasse en poudre......... 32 gramm.   ℥ j.
Eau pure .... 16 gramm.   ℥ iv.

On met l'acide dans une capsule de verre ou de porcelaine, on y projette des pincées de nitre, et l'on agite avec un tube de verre. L'acide nitrique se dégage. Ce moyen, trouvé en Angleterre en 1780, a été ensuite employé pour les vaisseaux et la marine en 1795, tant de l'Angleterre que de la Hollande, avec succès. L'air est désinfecté par ce procédé, et ces vapeurs acides sont moins irritantes que celles de l'acide chlorique, qui sont, en revanche, bien plus actives.

L'acide nitro-muriatique peut s'employer de la même manière.

Fumigation sulfureuse.

Le soufre brûlant exhale une vapeur vive, très-propre à désinfecter les vêtemens dans les maladies contagieuses, la gale, les fièvres typhoïdes, etc. Elle décolore en partie les teintures, et l'acide sulfureux se dissipe moins aisément que le chlorique; il est aussi très-suffoquant. Les vapeurs d'acide acétique sont plus faibles que ces acides minéraux.

Gaz hépatique extemporané.

℞. Sulfure (ou hydrosulfate) de potasse. 16 gramm. ℥ iv.
Eau. . . . . 250 gramm. ℥ viij.
Acide muriatique. . . . . 8 gramm. ℥ ij.

Mêlez; le gaz se dégagera.

Ce gaz, respiré en trop grande abondance, causerait la mort; mais il est utile, dit-on, en petite quantité, aux phthisiques; il diminue, comme l'acide carbonique, la proportion de l'oxygène qui fatigue les poitrines délicates. Le gaz azote serait plus convenable. Celui-ci se dégage de la chair musculaire en versant dessus elle de l'acide nitrique. On se sert encore du gaz hydrogène sulfuré ou acide hydrosulfurique gazeux, pour guérir les dartreux et les galeux. M. Galès et d'autre personnes ont imaginé des appareils commodes pour y tenir les malades, avec la tête hors de la vapeur; ce sont des caisses en bois. C'est pour la même raison que les vidangeurs ne sont pas atteints de la gale, ou qu'ils en guérissent bientôt.

Le sulfure de potasse décompose l'eau, dont l'hydrogène s'unit au soufre, tandis que l'oxygène, brûlant une autre portion du soufre, forme de l'acide sulfurique qui s'unit à la potasse. L'acide hydrochlorique versé sur l'hydrosulfure, s'emparant de la potasse, le gaz hydrogène sulfuré s'exhale abondamment et sort de sa combinaison avec cet alcali.

De quelques autres fumigations.

L'éther, l'acide acétique, vaporisés, sont des fumigations agréables. Le premier est sédatif, très-calmant; le second est antiseptique, et ranime les forces. D'ordinaire on les respire dans un flacon. L'esprit de Vénus, ou vinaigre radical, se verse sur des fragmens de sulfate de potasse qu'il imprègne; il se maintient ainsi plus long-temps dans le flacon. L'eau de Luce, l'ammoniaque, le carbonate ammoniacal huileux (de corne de cerf ou de soie), sont des fumigatoires stimulans alcalins. L'acide volatil du succin sert aussi quelquefois comme antispasmodique.

DES BAINS, INJECTIONS, DOUCHES, LOTIONS, etc.

Les *bains* médicamenteux peuvent être de beaucoup d'espèces; il en est d'émolliens, faits avec des décoctions de plantes malvacées, de graine de lin, etc.; il en est de toniques et aromatiques, avec des plantes astringentes, contenant du tannin, des aromes; il en est d'adoucissans et restaurans avec le lait, le sang de bœuf, les décoctions de chairs, contre les consomptions; il en est de savonneux, de sulfureux, de ferrugineux, etc.

Pour dissoudre l'iode dans l'eau des bains iodurés, il faut préalablement le dissoudre dans de l'iodure de potassium, selon la méthode du docteur Lugol, à diverses doses, contre les maladies scrofuleuses.

Les *injections* sont une sorte de bain ou lotion interne, qui se fait dans les principales ouvertures du corps, dans les ulcères fistuleux, les oreilles, le nez, le vagin, l'urèthre, l'anus. Ces derniers portent le nom de *clystères* ou *lavemens.*

Il en est aussi d'aériformes, comme la fumée de tabac chez les noyés, les apoplectiques. Gaubius, médecin hollandais, a décrit un soufflet propre à ces injections aériformes.

Il y a des clystères aqueux, émolliens ou salins, ou purgatifs, ou nutritifs; d'autres contiennent de l'huile ou du vinaigre, ou des opiatiques qu'on délaie dans le liquide, ou de la térébenthine qu'il faut mêler à un jaune d'œuf. La chaleur doit être de 32 degrés Réaumur au plus, comme celle de l'intérieur du corps. La quantité de liquide pour un adulte ne passe guère 3 demi-setiers, environ 7 décilitres. L'adolescent n'en doit prendre que moitié, l'enfant qu'un quart.

Clystères contre la colique des peintres.

A l'hôpital de la Charité, à Paris, on donne d'abord un lavement avec du gros vin rouge et de l'huile de noix battus ensemble; une ou deux heures après, on injecte le suivant, plus actif :

℞. Séné mondé...................... 8 gramm. ℥ ij.
    Électuaire diaphœnix........... 32 gramm. ℥ j.
            benedict laxatif...... 16 gramm. ℥ iv.
    Miel de mercuriale............ 64 gramm. ℥ ij.
    Pulpe d'une coloquinte.........

Ces substances doivent bouillir dans trois quarts de litre d'eau réduits à une chopine; on passe. Ce lavement se répète pendant plusieurs jours, et on purge ensuite.

On nomme *douche* (du mot italien *doccie*, gouttière) une gouttière d'eau versée du haut sur une partie du corps, afin que le liquide la frappe mieux. Cette irroration est, ou chaude comme dans les eaux thermales, ou froide comme celle qu'on fait tomber sur la tête des maniaques. On peut charger cette eau de divers principes médicamenteux. Outre les douches descendantes, il en est d'ascendantes, soit pour les clystères, les injections à la matrice, au vagin ou ailleurs.

Enfin, les *lotions* sont des liqueurs dont on lave diverses parties malades du corps.

Bains de vapeurs.

Si c'est un bain partiel, on a un vase de la forme la plus convenable pour l'appliquer à la partie malade. Ce vase contient la substance ou le décoctum chaud des matières dont on veut recevoir la vapeur; c'est ainsi qu'on prend des demi-bains de vapeurs émollientes sur une chaise percée. On s'entoure de linge pour ne pas laisser dissiper la vapeur par quelque ouverture. Si ce sont des bains entiers, il faut avoir une baignoire couverte qui ne laisse passer que la tête. Cela est surtout nécessaire dans les bains dont la vapeur est nuisible, comme d'acide carbonique ou d'hydrogène sulfuré.

Bain sulfureux.

℞. Sulfure de potasse. . . . 16 gramm. ℨ iv.
Eau. . . . . 256 gramm. ℥ viij.
Acide muriatique . . . . 4 gramm. ℨ j.

Mêlez et versez dans le bain. Il faudra couvrir la baignoire et ne tenir que la tête dehors.

Liqueur pour une douche antiparalytique.

℞. Espèces céphaliques . . . 192 gramm. ℥ vj.
Baies de laurier. . . . . } āā 64 gramm. ℥ ij.
    de genièvre. . . . }
Eau. . . . . 3 litres. ℔ vj.
Muriate d'ammoniaque. . . 125 gramm. ℥ iv.
Alcoolat de genièvre . . . 500 gramm. ℔ j.

On fait bouillir les substances végétales; on ajoute l'hydrochlorate d'ammoniaque; on passe, et la colature se mêle à l'esprit de genièvre.

Topique contre les taches hépatiques, de Hufeland.

℞. Souscarbonate de soude. . . . . 2 gramm. ℨ ß.
Eau de roses. . . . . } āā 24 gramm. ℨ vj.
    de fleurs d'oranger. . . . }

Mêlez. Ce topique s'applique sur les taches fauves, autres que celles de rousseur qui apparaissent sur la peau des jeunes personnes. On l'applique plusieurs fois par jour.

Cosmétique de Siemerling.

Faites une émulsion avec

Amandes douces mondées. . . . 32 gramm. ℥ j.
    amères *id.*. . . . . 16 gramm. ℥ ß.
Eau distillée de cerises. . . . 320 gramm. ℥ x.

Ajoutez-y :

Deutochlorure de mercure. . . . 3 décigr. ℈ vj.
Teinture de benjoin. . . . . 24 gramm. ℨ vj.
Suc exprimé de citron. . . . 16 gramm. ℨ iv.

Appliquez sur les éruptions pustuleuses du front et de la face, matin et soir, avec cette lotion qu'on agite chaque fois. Si l'on craint la rétropulsion, il faut employer simultanément les dérivatifs vers le canal intestinal.

Eau antidartreuse, du cardinal de Luynes.

℞. Eau de rose. . . . . . . 250 gramm. ℔ ß.
Souscarbonate de plomb.. . . 16 gramm. ℨ iv.
Sulfate d'alumine. . . . . 12 gramm. ℨ iij.
Deutochlorure de mercure... 6 gramm. ℨ j ß.
Blanc d'œuf. . . . . N. 1.

Faites une liqueur, pour en imbiber des compresses que l'on applique sur les dartres, mais avec circonspection.

Lotion antidartreuse ou antiherpétique.

℞. Deutochlorure de mercure (sublimé
    corrosif). . . . . } ãã 3 décigr. ꝺ vj.
    Oxyde de cuivre (vert-de-gris). . .
    Eau distillée. . . . .   1 kilogr.   ℔ ij.

On fait cette solution dans un mortier de verre. Le vert-de-gris se dépose bientôt. On doit remuer la liqueur pour s'en servir. Elle s'emploie à déterger les dartres squammeuses, tuberculeuses, et peut être utile aux lépreux. Bikker l'indique contre la teigne, outre sa poudre.

Lotion hydrosulfurée contre la gale.

℞. Eau commune.............. 1000 gramm. ℔ ij.
    Sulfure de potasse...........   96 gramm. ʒ iij.
    Acide sulfurique à 66°.......   4 gramm. ʒ j.

On dissout le sulfure dans l'eau, mais on n'y verse l'acide sulfurique qu'au moment de l'emploi. On peut remplacer cet acide par tout autre, celui du vinaigre, par exemple, en augmentant la dose selon la faiblesse de l'acidité. Cette lotion est commode pour les soldats, les voyageurs, et tous ceux qui n'ont pas de moyens faciles pour guérir la gale.

Lotion contre la teigne, de Barlow.

℞. Hydrosulfate sulfuré de soude.. 192 gramm. ʒ vj.
    Savon blanc................... 12 gramm. ʒ iij.
    Eau de chaux.................. 564 gramm. ℔ j ʒ ij.
    Alcool à 22°.................. 24 gramm. ʒ vj.

Dissolvez et mêlez.

Il faut envelopper la tête avec des compresses imbibées de cette lotion, tous les deux jours.

Injection de Clare, *contre les vieilles blennorrhées.*

℞. Oxyde gris de plomb........   1 gramm. ꝺ xxiv.
    Sulfate de zinc...............   3 décigr. ꝺ vj.
    Eau de roses................. 128 gramm. ʒ iv.

Mêlez en triturant dans un mortier de verre. Le docteur Pringle admet l'alun calciné avec le sulfate de zinc sans plomb; le docteur Young prend du sousacétate de plomb liquide, du vinaigre distillé et de l'eau de roses; mais toutes ces préparations sont analogues et astringentes.

Injection sédative, de Hamilton.

℞. Eau chaude............... 500 gramm. ℔ j.
    Extrait d'opium........... de 4 à 12 gramm. ʒ j à ʒ iij.

Faites la solution. Ajoutez :

Acétate de plomb........ de 4 à 12 gramm. ℨ j à ℨ iij.

On emploie cette injection dans les douleurs vives des blennorrhagies.

Lotion et poudre de Knox.

℞. Deutochlorure ou chlorate de chaux... 12 gramm. ℨ iij.
Hydrochlorate de soude (sel marin)... 32 gramm. ℥ j.

Conservez cette poudre en un flacon bien bouché. Si l'on en fait dissoudre cette quantité dans un grand verre d'eau, elle dégage du chlore gazeux, et sert de fumigation anticontagieuse, en y versant un peu d'acide sulfurique. Si l'on s'en lave, avant et après le coït, les organes de la génération, elle préserve assez bien du virus syphilitique, dit-on.

Lotion anticancéreuse, de Cheston.

℞. Feuilles récentes du laurier-cerise
(*prunus lauro-cerasus*).... 128 gramm. ℥ iv.
Versez dessus, eau bouillante... 1 kilogr. ℔ ij.
en un vaisseau fermé. Après une
digestion suffisante, délayez-y :
Miel despumé.................... 128 gramm. ℥ iv.

On applique des compresses imbibées de cette infusion sur le cancer des lèvres et les ulcères rongeans de mauvais caractère.

Lotion anticancéreuse, de Plenck.

℞. Eau de chaux................. 500 gramm. ℔ j.
Suie de four.................. 32 gramm. ℥ j.
Céruse........................ 16 gramm. ℨ iv.

Faites cuire ensemble et réduire à moitié. Ajoutez ensuite :

Huile de myrrhe .... 16 gramm. ℨ iv.

Cette lotion sert pour fomentation sur les ulcères cancéreux.

LIVRE QUATRIÈME.

DU DISPENSAIRE OU CODE OFFICINAL.

Dans cette partie de l'art, nous trouverions d'immenses réformes à faire, indépendamment de celles du Codex, qui a toutefois laissé subsister des formules polypharmaques, telles que la thériaque, etc. La plupart des anciennes recettes étant surchargées de médicamens inutiles, ou formant des mélanges indigestes que repousse la science, nous n'aurions pas craint d'élaguer entièrement tant de compositions superflues; mais nous avons dû rapporter toutes ces recettes consacrées par une longue expérience, en nous bornant à indiquer les suppressions, afin que chacun soit le maître de les adopter ou de les rejeter selon son jugement; car un individu ne peut pas faire loi pour tous. Nous avons dit ci-devant (pag. 179 et suiv.) ce qu'on devait considérer en opérant ces réformations. Toutes nécessaires qu'elles sont aux yeux de la raison, elles ont besoin d'être mûries par l'expérience et confirmées par le temps.

Nous partageons la longue série de ces médicamens en officinaux internes et en externes. Les internes se présentent sous deux formes, soit solide, soit liquide. Les externes sont aussi sous ces deux formes.

DES COMPOSITIONS INTERNES DE CONSISTANCE NON LIQUIDE.

Ce sont, 1° les *poudres*; 2° les *fécules*; 3° les *extraits*, soit animaux, soit végétaux, ce qui comprend les gelées, les robs, etc.; 4° les *conserves*, marmelades, condits, tablettes; pastilles, etc.; 5° les *électuaires* mous, confections, opiats, etc.; 6° les *pilules* et *bols*; 7° les *trochisques* (plusieurs de ceux-ci ne servent qu'à l'extérieur).

REMARQUE.

Avant de donner le détail de ces compositions, il ne sera pas inutile de placer ici le tableau des pesanteurs spécifiques de plusieurs substances qui y entrent. Il est certain qu'on a peu de moyens plus assurés que celui-ci, après les autres caractères physiques, pour reconnaître la falsification de ces médicamens naturels que le commerce nous apporte des lieux lointains. Trop souvent des spéculateurs peu délicats ont imité les sucs, les gommes et les résines médicinaux. On ne peut pas aussi bien falsifier les autres substances végétales, comme les bois, écorces, fleurs, semences; on peut tout au plus les mêler à d'autres espèces inférieures, mais on a plus de facilité pour falsifier les produits qui s'extraient des végétaux.

TABLEAU DES PESANTEURS SPÉCIFIQUES DE PLUSIEURS GOMMES, GOMMES-RÉSINES, SUCS, FÉCULES, etc.

DÉNOMINATION DES SUBSTANCES.	PESANTEUR spécifique, comparée à l'eau supposée 10,000.	POIDS du pouce cube.			POIDS du pied de cube.			
		Onces.	Gros.	Grains.	Livres.	Onces.	Grains.	Gros.
Gomme de cerisier, prunier, etc.	14,817	»	7	49	103	11	4	2
— arabique	14,523	»	7	38	101	10	4	44
— de Bassora	14,346	»	7	32	100	6	6	1
— d'acajou	14,456	»	7	36	101	3	»	41
— mombin	14,206	»	7	26	99	7	»	41
— adragant	13,161	»	6	59	92	2	»	18
Gomme résine, ou suc gommo-résineux, ammoniaque	12,071	»	6	19	84	7	7	44
— sagapénum, ou séraphique	12,008	»	6	16	84	»	7	12
— de lierre	12,948	»	6	51	90	10	1	29
— gutte	12,216	»	6	24	85	8	1	39
— euphorbe	11,244	»	5	60	78	11	2	45
— myrrhe	13,600	»	7	4	95	3	1	43
— bdellium	13,717	»	5	65	79	10	1	57
— scammonée d'Alep	12,354	»	6	29	86	7	5	13
— *Idem* de Smyrne	12,743	»	6	44	89	3	1	52
— galbanum	12,120	»	6	20	84	13	3	37
— assa-fœtida	13,275	»	6	64	92	14	6	29
— sarcocolle	12,684	»	6	42	88	12	4	62
— opopanax	16,226	1	»	30	113	9	2	36
Suc épaissi de réglisse	17,228	1	»	67	120	9	4	21
— d'acacia	15,153	»	7	62	106	1	1	6
— d'aréque	14,573	»	7	40	102	»	1	29
— de cachou	13,980	»	7	18	97	13	6	6
Aloès succotrin	13,795	»	7	11	96	9	»	23
—— hépatique	13,586	»	7	3	95	1	5	4
Hypociste	15,263	»	7	66	106	13	3	47
Opium brut	13,866	»	6	67	93	8	7	3
Fécules colorantes, rocou	5,956	»	3	6	41	11	»	41
Indigo Guatimala	7,690	»	3	71	53	13	2	17

PESANTEURS SPÉCIFIQUES DE QUELQUES LIQUEURS ANIMALES, USITÉES.

DENOMINATIONS.	PESANTEUR spécifique.	POIDS du pouce cube.			POIDS du pied cube.			
		Onces.	Gros.	Grains.	Livres.	Onces.	Gros.	Grains.
Lait de femme............	10,203	»	5	21	71	6	5	64
de jument	10,346	»	5	26	72	6	6	1
d'ânesse............	10,355	»	5	27	72	7	6	6
de chèvre............	10,341	»	5	26	72	6	1	39
de brebis	10,409	»	5	29	72	13	6	33
de vache............	10,324	»	5	25	72	4	2	22
Petit-lait de vache, clarifié.	10,193	»	5	20	71	5	4	67
Urine humaine............	10,106	»	5	17	70	1	6	70

Nota. Ces liqueurs varient cependant dans leurs densités et leurs pesanteurs spécifiques, selon l'âge, la saison, l'état de l'individu qui les produit ; mais on a pris un terme moyen.

L'état vieux ou récent peut aussi changer les densités. M. Thénard et Berzélius ont remarqué que la sueur, l'urine, le lait, contenaient un acide libre plus ou moins abondant, et que cet acide était l'acétique, formé par le corps vivant. Cet acide est en effet l'un des plus répandus de la nature, et se trouve non moins dans les humeurs de la plupart des animaux que dans les sèves des végétaux ; tous les produits d'excrétions sont acides, tandis que les récrémens qui servent à l'économie sont alcalins.

DES POUDRES COMPOSÉES.

Nous avons parlé des manières de pulvériser les diverses drogues, à l'article de la *Pulvérisation*, pag. 137. Ici nous ne traiterons que de leur mixtion.

Il faut d'abord éviter de réunir, à moins qu'il y ait une prescription formelle, des substances qui attirent l'humidité de l'air, comme des sels, des alcalis déliquescens, et qui réagissent même sur les composés végétaux. Les semences émulsives, les huiles grasses, rancissent dans les poudres ; il ne faut donc les y introduire qu'au moment où l'on en veut faire usage. Les poudres de diverse densité, comme les substances minérales et végétales, ne sont point partout en même proportion ; après un certain temps, les plus pesantes vont au fond : il faut donc les remêler. Lorsque des poudres réagissent l'une sur l'autre, il convient de faire attention à la combinaison, si elle est prévue ou non.

On n'aurait jamais un mélange en proportions déterminées,

si l'on pulvérisait ensemble les diverses substances ; car les unes se pulvérisent plutôt que d'autres. Les matières minérales doivent être porphyrisées pour plus d'exactitude. Les racines, les bois, les cornes, etc., ont des modes de pulvérisation différens des résines, des gommes, des corps huileux. Quant aux substances grasses ou onctueuses, on les incorpore dans la poudre déjà faite des autres ingrédiens. On doit donc toujours prendre les poudres faites à part pour chaque substance, et mêler le tout, en le repassant au travers d'un tamis. Quant aux substances qu'on ne peut pulvériser seules, on les mêle en les pulvérisant.

Il faut distinguer si l'on doit prendre la poudre première ou dernière, du jalap, de l'ipécacuanha (1), du quinquina, etc., parce que les proportions de substance ligneuse ou résineuse ne sont point exactement les mêmes dans l'une et l'autre. La plupart des poudres composées doivent être préparées en petites quantités pour être plus souvent renouvelées, et quelques-unes ne doivent être mélangées que lorsqu'on les demande ; puisque l'air, la chaleur, l'humidité, la lumière, agissent sur elles et les détériorent.

On doit conserver les poudres composées, surtout les odorantes, dans des flacons bien fermés. Il est a remarquer qu'exposées à la lumière, les poudres des feuilles et des fleurs surtout se décolorent promptement, et perdent beaucoup de leur vertu en qulques jours. Il faudrait donc, ou des flacons de verre noir, ou les tenir en un lieu obscur. Les poudres d'oxydes métalliques, de mercure, de fer; le kermès, etc., subissent aussi beaucoup d'altérations par la lumière.

Diverses poudres sont *hygrométriques* : ce sont celles de presque toutes les fleurs des plantes. Elles augmentent en volume au bout de quelques jours. Celles des écorces éprouvent souvent un effet opposé, elles se dessèchent beaucoup, deviennnent légères comme de la folle farine, et perdent un peu en poids. Les poudres des racines résineuses, comme la rhubarbe, le jalap, etc., se tassent au contraire, se prennent en masse ; il en est de même de la scille qui s'humecte. Le nitre et quelques autres sels, qui ne s'effleurissent point, s'agglomèrent aussi bien que des résines en poudre.

Ce qu'on nomme *poudre de Sentinelli*, ou *de Valentini*, ou *du comte de Palme*, ou *de Zwinger*, ou *panacée anglaise*, est le carbonate de magnésie.

___

(1) Son bois est émétique presque autant que l'écorce, suivant Lassone et Cornette (*Mem. méd.* 1779).

La *poudre des chartreux* est le kermès minéral.

La *poudre d'Algaroth* est l'oxyde d'antimoine précipité du chlorure ou beurre d'antimoine, etc.

Les poudres de *Dower* et de *James* appartiennent à des préparations chimiques, les autres sont des simples mixtions.

La *poudre de Bellebat* est l'oxyde vitreux d'antimoine porphyrisé.

La poudre de magnésie est un mélange de parties égales de magnésie et de sucre. On en doit peu préparer à la fois. Elle s'emploie contre les aigreurs d'estomac, de 12 à 24 grains.

La *poudre de Castilhon*, contre la dysenterie, est la fécule de *maranta arundinacea*.

La *poudre obstétricale* de Desgranges, ou *ergotique* de Prescot, est la poudre de seigle ergoté, donnée à la dose de 6 à 20 grains. Elle s'altère facilement et s'humecte ou fermente. On ne doit pulvériser l'ergot qu'au moment du besoin, et n'employer que le plus récent, ou le moins mûr.

Le maïs cultivé est aussi sujet à l'ergot, selon M. Roulin ; celui-ci cause la faiblesse et l'atrophie.

Poudre fumigatoire.

℞. Mastic.
Encens.
Benjoin
Baies de genièvre   } āā 64 gramm. ou ℥ ij.

Faites du tout un mélange en poudre, selon l'art. On en met sur les charbons ardens, par pincée, pour en recevoir la vapeur sur les parties malades, par le moyen d'un entonnoir, comme dans l'odontalgie, etc.

Poudre tempérante de Stahl, *ou de sulfate de potasse, composée.*

℞. Sulfate de potasse.
Nitrate de potasse.   } āā 285 gramm. ℥ ix.
Cinabre, oxide sulfuré rouge de
mercure.   64 gramm. ℥ ij.

Faites un mélange parfait sur le porphyre. On en prend depuis 6 grains jusqu'à 1 scrupule, dans les inflammations, l'ardeur d'urine ; elle rafraîchit et adoucit. Le cinabre cru antipasmodique nous paraît inutile ici.

Poudre purgative.

℞. Rhubarbe choisie en poudre...   2 gramm. 6 décigr.   ℈ ij.
Jalap en poudre...............   1 gramm. 3 décigr.   gr xxiv.
Tartrate acidule de potasse....   4 gramm.   ʒ j.
Huile de cannelle...............   Gutt. N. 1.

On mêle le tout, qu'on prend en une seule dose ; soit dans de l'eau, ou du vin, ou entre deux feuilles de soupe, ou dans

du miel, ou des confitures, ou du pain azyme (pain à chanter).
Elle purge peu et avec peu de coliques. Cette poudre est
aussi magistrale.

Poudre fondante apéritive.

℞. Oxyde d'antimoine hydrosulfuré
    brun (kermès minéral). . . . 5 centigr. gr. j.
    Camphre. . . . . 1 décigr. gr. ij.
    Nitrate de potasse. . . . . . } āā 6 décigr. ℈ xij.
    Sucre blanc. . . . . }

On divise le camphre avec le sucre, et on le mêle aux autres
poudres. Le tout se divise en six prises, dont on donne une
chaque trois heures, dans du pain azyme ou des confitures.
C'est un remède assez actif dans l'asthme, etc.

Poudre de Plummer.

℞. Protochlorure de mercure (mer-
    cure doux). . . . . }
    Oxyde d'antimoine sulfuré orangé } āā Part. ég.
    (soufre doré d'antimoine). . . }

Mêlez exactement. On en prend sept grains matin et soir en
buvant une décoction de salsepareille. Remède usité comme
antisyphilitique et antiscrofuleux.

Remède de Bikker, contre la teigne.

C'est la même poudre mélangée avec moitié de son poids
de sucre en poudre. On en fait prendre un grain soir et matin, outre les remèdes externes.

Poudre de James (Gîmes), ou de phosphate de chaux et d'antimoine.

℞. Cendres d'os calcinés à blancheur... } āā 32 gramm. ℥ j.
    Sulfure d'antimoine............... }

Faites calciner dans un creuset ce mélange en poudre, et rougir
au feu en agitant jusqu'à ce que la masse devienne grise ou
cendrée. La masse, refroidie et pulvérisée, sera chauffée dans
un creuset brasqué, recouvert d'un autre creuset percé d'une
petite ouverture, pendant deux heures; enfin on pulvérise de
nouveau la matière refroidie. C'est un fort émétique qui se
donne à la dose de 6 grains, ou qui se mêle à divers médicamens. Il s'opère dans cette combinaison une oxydation du
sulfure d'antimoine. L'oxyde d'antimoine forme un sel trisule
avec le phosphate calcaire. Ainsi cette poudre est un phosphate calcaréo-antimonié, contenant un peu de sulfate de
chaux. Il y a de 35 à 38 centièmes d'oxide d'antimoine.

Poudre hæmostatique, du docteur Bonafoux.

℞. Colophane. . . . . . 64 gramm. ℥ ij.
    Gomme arabique. . . . 32 gramm. ℥ j.
    Charbon. . . . . . . 16 gramm. ℥ iv.

I. 18

Mêlez. Contre les hémorrhagies, en application.

Poudre arthritique amère.

℞. Racines de gentiane. . . . .)
      de centaurée mineure. . . . .)
      d'aristoloche ronde. . . . . .) ãã Part. ég.
Feuilles de germandrée. . . . . .)
      de chamépitys ou ivette. .)
Sommités de petite centaurée. . . .)

On incise d'abord les racines ; on dessèche les plantes, qui, pulvérisées séparément et mêlées, forment une poudre dont on prend un gramme (18 grains), trois fois par jour, dans les maladies articulaires ou des jointures, dans les atonies de l'estomac, les fièvres intermittentes. Elle se prend dans du vin blanc.

Poudre arthritique purgative ou de Pérard, *pour la goutte.*

℞. Surtartrate de potasse (crême de tartre). } ãã 16 gramm. ℥ iv.
Séné mondé . . . .)
Cannelle fine. . . . .   4 gramm. ℥ j.
Scammonée d'Alep . . . .)
Racines de salsepareille. . . . .) ãã 8 gramm. ℥ ij.
     de squine . . . .)
Bois de gayac. . . . .)
Gomme arabique. . . . .   16 gramm. ℥ iv.

Faites la poudre selon l'art. La scammonée se triture avec la crême de tartre, qui modifie l'action de ce suc gommo-résineux par son acidité. On prend jusqu'à 4 grammes (1 gros) de cette poudre, tous les mois, pour prévenir les accès de la goutte. C'est un purgatif assez âcre. Le Codex admet autant de cannelle que de séné, ce qui est trop, selon nous.

Poudre antiarthrique du docteur Marc.

℞. Feuilles de *rhododendrom chrysanthum*. . ℥ x.
Poudre de réglisse. . . . . ℥ ij.

Divisez en dix paquets.

Cette poudre, dont on augmente la dose, excite des sueurs d'odeur poivrée.

Poudre contre les vers ou d'helmintochorton.

℞. Mousse de Corse. . . . . .)
Semen-contra . . . . . .)
Semences d'absinthe. .)
     de tanaisie. .) ãã Part. ég.
Feuilles de scordium. .)
     de séné. . .)
Rhubarbe. . . . .)

On pulvérise séparément chaque substance. C'est un bon et assez doux vermifuge. On en donne 6 grains aux enfans, et jusqu'à un gros pour les adultes. On admettait jadis les semences de citron et de pourpier aussi à parties égales ; le Codex supprime à tort celle de citron ; amère et vermifuge.

Poudre diathragacanthe froide.

℞. Gomme adragant bien blanche. . . . . . 32 gramm. ℥ j.
       arabique blanche. . . . . 20 gramm. ℨ v.
Amidon. . . . . 8 gramm. ℨ ij.
Racine de réglisse d'Espagne raclée. . . . 4 gramm. ℨ j.
Sucre blanc . . . . 48 gramm. ℥ j ß.

Les gommes se pulvérisent dans un mortier chaud. Le mélange fait, on pulvérise à part, des quatre grandes semences froides et semences de pavots blancs, ãã 4 gramm. ℨ j. Celles-ci ne s'ajoutent qu'à mesure qu'on emploie cette poudre, pour ne pas la rendre rance par ces graines huileuses. Elle est pectorale, adoucissante ; à la dose d'un gros ou 4 grammes.

Poudre de jalap et scammonée composée ou cathartique.

℞. Jalap en poudre. . . . . } ãã 32 gramm. ℥ j.
   Scammonée d'Alep. . . . . . }
   Tartrate acidule de potasse.   64 gramm. ℥ ij.

Mêlez. La dose est de 24 à 48 grains. C'est un purgatif actif.

Poudre hydragogue, de Quercétan (Chesneau), réformée.

℞. Racine de jalap. . . . .   8 gramm. ℨ ij.
       de méchoacan. . . . .   4 gramm. ℨ j.
Gomme-gutte. . . . .   1 gramm. ℈ xviij.
Cannelle. . . . . } ãã 5 gramm. 3 décigr. ℈ iv.
Rhubarbe.. . . . . }
Feuilles de soldanelle . . .   4 gramm. ℨ j.
Semences d'anis. . . . . . .   8 gramm. ℨ ij.

On fait une poudre selon l'art, qui se donne depuis 6 grains jusqu'à 36, et même 1 gros, dans l'hydropisie, les maladies vermineuses, les cachexies.

Poudre d'iris composée, dite diairéos (1).

℞. Poudre diatragacanthe froide. ⎫
Racine d'iris en poudre. . . . . . ⎬ ãã 8 gramm. ℨ ij.
Sucre candi. . . . . ⎭

Faites du tout une poudre. Elle est tempérante, pectorale, antiasthmatique, incisive ; elle excite l'expectoration. La dose est d'un à 2 grammes, 18 à 36 grains.

Poudre sternutatoire ou d'asarum, composée.

℞. Feuilles sèches de marjolaine. ⎫
        de bétoine. . . . ⎬ ãã 4 gramm. ℨ j.
Fleurs sèches de muguet. . . . . ⎪
Feuilles desséchées d'asarum. ⎭

---

(1) La préposition grecque διά, employée pour plusieurs compositions, signifie *par* ou *avec*. Ainsi, *dia ireos*, c'est-à-dire avec l'iris ; *dia rhodon*, avec la rose, etc.

On pulvérise chaque substance à part. On les mêle au tamis. Cette poudre se prend en manière de tabac; elle fait éternuer. La mille-feuille et la ptarmique opèrent de même, insinuées fraîches dans les narines. Il faut éviter ces médicamens dans les violentes irritations de la membrane pituitaire.

Poudre capitale, de Saint-Ange.

℞. Feuilles d'asarum ou cabaret. ._ 32 gramm.   ℥ j.
 Racines d'ellébore blanc. . . . . 1 gramm. 3 décigr. ℈ j.

Quoique cette poudre ait été inventée par un empirique, elle n'en est pas moins active ni moins utile dans le cas où il faut exciter des secousses dans la membrane pituitaire. Elle fait vivement éternuer, et cause une abondante secrétion du mucus nasal; mais elle peut produire l'enchifrènement, et ne doit s'employer qu'avec précaution : l'on peut diminuer la proportion d'ellébore. Elle se prend comme le tabac, par le nez.

Poudre sternutatoire à l'œillet et à la violette.

℞. Feuilles d'asarum. . . . . } aã 8 gramm. ℥ ij.
   de marjolaine. . . }
Fleurs de lavande. . . . . } aã 4 gramm. ℥ j.
Iris de Florence. . . . . . }
Huile de girofle. . . . . . Gutt. vij.

L'odeur agréable de cette poudre, et son action moins irritante que les précédentes, la font préférer. On en use de la même manière.

Poudre d'Haly.

℞. Semences de coings. . . . }
   de pavot blanc. . } aã 4 gramm. ℥ j.
Amidon. . . . . }
Amandes douces mondées à sec 8 gramm. ℥ ij.
Sucre candi. . . . . 26 gramm. ℥ vj ß.
Gomme arabique.. . . . . }
  —adragant . . . . } aã 4 gramm. ℥ j.
Réglisse d'Espagne. . . . . 2 gramm. ℥ ß.

Cette poudre peut rancir à cause de ses semences huileuses, qu'on n'ajoutera qu'au moment de son emploi. La dose est de demi-gros à 1 gros ou 1 gros et demi par jour (de 2 à 6 gram.), dans l'hémoptysie, les maux de poitrine, les irritations de la gorge, de l'estomac, les diarrhées, etc.

Poudre Content *ou cordiale.*

℞. Sucre blanc. . . . . . . 32 gramm. ℥ j.
Farine fine de riz. . . . . . 24 gramm. ℥ vj.
Cannelle fine . . . . 1 gramm. 3 décigr. ℈ j.
Girofles . . . . 6 décigr. ℈ ß.
Vanille. . . . . 3 décigr. ℈ vj.

On fait du tout une poudre dont la saveur et l'odeur sont fort agréables; elle conforte et réjouit l'estomac, le cerveau.

On en prend de 6 à 12 grains dans le chocolat, les crèmes, les potages restaurans, de riz, vermicelle, etc., pour relever les forces abattues, à la suite des maladies chroniques et des grandes évacuations.

Poudre antidyspeptique, du docteur Odier.

℞. Oxyde blanc de bimsuth. . 4 gramm. ʒ j,
Magnésie calcinée . . . . . } ãã 40 gramm. ʒ x.
Sucre blanc. . . . . }

On en prend vingt grains, de trois heures en trois heures, dans la gastrodynie.

Poudre contre la gastrodynie, de Robert Thomas.

℞. Gomme adragant en poudre. 1 gramm. ℈ xviij.
Oxyde blanc de bismuth. . . . de 3 à 6 grains.

Cette dose se répète trois fois par jour.

Poudre de vacaca des Indes.

℞. Cacao torréfié . . . . . 64 gramm. ℥ ij.
Cannelle fine. . . . . . 8 gramm. ʒ ij.
Vanille. . . . . 2 gramm. ʒ ß.
Sucre. . . . . 146 gramm. ℥ iv ʒ vj.
Ambre gris. . . . . . . 30 milligr. ℈ iij.
Musc . . . . 15 milligr. ou ℈ j ß.

On dit que cette poudre est très-digestive et stomachique; car, après en avoir pris 12 à 15 grains dans le chocolat ou autre véhicule, on éprouve le besoin de manger. Son emploi ressemble à celui de la poudre cordiale. Le cacao, étant butyreux, la fait pelotonner. D'autres suppriment l'ambre et le musc, et le remplacent par du rocou sec, 4 grammes (1 gros).

Poudre létifiante, de Nicolas de Salerne.

℞. Safran gâtinois. . . . . . . }
Racine de zédoaire. . . . . }
Bois d'aloès. . . . . }
Girofles. . . . . }
Zestes de citron . . . . . . } ãã 20 gramm. ʒ v.
Galanga mineur . . . . . . }
Macis. . . . . }
Noix muscade . . . . }
Storax calamite. . . . . . }
Semences de basilic . . . . }
          d'anis. . . . . . }
Râpure d'ivoire. . . . . . . }
Thym. . . . . } ãã 8 gramm. ʒ ij.
Epithym . . . . }
Perles préparées. . . . . . }
Os de cœur de cerf. . . . }
Camphre. . . . . } ãã 4 gramm. ʒ j.
Ambre gris. . . . . }
Musc . . . . }

On peut rejeter de cette poudre la râpure d'ivoire, l'épithym ou cuscute, les perles et l'os de cœur de cerf, qui n'ont presque aucune vertu. On triturera le storax, on divisera le camphre par l'alcool; la muscade se râpe; le macis, le musc et l'ambre s'épistent avec les autres poudres. En faisant les suppressions indiquées, la poudre doit se prendre à une dose un peu moindre, ainsi de 12 grains à 2 scrupules, comme stomachique, cordiale, à la suite de longues affections, et dans l'abattement mélancolique, pour réjouir et récréer les sens.

Poudre pectorale ou looch.

℞. Nacre de perles	}		
Corne de cerf séparée de son épiderme par la vapeur de l'eau bouillante	} aã	4 gramm.	℥ j.
Ivoire calciné à blancheur	}		
Sucre candi		10 gramm.	℥ ij ß.
Huile concrète (beurre) de cacao.		6 gramm.	℥ j ß.
Racines de guimauve	}		
de réglisse	} aã	2 gramm. 6 décigr.	Ɔ ij.
Gomme arabique	}		
adragant	}		
Racines d'iris de Florence.		2 gramm.	℥ ß.
Cachou purifié.		1 gramm.	℈ xviij.

On racle la nacre, on râpe la corne de cerf, on mêle les poudres dans lesquelles on incorpore le beurre de cacao, et on passe le tout au tamis. La dose est de 12 grains à 1 gros, dans les maladies de poitrine. Les carbonate et phosphate calcaires rendent cette poudre utile dans les aigreurs. Les mucilages font expectorer.

Poudre de turbith, composée.

℞. Racine de turbith des Indes.	} aã	40 gramm.	℥ j ℥ ij.
d'hermodactes.	}		
de rhubarbe		24 gramm.	℥ vj.
scammonée.		20 gramm.	℥ v.
gingembre	} aã	8 gramm.	℥ ij.
Semences d'anis	}		

C'est un purgatif tonique qu'on croit propre à dégager la pituite du cerveau. On en prend 1 demi-gros à 1 gros. Chaque gros contient 15 grains de turbith, 7 et demi de diagrède, 18 de rhubarbe.

Poudre d'ambre, ou tragée de Mesué.

℞. Cannelle fine	}		
Zédoaire	}		
Girofles	}		
Macis	} aã	12 gramm.	℥ iij.
Muscade	}		
Feuilles de malabathrum	}		
Petit galanga	}		
Bois d'aloès	}		
Santal citrin	} aã	8 gramm.	℥ ij.
Zestes de citron secs	}		

Bois de sassafras........
Grand cardamome........ } ãã 4 gramm. ʒ j.
Cardamome mineur......
Ambre gris ....

L'odeur de cette tragée est fort agréable. On la mêle à du sucre en poudre, à la dose de 12 grains à 1 scrupule, comme cordiale, stomachique, analeptique, restaurante.

Poudre de Diospolis, de Galien.

℞. Semences de cumin.....
Poivre long........... } ãã 32 gramm. ʒ j.
Feuilles de rhue sèches.
Nitrate de potasse.......   16 gramm. ʒ ß.

Faites une poudre, qui se prend depuis 12 grains jusqu'à 48, dans les vapeurs, les coliques venteuses, l'aménorrhée. On s'en servait en Égypte, dans la ville de Diospolis.

Poudre de kinô et opium, composée.

℞. Kinô en poudre....... 44 gramm. ʒ j ʒ iij.
Cannelle en poudre.... 16 gramm. ʒ iv.
Opium pulvérisé....... 4 gramm. ʒ j.

Chaque gros tient 4 grains d'opium. C'est un bon remède pour arrêter les grandes hémorragies atoniques. La dose est de 24 grains (*Pharmac. Lond.*). Chaque poudre se fait à part.

Poudre de scille et de soufre.

℞. Sucre blanc............ 96 gramm. ʒ iij.
Soufre sublimé lavé..... 64 gramm. ʒ ij.
Scille pulvérisée........ 32 gramm. ʒ j.

Mêlez. La dose est de 24 grains; elle est propre à faire expectorer le mucus pulmonaire des bronches dans l'asthme, et passe pour incisive.

Poudre vermifuge mercurielle.

℞. Poudre cornachine ou *de tribus*.... } ãã Part. ég.
Sulfure noir de mercure récent..... }

Mêlez. La dose est de 12 grains, ou plus.

Poudre gommeuse alcaline, dite savon végétal.

℞. Gomme arabique............ 32 gramm. ʒ j.
Carbonate de potasse en cristaux ... 4 gramm. ʒ j.

Triturez ensemble. Cette poudre doit être extemporanée; elle passe pour fondante, à la dose d'un gros.

Poudre sédative de Wetzler.

℞. Poudre de racine de belladonne... 1 gramm. 3 décig. ɔ j.
Sucre blanc........... 5 gramm. ʒ j ɔ j.

Divisez en 25 prises. Une seule fait reposer dans les affec-tions spasmodiques et la coqueluche.

Poudre cachectique d'Hartmann.

℞. Carbonate de fer (safran de Mars
　　apéritif). . . . . 16 gramm. ℥ ß.
　　Cannelle ou cassia-lignea en poudre. 48 gramm. ℥ j ß.
　　Sucre candi. . . . . 64 gramm. ℥ ij.

Faites une poudre qui se prend dans la cachexie, à la dose
d'un demi-gros jusqu'à deux gros.

Poudre de guttète.

℞. Gui de chêne. . . . . ⎫
　　Racine de dictame blanc. . ⎬ aa 16 gramm. ℥ ß.
　　　　　de pivoine mâle. . . ⎭
　　Semences d'arroche puante. ⎫ aa 8 gramm. ℨ ij.
　　Corail rouge préparé. . . ⎭
　　Ongle d'élan. . . . . . . 16 gramm. ℨ jv.

L'ongle d'élan (1) se doit râper et mêler à la poudre, qui a
joui autrefois d'une assez haute réputation contre les maladies spasmodiques, l'épilepsie, les convulsions des enfans,
prise à la dose de 6 grains jusqu'à 1 gros : elle a beaucoup
perdu de vogue. Les substances fétides et antispasmodiques
animalisées sont plus actives. On joignait jadis des feuilles
d'or à cette poudre; mais étant sans action, elles ont été
supprimées. *Gutteta*, en languedocien, est le mal caduc.

Poudre antihystérique.

℞. Corne ou ongles d'animaux râpés. . 32 gramm. ℥ j.
　　Assa-fœtida . . . . 4 gramm. ℨ j.

Faites une poudre qu'on projette par pincées sur des charbons ardens, et dont les femmes vaporeuses reçoivent la vapeur par les parties sexuelles.

Autre poudre antihystérique.

℞. Assa-fœtida. . . . . ⎫ aa 20 gramm. ℨ v.
　　Galbanum . . . . ⎭
　　Myrrhe. . ,. . . . . ⎫ aa 16 gramm. ℨ iv.
　　Castoréum. . . . . ⎭
　　Racines d'asarum. . . . . ⎫
　　　　　d'aristoloche ronde. ⎪
　　Feuilles de sabine. . . . . . . ⎪
　　　　　de cataire. . . . . . . ⎬ aa 8 gramm. ℨ ij.
　　　　　de matricaire. . . . . ⎪
　　　　　de dictame de Crète ⎭

Faites du tout une poudre selon l'art. La dose est de 12
grains à 36 grains.

____

(1) L'ongle d'élan peut n'être pas sans vertu. Smith a observé dans les
pates postérieures de ce ruminant, un liquide oléagineux très-fétide, sécrété
par de petites glandules, et surtout abondant à l'époque du rut. (*New-York
medical repository*, 1799, tom. II, p. 173.)

*Poudre antiscrofuleuse, d'*Arnaud de Villeneuve, *reformée.*

R). Éponges charbonnées en vaisseaux clos..
Racines de zostère marine charbonnées.
Poivre long. . . . .
Id. noir. . . . . ãã 32 gramm. ℥ j.
Gingembre. . . . .
Cannelle. . . . .
Pyrèthre. . . . .
Os de sèche. . . . . 64 gramm. ℥ ij.
Muriate d'ammoniaque. . . . . 32 gramm. ℥ j.

Faites du tout une poudre. On en prend de 6 grains à 1 scrupule par jour, dans du vin blanc, pour résoudre les tumeurs scrofuleuses : ce remède est actif. Les éponges brûlées contiennent encore de l'huile empyreumatique et des hydriodates. On y a reconnu aussi du brôme. On peut supprimer l'os de sèche.

Poudre impériale.

R). Cannelle en poudre. . . . . 40 gramm. ℥ j ʒ ij.
Gingembre. . . . . 32 gramm. ℥ j.
Girofle. . . . . 16 gramm. ʒ iv.
Galanga. . . . .
Macis. . . . . ãã 8 gramm. ʒ ij.
Muscade. . . . .
Musc. . . . . 6 décigr. ℈ xij.

Faites une poudre qu'on doit conserver dans un vase bien fermé. La dose est de 12 grains jusqu'à 48, comme céphalique, stomachique, aphrodisiaque.

Poudre de la princesse de Carignan.

R). Gui de chêne. . . . . . .
Racine de fraxinelle. . . . . ãã 40 gramm. ℥ j ʒ ij.
Corne de cerf préparée. . .
Racine de pivoine. . . . . ãã 20 gramm. ʒ v.
Carbonate d'ammoniaque. .
Succin préparé. . . . . . 80 gramm. ℥ ij ß.

Cette poudre s'emploie contre les convulsions des enfans, se donne à la dose de 18 grains à ceux d'un an ; le double à deux ans, et ensuite on en donne deux scrupules pour trois ans, 1 gros et au-delà pour quatre ans : elle se prend dans du lait ou du bouillon.

Sucre vermifuge.

R). Mercure très-pur. . . . . 32 gramm. ℥ j.
Sucre blanc. . . . . 64 gramm. ℥ ij.

On divise par trituration le mercure coulant avec le sucre, jusqu'à ce qu'il forme une poudre d'un gris noir, et qu'on n'aperçoive plus de globules. Cette extinction du mercure s'opère mieux avec la crême de tartre ou à l'aide d'un peu de soufre. En dissolvant les sels dans l'eau, le mercure est disposé à se revivifier , car il est peu ou point oxydé. On en prend de 6 à 24 grains par jour dans des confitures contre les vers. Baumé facilite l'extinction du mercure par le sulfure noir (*æthiops*) de ce métal.

Poudre de Tunquin, selon le dispensaire de Reuss.

℞. Racine de valériane en poudre. 1 gramm. 3 décigr. Ɵ j.
　Musc. . . . . 8 décigr. ℥ xvj.
　Camphre . . . . 3 décigr. ℥ vj.

Faites une poudre à prendre, à la dose de 12 grains, dans les convulsions, l'hystérie, l'épilepsie, l'hydrophobie.

Poudre antispasmodique.

℞. Gui de chêne............. 48 gramm. ℥ j ß.
　Racine de valériane sauvage
　　de dictame blanc... } ãã 16 gramm. ʒ jv.
　　de pivoine.........
　Ongle d'élan.............
　Semences d'arroche fétide.. 8 gramm. ʒ ij.
　　de pivoine....... 16 gramm. ℥ ß.
　Corail rouge.............
　Succin jaune............. } ãã 6 gramm. ʒ j ß.
　Corne de cerf mondée de son
　　épiderme ....
　Castoréum............... 12 décigr. Ɵ j.
　Oxyde de mercure sulfuré
　　rouge, ou cinnabre...... 8 gramm. ʒ ij.

Les semences de pivoine réduites en pâte, on les mêle aux autres poudres. Le corail et le succin , qui peuvent être supprimés, se doivent porphyriser. L'ongle d'élan et la corne de cerf sont limés. La dose de la poudre est depuis 24 grains jusqu'à ʒ j , dans l'hystérie, les convulsions , l'épilepsie ; c'est aussi un tonique astringent. On doit la conserver dans une bouteille bien fermée.

Poudre d'arum composée ou stomachique, de Birkmann.

℞. Racines d'arum.................
　de calamus ou acorus verus } ãã 48 gramm. ℥ j ß.
　de pimprenelle..............
　Pierres d'écrevisses.............. 12 gramm. ʒ iij.
　Cannelle fine................... 9 gramm. ʒ ij Ɵ j.
　Sulfate de potasse.............. 6 gramm. ʒ j ß.
　Muriate d'ammoniaque.......... 24 décigr. Ɵ ij.

Quoique l'auteur prescrive d'employer des racines d'arum à la pousse du printemps, et après les avoir dépouillées, par macération dans le vin, de leur âcreté, on ne leur fait plus subir cette préparation qui enlève une partie de leur vertu. Cette poudre, à la dose de 12 grains jusqu'à 1 gros, agit dans les obstructions mésentériques, l'hypochondrie, la mélancolie, la fièvre quarte, les cachexies, les migraines et autres maladies du cerveau et de l'estomac, dit-on.

Poudre pour le lait des nourrices.

℞. Magnésie carbonatée. . . . . 32 gramm. ℥ j.
Écorce d'oranges en poudre. . } āā 4 gramm. ℥ j.
Semences de fenouil pulvérisées. }
Sucre blanc. . . . . 8 gramm. ℥ ij.

On en prend 1 gros, à deux ou trois reprises par jour. Elle augmente le lait, selon *Rosenstein.*

Poudre antidysentérique.

℞. Racines d'ipécacuanha. . . 64 gramm. ℥ ij.
Myrobolans citrins. . . . . } āā 12 gramm. ℥ iij.
Rhubarbe choisie . . . . . }
Semences de thalictron. . . 8 gramm. ℥ ij.

Faites une poudre selon l'art. Il faut pulvériser les semences de thalictron, qui sont huileuses, avec les corps précédens. La dose est depuis 12 grains jusqu'à un gros. Elle fait vomir et purge sans violence, puis elle resserre.

Poudres des trois santaux.

℞. Santal rouge. . . . . }
      citrin. . . . . } āā 12 gramm. ℥ iij.
      blanc. . . . . }
Roses rouges mondées. . }
Rhubarbe choisie . . . }
Spodium d'ivoire préparé } āā 8 gramm. ℥ ij.
Racine de réglisse. . . }

Le spodium, ou ivoire charbonné au feu en vaisseaux clos, conserve une odeur empyreumatique. On mêle les poudres.

La dose est depuis demi-gros jusqu'à ℥ j, comme tonique, fortifiante, stomachique.

Poudre chalybée.

℞. Limaille de fer porphyrisée. 64 gramm. ℥ ij.
Cannelle fine. . . . . . 24 gramm. ℥ vj.
Myrrhe. . . . . 16 gramm. ℥ iv.
Racines d'aristoloche . . . }
      de garance. . . . } āā 8 gramm. ℥ ij.
      de boucage saxifrage }
Semences de livèche. . . }
      d'ache. . . . . } āā 6 gramm. ℥ j ß.
      de seseli . . . }
Sommités de thym. . . . }
      de rhue . . . . }
      de matricaire . . }
      de calament. . . } āā 16 gramm. ℥ iv.
      d'armoise. . . }
      de cataire. . . }
      de sabine. . . }
Macis. . . . . 4 gramm. ℥ j.

On épiste le macis avec les autres poudres; l'on se sert de ce mélange contre les cachéxies, l'aménorrhée, la chlorose, les obstructions, à la dose de 18 grains à ℥ j.

Poudre cornachine de tribus, *ou du comte de* Warwick.

℞. Scammonée d'Alep.
Surtartrate de potasse (crême de tartre)..
Oxyde d'antimoine blanc, par le nitre, ou
antimoine diaphorétique, lavé. . . . } ãã Part. ég.

On fait le mélange exact de ces poudres sur le porphyre. Quoique l'acide du tartre puisse se combiner avec l'antimoine pour former de l'émétique, il ne s'en forme pas ordinairement dans cette poudre, comme on l'a cru, parce que l'oxyde d'antimoine est au *maximum* d'oxydation et que le mélange se fait à sec, de manière que la combinaison ne s'opère guère. On donne cette poudre jusqu'à ʒ j ou 4 grammes, comme un bon purgatif dans les maladies dartreuses, la gale, etc. Cependant il vaut mieux ne mélanger ces trois substances qu'au moment du besoin.

Poudre astringente.

℞. Racines de tormentille. . . . .
de grande consoude . . . } ãã 12 gramm. ʒ iij.
de bistorte . . . . . .
Fleurs de balaustes. . . . . .
Kermès animal (*coccus ilicis*). . } ãã 8 gramm. ʒ ij.
Sang dragon . . . .
Semences de plantain . . . . .
d'épine-vinette. . . . } ãã 4 gramm. ʒ j.
Mastic. . . . .
Râpure d'ivoire . . . .
Succin . . . .
Bol d'Arménie.. . . . . . . } ãã 6 gramm. ʒ j ß.
Terre sigillée. . . . .
Corail rouge . . . .
Cachou purifié. . . . . 12 décig. Ɔ j.
Laudanum sec ou extrait d'opium. 3 décig. ʒ̃ vj.

Cette poudre est fort astringente, utile dans l'hémoptysie, le vomissement, la leucorrhée, la ménorrhagie, etc., on en donne Ɔ j jusqu'à ʒ j. Au lieu de corail et de terre sigillée, on peut augmenter la dose du bol d'Arménie.

Poudre de scille composée, de Stahl.

℞. Squammes de scille récente. . . . . 192 gramm. ℥ vj.
Poudre de racine de vincetoxicum.. . 32 gramm. ℥ j.

On réduit la scille en pulpe dans un mortier. On y incorpore l'autre poudre. Le tout se sèche à l'étuve, puis se pulvérise de nouveau. On passe au tamis. Dose de 3 à 5 grains, dans l'asthme, le catarrhe pulmonaire chronique.

Poudre absorbante.

℞. Sulfate de fer fortement desséché.. 24 gramm. ʒ vj.
Écailles d'huîtres calcinées......... } ãã 48 gramm. ℥ j ß.
Pierres d'écrevisses................

Corail rouge.. . . . . }
Oxyde d'antimoine blanc....... } aã 48 gramm. ℥ j ß.
    de mercure sulfuré rouge }
Extrait d'opium. . . . . . . }
Huile volatile de girofles.. . . . } aã 4 gramm. ℨ j.

On incorpore l'huile de girofles à la manière accoutumée et on donne cette poudre calmante et tonique dans les palpitations ; elle est aussi diaphorétique. La dose est de 12 grains à ℈ j. Les carbonates calcaires décomposent le sulfate de fer, et il se forme du gypse et du safran de Mars.

Poudre 'absorbante, de mademoiselle Stéphens.

℞. Coquilles d'œuf calcinéés. . . . . . . 384 gramm. ℥ xij.
Limaçons de vigne entiers, brulés non
    à blancheur. . . . . 64 gramm. ℥ ij.

Il y a dans cette poudre, du charbon animal, des phosphate et carbonate de chaux. C'est un absorbant utile, dit-on, dans les dévoiemens que cause le remède de mademoiselle Stéphens, contre le gravier de reins. (*Voyez*, p. 204).

Poudre diarhodon Abbatis, *ou de roses composée, de l'Abbé.*

℞. Roses rouges sèches mondées. 32 gramm. ℥ j.
Santal rouge. . . . . }
    citrin. . . . . . . } aã 6 gramm. ℨ j ß.
Gomme arabique . . . . . }
Ivoire brûlé à blancheur..... } aã 24 décigr. ℈ ij.
Mastic. . . . . }
Semencés de fenouil. . . .
    de basilic . . . .
    de scariole. . . . } aã 2 gramm. ℨ ß.
    de pourpier. . . .
    de plantain. . . .
    de berberis. . . .
Cannelle . . . . }
Bol d'Arménie . . . . . . } aã 12 décig. ℈ j.
Terre sigillée. . . . . . }
Perles préparées. . . . . . }

Faites le mélangé des poudres. L'union des terres aux corps astringens et toniques, rend cette poudre propre à absorber les aigreurs de l'estomac qu'elle fortifie. Elle arrête les vomissemens, les flux, aide à la digestion. L'on en donne depuis 12 grains jusqu'à ℨ j. Les semences de scariole, pourpier, plantain, sont inutiles, ainsi que les perles, la terre sigillée, l'ivoire ; il suffirait de mettre en place un carbonate de chaux et de l'alumine. Un abbé a inventé cette poudre jadis vantée.

Poudre de Grimaldi.

℞. Scammonée..................... 72 gramm. ℥ ij ℨ ij.
Oxyde de fer jaune préparé à la
    rosée (carbonate de fer)..... 144 gramm. ℥ iv ß.
Magnésie blanche (carbonatée). }
Surtartrate de potasse......... } aã 32 gramm. ℥ j.

Noir de fumée...............	40 gramm.	℥ j ʒ ij.
Perles fines préparées ou écailles d'huîtres................ }	āā 32 gramm.	℥ j.
Bézoard oriental.............. }		
Huile volatile de genièvre...... }	āā 12 gramm.	ʒ iij.
Baume de copahu.............. }		

L'huile et la térébenthine de copahu se mêlent au noir de fumée ; on y ajoute les autres poudres, et on passe le tout au travers d'un tamis. Cette poudre, de composition assez singulière, s'emploie à la dose de 36 à 40 grains dans les fièvres intermittentes, les affections dartreuses. Elle purge aussi. Nous ne voyons pas l'utilité des perles et du bézoard.

Poudre d'or, de Zell, ou panacée, de Kermann.

℞. Oxyde de mercure sulfuré rouge (cinnabre)............	32 gramm.	℥ j.
Cinnabre d'antimoine brun..	2 gramm.	ʒ ß.
Sucre candi............	64 gramm.	℥ ij.
Ambre gris............. }	āā 4 gramm.	ʒ j.
Huile essentielle de cannelle. }		

Le cinnabre d'antimoine n'est autre chose qu'un sulfure de mercure sublimé. C'est l'éthiops minéral qu'on a mêlé au sulfure d'antimoine. Ce dernier ne se sublimant pas, il s'ensuit qu'on n'obtient que du cinnabre ordinaire de mercure (Hoffmann, *de cinnabari antimonii*). On pulverise le tout, et on y incorpore l'essence et l'ambre. Cette poudre se pelotonne, et doit être mêlée au tamis. Wepfer et d'autres médecins allemands ont donné gratuitement au cinnabre la réputation de guérir toutes les affections convulsives, nerveuses, épileptiques, hystériques, les palpitations. Cette poudre, au reste, est sudorifique, cordiale ; on en prend 6 à 8 grains dans une infusion de tilleul ou de sariette. Le cinnabre ne paraît nullement attaquable dans les premières voies, ainsi que l'éthiops minéral ou sulfure de mercure, comme le remarquent Tralles, Cartheuser et Fréd. Hoffmann.

Poudre fébrifuge et purgative, d'Helvétius.

℞. Quinquina............	24 gramm.	ʒ vj
Sulfate de potasse..........	32 gramm.	℥ j.
Nitrate de potasse.........	4 gramm.	ʒ j.
Safran gâtinois mondé...... }	āā 6 décigr.	12 grains.
Gomme-résine gutte....... }		
Diagrède ou scammonée....	16 gramm.	ʒ iv.
Crême de tartre ou surtartrate de potasse.............	56 gramm.	℥ j. ʒ vj.
Sel de Seignette, ou tartrate de potasse et de soude....	12 gramm.	ʒ iij.
Tartrate de potasse antimonié.	8 gramm.	ʒ ij.
Cinnabre ou oxyde de mercure sulfuré rouge...........	24 gramm.	ʒ vj.
Jalap.................	64 gramm.	℥ ij.
Suc d'ail...............	32 gramm.	℥ j.

Chaque dose de cette poudre, qui est d'un gramme (18 grains) jusqu'à 2 (ou 36 grains), contient près d'un grain à un grain et demi d'émétique. Elle purge par bas, dans les fièvres termittentes. Composition assez mal conçue.

Poudre fébrifuge, de Boullemer.

℞. Yeux d'écrevisses porphyrisés.   4 gramm. ʒ j.
    Hydrochlorate d'ammoniaque.   2 gramm. ʒ ß.
    Myrrhe choisie. . . . . 12 décigr. Ә j.

Formez une poudre exacte, divisez en trois parties égales, dont on prend l'une chaque jour, deux heures avant le paroxysme; pendant trois jours.

Poudre de Dower, du Codex.

℞ Sulfate de potasse. . . . . } āā 4 gramm. ʒ j.
   Nitrate de potasse. . . . . }
   Ipécacuanha en poudre. . . . . (
   Opium purifié. . . . . { 1 gramm. 18 grains.
   Réglisse en poudre. . . . . . . (

Formez une poudre. On recommande de fondre ensemble dans un creuset le nitrate et le sulfate, puis de les pulvériser et mêler aux autres poudres, selon la *Pharmacopée* de Swédiaur. La dose est de 12 grains, contre les catarrhes et rhumes. On en use aussi dans les rhumatismes.

Poudre antisyphilitique.

℞. Nitrate de mercure liquide. . . 24 gramm. ʒ vj.
   Nitromuriate d'antimoine liquide. 20 gramm. ʒ v.
   Scammonée en poudre. . . . 1 gramm. 18 grains.

On mélange les deux dissolutions métalliques. Il se forme aussitôt de l'hydrochlorate ou protochlorure de mercure qui se précipite lorsqu'on étend le liquide dans l'eau. Il se dépose aussi de l'oxyde blanc d'antimoine. Lavez le précipité, jusqu'à ce que l'eau soit insipide; mêlez à ce précipité desséché la scammonée, dans la proportion d'un quart. La dose de cette poudre est de 6 à 8 grains divisés dans ʒ j de sucre; ce qu'on partage en trois prises pour un jour, à 4 ou 5 heures de distance chacune.

Poudre antisyphilitique, de Plummer.

℞. Protochlorure ge mercure (ou muriate de mercure doux). . . . .)
                 } Part. ég.
    Oxyde d'antimoine sulfuré jaune (soufre doré d'antimoine). . .)

La dose est de 4 à 6 grains, deux fois le jour, avec de la décoction de salsepareille. Elle est aussi antiscrofuleuse.

Celles de bryone, d'ellébore noir, de colchique, d'élatérium, alors ne purgent point; celles des racines de belladone, de mandragore, d'œnanthe, de gouet, de renoncule, ne sont pas plus vénéneuses que la cassave tirée du manioc. Enfin celles de marron d'Inde, de gland, d'aristoloche, n'ont aucune saveur âcre ou amère quand on les a fait macérer dans une eau alcaline qui enlève les principes résineux.

C'est pour cela qu'on a rejeté des officines les fécules de plusieurs plantes, comme n'en possédant point les vertus, ainsi qu'on l'avait cru. On en fabrique de l'empois, des colles, de la poudre à cheveux, etc. Toutefois l'amidon ou une fécule ne peut, par elle seule, sans ferment, former du bon pain. Elle ne lève nullement en pâte panaire.

De l'amidon des graines céréales.

Les fromens en fournissent le plus. Toutes les semences des céréales contiennent, en outre, du gluten et un principe mucoso-sucré, qu'il faut détruire par la fermentation pour dégager la fécule. L'orge contient de plus l'*hordéine* et le maïs, la *zéine*. Voici le procédé des amidonniers.

On place dans des *bernes*, ou grands tonneaux défoncés d'un bout, des recoupes, des gruaux ou du blé gâté, grossièrement moulu; on en forme une bouillie avec de l'eau sûre ou aigre, résultat d'une précédente opération. Si l'on manque de cette eau, on en fabrique avec quelques livres de levain de boulanger délayé dans plusieurs seaux d'eau tiède; la fermentation acide s'y établit, et au bout de deux jours, cette eau sûre est faite.

Sur la bouillie d'eau sûre et de recoupettes, on ajoute de l'eau pour l'étendre suffisamment, et on laisse reposer pendant deux ou trois jours en été, et quinze jours ou trois semaines en hiver. Ce mélange fermente; les matières visqueuses et glutineuses se décomposent. Alors on passe le tout au travers d'un tamis de crin pour séparer le son. L'eau sûre, devenue *grasse*, est décantée de dessus le dépôt féculent qu'on lave plusieurs fois à grandes eaux; on le fait égoutter ensuite sur des toiles soutenues par des paniers d'osier, et on le divise en morceaux.

L'on fait un amidon de farine en prenant un morceau de pâte de froment non fermentée, et le malaxant sous un filet d'eau; l'amidon se sépare dans l'eau, d'où l'on peut l'extraire par décantation. Il est mêlé à un principe mucoso-sucré et de l'albumine, avec un peu de phosphate de chaux, substance que Vauquelin a reconnues dans la farine de froment, outr le gluten, qui forme près du cinquième de la masse. Il a trouvé pareillement dans l'eau des amidonniers, de l'acide acétique ou zumique, de l'alcool, de l'ammoniaque, une matière végéto-animale, le zimôme et du phosphate calcaire.

Lorsqu'on lève les dépôts de l'amidon, les amidonniers trouvent la première couche noirâtre et sale; elle ne sert pas dans le commerce, mais pour engraisser les bestiaux. La seconde couche est l'amidon commun. Au-dessous est l'amidon le plus beau et le plus fin. Les blés gâtés donnent moins de celui-ci. On doit bien sécher l'amidon avant de l'enfermer, car il deviendrait verdâtre par moisissure.

L'odeur qu'exhale la fermentation dans les amidonneries, est très-hydrogénée, à cause de l'albumine et du zimôme végéto-animal qui se putréfient.

Des fécules médicinales.

Le Codex en a conservé plusieurs; mais afin qu'elles gardent les propriétés de la plante d'où elles sont tirées, on a soin de ne point les laver, ni de les priver des sucs propres du végétal. Ainsi les fécules de bryone, d'arum, d'iris nostras (*iris germanica*), de maronnier d'Inde, etc., sont préparées en râpant ces substances; on y ajoute un peu d'eau; on met dans une toile de coutil, sous la presse, cette râpure

De la fécule de pomme de terre et d'autres végétaux pour la nourriture.

Les végétaux qui contiennent de la fécule alimentaire, doivent être préalablement râpés ou écrasés, afin qu'elle puisse se dégager de leur parenchyme. On prend, par exemple, des pommes de terre lavées, surtout les grosses blanches, marquées de points rouges (cependant les jaunes ont plus de fécule); on les met dans un moulin à râper pour les réduire en pulpe; on les délaie dans de l'eau. Ensuite on sépare, au moyen d'un tamis de crin, le parenchyme. La fécule déposée au fond de l'eau, et bien lavée, se sépare et se dessèche à l'étuve. Sa blancheur est éblouissante : on l'emploie dans les bouillies, les crêmes, les biscuits de Savoie et autres, etc. Les fécules des différens fruits ou racines s'extraient de même.

Le moulin à râper consiste en un cône de tôle tout percé de trous, dont la bavure est en dedans. A l'intérieur de ce cône est emboîté un cylindre de forte tôle, aussi formé en râpe ou hérissé de clous. Ce cylindre tourne dans le cône qui est fixe. On place les matières à râper dans ce cône, et on tourne le cylindre qui les froisse, et déchire leurs cellules. Sa pulpe sort par les trous du cône et se répand dans un tonneau plein d'eau, où l'on a fixé ce moulin. Au reste, on fabrique plusieurs sortes de moulins à râper.

Des fécules colorantes des végétaux.

Nous avons dit que ce n'étaient pas de véritables fécules amylacées. Toutefois elles s'obtiennent comme des fécules. L'*indigo* se prépare en faisant fermenter dans l'eau la plante *anil* jusqu'à un certain état (1). Cette eau de la *trempoire*, ou première cuve, tombe dans une seconde, la *batterie*; car on bat cette eau pour oxygéner et diviser mieux les parties colorantes dont elle est chargée. De là, l'eau s'écoule ensuite dans le *reposoir*, troisième cuve, où la fécule bleue se dépose, et d'où on la retire pour le commerce. On peut faire avec le pastel ou guède (*isatis*) un indigo par la même méthode; mais on se contente de faire putréfier la plante broyée en pâte, et on la met dans le commerce en cet état.

L'indigo retiré du *pastel* se fait par la fermentation de ses feuilles dans l'eau : celle-ci devenue verte, on y verse de l'eau de chaux, qui précipite la matière verdâtre. Pour séparer ensuite la fécule bleue d'une substance jaune, les uns battent cette eau, mais il convient mieux d'y verser de l'acide hydrochlorique ou sulfurique affaibli autant que du vinaigre; il se précipite un bel indigo que l'on sépare par le filtre; l'acide s'empare aussi par ce moyen de la chaux.

Le *tournesol en pain* se fabrique en Hollande avec les chiffons imprégnés de suc de maurelle ou tournesol, et exposés à la vapeur ammoniacale de l'urine putréfiée, et mêlée à de la chaux vive.

On prépare le *rocou*, à Cayenne, en écrasant dans l'eau les graines et les capsules du rocouyer; après quelques jours de macération, l'on passe au travers d'un tamis de crin, la fécule se dépose au fond de l'eau; on la sépare au moyen de la filtration sur un blanchet; on la fait ensuite bouillir légèrement avec un peu d'eau, puis on décante et on dessèche cette fécule d'un rouge de feu, d'une odeur de violette.

L'*orseille* et la parelle, ainsi que les autres lichens, fournissent des couleurs vives, mais fugaces, en les traitant avec l'urine putréfiée et la chaux.

____

(1) C'est une fermentation alcoolique et acide, tenant en dissolution la matière verte de la plante; ensuite l'action de l'oxygène atmosphérique colore en bleu cette substance, et la rend insoluble à l'eau.

EXTRAITS.

On donne ce nom aux principes ou sucs séparés des végétaux ou des animaux, avec ou sans l'aide d'un menstrue, et
concentrés par évaporation sous un petit volume. Les substances minérales n'en fournissent point, et même les sels
qui se trouvent daus les autres corps ne sont point des extraits.

Pris dans l'acception générale, le mot d'*extrait* comprend
des principes fort différens. Ainsi la gélatine animale desséchée en tablettes, le suc des fruits concentré en rob ou sapa;
le suc vert des plantes exprimées, le décoctum ou l'infusum
des bois, écorces, racines, etc., rapprochés en consistance
solide; les mucilages, ainsi que les diverses humeurs végétales ou animales, épaissis par évaporation, sont considérés
en général comme des extraits. C'est pourquoi nous devons
les distinguer en plusieurs genres par rapport à leur nature (1).

1° Les *mucilages*, espèces de gommes végétales, solubles
dans l'eau, le plus souvent fades et incolores, s'extraient au
moyen de la décoction des racines de guimauve, des graines
de lin, de psyllium, de sésame, de fenugrec, de gremil, de

---

(1) M. Recluz a proposé une nouvelle classification des extraits, d'après les
principes immédiats les plus actifs qu'ils récèlent; ce sont :

1° Les *alcaloïdés*, ou contenant un alcali organique appelé alcaloïde par
Brande, tels sont les extraits des cinchonées, des papaveracées, strychnées,
solanées, colchicées, ciguë, digitale, etc.;

2° Les *résinidés*, ou riches en résine, comme les extraits de jalap, turbith
végétal, coloquinte, gayac, aunée, gratiole, euphorbe, valériane, malambo,
rhus toxicodendron, pulsatille, ellébore noir;

3° Les *amaridés*, ou ayant beaucoup de principe amer, comme ceux des
gentianées (gentiane, ményanthe, petite centaurée, etc., ou les amers toniques), ceux de cinarocéphales, chardon-bénit, chaussetrape, ou des chicoracées, chicorée sauvage, laitue, pissenlit, etc., ou des corymbifères, d'arnica,
d'absinthe, etc., de quassia, de simarouba, eupatoire, fumeterre. Une seconde
division comprend les cathartiques, comme les extraits de séné, nerprun,
élatérium, narcisse des prés, etc. Le troisième ordre réunit les extraits riches
en tannin, ceux des polygonées, bistorte, patience, rhubárbe, rhapontic, ceux
de tormentille, aigremoine, potentille, bénoîte, ratanhia, alcornoque, alchi-
mille, calaguala, brou-de-noix.

Je pense qu'il faudrait une quatrième section d'extraits de fruits, tels que
de tamarins, acacia vrai, et d'acacia nostras, de cachou, de kinô, d'yèble, de
suc d'hypocistis, etc. ;

4° Les *saccharoïdées*, ceux de réglisse, de campêche, de casse, de polypode, de genièvre, et même de chiendent, etc.;

5° Les *osmazômés* sont les extraits animaux contenant de l'osmazôme et de
la gélatine, les tablettes de bouillon, etc. Peut-être on devrait y réunir l'extrait de fiel de bœuf.

6° Les *polydiotés* sont ceux qui contiennent divers principes particuliers;
l'auteur y réunit tout ce qui n'a pas trouvé sa place dans les précédens,
comme les extraits de bourrache, de nénuphar, de salsepareille, de cochléaria, etc.; mais cette classe est évidemment inadmissible. (Voyez *Journal de
Pharmacie*, — février 1823. Bulletin des travaux de la société de Pharmacie.)

coings, des lichens, etc., des gommes proprement dites (*Voy.* l'article des Muqueux, ci-devant, pag. 63).

2° Les *gelées animales*, ou gélatines solubles à l'eau, peu colorées, à moins qu'elles ne soient mêlées aux sucs de la chair, peu sapides, sont des colles fortes plus ou moins pures. Les tablettes de bouillon, les gelées d'os., celles de veau, de corne de cerf, les tablettes d'hockiack, etc., sont de ce genre. On assaisonne diversement celles qu'on destine à servir d'alimens restaurans (*Voyez* l'article Gélatine, ci-devant, p. 73).

3° Les *robs*, ou *defructum*, ou *sapa*, ou *myva*. Quoique plusieurs de ces noms ne s'appliquent pas également à tous les sucs de fruits rapprochés en extraits, nous les emploierons cependant pour les désigner. Ainsi on fait des *robs* avec les baies de genièvre, de nerprun, de mûres, de sureau, d'yèble, la casse, les tamarins, les raisins (à qui le nom de raisiné, de *sapa*, etc., est spécialement appliqué), les cerises, les prunes, les abricots, les groseilles, l'épine-vinette, les jujubes, le suc de coings, de pommes, etc. On donne le nom de *gelées* à ces préparations qui, faites avec du sucre, forment des confitures (*Voyez* pag. 65).

4° Les *sucs concrets*, tels que ceux de scammonée, de kinô, d'aloès, de pavot qui porte le nom d'opium, et de méconium, les gommes-résines et résines. Mais on doit distinguer ceux qui découlent seulement des végétaux, de ceux qu'on extrait par expression, et qui contiennent de la fécule verte et d'autres substances : tels sont les extraits de *sucs non dépurés*, à la manière de Stœrck, ou ceux qui se préparent avec les *sucs dépurés* (*Voyez* aussi pag. 151 *sq.* et 209).

5° Les *extraits* par décoction ou macération des végétaux sont de plusieurs nature. Les extraits sont ordinairement bruns, dissolubles, absorbant l'oxygène qui les noircit, et diminue leur solubilité ; résultent, ou d'infusum, de décoctum, ou de sucs rapprochés. Ceux des chicoracées, des borraginées, de saponnaire, de houblon, attirent un peu l'humidité et tiennent un principe muqueux. Les extraits sucrés sont ceux de chiendent, de réglisse, de polypode, de galéga, etc.

Les amers et astringens contiennent du tannin et du *tannate d'albumine* (selon Vauquelin, *Bulletin de pharm.* 1810, pag. 243), comme ceux des racines, bois, écorces, ou de quinquina, de gentiane, de patience, de centaurée, d'absinthe, etc. Cette combinaison imputrescible de tan et d'albumine trouble les infusum des végétaux, et y forme des pellicules colorées ; elle existe dans les enveloppes ou arilles de plusieurs semences (fèves, pois, lentilles, feuilles de marronnier d'Inde, etc.), et paraît destinée à les garantir par son imputrescibilité. Cette combinaison ne devient soluble que par une surabondance de tannin ou d'un acide végétal.

Les extraits albumineux, ou contenant un principe animalisé, sont ceux de ciguë, d'aconit, de toxicodendron, etc., préparés avec la chlorophylle ou fécule verte de ces végétaux, à la manière de Stoerck (*Voy.* plus loin leur préparation).

Les principaux caractères des extraits médicinaux sont de brunir à l'air, d'en absorber l'oxygène, de devenir insolubles par les acides, par le chlore; de se combiner aux alcalis; de précipiter, avec les sels à bases terreuses et métalliques, les oxydes (surtout de fer, d'étain, de plomb, etc.); d'adhérer aux étoffes, à l'aide de ces mordans, comme les matières colorantes.

Les extraits sont mous, ou secs. Ceux-ci, préparés par la macération à froid, et séchés sur de larges surfaces, par la méthode de La Garaye, prenaient mal à propos le nom de *sels essentiels* (1). Ils diffèrent des extraits mous en ce que, n'ayant pas subi l'ébullition, ils contiennent moins de *tannate d'albumine* et d'autres combinaisons peu solubles. Ils attirent aussi davantage l'humidité de l'air.

6° Les *résines extractives* de jalap, de turbith, de scammonée, de gayac, de coloquinte, etc., se séparent au moyen de l'alcool ou de l'éther, par digestion. Les extraits faits par le vin ou l'alcool, comme ceux d'ellébore noir de Bacher, de Rudius, etc., ceux d'agaric, d'aunée, de rhubarbe, de bryone, d'élatérium, etc., sont de ce genre, ainsi que les extraits panchymagogues, qui contiennent encore des principes extractogommeux.

7° Enfin, on pourrait ranger parmi les *extraits animaux*, la bile desséchée, l'urine, ou le sang, ou le lait, réduits par évaporation à l'état sec.

Il y a des extraits préparés au moyen des acides végétaux, comme l'extrait macrocostin avec le suc de citrons et le vinaigre scillitique, procédé maintenant inusité.

Règles générales pour la préparation des extraits.

Il serait convenable, en général, de préparer tous les extraits au bain-marie, à l'alambic, pour éviter l'absorption

____

(1) La Garaye, *Chimie hydraulique*, nouvelle édition, in-12, par Parmentier. La première est de 1745.

de l'oxigène, qui y produit de grands changemens. On obtiendrait aussi par ce procédé les eaux distillées des plantes odorantes, et les extraits seraient moins bruns, dissiperaient moins de leurs principes volatils. Il est important de ne point forcer les décoctions par une vive ébullition, surtout pour les extraits des écorces et des végétaux résineux, car il se dépose alors beaucoup de matière analogue aux corps ligneux, ou du *tannate d'albumine*; et avant de rapprocher ces décoctions il serait nécessaire de les filtrer, ou de les laisser déposer, ou de les clarifier aux blancs d'œufs. Lorsque ce sont des extraits mucoso-sucrés ou extracto-muqueux, la portion muqueuse se décompose facilement par la chaleur de l'ébullition, noircit, devient âcre et amère. Les extraits de plantes jeunes contiennent beaucoup plus de ce mucilage que ceux des plantes plus avancées dans la végétation ; aussi ces derniers contiennent plus de molécules ligneuses, sont moins mous, moins susceptibles de moisir el de se gâter, mais moins complètement solubles à l'eau. D'ailleurs il se trouve dans les extraits des jeunes plantes, de l'acétate de potasse et d'autres sels qui s'humectent à l'air. Tels sont surtout les extraits salins des borraginées, de l'oseille, du chardon bénit, de la fumeterre. Il est nécessaire de les préparer entièrement au bain-marie. On se contente, pour les autres, de les réduire des deux tiers, et de concentrer le dernier tiers au bain-marie, avec le soin de remuer, pour que la croûte supérieure, qui se forme par dessèchement, se mêle à tout l'extrait, et n'empêche point l'humidité intérieure de s'exhaler. Lorsqu'il s'y trouve des sels assez abondans, comme le tartrate de chaux dans celui de ciguë, ou des matières résineuses, ou de la chlorophylle cireuse, ces extraits paraissent remplis de grumeaux, quelque bien préparés qu'ils soient, à cause des molécules qui s'agglutinent ou se coagulent.

On peut ajouter, à la fin de la concentration des extraits des plantes aromatiques, un peu d'huile essentielle et de l'eau distillée de la plante, pour leur rendre l'odeur et les qualités qu'une longue évaporation a dissipées. On reconnaît la cuisson suffisante d'un extrait, lorsqu'en le versant chaud sur du papier gris, il ne le traverse pas.

Les extraits astringens et amers qui contiennent du tannin, deviennent, avec le temps, durs et ligneux; ils se redissolvent difficilement dans l'eau. Les extraits mucilagineux prennent aussi avec le temps beaucoup de retrait qui les détache du vase ; ils se fendillent et moisissent. Plusieurs praticiens préviennent cet inconvénient en ajoutant quelques cuillerées d'eau-de-vie à ces extraits encore mous. On fait paraître plus blancs les extraits par l'agitation vive qui interpose de l'air dans leur substance, mais il se dégage ensuite.

DES MUCILAGES PAR EXTRACTION.

Nous avons dit quelles substances les fournissaient. Leur extraction s'opère facilement, par l'eau bouillante, des parties des végétaux qui en contiennent. Il s'y mêle presque toujours une petite portion d'extrait, qui colore ces mucilages; celui de semences de coings ou de fenugrec en rougeâtre; celui de la racine de guimauve en jaunâtre; celui des feuilles de séné (après les premières décoctions) en brunâtre. Ces mucilages, s'ils ne sont pas promptement desséchés, passent bientôt à la fermentation acide.

Mucilage de psyllium.

Faites digérer, pendant 24 heures, 8 gram. (2 gros) de semences de psyllium, dans eau chaude 48 gram. (une once et demie), sur des cendres chaudes, en agitant avec une spatule; l'eau devient filante comme du blanc d'œufs : on l'exprime au travers d'un linge. La graine de lin en fournit aussi beaucoup.

Le *mucilage de semences de coings* s'obtient avec les semences de coings fraîches.

Laissez-les macérer à la chaleur, dans de l'eau bouillante, et passez, après six heures, avec forte expression; réduisez avec autant d'eau de riz, au bain-marie, en colle épaisse qu'on peut sécher en tablettes. C'est un adoucissant utile en boisson dans les cours de ventre. On l'aromatise et on l'édulcore pour le rendre plus agréable.

Les mucilages d'orge, de racine de guimauve, de gomme arabique ou adragant, servent dans les préparations de tablettes, de sirop, de pâtes pectorales et adoucissantes, avec le sucre, les jujubes, le suc de réglisse, etc. Il ne faut guère que le poids égal d'eau bouillante pour dissoudre la gomme arabique; mais l'adragant exige 14 fois son poids d'eau, et se gonfle beaucoup. Le mucilage des liliacées est émétique, béchique et d'odeur nauséeuse, surtout celui de l'*hyacinthus comosus*, etc. Les dissolutions des métaux blancs, plomb, mercure, argent, bismuth, etc., y forment des coagulum, et s'y précipitent.

DES EXTRAITS GÉLATINEUX ET DES COLLES ANIMALES.

Il a été parlé des gelées magistrales, ci-devant (pag. 230 et suiv.). Nous traitons ici de celles qui se peuvent conserver par dessiccation. Ce sont des extraits de chairs dont on peut augmenter la sapidité par des assaisonnemens. Le sel marin attirant l'humidité, n'y doit cependant pas entrer; mais il est facile de l'ajouter, au moment de l'usage; et comme la putréfaction des matières animales est prompte, on doit conserver ces extraits toujours très-secs. Ils se font par l'ébullition dans l'eau, et l'on rapproche ces extraits au bain-marie, après les avoir débarrassés de toutes leurs parties grasses, par le refroidissement.

Les gelées diffèrent des mucilages en ce que ceux-ci ne se prennent pas en masse par le refroidissement, comme la gélatine qui devient tremblotante. Elle est, en outre, transparente, et alibile, ou nourrissante, sous un petit volume. Elle se gâte bientôt, si elle n'est pas séchée en tablettes.

Tablettes de bouillon, ou bouillons secs.

ꝶ. Pieds de veau.	N. 4	
Chair de cuisse de bœuf.	6 kilogr.	℔ xij.
Gigot de mouton.	5 kilogr.	℔ x.
Rouelle de veau.	1 kilogr. 500 gramm.	℔ iij.

Faites cuire, à feu doux, dans une suffisante quantité d'eau, qu'on écumera. Ce bouillon fait et passé avec expression des chairs, on verse de nouvelle eau pour une seconde ébullition. Les liqueurs réunies, refroidies, leur graisse séparée, on les clarifie avec six blancs d'œufs, et on filtre par une étamine; on évapore ensuite en consistance très-gélatineuse; on verse sur une pierre polie, et on divise la gelée par tablettes, que l'on dessèche parfaitement à l'étuve (ou au grand air sur des réseaux de ficelle, comme la colle forte). On tient ces tablettes dans un vase sec bien clos. Elles se gardent plus de cinq ans sans altération; 16 grammes ou une demi-once de ces tablettes dissoutes dans une tasse d'eau chaude, forment un bon bouillon. Pour les rendre plus savoureuses, on peut joindre de la volaille, ou des légumes, ou des épices, à la décoction des chairs. Les os donnent une bonne gélatine, mais qui manque de l'extrait sapide ou osmazôme que fournit la chair musculaire. On a fait de bonnes tablettes de bouillon au moyen de la marmite autoclave, avec chair de bœuf, 12 livres; foie de bœuf, 1 livre; pieds de veau, n° 4; navets, carottes, poireaux, céleri, de chaque, une boîte; six ognons rôtis et piqués de cloux de girofle, quelques tranches de carotte torréfiées, et eau 18 livres. Après avoir passé le bouillon, l'on rejette sur les matières, eau 8 livres, qu'on fait bouillir pour épuiser tout. On ajoute aux bouillons réunis, gélatine, une demi-livre; et on réduit en consistance suffisante pour obtenir des tablettes qu'on fait sécher; on en obtient une livre et demie, de bonne odeur. Il n'est pas besoin de longues décoctions par l'autoclave. La *gélatine* de M. Séguin, proposée comme fébrifuge, n'est qu'un extrait de cartilages, membranes, ligamens et autres parties blanches des animaux, uni au sucre et aromatisé. C'est un restaurant ou *consommé* assez agréable; mais il faut remarquer que cet aliment est pesant et gluant. Le défaut de graisse ôte aussi aux bouillons secs une qualité onctueuse utile. Plus on fait bouillir long-temps les gelées animales, plus elles deviennent colorées, âcres et désagréables.

L'on a proposé des *jus* ou *coulis* de viandes, comme le *soui* des Japonais ou des Chinois. C'est, dit-on, un extrait liquide de jambons et de perdrix, rehaussé par des épices, et salé. Il se garde long-temps en vaisseaux de verre bien clos. M. Appert conserve aussi, par son procédé, des consommés assaisonnés de légumes et d'herbes, agréables au goût. Un certain état de cuisson, aidé des assaisonnemens et de l'abri du contact de l'air, permet de garder ainsi plusieurs coulis ou extraits liquides. Les chairs des vieux animaux donnent des coulis plus sapides, plus colorés; les chairs molles et flasques des jeunes, fournissent plus de gélatine insipide, mais qui se dessèche mieux que le coulis. Le gibier donne des extraits bien sapides.

A l'égard de la gélatine extraite des os d'animaux, on a suivi deux méthodes. La première consiste à broyer ces os, et à les faire bouillir dans de l'eau pour en extraire la gélatine : procédé long et coûteux. M. Darcet, par une méthode inverse, plonge des os dans de l'acide hydrochlorique faible; la chaux ou le phosphate calcaire se dissout, puis il plonge ces os ramollis dans de l'eau bouillante, pour les priver des acides et de la graisse; les essuie et les conserve secs : c'est de la très-bonne gélatine blanche, demi-transparente, que l'on peut garder en lieu sec. Il faut la rendre sapide.

Tablettes d'hockiack.

Il nous vient de la Chine des tablettes de bouillon préparées, dit-on, avec la peau de zèbre ou d'âne. On les estime très-pectorales et stomachiques; elles sont aromatisées.

Des colles fortes.

Ce sont des extraits gélatineux tirés de plusieurs parties d'animaux, et desséchés en tablettes. La *colle forte ordinaire* se prépare avec les rognures de peaux non tannées, les oreilles, les queues, les ligamens, aponévroses, tendons, etc., des animaux. La *colle fine* se fait avec les rognures de parchemin, de vélin, les peaux débourrées de lièvre, lapin, etc. Lorsque ces matières animales sont grasses, on les met macérer d'abord dans de l'eau de chaux, et on les lave ensuite. La décoction doit se faire en plaçant, ou des cailloux, ou des grils de bois au fond des chaudières, pour que ces peaux ne s'y attachent et ne s'y brûlent pas. On verse la décoction chaude au travers d'un tamis, et l'on distribue la gelée dans des moules. Etant concrétée, cette gélatine se place ensuite sur des réseaux de ficelle; ou bien on l'enfile et on la suspend dans une étuve ou à l'air, pour sécher. La portion supérieure de ces décoctions gélatineuses étant la plus transparente, donne la plus belle colle : celle de *Flandres* et d'*Angleterre*.

Granet a fait d'excellente colle forte blanche, avec des os râpés ou rognés, par une longue décoction et dépuration : ce que Duhamel avait déjà tenté. On en retire près du sixième de belle colle, qui est très-tenace. Aujourd'hui, par le procédé de M. Darcet, on macère les os dans de l'acide hydrochlorique (*Voyez* le procédé aux Os, tome II).

Lorsqu'on veut rendre de la colle forte insoluble à l'eau, on la fait fondre, et on l'incorpore avec l'huile siccative de lin, pour l'employer dans l'ébénisterie. La *colle de Paris*, faite avec toute espèce de matière animale, est brune et fragile. Lorsqu'on fait avec ménagement les décoctions de gélatine, celle-ci devient moins cassante. Celle des parties d'animaux vieux et maigres est plus tenace que celle des animaux jeunes et gras.

On fabrique de la *colle de morue*, de cabéliaux et autres gades avec leurs peaux, vessies, estomacs, etc. Elle est moins blanche et moins pure que l'*ichthyocolle* (*Voyez* gélatine). Les rubaniers, gaziers, papetiers, peintres en détrempe, fabricans de draps, s'en servent; les menuisiers, chapeliers, marqueteurs, etc, emploient des colles plus brunes. La colle à bouche se fait avec de belle colle et un peu de sucre, dont on forme des tablettes. Les colles de poisson servent à clarifier les vins, la bière et autres liqueurs; et la colle de peaux de gants s'emploie par les doreurs en or bruni.

DES ROBS.

Le mot *roob* ou *robub* est arabe, et désigne un suc de fruit cuit en extrait; *myva* est le nom d'une gelée de fruits, *sapa*, du moût de raisin évaporé en consistance de miel ou de raisiné; *defructum*, du moût réduit aux deux tiers, par évaporation, et qu'on fait ensuite fermenter pour avoir du vin cuit.

La nature des robs n'est bien connue que depuis peu de

temps. C'est un composé de sucre non cristallisable, d'un ou plusieurs acides végétaux, du pectique, d'un corps muqueux; d'un principe colorant, soit extractif, soit résineux, et de ferment (*Voy.* l'article des *Gélatines végétales*, pag. 65), mais ce dernier se coagulant par la chaleur du feu, la plupart des robs ne passent plus à la fermentation spiritueuse, à moins qu'on ne leur rende de nouveaux fermens. C'est au principe extractif et aux acides que les robs doivent leurs qualités médicinales, et il s'y forme presque toujours une portion d'acide acétique.

Les gelées et confitures de fruits, faites avec du sucre, sont aussi des robs plus ou moins agréables.

Nous croyons devoir séparer les robs ou sucs de fruits concentrés des autres extraits des végétaux qui ont des principes fort différens, quoique le Codex ait cru devoir les confondre ensemble.

Rob de baies de sureau.

℞. Baies de sureau mûres. . . Q. v.

Ecrasez-les dans un mortier; laissez macérer le tout pendant 24 heures; exprimez-les ensuite fortement à la presse. Clarifiez le suc avec des blancs d'œufs, passez-le et le faites concentrer en consistance de miel épais. On se contente quelquefois de laisser déféquer le suc par le repos, sans le clarifier, avant de le concentrer. Dans les années humides, ces baies rendent jusqu'à un sixième de rob; dans les années sèches, un douzième seulement, mais meilleur. Ce rob, qui est astringent, tonique, et excite légèrement la sueur, convient dans les dysenteries à la dose de 4 gramm. (1 gros). Celui d'*yèble*, qui se prépare de même, a les mêmes vertus, mais plus astringentes.

Des autres robs médicamenteux.

Ils se préparent comme le précédent. Celui de *nerprun* est un hydragogue ou fort purgatif, depuis 1 jusqu'à 6 gramm., dans l'hydropisie, les rhumatismes, la paralysie. Les baies de *nerprun* donnent un seizième de rob. Selon le nouveau Codex, on le prépare ainsi :

Prenez ce que vous voudrez de baies de nerprun mûres; pressez-les, en sorte que les semences ne soient pas écrasées avec les baies. Laissez celles-ci reposer trois jours dans le vaisseau, jusqu'à ce qu'elles commencent à fermenter; alors le suc, plus dégagé de son mucilage, passe mieux à l'expression sous la presse. On laisse déposer ce suc pendant quelques heures; on le décante et on le cuit en consistance requise.

L'*épine-vinette* rend un douzième de rob fort astringent,

rafraîchissant, qui contient beaucoup d'acide tartrique et citrique. Il désaltère et passe pour cordial. Les *cerises rouges
acides* fournissent plus du dixième de rob rafraîchissant, laxatif, qui se prend jusqu'à 16 grammes, ℥ ß. Les *groseilles* donnent environ autant d'un rob acide, astringent, qui excite
l'appétit et rafraîchit, à la même dose. L'*airelle* ou *myrtille*
fournit un douzième de rob rouge brun, d'une agréable acidité, et qui a les vertus du précédent, mais est plus laxatif.
L'*acacia nostras* est un rob en consistance sèche, fait avec le
suc des prunes sauvages acerbes et non mûres : c'est un très-
puissant astringent. Le suc d'*acacia vrai* s'extrait du suc des
gousses et pois d'acacia (*mimosa nilotica*) : son astriction est
encore plus considérable. Ce rob sec est envoyé en boules
brunes, assez fragiles; c'est le *lycion* des anciens. Le *cachou*,
de couleur rouge brune, est aussi un rob sec, tiré du suc des
gousses d'un acacia *mimosa*. On le purifie par dissolution
dans l'eau, et par concentration en extrait. Le *kinô* est de
même un extrait desséché, comme celui de *ratanhia*, et
comme celui du *rocou* qui sert en teinture, etc.

Les *robs* ou extraits de *casse* et de *tamarins* se préparent au
moyen de la solution de leur pulpe dans l'eau. Ainsi l'on prend
ce que l'on veut de bonne casse en bâtons, pesante ou récente;
on la brise; on délaie sa pulpe par l'eau; on laisse macérer, et
l'on passe ensuite à travers une étamine, sans expression. L'é-
vaporation se fait au bain-marie, en consistance d'extrait. Si
l'on faisait bouillir la casse, comme quelques personnes le prati-
quent, on aurait un extrait âcre et amer, et ses semences fourniraient beaucoup de mucilage; il est un laxatif doux et léger,
et ne cause point de coliques. Sa dose est de 32 gramm. (une
once). On obtient 250 grammes de ce rob par kilogramme de
casse, ou 8 onces sur 2 livres. L'extrait de tamarins contient
de l'acide tartrique; il purge également à la même dose. On
doit éviter de le faire en des vaisseaux de cuivre. Le rob ou
extrait de tamarins se prépare comme celui de casse.

Le *rob* ou *extrait de genièvre* se prépare aussi par le moyen
de l'eau, dans laquelle on fait bouillir les baies sans les écraser. On passe dans un linge, après vingt minutes d'ébullition, sans expression. Selon le Codex, il suffit de verser huit
livres d'eau chaude sur deux livres de baies de genièvre,
pendant quarante-huit heures. Cette eau se charge de la partie sucrée et extractive du fruit; on passe et on évapore à un
feu doux; l'on obtient un extrait agréable par ce procédé,
mais en petite quantité.

On opère, avec de nouvelle eau, une seconde décoction

de même, si l'on ne veut rien perdre ; mais ces secondes décoctions donnent un extrait âcre.

Les liqueurs rapprochées au bain-marie, en consistance d'extrait, forment un rob assez agréable, aromatique, un peu amer, très-stomachique et tonique. On en prend 1 à 2 gros (de 4 à 8 grammes). Par ce procédé, les baies de genièvre rendent environ un huitième de ce rob. Mais si l'on écrase ces baies, comme quelques auteurs le recommandent, l'on obtient plus du double d'un extrait fort brun, épais, âpre, peu agréable ; il a de plus l'inconvénient de se grumeler beaucoup par la cuisson, parce que les molécules de résine s'agglomèrent. En faisant cet extrait par la seule macération à froid, on obtient un rob suave et demi-transparent, de couleur ambrée, d'une saveur douce et sucrée. Il faut avoir soin de décanter la liqueur de macération, pour séparer son dépôt résineux avant la concentration. Si l'on ajoute du sucre ou du miel, on obtient une confiture de genièvre recherchée dans les pays du Nord.

Le *rob diacaryon* de Galien et de Mesué est un médicament fort actif et trop oublié.

> ℞ Suc exprimé du brou de noix vertes.   2 kilogr.   ℔ jv.
> Miel despumé. . . . . 1 kilogr.   ℔ ij.

Faites un rob selon l'art. On prend le brou, au temps des cerneaux et de la canicule ; s'il est trop sec, on le pile avec de l'eau ou du décoctum de noix ; le suc exprimé doit se dépurer par une légère ébullition, et être filtré par un blanchet. Ce rob contient un principe âcre, hydro-carboneux, amer, et du tannin (1). C'est un stomachique puissant et un diaphorétique excellent dans les anciennes maladies syphilitiques et celles de la peau. On en prend depuis 4 grammes jusqu'à 16, ou d'un à 4 gros. Il est aussi détersif dans les gargarismes.

Le *diamorum* ou rob de mûres se préparait jadis de même. On s'en servait dans les gargarimes, contre les aphthes et les inflammations de la gorge. On forme aussi ce rob sans miel, quoique la coutume des anciens fût d'en mettre dans tous les autres robs.

DU RAISINÉ ET DES GELÉES DE FRUITS, NON MÉDICAMENTEUX, OU CONDITS, MARMELADES, etc.

Ce sont, à proprement parler, des confitures, *myvæ*. Elles se font, soit avec le suc extrait par expression, soit par l'ébul-

---

(1) Braconnot, *Annal. Chim.*, 1810, juin, pag. 303 *sq.*, a trouvé dans le brou un principe colorant noir, analogue à celui du toxico-dendron, de l'amidon, des phosphate, oxalate et malate de chaux, de l'acide citrique, de la potasse, etc., outre la matière verte et le tannin.

lition. Ces préparations se rapprochent des conserves et marmelades, dont nous traiterons, et dont la plupart appartiennent à l'art du confiseur.

Il y a des confitures sèches, d'autres liquides ou molles. Nous les rapporterons aux extraits et aux robs, parce qu'elles consistent principalement en sucs de fruits rapprochés. Le sucre n'est ajouté que pour les rendre plus agréables, et pour les conserver.

Le *raisiné*, qui est le *sapa* des anciens, se fait en rapprochant en extrait le moût des raisins les plus sucrés, bien mûrs, choisis, égrappés, doucement exprimés. Pour le rendre plus agréable, on y met cuire, ou des poires mondées, pelées et coupées, comme celle de messire-jean, ou d'autres fruits. Tel est le bon raisiné de Bourgogne. On l'aromatise si l'on veut, en mettant dans la liqueur en ébullition un nouet de cannelle et de girofle concassés, ou des zestes de citron. Au midi de l'Italie, on ajoute à la fin quelques cuillerées d'alcool pour mieux le conserver. La racine de carotte, les côtes de melon et de potiron entrent aussi dans quelques raisinés. Ces substances étrangères ne doivent former que la moitié ou le tiers du suc de raisins. Dans la cuisson du raisiné, on doit écumer des portions de surtartrate de potasse qui surnagent le liquide. Il faut éviter de brûler une partie du raisiné, qui prend une saveur de caramel peu agréable alors. Les raisinés du Nord sont acides, ceux du Midi plus sucrés.

Le *defructum* était une sorte de raisiné des anciens, comme leur sapa, mais bien moins rapproché et à l'état de miel liquide.

On procède à la *gelée de groseilles* avec

Suc de groseilles rouges ou blanches, sans râfles. Q. v.
Sucre blanc. . . . . Moitié du poids.

On peut ajouter à l'agrément de la gelée, en y joignant, suc de framboises, un sixième.

Il ne faut pas prendre des groseilles ou d'autres fruits (si ce sont d'autres sortes de confitures) trop mûrs ; car alors il y a trop de musco-sucré et trop peu d'acide ; les confitures se prennent moins bien en gelée, et sont moins agréables.

Mettez, dans une bassine bien étamée vos groseilles égrappées ; un feu doux en fera exsuder le suc. Egouttez au travers d'un tamis ; exprimez les groseilles ensuite dans un linge fort ; mettez le sucre concassé avec ce suc, auquel on joindra celui de framboises fait en même temps, si l'on veut. On fait évaporer le tout en consistance de gelée, ce qu'on reconnaît en laissant refroidir quelques gouttes de liquide. Alors on distribue le tout dans des pots, qu'on peut recouvrir, étant froids, d'un papier imbibé de forte eau-de-vie. La surface de cette confiture, immédiatement touchée de ce papier, se candit et ne se moisit pas. C'est un aliment rafraîchissant, antiputride, astringent. Pour confire les groseilles entières dans le sucre, on les roule dans celui-ci en poudre, on les expose à une douce chaleur au bain-marie, et lorsque le sucre s'est liquéfié avec le suc du fruit, la confiture est faite.

La *gelée de framboises*, se prépare en cuisant celles-ci dans du sucre blanc, que fond le suc de framboises, et en passant la gelée au travers d'un tamis de crin, sans expression.

Gelée de coings ou cotignac.

℞. Coings non entièrement mûrs. 2 kilogr.   ℔ iv.
   Sucre blanc. . . . . 1 kilogr. 5oo gramm. ℔ iij.

On enlève le duvet des coings, on les divise en quatre morceaux, en ôtant les semences; on les fait cuire dans assez d'eau pour former une gelée rougeâtre, transparente; on coule la décoction sans exprimer le fruit(1); on ajoute le sucre, on clarifie avec les blancs d'œufs, et l'on réduit en consistance de gelée. Si l'on désire du cotignac sec, on fait dessécher cette gelée à l'étuve, dans des formes de fer-blanc. C'est une confiture stomachique, astringente, antidiarrhoïque. Les *gelées de poires*, de *pommes*, etc., se préparent de même; mais on les aromatise, sur la fin de la cuisson, avec de l'eau de cannelle ou toute autre.

Pour empêcher la gelée de coings de prendre la couleur rouge que l'air fait si facilement contracter à la chair du fruit, il faut, à mesure qu'on le coupe et qu'on le pèle, le jetter dans de l'eau. Par ce moyen, le contact immédiat de l'air est empêché, et la gelée qu'on obtient de ce fruit est d'une belle couleur de topaze transparente.

Observations sur les gelées végétales.

Il ne paraît pas que la gélatine végétale, ou gelée (de groseilles, de coings et autres fruits, etc.) soit autre chose qu'une gomme modifiée par un acide végétal, car si l'on fait agir sur de la gomme ordinaire un acide végétal, le citrique, le tartrique ou quelque autre analogue, il y a combinaison intime;

---

(1) En général, si l'on exprime trop les fruits pulpeux ou parenchimateux, ils donnent un liquide trouble ou une gelée louche. Il vaut mieux, si l'on tient à l'avoir bien transparente, ne pas les exprimer. Le pectate alcalin contenu dans ces gelées de fruits se décomposant facilement par des eaux communes chargées de sels, on n'obtient pas toujours de gelées à moins d'employer de l'eau distillée ou de pluie filtrée. Les pectates alcalins sont donc des réactifs sensibles pour indiquer une petite quantité d'un sel terreux ou métallique dans une dissolution.

I.   20

la gomme se transforme en gelée végétale, et l'acide, s'il n'est pas trop abondant, n'est plus sensible au goût ni même aux réactifs chimiques. De même, plusieurs substances végétales et animales, considérées comme oxydes, l'albumine, le caséum, le mucus, l'amidon, le sucre surtout, peuvent se combiner avec des acides végétaux qui les modifient. Le sucre, par exemple, perd sa faculté de crystalliser, comme on le sait, par les sirops de sucs de fruits acides, ou ceux de vinaigre, etc. (Voyez l'article de l'*Acide pectique*, p. 56.)

DES EXTRAITS PROPREMENT DITS.

Les extraits sont des sucs rapprochés, à l'aide de la chaleur, ou de l'évaporation du liquide dans lequel ils sont dissous, soit l'eau, pour l'ordinaire, soit le vin, l'alcool, etc. Ces sucs sont séparés, soit par macération, soit par décoction, soit par simple expression, des substances végétales et animales. Souvent, en place d'un végétal qui manque (ou qui est hors de la saison de sa végétation), l'on emploie la même plante sèche, que l'on infuse ou que l'on fait bouillir, au lieu du suc qu'on extrayait en son état frais; néanmoins l'extrait ne peut pas être absolument de même nature en ces deux cas.

On nommait sels essentiels, d'après le procédé de la Garaye, les extraits desséchés absolument sur des assiettes, et faits à froid.

Quels que soient les extraits, après qu'on les a réduits d'un quart par l'évaporation, il faut les faire ensuite épaissir au bain-marie couvert, de peur de les charbonner et oxyder.

Plusieurs sucs ou décoctum doivent être filtrés et même clarifiés aux blancs d'œufs avant de les réduire en extraits.

Les extraits pharmaceutiques sont fort différens de l'*extractif* des végétaux admis par quelques chimistes; car ils sont de nature très-compliquée: comme ils sont très-exposés à se détériorer, il faut souvent les visiter, les tenir en un lieu sec, et dans des vases de faïence ou de porcelaine (1).

---

(1) M. Braconnot divise les extraits :

1° En *azotisés, sans principe amer*, précipitant par l'infusion de noix de galle; par exemple, extraits de bourrache, buglosse, cochléaria, cresson, séné, saponaire;

2° *Azotisés, avec principe amer*, contenant deux principes animalisés, un vraiment amer, soluble en alcool. Il précipite par la noix de galle, donne de l'ammoniaque à la distillation; par exemple : extraits de concombre sauvage, de trèfle d'eau, fumeterre, noix vomique;

3° *Hydro-azotisés, amers* : peuvent brûler avec flamme; fournissent de l'hydrogène en excès, et forment de l'eau avec la présence de l'oxygène. La noix de galles les précipite : il y a un principe hydrogéné associé à une

DES EXTRAITS DE SUCS EXPRIMÉS DES PLANTES (1).

Ces extraits sont de deux sortes : ceux faits avec les sucs non dépurés et chargés du parenchyme ou *la fécule verte* (chlorophylle) de la plante ; et ceux préparés avec les sucs clarifiés, selon la méthode ordinaire.

Quoique les extraits avec la fécule verte soient d'ordinaire grumeleux, parce que la cire verte s'agglutine, et l'albumine végétale se coagule par la chaleur, il a paru à Stœrck, médecin de Vienne, qui recommande ce procédé, qu'ils produisaient des effets plus marqués que ceux privés de cette substance féculente. Cependant celle-ci perd beaucoup de sa solubilité dans nos humeurs par la coction.

Extraits de suc non dépure de ciguë, et d'autres extraits semblables alcaloïdes.

On choisit en juin suffisante quantité de belle ciguë (*conium maculatum*) avant sa floraison, et on la pile dans un mortier de marbre ou de bois, avec quelques gouttes d'eau. On exprime à la presse son suc, que l'on passe dans un linge. Par une évaporation modérée sur le bain-marie, la fécule verte se coagule ; on la passe et on continue de faire concentrer le suc, en remuant toujours pour qu'il ne brûle pas au fond de la bassine ; vers la fin, on retire l'extrait du feu et l'on y incorpore la fécule verte restée sur l'étamine ; on obtient un extrait mou. Stœrck recommandait d'y mêler de plus une quantité suffisante de poudre de ciguë sèche, pour en former une masse propre à être divisée en pilules.

Extrait de ciguë avec la fécule : se prépare encore de la manière suivante : Prenez ce que vous voudrez de la ciguë of-

---

substance animalisée ; par exemple, extraits d'opium, d'aloès, de coloquinte, d'absinthe, de gratiole, de quinquina de Saint-Domingue, de chélidoine, etc. ;

4° *Extraits oxygénés*, de goût sucré, tantôt astringent, ou acide ; ne tiennent pas sensiblement d'azote, ne précipitent point par la noix de galle. Distillés, ils donnent une quantité notable d'acide, résultat de l'oxygène uni à l'hydrogène et au carbone. Ordinairement, ils contiennent de la gomme ; exemple : extraits de réglisse, d'ognon, de scille, de calaguala, de polypode, de safran, rhubarbe, cachou, casse, tamarins ; les robs ;

5° *Extraits oxygénés amers :* leur saveur amère et la présence du principe amer, associé avec la gomme, les décèlent ; point d'action par la noix de galle. Distillés, ils fournissent un acide, non de l'ammoniaque ; exemple : extraits gentiane, petite centaurée, quassia, etc.

(1) Il est à remarquer que l'extrait fait avec de la ciguë, après sa floraison, en juillet et août, n'a presque aucune qualité vireuse, tandis que celui préparé avant juin, ou avant la floraison, contient tous les principes actifs de la plante. Cette règle est assez générale pour les végétaux ; la floraison achevée, ils perdent la plupart de leurs propriétés.

ficinale; contusez-la dans un mortier, et exprimez le suc que vous passerez par une toile épaisse. Divisez ce suc dans plusieurs assiettes plates que vous placerez à une étuve, à une chaleur de 35 à 40° (ou de 40 à 50° centigr.). Lorsque le suc sera épaissi en consistance pilulaire, réunissez-le et le serrez dans des vases bien clos. On préparera ainsi les extraits d'aconit, de belladonne, de fumeterre, etc. Le suc de ciguë féculent donne environ un douzième d'extrait, lequel absorbe un neuvième de poudre; mais presque tous les médecins le préfèrent sans cette poudre.

L'extrait de ciguë sans fécule verte se prépare en séparant par l'étamine la chlorophylle, qui se coagule, et en cuisant ainsi le suc dépuré au bain-marie. Il contient, selon Brande, un alcali végétal nommé *cicutin* que d'autres chimistes n'ont pas pu rencontrer (*Voyez*, ci-devant, page 48).

C'est, contre les maladies cancéreuses, les squirrhes, les scrofules, etc., un remède vanté que l'on prend en pilules de quatre grains, deux fois le jour, en augmentant la dose. On l'applique aussi à l'extérieur, comme résolutif, sédatif. L'extrait de ciguë avec le suc dépuré s'emploie également à l'intérieur. On trouve dans ces extraits des cristaux roux de tartrate de chaux et de quelques autres sels.

L'extrait d'aconit, fait aussi avec le suc de cette plante non dépuré, a été recommandé par Stœrck dans les maladies arthritiques, l'ankylose, les rhumatismes, comme un puissant remède. On divise 1 décigramme ou 2 grains de cet extrait dans 8 grammes ou ℨ ij de sucre en poudre, et l'on en prend depuis le douzième jusqu'à trois quarts. Il purge d'abord assez bien. L'auteur employait l'*aconitum cammarum*, L. Il n'y mêlait pas la poudre de la plante sèche, non plus qu'aux suivans. M. Brande a trouvé dans les aconits un alcali organique végétal qu'il nomme *aconitin*; il est, dans leurs extraits, à l'état de malate.

L'extrait de jusquiame est prescrit dans les maladies spasmodiques, les convulsions. Sa dose est d'un à trois grains, qu'on répète deux ou trois fois par jour. Il produit d'abord des anxiétés et une sueur froide pénible. M. Brande admet aussi sous le nom de *hyoscyamin*, un alcali végétal organique dans la jusquiame et son extrait. Il faut piler la plante avec un peu d'eau; elle rend un dix-neuvième d'extrait.

L'extrait de jusquiame contient du nitrate ammoniacal. Préparé avec la plante sèche traitée par l'eau et l'alcool, il est plus actif.

L'*extrait* de la plante même *de pomme épineuse*, utile aussi, selon Stœrck, dans l'épilepsie, la manie, les convulsions violentes, se prend, depuis un demi-grain jusqu'à deux grains, deux fois par jour. Cette plante ne donne qu'un quarantième d'extrait. Le docteur Marcet fait cet extrait avec la semence de *datura strammonium*, une livre, concassée, on la fait bouillir dans 24 livres d'eau qu'on réduit à 8 livres; ensuite l'on fait rebouillir les mêmes graines dans huit livres de nouvelle eau; les décoctions réunies, décantées après douze heures de repos, sont évaporées en extrait au bain-marie. On obtient environ une once et demie d'extrait qui contient du malate de daturium. Les affections nerveuses et rebelles au traitement antiphlogistique cèdent souvent à l'administration de ce remède.

Celui de *belladonne*, employé contre les cancers et contre la rage, est très-narcotique; appliqué sur l'œil, il paralyse l'iris; à l'intérieur, il excite quelquefois des spasmes. On doit l'employer avec prudence comme les précédens : il agit à petite dose. La plante donne un seizième d'extrait, qui contient de l'atropium à l'état de malate.

L'*extrait de toxicodendron*, selon Van-Mons, se prépare, ou avec le suc exprimé, non dépuré, passé, ou avec les feuilles fanées et noircies, ou avec les feuilles sèches bouillies ou seulement macérées à froid. Il faut mettre un masque et des gants pour préparer le suc de toxicodendron avec les feuilles vertes ou récentes, tant elles sont âcres. Celui par le suc exprimé non dépuré, paraissant plus actif que celui des décoctions ou infusions, a été trouvé très-efficace dans la paralysie, les dartres, les spasmes. Il est peu dangereux, même pris à haute dose. On commence par dix à quinze grains, jusqu'à deux à quatre gros par jour, et même plus. Les feuilles se doivent piler avec de l'eau. En mêlant un gros d'hydrochlorate de baryte à cinq gros de cet extrait, on en fait des pilules. Deux ou trois de celles-ci par jour sont un remède très-actif contre les dartres.

Celui de *Rhus radicans*, par le même procédé, est aussi fort actif.

Observations sur les extraits des plantes vireuses.

Comme l'ébullition et la chaleur font perdre à ces extraits vireux une grande partie de leurs qualités délétères, au point qu'on peut avaler sans danger beaucoup d'extrait de ciguë très-cuit, il convient de préférer un autre mode de préparation. Il paraît que le principe narcotique, étant très-azoté et avide d'oxygène, se précipitant pas les dissolutions métalliques, surtout celles de plomb, de mercure, etc.; se dissipe ou décomposé assez facilement alors. Aussi ces extraits sont moins actifs à proportion, que les sucs frais de leurs plantes. Nous avons donc pensé qu'en conservant sans altération ces sucs, en les concentrant à froid, ils ne perdraient pas leurs propriétés.

On peut dessécher à froid les sucs des plantes vireuses en les plaçant dans des capsules, sous la cloche pneumatique, contenant, soit de l'acide sulfurique concentré, soit du chlorure de calcium. On fait le vide comme pour obtenir la glace ou le froid artificiel dans l'expérience de Leslie. Il s'opère alors une dessiccation rapide, à froid. Ainsi ces sucs desséchés pourront devenir de très-bons extraits sans aucune déperdition, autre que celle de leur eau de végétation. (*Voyez* nos remarques à ce sujet. *Bulletin de Pharmarie*, tom. V, page 61, sq.).

On a proposé de faire des extraits au moyen de la vapeur aqueuse. Pour cet effet, on place de la ciguë, ou toute autre espèce de plante vireuse, à l'état sec, sur le diaphragme d'un vase contenant de l'eau en ébullition. La plante, ainsi ramollie et presque cuite, exhale une grande partie de son odeur vireuse; on exprime fortement cette plante, cuite à cette vapeur, mais en ayant soin de la délayer dans un peu d'eau. On obtient un suc qui, concentré au bain-marie, fournit un extrait peu vireux; mais très-sapide. On peut faire ainsi des extrais privés de qualités vireuses, et qui conservent cependant des propriétés.

Des extraits de sucs depurés.

Ceux-ci, privés du parenchyme ou fécule verte, par la dépuration, au moyen de la filtration, de la chaleur ou des blancs d'œufs (*Voyez* ci-devant *Clarification des sucs*, p. 149), sont lisses, non grumeleux, et se dissolvent bien dans l'eau.

Pour préparer les extraits de trèfle d'eau ou ményanthe, de fumeterre, de cerfeuil, d'élatérium, etc., on prend le suc clarifié de l'une ou l'autre de ces plantes, et on le fait rapprocher au bain-marie en consistance d'extrait.

L'*extrait de bourrache* ou de *buglosse*, qui est un bon dépuratif, apéritif et relâchant, se prend depuis un gramme jusqu'à 4, ou de 18 grains à ʒ j. On doit piler la plante avec de l'eau; on ne retire qu'un quatre-vingtième d'extrait.

Celui de *cochléaria* est diurétique, apéritif, antiscorbutique, dépuratif; il contient du soufre, comme celui de *cres-*

son et des autres crucifères ; mais la concentration leur fait perdre presque toutes leurs propriétés antiscorbutiques, volatiles.
Leur dose est d'un à deux grammes. On a trouvé beaucoup
de nitre dans de l'extrait de cochléria, ce qui le rend aussi
fort diurétique.

On prépare de même *l'extrait de chicorée*, de *pissenlit*.

Ceux d'*ortie grièche*, de *cerfeuil*, contiennent aussi du
soufre.

L'extrait de concombre sauvage, dit *elatérium*, se tire du
suc du fruit qui est aqueux, et se clarifie de même par dépôt.
C'est un violent hydragogue dans l'hydropisie. La dose est
d'un à six grains dans un véhicule mucilagineux.

L'extrait de racine de bryone a des vertus analogues, et se
fait de même. Sa dose est un peu plus forte.

L'extrait de trèfle d'eau ou *ménianthe* est fort amer, stomachique, fébrifuge, dépuratif du sang, recommandé comme
apéritif, diurétique, antiscorbutique. Sa dose est de 12 grains
à 48, ou d'un à trois grammes.

Celui de *grande chélidoine*, celui de *fumeterre*, et plusieurs
autres, ont les vertus de leurs plantes ; leur dose est celle du
précédent.

De la thridace.

L'extrait de laitue cultivée (θρίδαξ *laitue*) est vanté comme
un doux calmant ou hypnotique ; il se prépare avec les tiges de
laitue, d'où l'on extrait le suc après les avoir pilées. Ce suc,
évaporé avec soin au bain-marie, ne contient pas les principes
de l'opium comme on l'avait pensé, mais du nitre et des sels
à base de chaux et de potasse. Il ne faut pas clarifier aux blancs
d'œufs le suc de laitue, mais le passer seulement au travers
d'une étamine, lorsqu'on le fait chauffer pour coaguler la
chlorophylle. La dose est de quelques grains.

Le *lactucarium*, lait propre de la laitue, épaissi, est un bon
calmant, selon Bidault de Villiers, mais n'est pas la *thridace*.

Des extraits d'opium.

Le *meconium* ou opium du commerce n'est pas la pure larme
du pavot, lait qui découle par incision, mais bien le suc exprimé de la plante et mêlé à son extrait, fait par décoction.
Aussi a-t-il grand besoin d'être purifié des portions ligneuses
qui forment le quart de sa masse, et lui communiquent de
leurs qualités vireuses.

Le *laudanum opiatum* (1) ordinaire se prépare en coupant

---

(1) *Laudanum, quasi laudandum*, dit Lémery.

de l'opium par tranches, en le faisant délayer au bain-marie dans une petite quantité d'eau, en passant la solution avec forte expression ; l'on décante la liqueur de ses féces, et on forme un extrait de consistance pilulaire au bain-marie. Il reste un peu moins d'un quart de marc. La dose est depuis demi-grain jusqu'à trois.

Le *laudanum*, selon le *Codex* de Paris, se prépare avec du vin blanc au lieu d'eau, et de la même manière que le précédent. Toutefois le vin doit modifier la nature de l'opium.

L'*extrait d'opium* de *Homberg* ou de *Baumé* ou du docteur de *Diest*, par longue digestion, est conservé dans le nouveau *Codex*. Cet extrait s'obtient en mettant bouillir dans douze ou quinze litres ou pintes d'eau, 2 kilogrammes ou 4 livres d'opium incisé ; on passe avec expression après une demi-heure. Le résidu est soumis à plusieurs ébullitions dans d'autres eaux, jusqu'à ce qu'il ne fournisse plus rien. Les décoctum passés à l'étamine et clairs, sont réduits, par évaporation, à cinq litres ; alors on continue de tenir cette solution d'opium en digestion dans une cucurbite d'étain, à la température de l'ébullition, pendant deux ou trois ou même six mois ; continuellement, et en ajoutant de nouvelle eau à mesure qu'elle s'évapore. Il se précipite une résine ou plutôt une matière insoluble qui s'attache aux parois du vaisseau. La liqueur refroidie enfin se passe au blanchet, et on la réduit en extrait pilulaire. On vante beaucoup ses effets doux et très-calmans. Il reste pour sédimens, les sels de l'eau évaporée dans cette longue opération, surtout un que Baumé a pris pour un sel essentiel d'opium ; c'est la narcotine que Derosne a bien isolé. Il y a aussi du sulfate de chaux.

Cornette préparait son laudanum en faisant de l'extrait ordinaire d'opium, qu'il redissolvait et concentrait plusieurs fois, en séparant toujours la résine ; il obtenait un extrait plus gommeux. Le procédé de Lassonne est le même.

Josse recommande de frotter dans les mains un morceau d'opium sous l'eau, à la température ordinaire, ou bien de le manier et pétrir sous un robinet d'eau, comme pour obtenir le gluten de la pâte. Il reste dans la main la matière glutino-résineuse de l'opium. Cette sorte de glutine étant desséchée, devient très-calmante. On filtre la liqueur et on l'évapore en extrait. Celui-ci contient encore de la résine, mais il a bien moins d'odeur vireuse que les autres. C'est le meilleur calmant ; il ne cause plus d'agitation et de spasmes. La dose est depuis demi-grain jusqu'à deux. On l'applique aussi à l'extérieur. Ce procédé est le plus suivi encore. Cependant cet extrait contient de la narcotine et de la codéïne.

Extraits aqueux d'opium, fait selon la méthode de Cartheuser, *rectifiée par* Croharé.

℞. Opium choisi , coupé par tranches. 500 gramm. ℔ j.
Eau commune. . . . . 2000 gramm. ℔ iv.

Mêlez l'eau à l'opium, en agitant de temps en temps, dans un lieu tiède, pendant deux jours. La liqueur passée par l'étamine sera laissée en repos deux autres jours; il s'y formera une pellicule d'odeur vireuse. On filtrera par le papier Joseph le liquide, qu'on évaporera à un feu doux, jusqu'à moitié. Ce liquide, qui sera un peu louche ou trouble, sera déposé pendant deux autres jours; il s'y fera encore une pellicule d'odeur vireuse; on filtrera de nouveau, et enfin on évaporera en consistance d'extrait. La liqueur doit rester limpide jusqu'à la fin, et donner un extrait privé de presque toute odeur vireuse.

Cet extrait est transparent lorsqu'il est desséché en lames très-minces; la résine et le principe vireux particulier sont séparés presque entièrement, aussi cet extrait doit n'avoir plus d'âcreté quoiqu'il conserve une saveur amère.

On peut trouver dans cet extrait, du méconate de morphine, une petite quantité de narcotine, avec un reste de résine, de la gomme, de la fécule et une matière colorante. La narcotine, bien que soluble seulement dans l'éther, quand elle est isolée, devient en partie soluble au moyen de l'acide ou de la résine et des matières grasses qui se trouvent dans l'opium. C'est la résine, selon M. Robiquet, qui entraîne la narcotine, espèce de sous-résine, sans doute avec la méconine, la narcéine, la codéïne, etc.

M. Limouzin-Lamothe propose de traiter l'opium par la résine pure qui s'unit à la *narcotine*; le lavage sépare tout ce qui n'est pas résineux ; mais l'éther opère mieux.

L'eau distillée d'opium, quoique d'odeur vireuse, n'a presque pas d'action narcotique même à haute dose. Cependant, lorsqu'elle est très-vireuse, elle cause des vertiges, la stupeur et même la mort, prise à une forte proportion.

Extrait d'opium par fermentation, d'après la méthode de M. Deyeux.

℞. Opium coupé par tranches. . . Q. s.

Mettez-le macérer dans de l'eau avec du ferment de bière, en quantité suffisante, à 20 ou 25° centigr. de chaleur, propre à exciter la fermentation. Quand la liqueur est devenue limpide, on la délaie avec de l'eau, et on la filtre au papier gris ; ensuite on fait bouillir jusqu'à ce que toute l'odeur vireuse soit dispersée ; enfin, on fait évaporer en extrait épais, en sorte qu'il ne reste plus rien de vireux.

La fermentation ne détruit pas la morphine, au contraire, elle sert, selon M. Blondeau, à faciliter sa séparation.

L'*extrait d'opium de* Langelot est fermenté avec le suc de coings (une pinte ou litre de suc par 10 gros ou 40 grammes d'opium brut). On y dissout l'opium à une douce chaleur ; on laisse fermenter le tout pendant un mois ; on filtre et on évapore ensuite le liquide en extrait. Ses propriétés ressemblent à celles du laudanum du *Codex*, et sa dose est la même (Voyez l'*Opium de* Rousseau).

Extrait d'opium prive de narcotine, d'après le procede de M. Robiquet.

℞. Opium brut divisé par petits morceaux. . . . . . Q. v.

On le fait macérer dans de l'eau froide comme pour obtenir de l'extrait aqueux ; on filtre, on évapore en consistance de sirop épais.

Ensuite on traite cet extrait par de l'éther sulfurique, en agitant souvent, dans un matras. On décante la liqueur éthérée, qu'on distille pour en séparer l'éther. On réitère l'action de l'éther tant qu'on obtient des cristaux de narcotine de cet extrait. Lorsque l'éther n'a plus d'action sur lui, on évapore cette solution d'opium, et l'extrait est préparé.

Le même éther pouvant servir plusieurs fois pour cette opération, elle n'est pas si dispendieuse qu'on peut le croire.

Cet extrait, privé de narcotine, est beaucoup plus doux, plus calmant, sans produire les mêmes dangers de spasme et d'excitation, que les extraits contenant ce sel de Derosne, selon M. Magendie ; cependant M. Orfila le trouve plus excitant sur les animaux.

La narcotine a paru, à M. Magendie, excitante, étant unie à l'acide acétique ; tandis que la morphine calme ; mais étant pure, la narcotine est un poison. Elle a paru inerte à M. le docteur Bally.

Le premier emploi de l'éther pour séparer de l'opium les principes narcotiques les plus nuisibles a été fait par le professeur Alphonse Leroy, en 1812.

Morphine tirée de l'opium, selon la méthode de M. Robiquet.

℞. Opium purifié, coupé menu. . . . 600 gramm.   ℔ j ℥ iij ℥ j.
  Faites macérer pendant cinq
    jours dans eau. . . . .   2 kilogr.   ℔ iv.
  Passez par un blanchet ; ajoutez
    à la colature : magnésie pure
    (exempte d'acide carbonique).   30 gramm.   ℥ vij ß.

Faites bouillir pendant dix minutes. Il se dépose un sédiment granuleux, cendré, abondant. Jetez sur un filtre, afin de recueillir dessus tout le sédiment. Ce dépôt sera lavé à l'eau froide, jusqu'à ce qu'elle en sorte claire, et on le sèche ensuite. Puis ce sédiment sera placé en digestion à une douce chaleur, dans suffisante quantité d'alcool à 22°, pour que celui-ci enlève bien la couleur du sédiment. On passe et on jette de nouvel alcool sur ce dépôt, jusqu'à ce que la liqueur n'en puisse plus rien extraire, on digère enfin le même dépôt dans de l'alcool rectifié à 32° et bouillant. Ce liquide passé dépose, en se refroidissant, des cristaux de morphine un peu colorés encore ; mais on peut successivement les débarrasser par l'action de nouvel alcool, qui déposera successivement à chaque fois, de moins en moins, des cristaux de morphine. C'est surtout à l'aide d'alcool très-rectifié à 36° et bouillant, qu'on obtiendra les cristaux de morphine les plus purs.

Sertuerner, qui a isolé le premier la morphine, la retirait de la solution aqueuse d'opium, à l'aide d'ammoniaque liquide à 22°, cinq onces (160 grammes) pour chaque livre d'opium. Il dissolvait ensuite, dans l'acide sulfurique étendu, les cristaux de morphine, puis il précipitait celle-ci par de l'ammoniaque, et enfin il lavait cette morphine dans l'alcool. La morphine est dans l'opium à l'état neutre, par sa combinaison avec l'acide méconique : celui-ci cède sa base par l'ammoniaque et la magnésie (*Voyez* page 55).

La morphine, peu soluble à l'eau, se donne dissoute, soit dans un acide, soit dans un corps gras, à la dose de demi-grain ou d'un grain : ce serait un poison à plus haute dose.

Vauquelin revendique, en faveur de M. Séguin, la découverte de la morphine.

Extraction de la morphine au moyen de l'alcool, procede de M. Guillermond.

℞. Opium brut concassé finement. . . . 1000 gramm. ℔ ij.
Alcool à 30 degrés. . . . . 4000 gramm. ℔ viij.

Faites digérer à froid, en agitant souvent le vase. Après trois jours, passez à travers un linge. Le marc restant est traité de même avec deux livres (1000 gr.) d'alcool. Passez ; réunissez les teintures et filtrez-les. Ensuite versez-y ammoniaque liquide 64 grammes (2 onces), et agitez. La liqueur devient louche et brune. Laissez reposer pendant trois jours, puis filtrez. Jetez aussi sur le filtre les cristaux qui se sont déposés au fond du vase. Ces cristaux, retenus dans le filtre, pèsent environ 142 grammes (4 onces et demie). Salis par une matière brune et par du méconate d'ammoniaque, on doit les laver à l'eau pure ; on obtient alors facilement de la morphine presque blanche et contenant peu de narcotine.

On retire par distillation l'alcool qui a servi à la dissolution de l'opium, après avoir saturé l'ammoniaque par un acide.

Procédé pour extraire la morphine sans alcool.

On épuise l'opium du commerce par l'eau pure. On concentre les liqueurs, on précipite au moyen d'ammoniaque liquide en léger excès. Le précipité doit être lavé avec un peu d'alcool faible, puis soumis à l'action de l'acide sulfurique jusqu'à complète dissolution. On filtre ; on décompose par l'ammoniaque, puis on sèche le précipité qu'on reprend par l'éther sulfurique. Enfin, dissous par l'alcool, ce précipité donne de la morphine pure qui forme des sels bien cristallisés en la combinant aux acides.

MM. Sertuerner, Hottot, Henry fils et Girardin ont donné des procédés du même genre (1).

Acétate ou sulfate de morphine.

On peut dissoudre la morphine dans l'acide acétique ; c'est un sel qui donne des cristaux confus. Le sulfate de morphine a des cristaux ramifiés. On combine directement l'acide acétique ou sulfurique, avec de la morphine, dans une capsule de verre, puis on fait évaporer lentement. Ces sels sont d'un meilleur emploi que la morphine seule. (*Voyez* aux Sirops).

Magistère d'opium d'Ettmuller.

Ettmuller préparait un *magistère d'opium* en dissolvant l'opium brut dans de l'acide acétique ordinaire et en précipitant cet opium au moyen du sous-carbonate de potasse qui s'unit à l'acide ; on filtre la liqueur ; le magistère d'opium demeure sur le filtre : c'est un dépôt de narcotine et de morphine.

Procédé de M. Hottot *pour l'extraction de a morphine.*

℞. Opium du commerce. . . . . 1,000 gramm.
    Faites macérer à froid dans eau. . . . .   Q. s.

Pour épuiser le marc, réunissez les liqueurs et les évaporez jusqu'à ce que le liquide marque deux degrés environ à l'aréomètre. Versez dans ce liquide à demi refroidi, ammoniaque environ 8 grammes, pour que la liqueur soit neutre ou très-peu alcaline ; laissez déposer la matière grasse ; décantez, ajoutez de nouveau ammoniaque liquide 64 grammes ; laissez déposer pendant douze heures. Jettez le précipité sur le filtre, lavez à l'eau froide, puis traitez par :

    Alcool à 34°. . . . . 3,000 gramm.
    Charbon animal. . . . .   64 gramm.

Chauffez au bain-marie, et lorsque l'alcool sera bouillant, filtrez. La morphine se précipite par le refroidissement, en cristaux, dont le poids sera environ 26 à 31 grammes.

L'alcool rectifié servira pour des opérations ultérieures.

Des autres extraits de sucs.

Les *extraits de cachou*, d'*aloès succotrin*, de *myrrhe*, etc., se préparent par leur simple solution dans l'eau chaude, par filtration et évaporation en consistance ordinaire. On débarrasse ainsi ces extraits de leurs impuretés et d'une grande partie de la résine contenue dans l'aloès ou la myrrhe.

La résine de myrrhe et d'aloès peut être dissoute par de l'alcool à 22° et mêlée, si l'on veut, à l'extrait aqueux : on évapore le tout en consistance requise ; mais leur principe le plus actif est séparé.

DES EXTRAITS PAR DÉCOCTION (1).

Ils sont nombreux et peuvent se tirer de presque toute plante sèche ou fraîche. A beaucoup d'égards, ils diffèrent des extraits des sucs ; car, dans les végétaux secs, les principes sont en un autre état de combinaison qu'étant frais. La dessiccation y produit une sorte de maturation ; plusieurs parties volatiles se dissipent, d'autres s'oxydent et brunissent ; l'albumine végétale devient insoluble avec le tannin ; des acides réagissent sur le parenchyme vert, et s'y combinent.

Il est certain qu'une décoction prolongée noircit les extraits, les charbonne, rend plus sèche, plus cassante leur substance, et décompose une grande partie du corps muqueux. De là vient qu'une portion de l'extrait perd de sa solubilité, et se précipite en pellicules. Les extraits de racines ou d'écorces déposent cette combinaison de tannin et d'albumine que Vauquelin y a trouvée ; car, en perdant par l'ébullition une partie des acides qui la tenaient en dissolution, tels que l'acide gallique, et du corps muqueux qui la divisait, elle se dépose en couches sur les parois des vases, comme on le remarque en faisant les extraits de quinquina. L'on prenait jadis ce dépôt pour une sorte de résine, quoiqu'elle ne soit pas soluble dans l'alcool. On doit donc préparer les extraits par la moindre chaleur possible, et même en vaisseaux clos. Cela est si manifeste, que de l'extrait de ciguë fait à une chaleur assez forte peut être mangé à haute dose sans inconvénient.

La plupart des extraits, préparés surtout avec des plantes en sève, contiennent des sels végétaux, et notamment des malates et acétates de potasse et de chaux, sels déliquescens, attirant

---

(1) Les extraits par infusion des racines ne patience, de gentiane, de rhubarbe, de consoude, etc., sont plus abondans, plus lisses, plus beaux que ceux par décoction, mais le quinquina, le ratanhia, etc., fournissent davantage par leur décoction. Toutefois les produits extractifs sont moins beaux (*Journ. de Pharm.*, tom. IX, p. 283 *sg.*).

une humidité qui fait moisir et gâter ces extraits. Il est nécessaire de les tenir dans un vase bien fermé. Lorsqu'on les délaie dans quelques potions, leurs sels y produisent souvent des décompositions que l'habile pharmacien doit prévoir et connaître. Par exemple, avec le tartrate de potasse neutre, plusieurs extraits donnent du tartrate de chaux. Plus les extraits sont préparés par forte décoction et chaleur, plus il s'y produit de l'acide acétique.

Les extraits se combinent avec les oxydes d'étain, s'unissent à la chaux, à l'alumine, précipitent le fer en vert. On doit, autant qu'il se peut, les écarter de toutes ces substances.

Ou tire les EXTRAITS SAVONNEUX de *saponaire*, de *garance*, de *salsepareille*, de *houblon*, de *fumeterre*, de *scabieuse*, de *pissenlit*, etc., par décoction de ces plantes sèches : leur dose est depuis ℈ j jusqu'à ℥ ß ou plus. Leurs propriétés sont celles de la plante, mais plus actives. On peut aussi prendre les sucs dépurés de quelques-unes de ces plantes pour former ces extraits.

Les EXTRAITS GOMMEUX SUCRÉS de racines de *réglisse*, de *galéga*, de *polypode*, de *chiendent*, ont les vertus de ces plantes. Leur dose est de ℥ ij ou plus. L'extrait ou *suc de réglisse noir*, en magdaléons, de 1 à 2 décimètres (4 à 6 pouces), est envoyé d'Espagne, enveloppé dans des feuilles de laurier. Il est sec, assez fragile, d'une saveur douceâtre, avec de l'âcreté, et souvent un goût de brûlé, parce qu'il a été mal préparé. Comme on le fait dans des chaudières de cuivre, les spatules de fer avec lesquelles on l'agite, en râclent des paillettes qui s'incorporent dans cet extrait, et s'y trouvent jusqu'à 8 grammes sur 500 (℥ ij par ℔ j). On le purifie en le faisant dissoudre dans de l'eau froide : on le passe, et on le rapproche sur un feu ménagé. L'on peut ajouter à cet extrait purifié, ou une décoction de jujubes, ou de la gomme, ou d'autres corps doux et sucrés, pour le rendre plus agréable. On l'aromatise avec l'huile d'anis, ou de citron, ou de roses, ou la vanille, l'ambre, etc. Mais si l'on prépare soi-même l'extrait de réglisse avec des racines ratissées, incisées, macérées à froid dans l'eau, on obtient un beau suc de couleur du succin, de saveur douce, sans âcreté. Il sert pour la teinture de Fuller et autres préparations; il se découpe en petits morceaux. On le prend comme adoucissant dans les affections de la poitrine, des reins, de la vessie, les dartres, etc. La racine de réglisse tient aussi de l'amidon.

Les EXTRAITS AMERS TONIQUES sont ceux de *quinquina*, de *chamæpitys*, de *petite centaurée*, de *gentiane*, de *chamædrys*, de *mille-feuille*, de *chardon bénit*, *d'absinthe*, etc. Ils ont les qualités de leurs végétaux, mais sont plus actifs.

L'extrait d'absinthe se prépare avec les sommités séchées de grande absinthe, qu'on infuse, pendant 24 heures, dans de l'eau bouillante. On passe et on réduit en extrait à la manière ordinaire : il en est ainsi des plantes qui précèdent. On les prend depuis Ɔ j jusqu'à ℥ j (1 à 4). Ceux de *dompte-venin* et de *petite centaurée* contiennent du soufre.

Quant à l'*extrait de quinquina*, le *Codex* prescrit de faire bouillir 6 kilogrammes (12 ℔) d'eau sur 1 kilogramme (℔ ij) de quinquina concassé, pendant un quart d'heure. On passe ; on jette sur le résidu 8 livres ou 4 kilogrammes encore d'eau qu'on fait bouillir un quart d'heure. Les deux liqueurs réunies, passées à la chausse, sont réduites en extrait au bainmarie, en agitant continuellement. Il en résulte un extrait mou qui contient les principes actifs du quinquina ; il faut le faire à grande eau et filtrer les liqueurs avant de les évaporer.

Les EXTRAITS AROMATIQUES STOMACHIQUES sont ceux de *camomille*, *d'armoise*, *d'aristoloche ronde*, de *petit galanga*, de *scordium*, de *valériane*, *d'aunée*, de *zédoaire*, etc. Le *safran* donne les trois quarts de sa substance en extrait gommeux. Sa dose est de 2 à 4 grains. On prend les autres à une dose double : ils sont fort actifs et résineux.

Les EXTRAITS PURGATIFS sont ceux de *séné*, de *rhubarbe* (1), *d'ellébore noir*, *d'agaric*, de *coloquinte*, etc. Faits par infusion, ils sont préférables à ceux tirés par ébullition : ils contiennent de la résine. On verse, par exemple, sur une livre de rhubarbe concassée, quatre livres d'eau froide qu'on laisse macérer 24 heures, en agitant de temps en temps ; on passe ; on verse de nouvelle eau sur le résidu. Cette seconde macération fournit autant de liquide que la première ; on mêle ces liqueurs qu'on évapore en extrait après les avoir passés à la chausse. Le *Codex* prescrit la même méthode pour les extraits de racines de réglisse, d'aunée, de patience, de valériane, de gentiane ; les fleurs du narcisse des prés, les fruits de coloquinte, les follicules et l'agaric blanc.

Le séné et la rhubarbe fournissent moitié de leur poids d'extrait, qu'on doit aussi prescrire à moitié dose de ces végétaux. Les autres, comme l'ellébore, l'agaric, la coloquinte, fournissent le quart d'extratif, qui est résineux, drastique, et ne doit pas s'employer seul. L'extrait de coloquinte doit se débarrasser

---

(1) Les extraits de rhubarbe, d'aloès, de safran, d'absinthe, etc., sont savonneux, solubles dans l'alcool comme dans l'eau.

par une seconde solution et filtration de son excès de résine.
Leur dose est depuis 6 grains jusqu'à 18, en pilules. Le séné,
la coloquinte fournissent ensuite, par ébullition, un mucilage inerte.

Les fleurs de *coquelicot* sèches fournissent moitié de leur
poids d'extrait pectoral, adoucissant. Les têtes de *pavot blanc*,
sans graines, donnent un quart d'extrait par décoction. Par
l'infusion prolongée, on obtient un huitième d'extrait plus pur
et plus actif que le premier, qui ressemble davantage au laudanum dans ses effets, et dont la dose est la même; mais l'extrait par décoction se prend à double dose.

De l'extrait panchymagogue.

C'est une réunion de plusieurs extraits faits en même temps,
auxquels on incorpore des poudres.

℞. Coloquinte mondée de ses semences.   48 gramm. ℥ j ß.
Séné mondé. . . . . } ãa 64 gramm. ℥ ij.
Racines d'ellébore noir . . . . . }
Agaric . . . . | 32 gramm. ℥ j.
Scmmonée en poudre. . . . . . 32 gramm. ℥ j.
Extrait d'aloès . . . . 64 gramm. ℥ ij.
Poudre diarhodon . . . . . . 32 gramm. ℥ j.

On fait digérer au bain-marie, dans l'eau, à 60°, l'ellébore,
la coloquinte, le séné et l'agaric, pendant deux jours; on
passe l'infusum. On fait bouillir de nouvelle eau sur le résidu;
on passe avec expression. Les liqueurs réunies, clarifiées et
concentrées en consistance de miel, on y incorpore les poudres
de scammonée, d'extrait d'aloès, de diarhodon, lorsque l'extrait est refroidi. On dessèche le tout au bain-marie. C'est un
violent hydragogue et drastique, usité dans les maladies lymphatiques, l'hydropisie, les empâtemens. Sa dose est de 12 à
18 grains en pilules. *Panchymagogue* signifie qui purge toutes
les humeurs.

DES EXTAITS PAR MACERATION A FROID.

Ceux-ci, formés par le procédé de La Garaye, se distinguent
de ceux tirés par ébullition, qui sont plus chargés en principes et plus bruns (*Voyez* l'article des Extraits). En effet,
la macération ne dissolvant guère que le principe gommeux extracrif et les sels plus solubles, on obtient un extrait
plus pur ou moins résineux, demi-transparent, et qui s'humecte à l'air. On n'emploie plus les moussoirs horizontaux de
La Garaye et la machine qui les faisait mouvoir, pour extraire
plus vite les principes des corps en macération; il vaut mieux
obtenir des liquides chargés de matière extractive, par le
moyen du filtre-pressé de M. Réal (décrit p. 125, note 2). On

évapore au bain-marie jusqu'au huitième, ou en consistance sirupeuse, et ensuite on met dessécher à l'étuve ou au soleil, sur des assiettes plates de faïence. L'extrait se réduit en écailles brillantes, que l'on conserve bien sèches dans un flacon fermé.

L'extrait sec de quinquina ainsi préparé, en mettant d'abord 6 kilog. d'eau froide sur 5 kilogrammes de quinquina concassé, ensuite 4 kilogrammes d'autre eau froide sur le résidu, en agitant de temps en temps, selon La Garaye, est moins tonique et moins fébrifuge que l'extrait ordinaire ou la poudre de cette écorce; mais il a des qualités plus douces et plus utiles pour les personnes délicates. Cet extrait sec conserve peu de kinate de cinchonine et beaucoup de kinate de chaux; il est peu fébrifuge. Il tient la gomme, les matières colorantes; mais très-peu de sel cinchonique et de quinine. Sa dose est de 12 à 36 grains. On forme de même des extraits secs de *réglisse* (qui est fort agréable), de *pareira-brava*, de *rhubarbe*, de *séné*, de *fumeterre*, d'*oignons*, etc. Quoique tombés en désuétude, ces extraits méritent encore d'être employés.

Des extraits résineux obtenus par des menstrues spiritueux.

Quoiqu'on emploie de l'alcool pour ces extraits, il n'est pas tellement rectifié qu'il ne dissolve aucune substance gommeuse et extractive avec la résine. Mais si l'on emploie de l'éther, l'on retire de la résine plus pure. Il est vrai qu'on l'obtient aussi plus difficilement et en moindre quantité, parce que toute celle qui est trop enveloppée par les matières végétales, n'est point extraite par ce menstrue. Baumé a extrait, au moyen de l'éther, des résines vertes de la pariétaire, de la mercuriale, de la morelle, des feuilles de violettes, de plantain, de chardon bénit, et de la résine brune de la pulpe de casse. Ces résines se séparent de l'éther, moins par son mélange avec l'eau, que par la distillation ou l'évaporation qui laisse à sec ces résines.

L'huile de racine de fougère mâle, vermifuge vanté, est un extrait alcoolique liquide obtenu par M. Peschier.

Extrait d'ipécacuanha, dit *émétine colorée*, de J. Pelletier.

℞. Racine d'ipécacuanha en poudre, sans le
   méditulilum ligneux. . . . . 32 gramm. ℥ j.
Ether sulfurique (de 50 à 60° Baumé). . 64 gramm. ℥ ij.

Faites macérer la poudre dans cet éther en un flacon bouché; et pour ne pas perdre cet éther, on le sépare au moyen de la distillation; alors, on broie de nouveau la poudre, et on la fait macérer d'abord; puis on la fait bouillir dans

   Alcool de 30 à 40° Baumé. . . . . . 128 gramm. ℥ iv.

On passe la liqueur; le résidu est mis à macérer et ensuite

bouillir dans du nouvel alcool, pour l'épuiser et afin qu'il ne fournisse plus rien.

On mêle les liqueurs alcooliques qu'on distille à siccité. On obtient un extrait alcoolique qu'on fait macérer dans de l'eau distillée froide, en suffisante quantité pour qu'elle en sépare tout ce qui est soluble. Cette dissolution aqueuse est filtrée et évaporée à siccité.

C'est cet extrait aqueux, d'un extrait alcoolique qu'on nomme *émétine*, qui fait tantôt le 0,16 ou le 0,14, tantôt un 6e ou un 7e de la racine d'ipécacuanha. On l'emploie en médecine, comme vomitive, à la dose de 3 à 4 grains; elle remplace fort bien l'ipécacuanha, et n'a presque pas de saveur. Quoiqu'on puisse la considérer comme pure pour les usages de la médecine, il est certain qu'elle conserve encore environ 0,005, d'acide gallique qu'on pourrait enlever par une analyse plus exacte. Parvenue au plus grand état de pureté, en la traitant par la magnésie caustique, l'émétine devient blanche à la manière des alcalis organiques; mais alors son activité est extrême et même susceptible de causer des accidens d'empoisonnement.

La *cephœlis* tient 0,16 d'émétine, la *psychotria* 0,14.

Extrait alcoolique de quinquina.

℞. Teinture alcoolique saturée de quinquina, faite avec eau-de-vie à 22° Baumé. . . . . Q. v.

Distillez au bain-marie l'alcool aux trois quarts, et ensuite évaporez le résidu à l'état d'extrait sec que vous conserverez en des vases bien fermés; on peut faire ainsi les extraits de plusieurs espèces de quinquina, et de la racine de *ratanhia*.

Les extraits alcooliques de quinquina contiennent bien tous les principes actifs de cette écorce, tels que la quinine et la cinchonine, avec les matières colorantes et un peu de matières grasses, mais ils ne contiennent ni kinate de chaux, ni gomme, ni amidon, etc., surtout si ces extraits sont préparés avec un alcool plus fort que celui indiqué ici par le *Codex*.

Extrait alcoolique de noix vomique.

℞. Noix vomiques râpées. . . . . . 50 gramm. ℥ j ß ℈ j.
Alcool à 30° Baumé. . . . . . . Q. s.

Faites chauffer pendant 24 heures dans une cucurbite fermée, passez au blanchet, et exprimez le résidu à la presse. Sur ce résidu versez :

Autre alcool à 32°. . . . . . . Q. v.

Faites de même que pour la première opération, mêlez les

liqueurs, tirez par la distillation les trois quarts de l'alcool, et formez un extrait du résidu. L'alcool retiré ne doit servir que pour un pareil emploi ; car il serait nuisible pris à l'intérieur. On emploie l'extrait de noix vomique, d'après M. Fouquier, à l'intérieur, à la dose d'un quart ou d'un demi-grain, et ensuite davantage, pour exciter des contractions nerveuses chez les paralytiques. Mais cette médication ne paraît pas sans danger, et a été peu à peu négligée.

Extrait sec alcoolique de noix vomique.

Si au lieu d'alcool très rectifié, on prend de l'alcool à 36°, l'extrait est bien moins actif ; mais on l'obtient sec de la manière suivante, selon M. Magendie :

Faites dissoudre dans de l'eau, ce dernier extrait alcoolique ; filtrez, puis évaporez sur des assiettes, comme pour obtenir les extraits secs de quinquina.

Cet extrait est un poison dangereux qui cause des secousses tétaniques violentes, même aux paralytiques ; il suffit de commencer par la dose d'un grain, en pilules, avec précaution.

Strychnine obtenue selon le procédé de M. Heny fils.

Prenez noix vomique en poudre un kilogramme, alcool à 32° quatre à cinq litres, acide sulfurique 40 à 50 grammes. Traitez d'abord au bain-marie avec la moitié de l'alcool acidulé ; passez et traitez le marc une seconde fois avec le reste de l'alcool acide.

Les liqueurs de couleur ambrée, réunies, le marc étant bien exprimé, on y mêle de la chaux vive en poudre, pour saturer, avec excès l'acide et précipiter la matière colorante verdâtre. Décantez, filtrez, distillez l'alcool. On obtient un résidu brun verdâtre, gras ou poisseux. Cette masse doit être soumise à de l'acide sulfurique, ou hydrochlorique affaibli, jusqu'à saturation des alcaloïdes (strychnine ou brucine) qu'elle contient : on filtre, on concentre le liquide ; enfin on précipite par l'ammoniaque les alcaloïdes.

Ceux-ci sont lavés, puis traités par l'alcool à 18° à chaud. La strychnine insoluble à cet alcool est soumise à de l'alcool à 36° bouillant, qui la dissout : on ajoute du noir animal pour la purifier. On filtre : en se refroidissant, l'alcool dépose des cristaux de strychnine.

L'alcool à 18° dissout la brucine. Evaporé ou distillé, le résidu poisseux, saturé par l'acide sulfurique, est précipité par l'ammoniaque. On redissout de nouveau dans l'alcool que l'on fait évaporer. La brucine se cristallise.

Les *résines extractives* par l'alcool, s'obtiennent en faisant digérer le végétal résineux en poudre dans six à huit fois son volume d'esprit-de-vin, en agitant de temps en temps. On décante la teinture, on ajoute de nouvel alcool; la seconde et même une troisième digestion est nécessaire. Les teintures filtrées, réunies, on distille au bain-marie jusqu'aux trois quarts; le résidu se mêle à vingt ou trente fois son volume d'eau pure pour précipiter la résine. Le dépôt formé, on décante l'eau, et on le fait sécher. C'est ainsi qu'on obtient la résine de jalap, qu'on peut encore dissoudre dans l'alcool et la purifier de nouveau, selon le *Codex;* mais M. Planche donne une méthode pour obtenir cette résine plus pure. Il épuise d'abord par la macération aqueuse à froid toutes les parties solubles de la racine de jalap contusée, dont on peut former un extrait aqueux, légèrement sucré et acidule, déliquescent. Le marc est pilé en un mortier; une partie de sa résine s'attache au pilon, en ajoutant de l'eau. On sépare cette résine, qu'on agite dans l'eau froide; l'on dissout ensuite dans trois fois son poids d'alcool chaud. On obtient une belle résine demi-transparente, jaune verdâtre; si l'on n'emploie que l'intérieur du jalap, sans son écorce brune, on obtient par le même procédé une résine presque blanche, car c'est l'écorce qui en donne une colorée en brun, et moins active. Cette racine contient jusqu'à un tiers de résine. C'est un violent purgatif, drastique, très-âcre, qui se prend depuis 6 grains jusqu'à 16. On le divise dans du sucre, ou du jauue d'œuf, ou des poudres, des potions, etc.

La *résine de jalap* précipitée par l'eau, de sa teinture concentrée, contient encore une portion d'extractif qui la rend molle comme la térébenthine; c'est pourquoi il est utile de la laver à grande eau pour en séparer l'extrait, et ensuite on la dessèche à l'étuve. Ce lavage est d'autant plus nécessaire, qu'on s'est servi d'alcool moins déphlegmé. Si l'on traite par l'ébullition dans l'eau, du jalap qui a été digéré dans l'alcool, il fournit un extrait gommeux qui tient encore un peu de résine, mais il est bien moins purgatif. On l'emploie jusqu'à ʒ ß. La résine de jalap, décolorée par M. Planche, au moyen du charbon animal, conserve encore ses propriétés. Celle de scammonée aussi.

On obtient les résines extractives de *scammonée*, de *turbith végétal*, de *coloquinte*, de *gayac*, etc., par le même procédé avec l'alcool. A l'exception de celle de gayac, elles sont des puissans hydragogues dans l'hydropisie et autres maladies. Toutes sont très-irritantes et âcres; en les pulvérisant, leur poudre affecte les yeux, le nez et la gorge. La résine de gayac, unie au savon et au sublimé corrosif, prend une belle couleur bleue. La vapeur de chlore bleuit aussi cette résine.

L'on peut séparer les résines de quinquina et des autres écorces ou racines, comme celles de jalap, excepté par le procédé de M. Planche, qui ne leur serait pas applicable.

Des extraits gommo-résineux par le vin ou par les menstrues aqueux et alcooliques.

Il y a des substances qui se dissolvent également bien dans l'eau et dans l'alcool ; tels sont les principes colorans du safran, de la cochenille, du café rôti, des racines qui fournissent les brunitures ou pieds de couleur, etc. Ce sont des extraits gommo-résineux, de nature particulière.

Les extraits préparés par le vin sont de plusieurs sortes. On tire ainsi un *extrait vineux d'absinthe* avec

Absinthe récente incisée. . . } ãã 12 kilog   ℔ xxiv.
Vin rouge. . . . . }
.Eau. . . . .   Q. s.

On fait bouillir le tout pendant trente minutes, on passe avec expression ; le marc est soumis à une seconde ébullition avec de l'eau. Les décoctum réunis, on évapore en consistance d'extrait, lequel sert pour la composition des pilules balsamiques de Stahl. Les extraits vineux de *chardon bénit*, de *fumeterre*, se font de même.

L'extrait vineux et alcoolique d'ellébore noir de Bacher se prépare avec la racine d'*helleborus hyemalis*, L., ou l'*helleb. niger* concassée.

℞. Racine d'ellébore noir de Suisse. . ℥ xvj.
Souscarbonate de potasse sec.. . . ℥ iv.
Alcool à 18 degrés (Baumé). . . . ℥ xxxvj.
Vin blanc généreux. . . . . . . 6 litres.

Mettez la racine grossièrement pulvérisée dans une terrine de grès ; ajoutez-y l'alcool et le sous-carbonate de potasse préalablement mêlés ; après vingt-quatre heures de macération, versez-y la moitié du vin prescrit, ou trois litres ; quarante-huit heures après, faites bouillir, pendant une demi-heure, dans une bassine d'argent, et passez ; remettez le marc dans la terrine avec le reste du vin ; faites macérer, chauffer et passer comme la première fois ; filtrez les deux liqueurs réunies, et faites-les évaporer en consistance d'extrait solide. Cette dose en produit environ six onces et demie, ou deux cents grammes. (*Voy.* Pilules toniques *de*

Bacher. La potasse, agissant sur la résine et l'ellébore, en corrige beaucoup la violence et l'âcreté. L'extrait alcoolique pour les pilules catholiques (ou universelles ou panchymagogues), de Rudi , est résino-gommeux, aromatique.

DE QUELQUES EXTRAITS ANIMAUX.

Le *fiel de bœuf* délayé dans une quantité d'eau égale à son poids, puis bouilli, despumé, passé, et enfin épaissi sur un feu doux, forme un extrait stomachique, convenable contre les obstructions; il se prend en pilules de 4 à 8 grains, deux fois par jour.

La *frangipane* se fait en desséchant le lait au bain-marie; le sucre de lait existe dans ce composé, ainsi que la partie butyreuse et caséeuse.

On prépare un extrait d'urine pour obtenir l'urée.

Le sang de bouquetin desséché et pulvérisé s'employait jadis comme antipleurétique, etc.

Extrait alcoolique de cantharides, du Codex.

℞. Teinture de cantharides saturée faite avec
    de l'alcool faible (à 20 ou 22 degrés, Baumé.   Q. v.

Distillez au bain-marie, aux trois quarts et même davantage, ensuite évaporez au même bain pour obtenir un extrait fort vésicant en application sur la peau. Il faut avoir soin de ne faire servir cet alcool obtenu par distillation, qu'à un nouvel emploi sur les cantharides, car il retient des principes vésicans. L'alcool faible dissout plus de ces principes vésicans des cantharides qu'un alcool trop concentré.

MÉDICAMENS SACCHAROLIQUES.

(*Conserves, condits, confitures, tablettes, pastilles, pâtes,* etc.)

Ces médicamens se distinguent de tous les autres, en ce qu'ils contiennent une grande quantité de sucre qui les rend agréables à prendre. L'intention de ceux qui les inventèrent fut de garantir de la fermentation et de la décomposition les substances médicinales par le moyen du sucre. Les anciens ne connaissaient que quelques condits au miel et au sapa.

Les *conserves* contiennent le double au moins de sucre des substances qu'on veut conserver. Elles ont une consistance molle comme les électuaires. On était jadis dans l'usage de les préparer par la cuite du sucre à la plume. On préfère maintenant de les faire à froid avec le sucre en poudre. On employait aussi les substances végétales à l'état de pulpes ; maintenant l'on préfère les poudres de ces substances desséchées. Nous en dirons les raisons ci-après.

Ce qu'on appelle *condits* ou *confitures* est bien analogue aux conserves ; mais on emploie d'ordinaire des fruits ou d'autres parties nutritives des végétaux. La plupart des confitures se préparent par la cuite du sucre ; elles sont plutôt des mets agréables que des médicamens, ou servent dans l'un et l'autre cas, comme celles de groseilles, etc. Nous avons laissé, à l'article des *Robs*, les gelées de fruits unies au sucre, car quoique ce soient aussi des confitures, elles se rapportent aux robs que les anciens combinaient toujours avec des matières sucrées.

Nous donnons le nom de *condits* aux tiges confites d'angélique, aux fruits confits et secs, aux pénides, au sucre d'orge ; et le mot de *confitures* s'appliquera plutôt aux condits mous, comme les marmelades et les confitures proprement dites.

Les *tablettes* et les *pastilles* sont des médicamens sucrés secs ; il y en a de beaucoup d'espèces. Les unes se composent d'un assez grand nombre de médicamens, et sont peu agréables au goût ; plusieurs sont même purgatives. Ce sont des sortes *d'électuaires solides*. On les fait ou à froid ou par la cuite du sucre, avec les précautions indiquées en leur lieu ; quoique la proportion du sucre n'y soit pas fixée, celles faites à froid en contiennent davantage.

Les tablettes simples ou avec un seul médicament portent souvent le nom de *pastilles ;* on les prépare aussi par la cuite du sucre, ou plus fréquemment à froid et à l'aide d'un mucilage, pour incorporer les poudres. On les aromatise aussi pour l'ordinaire. Le mot tablette, qui vient de *tabula*, désigne la forme de petite table qu'on leur donne, car c'est une pâte qu'on étend en galette et qu'on découpe de diverses manières. Les morceaux desséchés sont secs et cassans. S'ils ont la forme de petites roues épaisses, ils prennent le nom de *rotules* (*à rotâ*). On les nomme encore *morsulis* (*à morsu*), parce qu'on les met fondre dans la bouche en les mâchant. Le nom de pastille dérive de *pasta, pastilla,* petite portion de pâte.

Les *pâtes* sucrées diffèrent des tablettes par leur consistance un peu molle, et parce qu'elles contiennent moins de sucre que d'autres substances. On les prépare toujours aussi à l'aide de la chaleur. Elles doivent avoir la consistance de la pâte de pain, et viennent du mot grec παστή. Elles ont pour base, outre le sucre, de la gomme ou des fécules délayées avec des infusum ou décoctum émolliens.

DES CONSERVES.

Conserve de cynorrhodon, selon le Codex.

℞. Cynorrhodon avant leur parfaite maturité　　5 hectogr. ℔ j.
　　Sucre blanc. . . . . 750 gramm. ℔ j ß.

On monde les *gratte-culs* de leur duvet et de leurs graines, en les ouvrant; on les met dans une terrine vernissée, à la cave, pendant deux jours, jusqu'à ce que le fruit soit ramolli (on l'humecte d'un peu de vin rouge ou blanc). On le pile dans un mortier de marbre, et on tire la pulpe sur un tamis de crin.

D'autre part, l'on fait cuire du sucre à la plume avec du vin, et on délaie la pulpe dans ce sucre. Le mélange étant exact, on le conserve. Nous préférons de faire fondre le sucre avec un peu de vin au lieu d'eau, comme le prescrivent plusieurs pharmacopées, parce que cela est plus conforme à la nature du médicament. On le prépare aussi à froid, en mêlant la pulpe de cynorrhodon à du sucre en poudre fine; cette conserve reste même d'une plus belle couleur que celle faite par la cuite.

On l'emploie comme astringente et tonique dans les diarrhées, les relâchemens. On en prend depuis deux gros jusqu'à une once, ou de 8 à 32 grammes. Elle est aussi estimée diurétique. Au reste, elle peut être considérée comme une marmelade ou confiture de fruits. Il y a deux parties de pulpe sur trois de sucre.

Conserve de cochléaria.

℞. Feuilles mondées et sans tige de cochléaria
　　frais. . . . . 32 gramm. ℥ j.
　　Sucre très-blanc. . . . . 96 gramm. ℥ iij.

Ces deux substances se pilent en même temps dans un mortier de marbre, jusqu'à consistance de pulpe; on passe alors au travers d'un tamis de crin, avec un pulpoir, cette conserve, qui doit avoir une consistance homogène. Elle ne peut pas se conserver au-delà d'une semaine, surtout en été. Elle ne doit pas se préparer par le feu. Pour l'empêcher de se gâter si promptement on peut augmenter un peu la dose du sucre, et ajouter à la pulpe demi-gros d'alcool de cochléaria. Cette conserve doit se tenir bien couverte. Elle convient dans le scorbut, est diurétique, apéritive, dépurative. On en prend de 2 à 6 gros, ou de 8 à 24 grammes.

Observations sur les conserves.

A l'exception des conserves précédentes et de celles des

plantes antiscorbutiques qui ne peuvent pas être faites avec
des végétaux secs, il convient de réduire toutes les autres à
un mode uniforme de préparation avec des plantes desséchées, comme le recommande Baumé.

La raison en est qu'on n'a nul autre moyen d'obtenir des
conserves bien semblables en tout temps, et qui peuvent se
garder le mieux avec le moins d'altération. Mais comme c'est
principalement l'humidité des conserves molles qui les dispose le plus à la fermentation, je pense qu'on devrait réduire
plutôt ce médicament (sauf les exceptions cités plus haut) à
l'état de tablettes sèches. Par ce moyen on conserverait exactement, sans altération, toutes les substances végétales unies
au sucre, et, pour en faire usage, il suffirait de les délayer
ou de les prendre en tablettes, à l'ordinaire.

Par exemple, le nouveau *Codex* de Paris prescrit, pour
les conserves de racines, de faire cuire ces racines à l'eau et
d'en tirer la pulpe; mais l'ébullition enlève certainement une
bonne partie de leurs qualités. La conserve de violettes, préparée comme celle de cochléaria, s'altère très-promptement;
et le même procédé, étendu à toutes les feuilles et fleurs à
l'état frais, ne produit que des compositions promptes à fermenter, même lorsqu'on les fait par la cuite du sucre, parce
que les principes muqueux des plantes sont très-disposés à se
détruire et à réagir sur le sucre. L'odeur, la saveur, la couleur, changent évidemment en peu de jours; il s'en dégage de
l'acide carbonique et une odeur vineuse. Ensuite ces conserves moisissent en dessus et déposent à leur fond du sucre
candi.

Il n'en est pas de même avec les poudres des plantes desséchées; le principe muqueux est en partie détruit; l'union avec
le sucre n'opère plus une si prompte disposition à fermenter.
De plus, Baumé observe très-bien que la proportion ordinaire de deux parties de sucre sur une de végétal frais pour
toutes les conserves est fort défectueuse, puisque les végétaux contiennent inégalement de l'eau de végétation. Nous
pensons donc, avec lui, qu'il faut doser plus fort les plantes
qui perdent le plus par la dessiccation, pour garder la proportion convenable. Nous donnons à l'article de la *Dessiccation* les
pertes proportionnelles que font les végétaux (p. 169, note).

Quand à ceux qui perdent de l'odeur, comme les fleurs des
labiées, on peut remarquer que cette perte n'est pas si considérable qu'elle ne soit amplement rachetée par la déperdition que ces mêmes fleurs feraient dans des conserves par
l'ancienne méthode; et l'on peut y joindre de l'eau distillée

de la plante. Mais au total, la préparation en tablettes, offrant le moins d'inconvéniens, est préférable.

Conserve d'aunée.

℞. Racine d'aunée en poudre fine..... 32 gramm. ℥ j.
Sucre blanc en poudre............. 250 gramm. ℥ viij.

Il ne faut qu'ajouter assez d'eau pour faire du tout un mélange de consistance de miel; ou si l'on veut obtenir des tablettes, on se servira de mucilage de gomme adragant, et l'on procédera comme nous le disons à l'article des *Tablettes*.

Ce remède est un excellent stomachique, et aussi anthelminthique. On l'emploie dans la chlorose, la cachexie, et même dans l'asthme humide, à la dose d'un demi-gros ou deux grammes.

On prépare de même les conserves de racines d'*angélique*, d'*ache*, d'*orchis*, de *chardon-roland*, etc. Les deux premières sont carminatives, stomachiques, diaphorétiques. Celle d'orchis est vantée comme aphrodisiaque, analeptique, restaurante. La dernière se prend comme diurétique. Toutes se donnent à la même dose. Le *Codex* nouveau de Paris prescrit de prendre la pulpe de racine d'aunée faite par la coction dans l'eau, et il met 250 grammes de pulpe sur un kilogr. de sucre cuit dans le décoctum des racines. Il recommande le même procédé pour l'angélique, l'ache, etc.; mais ce procédé nous paraît vicieux, par les raisons exposées ci-devant.

Conserve d'absinthe.

℞. Sommités d'absinthe séchées et pulvérisées. 16 gramm. ℥ ß.
Sucre blanc en poudre. . . . . 250 gramm. ℔ ß.

On mêle le tout avec quantité suffisante d'eau distillée d'absinthe. C'est un puissant stomachique, vermifuge, emménagogue. La dose est d'un demi-gros à un gros avant le repas.

La conserve de *lierre terrestre*, qui est béchique, céphalique, se fait et se prend de même. Celles de fleurs de *violettes*, de *bourrache*, de *muguet*, de *pavots rouges*, de *romarin*, de *lavande*, de *stœchas*, etc., se préparent en mettant une partie de poudre de ces fleurs avec quatre fois plus de sucre et un peu d'eau, ou de mucilage de gomme, si l'on veut les obtenir en tablettes.

Conserve de roses rouges.

℞. Roses de Provins récentes, en boutons,
mondées de leurs onglets . . . . . 125 gramm. ℥ jv.
Eau de roses distillée. . . . . Q. s.
Sucre. . . . . 250 gramm. ℥ viij.

On mouille ces fleurs avec l'eau de roses ; on les exprime ; on fait cuire à la plume le sucre dans cette eau, et d'autre part on pile les roses en pulpe, qu'on délaye dans le sucre. Le tout se pulpe au travers d'un tamis de crin. Le *Codex* n'admet pas d'eau de roses, cependant celle-ci ne peut qu'augmenter l'odeur.

Conserve de roses rouges que l'on peut faire en tout temps.

℞. Roses rouges en poudre très-fine... 96 gramm. ℥ iij.
Sucre en poudre très-fine.......... 1 kilogr. ℔ ij.
Eau essentielle de roses............ Q. s.

On met macérer la poudre de roses avec l'eau de roses pendant quelques heures, et on mêle cette pâte au sucre en poudre, ou, si l'on vout, on cuit celui-ci à la plume. Cette conserve est astringente comme la précédente ; elle arrête le vomissement et les diarrhées. On blâme les praticiens qui, pour aviver sa couleur, y ajoutent quelques gouttes d'acide sulfurique. Toutefois il ne paraît pas que cela nuise beaucoup à ce médicament.

La dose est d'un à quatre gros. Cette conserve sert aussi d'excipient à plusieurs poudres et bols.

Conserve de fleurs d'oranger.

℞. Fleurs d'oranger séchées, mondées de
leurs calices et pulvérisées.......... 16 gramm. ℥ ß.
Sucre blanc très-fin en poudre....... 250 gramm. ℔ ß.

Préparez à l'ordinaire avec de l'eau de fleurs d'oranger. C'est un bon cordial, un céphalique et stomachique agréable. La dose est d'un ou deux gros.

DES CONDITS AU SUCRE, OU CONFITURES.

Nous ne traitons pas ici des gelées de fruits qui se rapportent aux robs, quoique unies au sucre, mais bien des parties des végétaux confites par le sucre, soit pour les conserver, soit pour en former des mets agréables. Ces préparations, jadis du domaine du pharmacien, sont devenues celui des confiseurs.

Marmelade d'abricots.

℞. Abricots bien mûrs et sans noyaux... 10 kilogr. ℔ xx.
Sucre blanc concassé................. 5 kilogr. ℔ x.

On place le tout sur le feu, on agite sans cesse ; le sucre se fond dans le suc, et le fruit se divise en marmelade. Lorsque le mélange est bien uniforme et coule en épais sirop, on le retire du feu, on y ajoute les amandes des abricots mondées, et on distribue la marmelade dans des pots. Le liquide refroidi se recouvre de papier imbibé d'alcool. Les marmelades de prunes de reine-claude, de mirabelle, etc., se préparent absolument de même, mais on n'y mêle point leurs amandes.

Condits de fruits acides, de Mesué.

℞. Chair de coings..........
    de poires acerbes.... } ãã 500 gramm. ℔ j.
    de pommes aigres..

Faites cuire dans du vinaigre fort qui a macéré des fleurs de sumach pendant vingt-quatre heures, ensuite ajoutez :

Verjus................... 500 gramm. ℔ j.
Chair de sorbes non mûres.. 160 gramm. ℥ v.

Faites cuire le tout avec 4 livres de sucre blanc à la consistance du miel ; ajoutez-y alors :

Suc de baies de berberis.............. 64 gramm. ℥ ij.
Semences pulvérisées d'oxalis ou alléluya. 32 gramm. ℥ j.

Conservez dans un vase.

Cet électuaire astringent, acide, est assez agréable, se prend à la dose d'un à trois gros. Il excite l'appétit, convient dans l'état bilieux et l'échauffement. Mesué ajoute aussi une once de spode ou d'ivoire calciné, phosphate de chaux, à cet électuaire.

Des confitures molles avec les fruits entiers.

Les *confitures de cerises* se font avec un sirop de sucre cuit à la petite plume, et versé chaud sur le double de son poids de cerises acides rouges et mondées. Elles exsudent leur suc dans ce sirop, que l'on décante après vingt-quatre heures, et que l'on recuit. On le verse chaud sur les mêmes cerises. On répète une troisième fois, jusqu'à consistance suffisante.

Les *confitures au verjus* ou à *l'épine-vinette* se préparent suivant le même procédé, mais on a soin d'ôter auparavant les pepins des fruits avec un cure-dent.

Des condits ou confitures sèches, et de sucre cuit à la plume.

Comme on ne peut préparer celles-ci qu'au moyen du sucre cuit, il convient d'indiquer les degrés nécessaires à sa cuisson.

Si l'on prend de la cassonade, il faut en faire un sirop que l'on clarifie aux blancs d'œufs d'abord. Si l'on emploie du sucre blanc ou raffiné, concassé, on le fait fondre sur le feu avec son quart ou son tiers au plus d'eau ; et à mesure qu'elle s'évapore, on agite le sucre fondu avec une grande cuiller, en laissant tomber de haut le sirop. Lorsqu'il s'étale en nappe ou en forme de toile mince en tombant, il est cuit *à la plume*, et donne hors du feu, mais encore chaud, 36° à l'aréomètre de Baumé : s'il donne un peu moins de degrés, et s'il ne produit qu'imparfaitement la nappe, il est cuit *à la petite plume*, ou *perlé*, ainsi nommé parce qu'en agitant vivement la cuiller chargée de sirop, celui-ci s'échappe en forme de barbes de plumes, ou il en dégoutte en manière de perles. Celles-ci tombant dans un verre d'eau, doivent s'y précipiter au fond en globules solides et cassans. Alors le sucre est bien cuit. Si l'on pousse un peu au-delà sa cuisson, il produit mieux tous ces effets, et donne 37 degrés à l'aréomètre : on le nomme cuit *à la grande plume*. Si on l'agitait alors jusqu'à ce qu'il fût refroidi, il deviendrait sec et à l'état pulvérulent. Comme il ne contient plus d'eau alors, en continuant la chaleur, ce sucre commence à roussir et à se brûler : on fait du *caramel*. Le sucre d'orge est légèrement caramélisé.

Les *tiges d'angélique confites* se préparent ainsi : on les fait bouillir d'abord un quart-d'heure dans l'eau pour leur ôter un excès d'odeur et de l'amertume ; cette opération s'appelle *faire blanchir*. On plonge ensuite dans du sucre à la grande plume, ou cuit à 36 degrés de densité, ces tiges, jusqu'à ce qu'elles paraissent solides et comme frites. Enlevées avec une écumoire et refroidies sur un marbre ou des ardoises, on les serre ensuite en lieu sec. C'est une confiture stomachique, apéritive, céphalique. On confit de même les tiges de céleri.

Les *fruits confits au sucre* se préparent à-peu-près de même, excepté qu'on ne le fait pas blanchir. Mais pour conserver plus de solidité aux fruits mous et très-succulens, comme les pêches, les abricots, les prunes, etc., on les met tremper pendant quelques heures dans une eau séléniteuse (de sulfate de chaux) ou alunée ; étant bien égouttés, on verse dessus du sucre cuit à la plume et à demi refroidi. Ce sucre se décuit par le suc du fruit ; on décante le sirop, on le recuit à la plume, on le verse une seconde fois, ou même une troisième, pour les gros fruits entiers ; enfin on retire ceux-ci, et on les laisse égoutter ; ils deviennent secs. On les conserve dans des boîtes, en lieu chaud. Les jeunes noix, les gousses naissantes de plusieurs fruits, se confisent en cette sorte aussi. Les écorces d'oranges et de citrons, fraîches, immergées dans du sucre à la plume, s'y imprègnent de même et deviennent sèches.

En imprégnant les fruits d'une teinture alcoolique de jalap ou de scammonée, avant de les confire au sucre, on forme des purgatifs agréables pour les enfans. Mais la quantité des principes purgatifs varie et rend ces remèdes trop irréguliers dans leurs effets.

Fleur d'oranger confite en tablettes.

R/. Sucre cuit à la plume. . . . . . . 1 kilogr. ℔ ij.
Pétales de fleurs d'oranges. . . . . 128 gramm. ℥ jv.

Les pétales mondés de leurs calices, des pistils et étamines, sont mêlés au sucre cuit à la plume. C'est plutôt un mets qu'un médicament. Toutefois, c'est un agréable stomachique, antispasmodique.

Des pénides ou alphénic.

On fait concentrer un décoctum limpide d'orge mondé avec du sucre pur, à l'état de sucre à la plume. Retiré du feu, on ajoute quelques gouttes d'huile de bergamotte ou de citron, et ou le coule sur un marbre huilé. La masse refroidie en pâte, on la malaxe avec les mains huilées, en la tirant en longueur, et la repliant sur elle-même à plusieurs reprises , jusqu'à ce qu'elle paraisse bien blanche par l'interposition de l'air dans ses modécules. Alors on la roule en cylindre sur le marbre, et on la coupe en morceaux de quelques lignes (5 à 8 millimètres) que l'on tord. On conserve ce sucre tors en lieu sec. Il convient dans les rhumes secs, les toux opiniâtres. Le mot *alphénic* annonce qu'on le préparait avec la décoction de dattes , φοῖνιξ, et le nom de *pénides* vient du verbe grec ποῖειν, agiter, secouer. On falsifie les péniles en y mêlant de l'amidon.

Le *nougat* est un mets fait avec du sucre caramélisé et des amandes douces mondées, découpées , que l'on y mêle sur le feu. Tandis que ce mélange est chaud, on le coule dans des moules, où il prend la forme qu'on veut lui donner. Le sucre caramélisé attire l'humidité de l'air.

Le *sucre rosat* se prépare avec du sucre bien blanc que l'on fait fondre sur le feu avec de l'eau rose incolore, ou colorée si l'on veut en rose par une infusion de cochenille. On cuit à la grande plume, et on verse sur un marbre huilé (1). On divise la glace de sucre en tablettes carrées ou en losanges. On les fait fondre dans la bouche, comme péctorales, adoucissantes.

Sucre d'orge.

R/. Safran gâtinois. . . . . 6 décigr. g xij.
Eau. . . . . Q. s.
Sucre . . . . 500 gramm. ℔ j.

On fait cuire le sucre à grande plume avec l'infusum clair

---

(1) On doit se servir d'huile d'amandes douces ou d'olives, non rance surtout. Il faut une couche très-légère de cette huile, et seulement pour empêcher l'adhérence du sucre.

de safran dans l'eau ; on le coule sur un marbre huilé, et on le roule en petits cylindres, que l'on place sur du papier gris pour en ôter l'huile. D'autres personnes prennent, au lieu d'eau, un décoctum d'orge clarifié par les blancs d'œufs. Quelquefois on y joint aussi de la gomme arabique pour rendre ce sucre plus adoucissant, plus béchique. Il doit être d'un beau jaune, sec et fragile.

Sucre candi, ou en cristaux.

Pour faire cristalliser le sucre, on prépare avec de la cassonade clarifiée par des blancs d'œufs, ou encore mieux avec du sucre raffiné, un sirop simple très-cuit et présentant une sorte de pellicule à sa surface. On le verse dans des terrines que l'on place en un lieu assez chaud (de 25 à 30 degrés). Il se forme de beaux cristaux en prismes tétraèdres et à sommets dièdres. Si l'on veut du sucre candi rose, on fait le sirop avec une eau teinte en rouge par la cochenille.

La plupart des sucres candis des confiseurs se font avec tous les résidus de sirops et de confitures, qu'ils clarifient et font évaporer. Pour faciliter la cristallisation, ils placent des fils ou de petits rameaux de bois dans le liquide, afin qu'en multipliant les surfaces, les cristaux se déposent plus abondamment. Quoique les sirops soient quelquefois colorés par les sucs des fruits ou d'autres parties des végétaux, les cristaux du sucre qui s'y forment n'en sont pas moins incolores lorsqu'on s'est servi de sucre raffiné ; mais si l'on fait usage de sirops de cassonades impures, le sucre candi est roussâtre, et se forme moins facilement. En effet, les cassonades contiennent une portion du suc mucoso-sucré de la canne, coloré par un peu d'extractif, substance qui embarrasse les parties du sucre pur, et gêne sa cristallisation, ou qui, s'interposant entre ses molécules, altère sa transparence.

En faisant fondre dans la bouche du sucre candi, on le trouve utile contre la toux ; il fait expectorer, il adoucit. En le réduisant en poudre et le soufflant dans l'œil avec un cure-dent, il dissipe, dit-on, les taies de la cornée.

DES SACCHAROLÉS ET SACCHARURES.

On doit à M. Béral, pharmacien distingué de Paris, des associations heureuses du sucre en poudre, soit avec un médicament pulvérisé, ce qui constitue les *saccharolés*, soit avec une huile volatile, ce qu'il appelle *saccharolé oléulique*, soit avec une teinture alcoolique, ce qu'il désigne sous le nom de *saccharure*. Par exemple :

Saccharolé oléulique de menthe.

℞. Sucre blanc granulé................. 32 gramm. ʒ j.
Oléule ou huile volatile de menthe. 8 gouttes.

Mêlez exactement. Tenez ce mélange dans un vase bien clos.

Saccharolé de digitale.

℞. Sucre en poudre grossière................. 15 parties.
Fine poudre de feuilles de digitale pourprée.. 1 partie.

Mêlez exactement.

Saccharure de rhubarbe.

℞. Sucre blanc granulé............... 500 gramm. ℔ j.
Alcoolat (teinture) de rhubarbe au
quart (1)........................... 64 gramm. ʒ ij.

Imprégnez bien le sucre de la teinture de rhubarbe; il en résultera une poudre en granulations d'une teinte jaune, agréable.

DES TABLETTES FAITES PAR LA CUITE DU SUCRE.

Quoique cette méthode soit presque entièrement abandonnée aujourd'hui à cause de son imperfection, elle doit être connue pour les préparations dans lesquelles on l'emploie.

On fait cuire du sucre *à la plume*, et lorsqu'il est à demi refroidi, l'on y mêle, ou des poudres, ou des essences, selon l'espèce de tablettes qu'on veut faire. On coule le tout sur un marbre huilé d'huile d'amandes douces ou de ben; on aplatit la surface de la tablette, et on la divise, soit en carrés, soit en losanges, soit en ronds, etc. Lorsque ces tablettes ou pastilles sont refroidies, elles doivent être bien sèches et sonnantes. On les conserve dans des flacons bien fermés et secs, parce qu'elles attirent toujours l'humidité de l'air. Il y a des espèces de sucres raffinés qui ne se dessèchent jamais parfaitement à la cuite, et qu'on ne peut pas employer à faire des tablettes. Tel est celui qu'on raffinait à Bercy.

On ne doit incorporer dans le sucre cuit à la plume, que depuis 64 jusqu'à 250 grammes de poudres (de 2 à 8 onces) par kilogramme (2 livres) de sucre. Si l'on en met davantage, la matière trop tôt refroidie ne permet plus de travailler les tablettes, de les étendre, de les couper. Si l'on incorpore des poudres résineuses, il faut éviter que la chaleur ne fonde et ne grumelle les résines, comme il arrive souvent dans les tablettes de *citron* ou celles *diacarthami*, ce qui les rend inéga-

____

(1) Une partie de rhubarbe sur quatre d'alcool.

lement purgatives, et leurs ingrédiens sont mal répartis. On est alors obligé de les réduire en poudre et de les refaire en tablettes, à froid, par le moyen d'un mucilage de gomme adragant. Les tablettes par la cuite, dans lesquelles il n'entre que quelques essences, sont transparentes et plus belles que par le sucre en poudre, mais il faut n'ajouter la liqueur aromatique qu'au moment du refroidissement.

DES TABLETTES PRÉPARÉES PAR UN MUCILAGE.

Celles-ci sont beaucoup plus faciles. Il suffit de prendre du sucre bien blanc en poudre fine, d'y mêler les poudres prescrites, et de former du tout une pâte avec un mucilage de gomme adragant ou arabique, ou de racines mucilagineuses, etc. On étend sur un marbre couvert de sucre en poudre ou d'amidon fin, la masse, au moyen d'un rouleau. L'on forme une sorte de galette de l'épaisseur que l'on désire, et on la découpe, soit avec un couteau, soit par un emporte-pièce. Les tablettes ou pastilles se dessèchent sur du papier, dans une étuve, ou à une légère chaleur. Elles sont moins susceptibles de s'humecter à l'air que celles formées par la cuite du sucre. On doit cependant les conserver en lieu sec.

Dans ces tablettes, les proportions du sucre et des poudres sont moins limitées que chez les précédentes.

DES TABLETTES COMPOSÉES, DITES ÉLECTUAIRES SOLIDES.

Autrefois on faisait beaucoup plus d'usage de ces préparations que maintenant. Le but qu'on se proposait était de donner à ces médicamens plus d'agrément par le moyen du sucre, de les rendre plus faciles à transporter sans altération ; enfin d'en diminuer l'âcreté et la force par leur union avec le sucre, ou d'empêcher leur fermentation.

Ces tablettes, soit altérantes, soit purgatives, recevant plusieurs médicamens, sont moins agréables au goût que celles qui sont plus simples. On les préparait jadis toutes par la cuite du sucre ; mais leurs parties toujours inégalement distribuées par ce procédé, et leur tendance à s'humecter, ont porté les pharmaciens à préférer de les faire à froid avec des mucilages.

Tablettes purgatives diacarthami, ou diaturbith.

℞. Amandes mondées de carthame		
Poudre dialragacanthe froide..	ãã 32 gramm.	ℨ j.
d'hermodactes..........		
de scammonée........		
Racine de turbith en poudre...	48 gramm.	℥ j ß.
gingembre..........	16 gramm.	℥ ß.
Manne en larmes............	80 gramm.	℥ ij ß.

Miel rosat.................................. } ãã 64 gramm.   ℥ ij.
Coings confits.............................. }
Sucré très-blanc.............................   692 gramm.   ℔ j ℥ vj.

Si l'on supprime, comme le veut Baumé, la manne, le miel et les coings, on incorporera les autres substances mêlées en poudre dans 1 livre 2 onces de sucre cuit à la plume, et l'on fera les tablettes à l'ordinaire. Mais si l'on suit l'ancienne prescription, il faudra procéder par le moyen du *sucre en poudre* et du *mucilage*. Ces tablettes sont toujours promptes à s'humecter à l'air. Pour les préparer, on monde les semences de carthame que l'on pile avec les hermodactes, afin de les diviser en poudre. On fait une pulpe des coings, de la manne et du miel, qu'on incorpore aux poudres. Celle diatragacanthe sert pour former le mucilage. Les amandes de carthame s'altèrent et rancissent moins par ce procédé que par la cuite du sucre.

Ces tablettes purgent à la dose de 8 jusqu'à 32 grammes (de 2 gros à 1 once); elles contiennent par gros, 3 grains de turbith, deux de scammonée, deux d'hermodactes, cinq de manne. C'est, au reste, une composition assez mal imaginée; les coings, le miel, les amandes, sont inutiles. On pourrait corriger l'âcreté des purgatifs par de meilleurs ingrédiens : la manne est en quantité presque nulle, et on pourrait beaucoup augmenter la dose de gomme adragant.

Tablettes de citron purgatives.

℞. Ecorce de citron confit. . . . .   16 gramm.   ℥ ß.
Poudre de fleurs de violettes. . . . }
     de fleurs de buglosse. . . . } ãã 6 décigr.   g̃ xij.
     diatragacanthe froide. . . . }
     de scammonée. . . . . } ãã 16 gramm.   ℥ ß.
     de turbith végétal . . . . .   20 gramm.   ʒ v.
     de gingembre. . . . .   2 gramm.   ʒ ß.
     de séné . . . .   24 gramm.   ʒ vj.
     de rhubarbe. . . . .   10 gramm.   ʒ ij ß.
     de girofles. . . . . }
     de santal citrin . . . . . . } ãã 12 décigr.   ℈ j.
Sucre en poudre. . . . .   320 gramm.   ℥ x.
Mucilage de gomme adragant . . .   Q s.

Au lieu de ces *tablettes de citron purgatives,* aujourd'hui inusitées, le *Codex* admet les suivantes :

Tablettes de scammonée et de séné, composées.

℞. Scammonée. . . . .   12 gramm.   ʒ iij.
Feuilles de séné en poudre. . .   18   ʒ iv ß.
Rhubarbe en poudre.   6   ʒ j ß.
Girofles pulvérisés   4   ʒ j.
Ecorces de citrons confits . . .   32   ℥ j.
Sucre blanc.   216   ℥ vj ʒ v.
                        Total. . . 288   9 onces.

Le tout pulvérisé et mêlé avec soin est incorporé dans s. q.
de mucilage d'adragant fait dans de l'eau de cannelle. On en
formera des tablettes pesant chacune 6 gros, ou 24 grammes,
dans chacune desquelles il y aura un huitième des matières
purgatives (3 grammes) autant d'aromates et les trois quarts
de sucre et de gomme.

Tablettes du suc de roses.

℞. Suc de roses pâles........	5 hectog.	℔ j.
Sucre blanc.............	750 gramm.	℔ j ß.
Poudre des trois santaux..	} ãã 4 gramm.	ʒ j.
de mastic.........		
de roses rouges....	16 gramm.	℥ ß.
de scammonée.....	44 gramm.	℥ j ʒ iij.

Le sucre se cuit à la plume dans le suc de roses; les poudres
s'ajoutent, et les tablettes se font à l'ordinaire. Lorsqu'on les
forme par un mucilage, on supprime le suc de roses. Quoique
plus régulier que les précédens, cet électuaire solide pourrait
encore être réformé; il suffit du santal rouge et du citrin au
lieu des trois.

C'est un purgatif assez fort avec des astringens. On le recommande dans l'ictère et la chlorose. Il évacue la bile, dit-
on, à la dose de 4 jusqu'à 24 grammes (1 à 6 gros). Chaque
gros contient 4 grains et demi de scammonée.

Tablettes anticatarrhales, de Tronchin.

℞. Gomme arabique pulvérisée.	250 gramm.	℥ viij.
Oxyde d'antimoine hydrosulfuré brun. -	} ãã 5 gramm.	Э iv.
Anis vert . -		
Extrait de réglisse par infusion	64 gramm.	℥ ij.
gommeux d'opium.	6 décigr.	g xij.
Sucre blanc.	1 kilogr.	℔ ij.

Formez des tablettes à froid du poids de 6 grains. On les
prend dans les maladies de poitrine.

Tablettes antimoniales de Kunckel, *du Codex.*

℞. Amandes douces mondées...........	32 gramm.	℥ j.
Cannelle fine en poudre...........	8 gramm.	ʒ ij.
Semences de petit cardamome.......	2 gramm.	ʒ ß.
Sulfure d'antimoine porphyrisé.....	16 gramm.	ʒ jv.
Sucre....................	250 gramm.	℥ viij.

La pâte d'amandes et les semences du petit cardamome s'incorporent aux autres poudres et au sucre. On forme des tablettes avec un mucilage plutôt que par la cuite, ce qui ferait
bientôt rancir les amandes et humecter ces tablettes. Elles sont
fondantes dans les maladies dartreuses et la gale. On les vante
aussi comme diaphorétiques dans les rhumatismes, les anciennes gonorrhées, la goutte, etc. On en prend de 4 à 16
grammes (1 à 4 gros). Le cardamome peut être retranché.

Chaque tablette de 12 grains contient demi-grain de sulfure d'antimoine, substance contenant parfois de l'arsenic.

Tablettes ou pastilles de soufre composées, selon le Codex.

℞. Soufre sublimé lavé et séché........ 8 gramm. ℥ ij.
Fleurs de benjoin ou acide benzoïque 6 décigr. ℈ xij.
Iris de Florence en poudre......... 2 gramm. ℨ ß.
Huile volatile d'anis............... 12 gouttes.
Sucre très-blanc en poudre...... .. 176 gramm. ℥ v ß.
Mucilage de gomme adragant........ Q. s.

On fait ces tablettes avec le mucilage, car elles perdraient beaucoup par la cuite. C'est un fort bon béchique, antiasthmatique. On prend quatre ou cinq de ces tablettes par jour.

Tablettes vermifuges.

℞. Proto-chlorure de mercure doux . . . 16 gramm. ℥ ß.
Résine de jalap en poudre . . . . 32 gramm. ℥ j.
Sucre en poudre. . . . . 5 hectog. ℔ j.
Mucilage de gomme adragant à l'eau
de rose . . . . Q. s.

Faites des tablettes selon l'art. Chacune doit peser 8 grains (4 décigrammes), et contenir un quart de grain de mercure doux et demi-grain de résine de jalap. C'est un vermifuge purgatif. On en donne deux par jour aux enfans, et le double aux adultes. Cette dose doit suffire pour 1260 tablettes.

Tablettes ou pastilles de cachou, à la cannelle.

℞. Cachou purifié.................... 48 gramm. ℥ j ß.
Pierres d'écrevisse..⎫
Corail rouge........⎬ porphyrisés. āā 56 gramm. ℥ j ℨ vj.
Nacre de perles....⎭
Cannelle fine en poudre.......... 36 gramm. ℥ j ℨ j.
Cassia-lignea en poudre.......... 6 gramm. ℨ j ß.
Sucre blanc en poudre........... 5 hectog. ℔ j.
Mucilage de gomme adragant à
l'eau de canelle............... Q. s.

Ces tablettes se font à l'ordinaire ; mais au lieu de ces poudres de corail, de nacre, d'écrevisse, il suffit d'employer du carbonate calcaire pur. La magnésie serait encore préférable. La cassia-lignea est inutile. Ces tablettes sont stomachiques, toniques, absorbantes dans les aigreurs d'estomac ; elles rendent l'haleine agréable. On les prend sans dose fixe.

DES TABLETTES ET PASTILLES SIMPLES.

Nous distinguons les pastilles des tablettes, en ce qu'elles exigent souvent de la chaleur pour se préparer, et non toujours un mucilage ; qu'elles consistent en du sucre aromatisé par une huile volatile ou une eau odorante ; on y joint quelquefois des sels agréables. Ce ne sont point, à proprement parler, des médicamens ; c'est pourquoi les confiseurs s'en sont emparés. Les tablettes simples se font sans feu ; elles contiennent une poudre incorporée au sucre par un mucilage. On leur donne la forme de petits disques, de losanges, de carrés, de triangles, de trochisques, etc., et quelquefois on les colore comme les pastilles.

Pastilles de roses.

Sucre très-blanc.	1 kilogr.	℔ ij.
Eau distillée de roses.	128 gramm.	℥ jv.

On triture le sucre, on le passe à travers un tamis large de crin ; on sépare, au tamis de soie, la poudre la plus fine de la poudre grosse granulée. Cette poudre fine est fondue sur un feu doux avec l'eau de roses, dans un poëlon à queue, ayant un bec à droite pour verser. Au premier bouillon du sucre, on y mêle la poudre granulée du sucre, on agite promptement et on verse par gouttes sur des tables d'ardoise ou de métal, très-unies. On aide l'écoulement en gouttes par une lame ou un fil de métal. Ces gouttes se figent en hémisphères. Si l'eau de roses ne donnait pas assez d'odeur, on ajouterait au sucre fondu un peu d'huile de bois de Rhodes. On colore si l'on veut ces pastilles en rose, en infusant de la cochenille dans l'eau de roses avec un peu d'alun. Les pastilles de *citrons*, de *fleurs d'oranges*, d'*anis*, de *basilic*, de *bergamotte*, de *cannelle*, etc., se font de même. On les colore, ou en jaune par du curcuma, ou en bleu par du bleu de Prusse, ou en vert par le mélange de ces couleurs, ou en vert de vessie, etc.

Pastilles d'acide oxalique, pour la soif.

♃. Acide oxalique pur porphyrisé.	8 gramm.	℈ ij.
Sucre royal.	5 hectog.	℔ j.
Huile volatile de citrons	Gutt. xx ou xxx.	
Mucilage de gomme adragant..	Q. s.	

Ces pastilles se préparent comme les précédentes. Au lieu de sel d'oseille, on peut prendre l'acide citrique ou l'acide du tartre. Elles rafraîchissent agréablement. On peut les colorer en jaune avec la *terra merita*, ou en rose avec un peu de carmin, etc.

Si l'on fait seulement un *œleo-saccharum* avec le sucre, l'huile de citrons et un de ces acides, ce mélange, qui se conserve en poudre, donne la limonade sèche. Une forte pincée de cette poudre dans un verre d'eau fraîche fait sur-le-champ de la limonade.

Pastilles de menthe poivrée, du Codex.

♃. Sucre très-blanc.	} āā 64 gramm.	℥ ij.
Eau distillée de menthe.		

Faites cuire en consistance d'électuaire mou, dans un poëlon
à queue ayant un bec. Ensuite,

> Sucre blanc en poudre grosse ou granulée. 128 gramm. ℥ iv.
> Huile volatile de menthe poivrée.......... 2 gramm. ʒ ß.

Mêlez l'huile volatile au sucre, que vous incorporerez rapidement au sucre cuit; alors, à l'aide d'une petite baguette,
vous ferez tomber du bec du poëlon des gouttes sur un marbre
poli, ou sur un papier. Les gouttes se concrètent en hémisphères; on les laisse sécher sur un tamis pendant quelques
heures.

Pastilles alcalines digestives, de M. Darcet.

> ℞. Bicarbonate de soude sec et pur. 5 gramm.
> Sucre blanc . . . . 95 gramm.
> Teinture de Tolu, ou huile vola-
>   tile de menthe . . . . 3 gouttes.
> Mucilage de gomme adragant . . Q. s.

Faites selon l'art des pastilles d'un gramme.

Ces pastilles, attirant légèrement l'humidité de l'air, doivent
être conservées dans des flacons bien bouchés ou dans un endroit sec; elles sont très-efficaces pour rétablir les digestions pé-
nibles, elles détruisent instantanément les aigreurs, et favorisent parfaitement les fonctions de l'estomac.

Chaque pastille, du poids d'un gramme, doit contenir à-peu-
près 0,05 grammes de bicarbonate de soude.

Pastilles de Pyrèthre, de Lacombe.

> ℞. Infusion alcoolique de pyrèthre. 32 gramm. ℥ j.
> Sucre en poudre............... 344 gramm. ℥ x.
> Mucilage de gomme adragant... Q. s.

Faites selon l'art 150 pastilles. On en prend de 4 à 9 par
jour contre l'angine gutturale et laryngée, l'asthme, etc., pour
exciter l'action organique.

Tablettes de guimauve.

> ℞. Racine de guimauve en poudre fine. 48 gramm. ℥ j ß.
> Sucre très-blanc en poudre........ 144 gramm. ℥ iv ß.
> Mucilage de gomme adragant..... Q. s.

Ces racines doivent être mondées avant qu'on les pulvérise.
On en fait une pâte avec le sucre et le mucilage. Cette pâte,
sur un marbre saupoudré de sucre, est étendue au moyen
d'un rouleau. On la découpe par l'emporte-pièce, et on fait
sécher ces tablettes, qui sont pectorales, adoucissantes. On
peut les aromatiser.

Au lieu de sucre pour saupoudrer le marbre, quelques
praticiens emploient l'amidon, ce qui serait assez indifférent
si, en épistant de nouveau les rognures, cet amidon ne s'in-

corporait aux tablettes et ne les rendait pas farineuses. C'est,
au reste, un inconvénient fort léger, pour toutes les autres
espèces de tablettes aussi.

On prépare également des tablettes de toutes les plantes
qu'on veut soumettre à cette forme de médicament.

Tablettes de quinquina, du Codex.

℞. Extrait de quinquina sec............   16 gramm.   ℥ ß.
   Sucre blanc.........................   128 gramm,   ℥ iv.
   Cannelle en poudre..................   2 gramm.   ℥ ß.

Faites des tablettes, avec du mucilage de gomme adragant. Chaque tablette du poids de 8 grains contient à peu
près demi-grain d'extrait.

Pastilles ou tablettes d'ipécacuanha, d'après le Codex.

℞. Ipécacuanha en poudre fine........   16 gramm.   ʒ iv.
   Sucre très-blanc en poudre fine...   640 gramm.   ℥ xx.
   Mucilage de gomme adragant fait
   dans l'eau de fleurs d'oranger....   Q. s.

Préparez selon l'art. On les aromatise quelquefois avec du
girofle, soit en poudre, soit en essence. On leur donne aussi
la forme de *rotules*, qui sont des tablettes moins larges et plus
épaisses. Elles sont béchiques, fondantes, dans les catarrhes,
les engorgemens visqueux de la lymphe ; sont dues au naturaliste Daubenton. Elles font expectorer facilement. Chaque
tablette contient, selon sa grosseur, depuis demi-grain à
un grain d'ipécacuanha. Celles du poids de 12 grains contiennent un quart de grain d'ipécacuanha.

Pastilles d'émétine pectorales.

℞. Sucre blanc en poudre........   250 gramm.   ℥ viij.
   Emétine colorée ou non purifiée   xiv grains.
   Mucilage.......................   Q. s.

Formez des pastilles dont chacune pèse 8 à 9 grains. Pour
les distinguer de celle d'ipécacuanha, on les colore en rose
au moyen d'un peu de laque carminée, qu'on mêle au sucre.

Si l'on en prenait trop ou à des intervalles trop fréquens,
elles exciteraient des nausées.

L'émétine, à dose double, donne des *pastilles vomitives*.

Tablettes ou pastilles de girofles.

℞. Girofles en poudre............   8 gramm. 6 décigr.   ʒ ij ℈ xij.
   Sucre en poudre...............   750 gramm.   ℔ j ß.
   Mucilage de gomme adragant..   Q. s.

Préparez à l'ordinaire. Cette dose doit faire cent cinquante
tablettes, dont chacune tient deux grains de girofle. On en
met une ou deux dans une tasse de chocolat pour le rendre
stomachique, ou bien on les prend à l'ordinaire.

Tablettes ou pastilles de cannelle.

℞. Cannelle fine en poudre......... 28 gramm. ʒ vij.
Sucre en poudre............... 48 gramm. ℥ j ß.
Mucilage de gomme adragant... Q. s.

Chaque tablette peut avoir jusqu'à cinq grains de cannelle. C'est un bon et agréable stomachique.

Tablettes ou pastilles simples de soufre.

℞. Fleurs de soufre lavées et porphyrisées. 16 gramm. ℥ ß.
Sucre en poudre . . . . 128 gramm. ℥ iv.
Mucilage de gomme adragant . . . Q. s.

On doit bien laver le soufre. On aromatise si l'on veut ces tablettes, qui conviennent beaucoup dans les maladies cutanées, dartreuses, et les longues affections de poitrine, comme l'asthme.

Pastilles ou tablettes de Calabre, d'après M. Manfredi.

℞. Manne de Calabre pure. . . . . . ℥ vj.
Racine de guimauve ratissée. . . ℥ iij.
Sucre très-pur . . . . ℔ vj.
Extrait d'opium gommeux . . . ℈ xij.
Eau de fleurs d'orangers . . . . ℥ iij.
Huile volatile de bergamotte. . . gouttes x.
Eau de fontaine.. . . . . ℔ jv.

Faites bouillir environ six minutes la racine de guimauve : ajoutez la manne ; aussitôt qu'elle sera fondue, coulez à travers une toile serrée et exprimez ; ajoutez le sucre ; clarifiez avec un blanc d'œuf. Ensuite on y délaie l'extrait d'opium ; on cuit en consistance de conserve ; on ajoute peu à peu l'eau de fleurs d'orangers mêlée avec l'huile volatile, en agitant fortement avec une spatule de bois jusqu'à ce que le tout commence à s'épaissir. Alors on verse dans un carré de papier frotté légèrement avec des amandes douces. La masse à moitié refroidie, se coupe en petits carrés ou losanges de deux lignes d'épaisseur sur six de largeur.

Pastilles pectorales , de Jobard.

℞. Sucre blanc . . . . : 96 gramm. ℥ iij.
Ipécacuanha . . . . 8 gramm. ʒ ij.
Opium gommeux. . . . . . 4 gramm. ʒ j.
Squammes de scille . . . . 3 gramm. 5 décigr. ℈ 64.
Kermès minéral. . . . . . 3 gramm. 4 décigr. ℈ 62.
Mucilage de gomme adragant.. Q. s.

Pour faire quatre cents pastilles. Sont calmantes et incisives dans la coqueluche et les catarrhes pulmonaires chroniques. Efficaces.

Pastilles antiscrofuleuses du docteur Dubois.

℞. Eponge brûlée. . . . . 32 gramm. ℥ j.
Carbonate de soude.. . . . . 16 gramm. ℥ iv.

Cannelle pulvérisée. . . . . . . .8 gramm. ℈ ɮ.
Suc de réglisse pulvérisée. . . . 88 gramm. ℥ ij ℨ vj.
Mucilage de gomme adragant. . Q. s.

Pour faire des pastilles de dix grains. On en prend une chaque soir pour dissiper les engorgemens de la glande thyroïde. Des recherches ont fait connaître que l'éponge contient du brôme et des hydriodates.

Tablettes ou pastilles de vanille.

℞. Vanille en poudre. . . . . : 9 gramm. 3 décig. ℨ ij ℈ j.
Sucre en poudre . . . . . . 48 gramm.   ℥ j ß.
Mucilage de gomme adragant.. Q. s.

Cette dose suffit pour cent tablettes, dont chacune tient près de deux grains de vanille. Elles sont très-odorantes, stomachiques, digestives. On peut diminuer la dose de vanille, ou augmenter celle du sucre.

Tablettes ou pastilles d'Iris.

℞. Iris de Florence en poudre . . ⎫ āā   8 gramm. ℨ ɮ.
Gomme arabique blanche . . ⎭
Réglisse en poudre fine. . . .   24 gramm. ℨ vj.
Sucre en poudre. . . . . . .   750 gramm. ℔ j ß.
Mucilage de gomme adragant à
l'eau de fleurs d'oranger . .   Q. s.

Ce sont des tablettes fort pectorales, antiashmatiques, béchiques. L'iris laisse une saveur de violette dans la bouche.

Cachou à la réglisse.

℞. Cachou en poudre . . . . . . 64 gramm. ℥ ij.
Extrait de réglisse purifié . .   32 gramm. ℥ j.
Sucre . . . .   320 gramm. ℥ x.
Mucilage de gomme adragant . Q. s.

Cet extrait de réglisse, bien sec, se pulvérise et se mêle au cachou et au sucre.

On donne à ces tablettes la forme de trochisques ou de grains d'orge, et on les conserve dans un bocal sec, bien fermé, car elles s'humectent. C'est un stomachique et un pectoral. Si on les aromatise avec 1 gros ou 6 grammes d'iris de Florence en poudre, on a le cachou à la violette.

Cachou sans odeur.

℞. Cachou en poudre . . . . . . 96 gramm. ℥ iij.
Sucre. . . . . 384 gramm. ℥ xij.
Mucilage de gomme adragant . Q. s.

Faites des tablettes en trochisques comme les précédentes, du poids de 12 grains environ. Ce stomachique convient quelquefois aux personnes sujettes à la migraine. Si l'on ajoute à cette quantité 8 grains ou 4 décigrammes d'ambre gris, on a les pastilles de cachou à l'ambre; ou l'on met

2 grains de musc, si son odeur est préférée. Enfin, si l'on aime mieux celle de la fleur d'oranger, on mêle 6 gouttes de son huile essentielle au cachou inodore.

On nous a transmis des noix ou amandes d'arec, sans leur brou et nous avons appris qu'on en fait à la Côte de Coromandel une préparation stomachique et tonique, sous le nom de *Koffol*.

Pour faire du koffol, on prend :

> Eau distillée de roses . . . . ℥ xij.
> Cachou, dit Katsja, en poudre. ℥ ij.

Faites digérer dans un matras, au soleil. Dans cette solution vous mettrez ensuite :

> Amandes d'arec coupées par morceaux. ℥ vj.

On laisse pendant plusieurs jours les noix d'arec s'imprégner de cachou, ensuite on les retire, on les fait sécher.

L'on peut mâcher ainsi de temps en temps un morceau de koffol, qui d'abord paraît âcre et astringent et rougit la salive. Mais ensuite on s'y accoutume tellement qu'on le trouve très-agréable; il procure une bonne haleine, raffermit les gencives et fortifie bien l'estomac.

Cachou à la cannelle.

> ℞. Cachou en poudre............ 96 gramm.   ℥ iij.
> Sucre en poudre.............. 444 gramm.   ℥ xiv.
> Cannelle fine en poudre........ 6 gramm.   ʒ j ß.
> Huile volatile de cannelle..... Gutt. v.
> Mucilage de gomme adragant.   Q. s.

Faites des pastilles en forme de trochisques. C'est un très-bon stomachique, astringent. Elles corrigent aussi la mauvaise odeur de l'haleine et remédient aux digestions dépravées. On les prend surtout après les repas, ou le matin, dans l'anorexie, la dyspepsie, etc.

Les *tablettes de cachou et de magnésie* se préparent avec :

> Cachou. . . . . 24 gramm. ou ℥ vj.
> Magnésie. . . . . 4 onces ou 128 gramm.
> Cannelle en poudre . . . . . . ʒ iij ou 12 gramm.
> Sucre. . . . . ℥ viij ou 250 gramm.
> Mucilage de gomme adragant à
> l'eau de cannelle. . . . . . . Q. s.

Dans chaque pastille de 12 grains, il y a trois-quarts de grain de cachou et 4 grains de magnésie.

Tablettes ou pastilles de magnésie.

> ℞. Magnésie blanche calcinée et en
>   poudre............................ 32 gramm.   ℥ j.
> Sucre très-blanc pulvérisé....... 128 gramm.   ℥ iv.
> Mucilage de gomme adragant à
> l'eau de fleurs d'oranger...... Q. s.

On forme ces tablettes à la manière ordinaire. Ce sont des absorbans contre les aigreurs de l'estomac, et qui neutralisent les acides des premières voies. On en prépare de semblables avec les autres absorbans de carbonate calcaire, tels que la nacre de perles, le corail, les yeux d'écrevisses, etc., substances moins estimées aujourd'hui en médecine qu'autrefois.

Tablettes ou pastilles de safran.

℞. Safran du Gâtinois en poudre.... 16 gramm. ℥ ß.
   Sucre en poudre fine............ 5 hectog. ℔ j.
  Mucilage de gomme adragant.... Q. s.

Ces pastilles sont anodynes, antihystériques, excitent les règles; passent aussi pour pectorales.

Tablettes martiales du Codex.

℞. Limaille de fer porphyrisée.. 16 gramm. ℥ ß.
  Cannelle fine en poudre....... 4 gramm. ℨ j.
  Sucre très-blanc............. 160 gramm. ℥ v.
  Mucilage de gomme adragant à
    l'eau de cannelle.......... Q. s.

C'est un très-bon stomachique, tonique dans les leucorrhées, la chlorose et l'ictère, les maladies *à serosâ colluvie*, les cachexies, etc. Chaque tablette de 12 grains tient un grain de fer.

Tablettes de rhubarbe, du Codex.

℞. Poudre de rhubarbe............. 16 gramm. ℥ ß.
  Sucre en poudre............... 160 gramm. ℥ v.
  Mucilage de gomme adragant à
    l'eau de cannelle.............. Q. s.

Ces tablettes ne sont pas aussi agréables à prendre que les précédentes, mais elles servent aux enfans comme vermifuges. C'est encore un stomachique ; elles lâchent un peu le ventre. Chaque tablette de 12 grains tient un grain de rhubarbe.

DES PATES.

Il y a de l'analogie entre ce genre de préparation et les tablettes ; mais les pâtes ont moins de consistance et sont flexibles ; le sucre n'y entre pas d'ordinaire en aussi grande quantité. Elles contiennent plus de substances mucilagineuses ou quelquefois oléagineuses, comme dans le chocolat ; ou animalisées, comme dans la pâte de guimauve. Elles sont aussi nourrissantes la plupart. On les aromatise, ou l'on y ajoute diverses substances médicamenteuses, suivant le besoin.

Pâte de réglisse gommée, anisée.

℞. Extrait de réglisse purifié....... 500 gramm. ℔ j.
  Gomme arabique................ 1 kilogr. ℔ ij.

Sucre blanc........................   5 hectog.   ℔ j.
Poudre d'iris de Florence........   4 gramm.   ℈ j.
Huile xolatile d'anis ou autre....   Gutt. (quelques) ou 24.

On dissout la gomme dans de l'eau chaude, on passe et on ajoute à la solution le sucre et l'extrait de réglisse, qui se liquéfient au bain-marie. Le tout, évaporé en consistance de sirop très-épais, on mêle les poudres et l'huile essentielle qu'on préfère. La pâte se place dans des moules carrés de fer-blanc, comme pour le chocolat, et s'expose dans une étuve à 40 ou 50° de chaleur pour être bien desséchée, ensuite on la divise par petits carrés. C'est un excellent remède adoucissant dans les rhumes, les catarrhes et autres affections de la poitrine.

Suc de réglisse anisé.

Il vaudrait mieux employer, pour le faire, un extrait de réglisse qu'on aurait préparé soi-même, et qui serait pur, d'une belle couleur ambrée (*Voyez* l'article des Extraits, page 318), que le suc de réglisse du commerce, toujours noirâtre et brûlé.

Quoi qu'il en soit, on prend de l'extrait de réglisse, que l'on purifie en le faisant dissoudre dans l'eau et en passant la solution. Evaporé en consistance d'extrait mou, on y mêle quelques gouttes d'huile volatile d'anis. (On peut employer toute autre huile, si l'on aime mieux, comme celles de roses, de bergamotte, de néroli, etc.) On forme avec cette pâte des cylindres, en la roulant sur un marbre. On découpe ces cylindres en petits tronçons; en les agitant dans une boîte, on les rend plus lisses. C'est un remède très-usité et très-utile pour faire expectorer dans les rhumes.

Pâte de tussilage à l'anis.

C'est du suc de réglisse pur, qu'on fait dissoudre dans une décoction chargée avec l'anis, les fleurs de tussilage et de pied-de-chat, qu'on passe, qu'on évapore ensuite en extrait, et qu'on aromatise avec l'essence d'anis. La dose et les qualités sont les mêmes que dans le précédent. On le regarde comme plus béchique.

Pâte de lichen.

℞. Lichen d'Islande........   128 gramm.   ℥ jv.
Gomme arabique........ }
Sucre..................... } āā 500 gramm.   ℔ j.

On doit d'abord faire macérer le lichen dans de l'eau froide pendant un ou deux jours. On renouvelle l'eau ; ensuite faites chauffer jusqu'à l'ébullition le lichen dans de l'eau que vous rejetterez encore. Vous ferez enfin subir une longue décoction au lichen dans de nouvelle eau. Vous exprimerez et ferez dissoudre dans la colature la gomme arabique en poudre et le sucre. Vous passerez le liquide au travers d'un blanchet. Vous ferez évaporer avec précaution en agitant sans cesse pour éviter que la matiére ne brûle au fond du vase. Amenée à l'état de pâte assez ferme, vous coulerez cette masse sur un marbre légèrement enduit de l'huile d'amandes douces. Cette pâte refroidie, on essuie avec un linge humide la partie qui a touché l'huile. On la tient en un vase de fer-blanc.

L'eau suffit seule pour enlever la matière amère du lichen, ce que peut faire aussi une légère lessive alcaline et le charbon animal.

Pâte de jujubes.

℞. Jujubes choisies et mondées. . 500 gramm. ℔ j.
    Sucre. . . . . 2500 gramm. ℔ v
    Gomme arabique. . . . . . 3000 gramm. ℔ vj.
    Eau . . . . 15000 gramm. ℔ xxx.

Les jujubes pressées pour les entr'ouvrir, on les met bouillir dans l'eau, on passe avec expression, et l'on fait un sirop concentré avec le sucre dans cette décoction; il est bon de clarifier avec cinq blancs d'œufs. On passe, lorsque le sirop est réduit des deux tiers. La gomme arabique bien nette, concassée, se met à dissoudre à part dans de l'eau; on passe, on fait évaporer en consistance épaisse, on réunit les liquides, que l'on épaissit et qu'on aromatise, si l'on veut, avec teinture alcoolique de citrons étendue dans eau distillée 32 gramm. 1 once. Le liquide épais sera versé dans des moules en ferblanc. La pâte se doit dessécher à l'étuve à 30°. Retirée des moules, on la divise en tablettes quadrangulaires. Leur saveur est douceâtre, assez agréable. C'est un bon expectorant dans les catarrhes, les rhumes, etc. La masse obtenue sera de 9 livres, ou 4 kilogr. 500 gram. Si on la dessèche trop, elle devient tenace comme de la corne.

Pâte de dattes.

Elle se prépare, comme celle de jujubes, avec :

℞. Dattes mondées et sans noyaux... 750 gramm. ℔ j ß.
    Sucre blanc..................... 2500 gramm. ℔ v.
    Gomme arabique pure........... 3000 gramm. ℔ vj.
    Eau pure....................... 15 kilogr. ℔ xxx.
    Eau de fleurs d'oranger.......... 288 gramm. ℥ ix.

On obtiendra une masse pesant 4,500 grammes, ou 9 livres. On fera bouillir les dattes coupées menu, dans 10 livres d'eau ou 5 kilogr. pendant une heure, pour les bien ramollir; on passera. On dissoudra d'autre part le sucre et la gomme

dans 20 livres d'eau (10 kil.) Cette solution, passée et mêlée
à la décoction de dattes, sera rapprochée, clarifiée avec cinq
blancs d'œufs ; après la réduction à un tiers, on passe par un
blanchet ; on fait épaissir ensuite de plus en plus jusqu'à formation de pellicule et à consistance d'un extrait mou, au
bain-marie. On ajoute l'eau de fleurs d'oranger, et l'on coule
dans des moules de fer-blanc. On dessèche à l'étuve.

Pâte béchique, dite tablettes de Spitzlait.

℞. Raisins secs de Damas............ 500 gramm. ℔ j.
Orge germé.................... 750 gramm. ℔ j ß.
Anis en poudre................ 12 gramm. ʒ iij.
Cassonade rouge et brune..... 2 kilogr. ℔ jv.
Opium........................ 2 gramm. ʒ ß.
Gomme arabique............... 128 gramm. ℥ iv.
Suc de réglisse purifié......... 32 gramm. ℥ j.

On fait cuire dans suffisante quantité d'eau l'orge et les raisins. Dans d'autre eau, l'on fait dissoudre l'opium, la gomme,
le suc de réglisse. Les liqueurs réunies, passées à la chausse ;
on ajoute la cassonade, on fait un sirop que l'on clarifie. Évaporé ensuite en consistance de pâte, on incorpore l'anis. Le
mélange se coule sur un marbre huilé, et se divise en tablettes
qu'on fait sécher.

Ce remède est un bon adoucissant, un calmant très-pecto-
ral. On fait fondre ces tablettes dans la bouche, contre les
rhumes opiniâtres.

Quelques pharmaciens modifient cette recette, soit en mettant plutôt de l'huile d'anis que sa poudre, soit en supprimant
mant le suc de réglisse, etc.

Autre pâte béchique plus simple.

℞. Manne pure. . . . . 64 gramm. ℥ ij.
Extrait mou de réglisse. . . 8 gramm. ʒ ij.

Ramollissez en les battant dans un mortier de marbre avec :
Eau de fleurs d'oranger. . . Q. s.
Ajoutez :
Gomme arabique en poudre. 16 gramm. ℥ ß.
Sirop de capillaire . . . . Q. s.

Pour faire une pâte molle, ou une sorte d'électuaire. Il est
fort adoucissant dans les irritations des voies respiratoires.

Pâte de guimauve, ou plutôt de gomme arabique, du Codex.

℞. Racine de guimauve récente,
mondée de son écorce...... 125 gramm. ℥ jv.
Gomme arabique blanche.....⎫
Sucre très-blanc.............⎭ āā 1000 gramm. ℔ ij.
Blancs d'œufs................ N° 12.
Eau de fleurs d'oranger....... 128 gramm. ℥ iv.

L'usage ancien était d'employer la déoction ou l'infusion de guimauve pour cette pâte. Le *Codex* recommande l'infusum de guimauve dans 2,500 gramm. (5 liv.) d'eau commune. On la supprime souvent, parce que sa saveur diminue l'agrément, et que sa couleur grisâtre altère la blancheur de cette préparation. Cette suppression affaiblit peu l'efficacité du remède.

On fait dissoudre dans de l'eau chaude non bouillante, ou dans l'infusum de guimauve, la gomme pure concassée, en évitant que quelque portion ne brûle et ne donne un goût de brûlé. On passe au travers d'un linge propre, humecté ; ensuite on ajoute le sucre, et on fait évaporer, sans ébullition, en remuant sans cesse, jusqu'à ce que le liquide soit comme un miel épais. Alors les douze blancs d'œufs, bien fouettés avec des brins d'osier dans de l'eau de fleurs d'oranger, et jusqu'à ce qu'ils soient tout en écume volumineuse, se mêleront par parties au liquide. On retire pour cela le mélange du feu, et on agite avec vivacité pour bien incorporer les blancs d'œufs à cette matière. On repose sur le feu, en agitant toujours le fond de la masse avec une large spatule de bois, pour éviter qu'elle ne brûle. La totalité des œufs bien mêlée, on diminue le feu ; on continue l'évaporation jusqu'à ce que la matière frappée avec la main n'y adhère plus. Alors on la verse dans des boîtes carrées ou sur un marbre saupoudré d'amidon. Les confiseurs qui en préparent, la font moins cuire, et y mêlent vers la fin un peu d'amidon. Ils la battent avec force.

L'interposition de l'air, l'albumine concrétée des œufs dans cette pâte, sont les causes de sa grande blancheur. Elle est spongieuse et assez légère.

L'on prépare une *pâte blanche de réglisse* en prenant une infusion de cette racine, en place de celle de guimauve.

Ces pâtes sont très-adoucissantes, humectent, tempèrent dans les irritations violentes de la toux, et font expectorer plus facilement. On les prend par petites bouchées.

Diablotins stimulans.

℞. Gingembre	℥	j.
Safran d'Orient.	℥	iv.
Musc	℥	ij.
Ambre gris.	g̃	viij.
Girofle.	℥	ij.
Mastic en larmes.	℥	vj.

Faites du tout une poudre fine qu'on incorpore à deux livres de sucre blanc pulvérisé.

D'autre part, dans une infusion de *teucrium marum*, on

mêle les poudres pour en faire une pâte que l'on divise en pastilles.

C'est un aphrodisiaque assez puissant.

Pastilles de Genseng.

℞. Vanille en poudre. . . . . 314 gramm. ℥ x.
Genseng pulvérisé. . . . . } ãã 20 gramm. ʒ v.
Teinture de cantharides. . . }
Huile volatile de cannelle. . Gouttes L.
Essence d'ambre gris. . . . Gouttes x.
Sucre blanc en poudre fine. . 5 kilogr. ℔ x.
Mucilage de gomme adragant. Q. s.

Divisez en pastilles de 24 grains.

Cette composition très-excitante ou aphrodisiaque, peut devenir dangereuse à cause de la teinture de cantharides qui peut enflammer les organes génito-urinaires et causer des excès vénériens toujours funestes. Aussi l'on doit en user avec réserve.

Pâte hemorrhoïdale, du docteur Ward.

℞. Racines d'aunée . . . . } ãã 192 gramm. ℥ vj.
Graines de fenouil . . . . }
Poivre noir . . . . 64 gramm. ℥ ij.
Miel . . . . } ãã Q. s.
Sucre . . . . }

Les poudres mêlées au tamis seront incorporées au miel.

La dose est d'un gros, trois fois par jour, avec une tisane aromatique, pour exciter le flux hémorroïdal. Remède échauffant.

Voyez aussi l'électuaire anticachectique du docteur Ward.

Chocolat dit de Santé.

℞. Cacao caraque terré, mondé . 4 kilogr. ℔ viij.
Cacao des îles . . . . 1 kilogr. ℔ ij.
Sucre en poudre grossière . . 5 kilogr. ℔ x.
Cannelle fine en poudre. . . 40 gramm. ℥ j ʒ ij.

Pour le *chocolat à la vanille*, on ajoute :

Vanille du Mexique en poudre. 40 gramm. ℥ j ʒ ij.
Et si l'on veut, girofle . . . . 12 décigram. ℈ j.

Le cacao caraque, qui est la meilleure sorte ou la plus sapide, et dont l'âpreté est adoucie par son séjour dans la terre humide, est souvent moisi et moins huileux que celui des îles, lequel est aussi plus âpre ; mais le mélange de ces deux sortes, dans les proportions données, forme la meilleure pâte à chocolat (1).

---

(1) Dans le Nord où l'on n'emploie souvent que le cacao des îles, on ajoute de l'amidon pour absorber l'excédant de la matière grasse et butyreuse. Si l'on n'employait que le caraque, le chocolat serait trop sec ; alors quelques préparateurs y incorporent de la pâte d'amandes douces : ce qu'ils font aussi lorsqu'ils prennent de la pâte du cacao dont ils ont extrait une portion de beurre ; mais c'est une fraude condamnable.

On doit choisir le caraque, ou de Caracas, non vermoulu et le moins moisi (quoiqu'il soit difficile d'en trouver d'exempt d'une partie de ces défauts); on le torréfie sans le brûler avec celui des îles, soit dans une poêle de fer, soit dans un tambour, comme pour le café. Les Espagnols torréfient bien moins leur cacao que les Italiens pour le chocolat.

On l'écrase légèrement avec un rouleau de bois, lorsqu'il est à demi-refroidi; l'écorce se détache, et, par le moyen d'un crible à larges mailles, on le sépare de l'amande. Celle-ci doit s'agiter sur un van, pour que l'air et le mouvement enlèvent les portions de l'arille qui restent; enfin, on monde ces amandes une à une sur une table, et même on enlève leur germe, qui est ligneux et se pile mal. Ce germe a aussi l'inconvénient de donner une saveur plus âpre au chocolat; car les germes des semences sont leur partie la plus sapide et la plus active. Quelques personnes admettent de la gomme arabique ou de l'adragant, et du salep dans leur chocolat.

Ces amandes nettes sont jetées de nouveau dans une marmite en fer, chauffée; et on les agite pour qu'elles ne brûlent pas. On les vanne vivement et encore chaudes, pour les mieux nettoyer; on les pile dans un mortier de fer bien chauffé à l'aide de la braise ardente qu'on y a mise, et après l'avoir essuyé. On ne l'emplit qu'aux deux tiers de cacao. Lorsque l'action du pilon a réduit celui-ci en pâte, et que le pilon s'y enfonce par son seul poids, on la met refroidir sur un papier ou un marbre.

Il s'agit alors de faire le chocolat. On a une pierre à broyer ou porphyre, sous lequel on place de la braise allumée et à demi-couverte de cendres. On met sur cette pierre de la pâte de cacao, qui s'y ramollit et s'y échauffe pendant six à huit heures; on ne laisse qu'une portion de cette pâte sur le porphyre (une livre environ), et le reste est déposé dans une marmite posée sur des cendres chaudes. Avec un cylindre de fer poli, l'on broie successivement toute la pâte sur la pierre, qui doit toujours être assez chaude pour n'y pouvoir pas laisser la main. Enfin, on mêle dans une bassine, avec le sucre prescrit, cette pâte bien broyée, et on la repétrit sur la pierre, afin de la bien mêler. Tel est le *chocolat* sans aromates, appelé mal à propos *de santé*, puisqu'il est alors moins facile à digérer, et que l'estomac a besoin d'être aidé dans son action sur cet aliment oléagineux. Il est vrai que trop d'aromates peut échauffer, et les Mexicains y mêlent du gingembre ou du piment, qui est âcre; mais la vanille, la cannelle et le girofle, qu'on mêle au chocolat ordinaire, lui conviennent.

Pour incorporer ces aromates , il faut découper la vanille et la triturer , ainsi que le girofle, avec du sucre. Ce mélange se passe au tamis avec la cannelle en poudre, pour être mieux uni, et s'incorpore avec le chocolat de santé déjà fait, sur le porphyre chaud. Le chocolat fini et placé dans une bassine échauffée, on le remue bien, et on coule cette pâte à demi-liquide dans des moules de fer-blanc. Sa surface s'unit en frappant ces moules sur une table. On marque , si l'on veut, les tablettes d'un cachet.

La pâte refroidie, on la détache des moules en tordant légèrement ceux-ci, et les tablettes se conservent dans du papier, en lieu sec. Il faut une once (32 grammes) de chocolat pour une tasse; on le râcle et on le délaie dans une tasse ou d'eau chaude ou de lait, avec l'agitation d'un moulinet ou moussoir, ou d'une cuiller. Quelques personnes y mêlent des jaunes d'œufs; d'autres de l'osmazôme, d'autres de la quinine, etc.

Les quantités de cacao et de sucre ici établies donnent 11 kilogrammes de chocolat, ou ce qu'un ouvrier peut broyer par jour. La torréfaction enlève au cacao l'odeur de moisi.

On prétend qu'il est plus avantageux de griller le cacao au printemps, de laisser la pâte séjourner en été, et de faire le mélange du chocolat en automne. Alors le beurre du cacao s'incorpore mieux. La cassonade serait préférable au sucre trop raffiné, quoique le sucre blanc ordinaire soit le meilleur.

On falsifie le chocolat, soit en prenant du cacao déjà privé d'une portion de son beurre, soit en y ajoutant de l'amidon, ou de la farine, ou de la pâte d'amandes.

Les chocolats communs en Espagne se font avec la semence huileuse d'*arachis hypogæa*, ou pistache de terre, et la farine de maïs. Le storax calamite remplace la vanille.

De toutes les farines dont on se sert pour les chocolats falsifiés, celles de pois ou de lentilles s'y lient le mieux. Les fécules rendent le chocolat cassant et pesant.

Le bon chocolat est un aliment très-nutritif, pectoral, restaurant. Avec le lait, il est plus pesant et moins digestible. Il nuit à quelques personnes, car le beurre végétal qu'il contient fatigue les estomacs trop délicats.

Le mot *chocolate* est mexicain. On prétend qu'il vient de *choco*, son ou bruit, et de *latté*, eau ; car les Mexicains qui l'ont inventé, le prenaient en le faisant mousser dans l'eau chaude.

Biscuits purgatifs.

℞. OEufs . . . . N° 6.
Farine . . . . 10 gramm. ʒ jv.

Jalap en poudre. . . . .   22 gramm. ʒ vß.
Sucre. . . . .   128 gramm. ℥ jv.

Faites quinze biscuits, dans chacun desquels entreront 12 décigr. (24 grains) de jalap.

Les petits enfans peuvent être purgés par un demi-biscuit.

Biscuits vermifuges.

℞. OEufs . . . .   Nº 6.
Farine. . . . .   64 gramm. ℥ ij.
Semen-contra en poudre. . . .   4 gramm. ʒ j.
Sucre.. . . . .   250 gramm. ℥ viij.
Essence de citron. . . . .   gouttes xv.

pour former 24 biscuits. Chacun tiendra 3 grains de semen-contra.

DES ÉLECTUAIRES , CONFECTIONS , OPIATS.

Ces compositions pharmaceutiques, que l'on confond souvent dans leurs dénominations, sont certainement celles qui reçoivent le plus de ces mélanges incongrus, imaginés par l'ignorance ou la charlatanerie. La preuve s'en trouve même dans les noms de plusieurs de ces électuaires. On appelle les uns *saints* (hiéra), les autres *athanasie* ou *immortalisant*; d'autres *célestes*, comme une sorte de thériaque; d'autres *universels*, ou contre tous les maux (catholicon); d'autres *sublimes* ou *bénits*, *bénédicts*; d'autres *délicieux* (tryphera); enfin, l'orviétan, les antidotes, etc., qui sont même devenus l'objet des plaisanteries des poètes comiques. Quelques électuaires conservent pourtant une réputation vénérable, comme la thériaque, la confection d'hyacinthe, le diascordium, etc., qui jouissent en effet de propriétés bien marquées, quoiqu'il soit possible de les dégager encore d'un vain fatras de drogues inutiles. Nous proposerons plusieurs de ces suppressions, laissant au temps et au jugement de chacun le soin de les adopter si elles sont convenables.

On nomme *électuaire* (du verbe *eligere*, choisir) un choix de plusieurs médicamens de propriétés différentes, qu'on mêle ensemble, à l'aide d'un liquide, comme les miels, ou les sirops, ou les vins, en consistance de conserve. Ceux qui sont plus secs se rapportent aux tablettes, aux bols ou aux pilules. On y fait entrer d'ordinaire des poudres incorporées au moyen de sirop ou de miel, ou d'extraits mous, de pulpes, etc.

Ces composés, nommés aussi *confections* (du verbe *conficere*, former, achever), ou appelés *opiats*, parce que plusieurs contiennent de l'opium, avaient pour objet, selon leurs inventeurs : 1° d'augmenter les propriétés des drogues par leur union ; 2° de les combiner plus intimement par la fermentation qui s'excite ; 3° de tempérer l'action des remèdes trop violens ; 4° de conserver plus long-temps ceux qui s'altèrent ; 5° de les rendre plus faciles à prendre, en masquant par d'autres drogues celles qui seraient trop déplaisantes ; enfin 6° d'avoir toujours prêts, au besoin, des remèdes aux maux imprévus.

Ces motifs seraient excellens si leur objet était rempli ; mais l'expérience a trop montré que ces mélanges, en réagissant les uns sur les autres, formaient des composés nouveaux et peu connus ; que ces sortes de conserves se décomposaient en partie par la fermentation qui tôt ou tard s'y établit, et cette prétention de faire des remèdes *catholiques,* ou propres à tout, ne produit le plus souvent que des composés propres à rien, parce que leurs qualités opposées se neutralisent réciproquement.

Il serait plus convenable, d'ailleurs, de préparer à part toutes les poudres d'un électuaire, et de ne les mêler et incorporer qu'au moment du besoin. On n'aurait point ainsi un médicament fermenté, à moins que cette fermentation ne fût jugée nécessaire, comme on le recommande pour la thériaque. Cette fermentation n'est point simultanée pour toutes les drogues du même électuaire ; les matières mucilagineuses se décomposent avant les substances extractives ; et les pulpes, les corps sucrés, avant les autres principes. Il n'en est pas de même des électuaires aromatiques, ou qui tiennent des résines et des astringens.

Les précautions essentielles à prendre sont d'abord de bien mélanger, en sorte qu'il n'y ait pas de grumeaux ; il faut même souvent agiter les mixtions qui pourraient se séparer dans leurs vases en deux portions, dont l'une est plus liquide. Il faut éviter aussi de placer ces compositions en des lieux chauds qui les font fermenter, ou trop humides qui les font moisir. On doit préparer ces électuaires en petite quantité (excepté la thériaque, etc.) ; car la plupart se détériorent en vieillissant, ou perdent beaucoup quand ils fermentent.

Le diascordium, le mithridate, les orviétans, la thériaque, les confections Hamech et d'hyacinthe fermentent long-temps à la vérité, mais sans se moisir ou se décomposer entièrement. Ceux même qui recèlent des matières animales, comme la vipère, le scinc, et qui devraient être entraînés par elles à la putréfaction, n'y passent point, parce qu'ils contiennent des corps tannans et astringens qui rendent ces matières imputrescibles. Ils se dessèchent et noircissent ; la portion de sucre ou de miel qu'ils contenaient passe presque seule à la fermentation. Cette quantité de matière sucrée varie selon la nature des corps.

Les poudres végétales ligneuses (celles des bois, racines, feuilles et fleurs) absorbent trois parties de sirop ou de miel, pour être réduites en consistance d'électuaires ; et quoiqu'elles paraissent d'abord trop liquides, elles se renflent bientôt et absorbent toute l'humidité.

Les gommes-résines sèches prennent leur poids de sirop, et les résines pures moins que leur poids ; les substauces minérales (non solubles, comme le sont les sels) demandent moitié de leur poids, et les sels neutres un peu moins encore. On conçoit que les pulpes, les extraits, les sels déliquescens qui entrent dans les électuaires doivent diminuer les proportions de sirops, ou de miel, ou d'autres liquides.

Quantités de sirops absorbées dans les électuaires et opiats, par diverses substances, d'après Baumé.

1 partie de poudres végétales absorbe .	3 parties de sirop.
1 de gommes résines	1
1 de résines.	3/4
1 de substances minérales, comme antimoine, mercure doux. .	1/2
1 de sels neutres	1/3
1 de sels déliquescens et alcalins.	1/10
1 d'extraits, pulpes, électuaires. .	0

Dans le tartrate acidule de potasse et de fer, en mêlant des quantités égales de crême de tartre et de limaille de fer, il suffit d'abord de mettre une partie seulement de sirop ; le lendemain il en faut ajouter encore une partie ; puis, trois jours après, une troisième partie, pour lui donner la consistance d'électuaire, à cause de la réaction mutuelle absorbante des deux substances.

Les anciens admettaient souvent dans leurs électuaires des matières terreuses ou bolaires qui paraissent inertes, et cependant ce n'était pas sans utilité ; car elles divisent davantage les substances végétales et les répartissent plus également dans toute la masse. En outre, ces terres forment une cohérence ou liaison plus exacte, plus similaire dans toutes les parties. En supprimant enfin ces terres inertes, les médicamens plus actifs étant plus rapprochés, exercent une action moins tempérée sur l'économie animale.

De même que les méridionaux admettent dans leurs alimens et boissons des aromates et des substances échauffantes, de même ils en ont prodigué dans leurs compositions médicamenteuses, comme on le remarque pour les électuaires de Mesué et d'autres arabistes.

Les réformes à opérer dans les électuaires doivent moins porter sur ceux qui contiennent des substances aromatiques, purgatives, astringentes, etc., que sur des ingrédiens plus inertes, sur les terres, pierres, os et cornes, ou autres objets de superstition médicale.

Si l'on emploie des miels grenus ou des sirops de beau sucre, au lieu de miels et sirops plus muqueux, le sucre est sujet à se candir dans l'électuaire, ce qui est un inconvénient. Il faut donc plutôt employer des sirops de cassonade ou des miels liquides, qui conservent mieux la consistance à ces électuaires.

On les divise en *altérans* et en *purgatifs,* division suivie par le *Codex*, mais qu'il vaut mieux remplacer par celle *d'électuaires avec* ou *sans pulpes*. Le mot *opiat* s'applique surtout aux électuaires magistraux.

ÉLECTUAIRES SANS PULPES.

Confection d'hyacinthe, ancienne.

℞. Hyacinthe gemme porphyrisée . . . 16 gramm. ℥ ß.
Terre sigillée . . . . } āā 96 gramm. ℥ iij.
Pierres d'écrevisses . . . . . }
Cannelle fine . . . . 32 gramm. ℥ j.
Feuilles de dictame de Crète . . } āā 12 gramm. ℈ iij.
Santal citrin. . . . . }
Myrrhe choisie. . . . . . . 8 gramm. ℈ ij.
Safran pulvérisé . . . . . . 16 gramm. ℥ ß.
Sirop de limon ou d'œillets. . . 500 gramm. ℔ j.
Miel de Narbonne . . . . . . 375 gramm. ℥ xij.
Camphre . . . . 4 décigr. gr viij.
Huile volatile de citron. . . . Gouttes N° 6.

On a conseillé d'employer l'hyacinthe (dès long-temps rejetée de cette confection avec d'autres gemmes), parce que cette pierre contient de la zircone. Mais la zircone combinée à la silice dans l'hyacinthe, quoique porphyrisée, n'en peut être bien séparée que par la fusion avec des alcalis. Le sirop de limons n'a pas assez d'action pour détruire cette combinaison. C'est donc une substance inerte, qu'il est inutile d'employer. Si la zircone pure avait des propriétés cordiales, on pourrait l'introduire dans cette confection. Le sirop de limons peut former avec les yeux d'écrevisses un citrate calcaire. Ainsi le sirop d'œillets me paraît préférable ; le miel peut se remplacer par ce sirop. La trop petite quantité de camphre se dissipe avec le temps, mais communique une odeur déplaisante : on peut le supprimer. Au lieu de l'huile de citron qui s'évapore aussi, l'on doit préférer, avec Lémery, 2 gros d'écorces de citron, ou d'orange en poudre.

Toutes les substances pulvérisées à part, on mêle d'abord le safran au sirop, et on l'y laisse macérer; on y incorpore peu à peu les poudres bien mélangées. Le camphre, si l'on en met, doit être dissous dans l'alcool; le miel se délaie dans l'électuaire, soit à froid, soit despumé et encore chaud. Quelques praticiens sont encore dans l'habitude d'y mêler des feuilles d'or ou d'argent: ce qui n'est plus regardé aujourd'hui que comme un objet d'agrément, qui donne à la confection l'aspect de l'aventurine, de loin. Sa couleur jaune brunit avec le temps; les matières astringentes noircissent à la longue le fer contenu dans la terre sigillée.

La *confection de safran*, réformée par le *Codex*, remplace celle d'hyacinthe ainsi:

℞. Terre sigillée préparée			
Yeux ou concrétions d'écrevisses.	āā	128 gramm.	℥ jv.
Cannelle fine en poudre.		44 gramm.	℈ j ℨ iij.
Feuilles de dictame de Crète	āā	6 gramm.	ℨ j ß.
Santal citrin.			
Myrrhe choisie.		8 gramm.	ℨ ij.

Faites du tout une poudre fine, puis prenez:

Miel de Narbonne.			
Sirop de capillaire.	āā	250 gramm.	vīij.
Sucre blanc.			

Préparez un sirop avec suffisante quantité d'eau; mêlez-y, quand il refroidit:

Safran pulvérisé			
Santal rouge en poudre	āā	12 gramm.	ℨ iij.

Incorporez toutes les autres poudres ensuite, et enfin ajoutez

Huile volatie d'éorces de citron. . . 6 gouttes à l'état d'œleo-saccharum.

Cette confection, assez agréable, est un bon cordial et un puissant stomachique dans les aigreurs, les dévoiemens, etc. Elle est diaphorétique. La dose est d'un à six grammes. (Un scrupule à un gros et demi.)

Confection alkermès, de Mésué.

℞. Gallinsecte de Kermès, dit graine		
d'écarlate.	32 gramm.	ℨ j.
Santal citrin	48 gramm.	℥ j ß.
Bois d'aloès.	16 gramm.	ℨ jv.
de Rhodes.	6 gramm.	ℨ j ß.
Roses rouges.	24 gramm.	ℨ vj.
Cannelle fine	96 gramm.	℥ iij.
Cassia-lignea	12 gramm.	ℨ iij.
Cochenille..	8 gramm.	ℨ ij.
Perles du Levant, préparées	āā 32 gramm.	℥ j.
Corail rouge préparé		
Feuilles d'or	12 décigr.	℈ j.

Faites une poudre de chacune de ces substances, que

vous mêlerez exactement dans les quantités prescrites ; puis,

℞. De cette poudre .... 256 gramm. ℥ viij.
Sirop de kermès purifié.....   1 kilogr.   ℔ ij.

On évapore cette quantité de sirop en consistance épaisse pour former l'électuaire. Il est vanté comme un puissant cordial, stomachique, fortifiant, aphrodisiaque. C'est aussi un diaphorétique dans les maladies éruptives. La dose est celle du précédent.

La cochenille est superflue ; les perles se peuvent remplacer par autant de corail ou tout autre carbonate calcaire : les feuilles d'or ne servent à rien. La cassia-lignea se peut remplacer par autant de cannelle. Les graines de kermès ne sont pas sans vertus ; elles agissent sur les organes urinaires. On applique aussi cette confection en épithème, sur le cœur, dans les palpitations et syncopes. Quelques pharmacopées prescrivent d'y ajouter du musc ou de l'ambre gris. Dans les départemens méridionaux de France, on fera mieux d'employer le kermès récent que ce gallinsecte desséché. On a depuis long-temps réformé la recette de Mésué, son auteur.

*Thériaque d'*Andromachus, ou *électuaire opiatique polypharmaque du* Codex.

Nous avons déjà parlé (pag. 179, sq.) de ce fameux électuaire, que le médecin de Néron composa d'après le mithridate, environ cent quarante ans après la victoire de Pompée sur le roi de Pont. Andromachus décrivit la thériaque sous le nom de *galène*, c'est-à-dire calmante, en vers élégiaques. Elle ne reçut que long-temps après, de Nicander, médecin et poète grec, le nom de *thériaque*, θηριον, bête féroce, soit à cause des vipères qu'on y admet, soit parce qu'elle s'emploie contre les morsures des animaux venimeux.

Ce fut afin de prévenir l'effet des poisons que Néron, inquiet pour sa vie, chargea Andromachus de Crète, son médecin, de perfectionner l'électuaire de Mithridate, que nous donnons ici dans sa composition originelle :

℞. Trochisques de scille (1) . . . . .   192 gramm. ℥ vj.
        de vipères. . . . . . ⎫
        de hedycroï . . . . ⎬ . āā 96 gramm. ℥ iij.
Poivre long. . . . . ⎪
Opium du Levant, choisi . . . . ⎭

---

(1) *Voy.* aux Trochisques ; mais la plupart des ingrédiens de ceux-ci entrant dans la thériaque, on ne les emploie plus pour cela, et ils sont tombés en désuétude. Le *Codex* les remplace par :

Pulpe de scille. . 115 gramm.   . ℥ iij. ℨ iv et 60 grains.
Racine d'asarum. . 2 gramm. 4 décig.   ℈ ij.

Agaric blanc . . . . }
Iris de Florence. . . . . }
Cannelle fine . . . . }
Feuilles de scordium. . . . . }
Roses rouges séchées, mondées.. . . } aa 48 gramm. ℥ j ß.
Semences de roquette sauvage . . . }
Suc de réglisse purifié . . . . . . }
Baume de la Mecque. . . . . }

Bois d'aloès. . . . . }
Sommités de marum. . . . . } aa 2 gramm. 4 déc. ou 48 g̃.
        de marjolaine . . . . . }

Racine de quinte-feuille . . . }
        de costus d'Arabie (1). . }
        de gingembre . . . . . }
        de rhapontic. . . . . . }
Cassia-lignéa (2) . . . . }
Calament de montagne. . . . . }
Feuilles de dictame de Crète . . }
Sommités de marrube. . . . . . }
Nard indien (3) . . . . }
Fleurs de stœchas d'Arabie. . . } aa 24 gramm. ℈ vj.
Jonc odorant ou squénanthe (4) . }
Safran (5). . . . . }
Semences de persil de Macédoine . }
Poivre noir . . . . }
Myrrhe choisie ou troglodytique (6). }
Encens en larmes . . . . }
Térébenthine de Chio . . . . . . }
Ecorces sèches de citron . . . . }

Racine de gentiane . . . . }
        d'acorus calamus (7). . . }
        de méum d'Athamanthe . }
        de valériane majeure (8). . }
        de nard celtique . . . . }
Feuilles de chamæpitys . . . . . }
        de chamædrys . . . . . }
        de malabathrum (9) . . . }
Sommités de millepertuis . . . . }
        de pouliot de montagne . . } aa 16 gramm. ℈ ß.
Amome en grappes (10) . . . . . }
Fruit du baumier ou carpobalsamum . }
Cardamome mineur . . . . }
Semences d'ammi . . . . }
        de thlaspi. . . . . }
        d'anis . . . . }
        de fenouil. . . . . }
        de séséli de Marseille . . . }
Sucs d'hypociste . . . . }

Mie de pain. . . . . 22 gramm.   5 décig.   ℈ v.   et 50 grains.
Farine d'orobe . . . 72 gramm,   75 décig.   ℥ ij ℈ iij et 15 grains.
Chair de vipère. . . 73 gramm.   ℥ ij ℈ ij et 20 grains.

(1) Ou 28 gramm. ℈ vij, selon le *Codex*.
(2) Le *Codex* en admet 32 gramm. ℥ j.
(3) Le *Codex* en admet 32 gramm. ℥ j.
(4) Le *Codex* en admet 56 gramm. ℥ j ℈ vj.
(5) 32 gramm. ℥ j selon le *Codex*.
(6) Le *Codex* en admet 32 gramm. ℥ j.
(7) Ou 20 gramm. ℈ v. selon le *Codex*.
(8) Le *Codex* en admet 20 gramm. ℈ v.
(9) Le *Codex* en admet 24 gramm. ℈ vj.
(10) Le *Codex* en admet 32 gramm. ℥ j.

d'acacia.		
Storax calamite.		
Gomme arabique		
sagapenum	ãã	16 gramm. ʒ ß.
Terre de Lemnos		
Chalcitis brûlé (ou sulfate de fer calciné) ou colcothar. . . . . . , . .		
Racine de petite aristoloche		
Sommités de petite centaurée. . . .		
Daucus de Crète.. . . . . , .		
Opopanax.	ãã	8 gramm. ʒ ij.
Galbanum		
Castoréum		
Bitume de Judée		
Xylobalsamum.		4 gramm. ʒ j.
Mastic.		24 grains.
Miel de Narbonne, trois fois le poids du total, ou		5 kilogr. 250 gramm. ℔ x ß.
Vin d'Espagne, 2 liv. 1/2, ou		1 kilogr. 500 gramm.

On prend toutes les racines, les écorces, les feuilles, les fleurs, sommités, semences; on les pulvérise séparément, et on les réunit dans leurs quantités recommandées, excepté le safran en poudre.

Ensuite on triture les gommes, les gommes-résines et les résines, les vipères par portions, avec des parties de la poudre mélangée, afin de mieux diviser toutes ces substances. La terre de Lemnos (argile blanche ferrugineuse) est divisée par trituration dans l'eau, avant son emploi. L'on remplace par du sulfate de fer pur, desséché, le chalcitis naturel. Le baume de Judée, la térébenthine de Chio s'incorporent à la poudre générale par portions; l'on râpe d'abord l'opium très-sec, avant de le pulvériser avec les poudres. Les sucs d'acacia et de réglisse bien secs se peuvent pulvériser à l'aide des autres poudres, plutôt que de les dissoudre à part dans le vin d'Espagne avec l'opium et les gommes-résines, comme le prescrivent quelques pharmacopées; car cette manipulation, plus longue et plus embarrassante, ne serait pas meilleure que la pulvérisation. D'ailleurs les résines et gommes-résines bien choisies en larmes et séchées sont friables et se divisent sans difficulté.

La poudre de toutes ces substances faite et bien mêlée au tamis, on pèse trois fois plus de miel de Narbonne, qu'on fait liquéfier à feu doux, et qu'on despume; on ajoute du vin d'Espagne, dans lequel on a délayé de la poudre de safran. On incorpore peu à peu, à l'aide d'un bistortier, dans un grand mortier de marbre, la poudre avec le miel, jusqu'au complet mélange; on ramollit suffisamment la masse avec du vin d'Espagne, car les poudres, en se renflant, donnent plus de consistance à la composition après quelques jours.

De couleur marron qu'est d'abord cet électuaire, il noircit par la précipitation du fer, au moyen des astringens. L'odeur, qui était aussi celle de plusieurs substances dominantes, devient plus homogène à mesure que les diverses parties de l'électuaire se combinent davantage ensemble. Il s'établit une fermentation qui modifie ses propriétés. Lorsque la thériaque est récente, elle est plus somnifère que la vieille.

Le *laudanum tutissimum* de quelques auteurs est l'extrait de cette nouvelle thériaque, fait par l'alcool. La vieille thériaque qui a fermenté et qui peut se garder près d'un siècle sans être détruite, possède encore des qualités.

Les augmentations que prescrit le nouveau *Codex* pour divers ingrédiens n'ont lieu que par la suppression de divers trochiques. Le *Codex* divise ainsi les substances de la thériaque ;

1° *Ingrédiens âcres.*

Pulpe de scille.....................	115 gramm.	»	décigr.
Racine d'asarum..................	2	4	
Agaric blanc......................	48	»	
Semences de roquette sauvage....	48	»	
de thlaspi...............	16	»	
Total......	229	4	

2° *Des ingrédiens amers.*

Myrrhe des troglodytes.............	32 gramm.	»	décigr.
Sommités de petite centaurée......	8	»	
Racines de gentiane..............	16	»	
de rhapontic............	24	»	
Feuilles de scordium.............	48	»	
de chamædrys............	16	»	
de chamæpithys...........	16	»	
Sommités de mille-pertuis........	16	»	
Total......	176	»	

3° *Ingrédiens styptiques ou astringens.*

Pétales de roses rouges...........	48 gramm.	»	décigr.
Racines de quintefeuille..........	24	»	
Suc d'hypocistis..................	16	»	
d'acacia................	16	»	
Chalcitis ou colcothar...........	16	»	
Total......	120	»	

4° *Aromates exotiques.*

Cannelle de Ceylan...............	80 gramm.	»	décigr.
Cassia-lignea....................	32	»	
Racine de gingembre..............	24	»	
Fruits de poivre long............	96	»	
noir............	24	»	
Amome en grappes................	32	»	
Total....	288	»	

D'autre part..	288 gramm.	» décigr.
Petit cardamome......	16	»
Feuilles de malabathrum......	24	»
Herbe de squénanthe......	56	»
Nard indien......	32	».
celtique......	16	»
Racine de costus arabique......	28	»
Acorus calamus.......	20	»
Bois d'aloès......	2	4
Total......	482	4

5° *Aromatiques indigènes.*

Stigmates de safran......	32 gramm.	» décigr.
Ecorces de citrons sèches.....	24	»
Herbe calament de montagne...	24	»
dictame de Crète......	24	»
Feuilles de stæchas d'Arabie....	24	»
de marrube......	24	»
Sommités de pouliot de montagne.	16	»
de marum......	2	4
de marjolaine......	2	4.
Racine d'iris de Florence......	48	».
Total......	220	8.

6° *Aromatiques ombellifères.*

Semences de persil de Macédoine..	24 gramm.	» décigr.
d'ammi......	16	»
de fenouil......	16	»
d'anis......	16	»
de séséli de Marseille..	16	»
de daucus de Crète....	8	»
Racine de meum d'Athamante...	16	»
Total......	112	»

7° *Baumes et substances résineuses.*

Bois de baume ou xylobalsamum....	4 gramm.	» décigr.
Fruits de baume ou carpobalsamum...	16	»
Opobalsamum ou baume de la Mecque.	60	»
Oliban, encens mâle......	24	»
Térébenthine de Chio......	24	»
Mastic en larmes......	1	2
Bitume de Judée ou asphalte......	8	»
Baume dit storax calamite......	16	»
Total......	153	»

8° *Ingrédiens fétides.*

Racine de grande valériane....	20 gramm.	» décigr.
Petite aristoloche......	8	»
Gomme-résine galbanum......	8	»
opopanax......	8	2
sagapenum......	16	»
Castoréum......	8	»
Total......	68	»

9° *Substances vireuses.*

Opium thébaïque, ...   96 gramm. » décigr.

10° *Substances terreuses insipides.*

Terre de Lemnos. . . . .   16 gramm. » décigr.

11° *Gommeux et amylacés.*

Gomme de Sénégal ou arabique.	16 gramm.	» décigr.
Mie de pain de froment	22	5
Farine d'orobe	76	75
Chair de vipère.	73	»
Total.....	187	80

12° *Substances sucrées.*

Suc de réglisse.	48 gramm.	» décigr.
Miel de Narbonne.	5250	»
Total	5298	»
Vin d'Espagne , environ	1250	»
Total général......	8409	6

On voit que l'opium fait un 88ᵉ, ou qu'il s'en trouve un
peu moins d'un grain par chaque gros. Si l'on emploie l'extrait
d'opium, ce qui vaudrait mieux, on n'en mettrait alors que la
moitié, ce qui ne ferait plus qu'un 176ₑ.

M. Guilbert a fait sur deux onces de thériaque des expériences relatées dans le *Codex.* L'alcool distillé sur elle en sépare une huile volatile peu appréciable en sa quantité. L'alcool en fusion, extrait des résines, baumes, térébenthine et
huile verte, environ 4 grammes, 4 à 5 décigrammes. L'eau
extrait par lessive, du miel, l'odeur du safran, un principe
amer comme la gentiane, environ 43 grammes. Il se sépare
de l'eau, des principes extractifs environ 5 décigrammes, et
il en reste en dissolution à peu près 4 à 5 grammes dans l'eau
froide. L'eau bouillante retire une sorte d'extrait insipide, qui
se précipite en lamelles brillantes, environ 8 à 9 décigrammes,
et des flocons en suspension à peu près de 2 décigrammes.
Ce qui est insoluble à l'eau et à l'alcool, les parties ligneuses,
la chair de vipères, etc., est d'environ 6 à 7 grammes, ce que
dissout avec effervescence l'acide hydrochlorique. Ce qui demeure après la combustion du résidu est en partie silicieux
et alumineux, et les cendres pèsent 15 centigrammes. Enfin,
la perte est de 4 décigrammes. Les sels qui se trouvent dans
la thériaque sont, outre l'oxide de fer sulfaté, de l'hydrochlorate et du sulfate de chaux, point d'acétate. La partie extraite

par l'eau contient du tannin ; on y rencontre aussi de l'amidon. Lorsqu'on brûle les résidus, on remarque une odeur
végéto-animale. La plus vieille thériaque, âgée de plus de
cent ans, n'a pas fourni d'autres résultats que la plus récente.
Le miel y a présenté de même sa partie crystallisable, ce qui
fait penser que la fermentation ne décompose pas la thériaque,
comme on l'a dit.

Il y aurait bien des réformes à faire dans cette monstrueuse
composition, mais nous l'avons rapportée conforme à son ancienne prescription, à laquelle on tient par opinion et confiance. Il vaut mieux que chacun soit libre de faire les suppressions qu'il croira les meilleures, pusqu'on ne suit pas
celles que Baumé et d'autres auteurs ont indiquées. Depuis
dix-huit siècles, cette même formule a été conservee en
Egypte et dans tout l'Orient, jusqu'aujourd'hui encore, sans
la moindre altération.

Il nous semble que ce qui a fait entasser tant de drogues
dans cet électuaire, c'est la crainte que tel ou tel médicament
ne suffît pas, et afin d'obtenir, par le concours de plusieurs,
ce qu'on n'attendait pas de quelques-uns ; c'est pour mettre à
couvert la responsabilité du médecin, qui se rejette alors sur
l'insuffisance des remèdes. On crut frapper un coup héroïque
contre les maladies, en réunissant dans cette composition
presque toutes les puissances de la thérapeutique.

La thériaque est un cordial, un stomachique, un céphalique, un sudorifique, et surtout un calmant très-estimé. On la
vante à tort dans les maladies contagieuses, les fièvres malignes, ataxiques ; elle arrête les flux du ventre, suspend les
toux violentes, tue les vers, pousse à la peau dans les maladies exanthématiques, fortifie, échauffe ; elle se prend depuis un scrupule jusqu'à un gros. Elle contient à peu près un
grain d'opium par gramme, ou un tiers de grain par scrupule. A l'extérieur, elle s'applique en épithème confortatif,
et s'emploie aussi contre les piqûres d'animaux venimeux.
Elle neutralise l'effet de l'émétique, et unie à ce sel, passe
pour un bon fébrifuge.

La thériaque, selon Avicenne, a différens âges comme
l'homme ; dans son enfance, ou depuis trois ans jusqu'à sa
perfection, elle est narcotique ou stupéfiante, parce que l'o-
pium n'y est pas dénaturé en partie. Ensuite vient sa pu-
berté ; elle est alors efficace contre les venins, les morsures
des animaux et d'autres affections ; cette époque est depuis
trois à neuf ou dix ans, ou depuis cinq jusqu'à quinze, selon
d'autres auteurs. Après cet âge, elle entre dans la vieillesse,

et produit alors les plus merveilleux effets, surtout depuis l'âge de vingt à trente ans. Bientôt après elle tombe dans la décrépitude, puis la mort, car ses effets ne sont presque plus sensibles, tant elle a perdu de ses propriétés. Du temps d'Archigène, comme la thériaque était surchargée d'une plus grande proportion d'aromates que maintenant, elle conservait plus long-temps sa force. Au reste, elle n'est bonne qu'après sa fermentation, qui unit et assimile ses divers élémens, ce qui n'a lieu parfaitement qu'après cinq ans.

Thériaque diatessaron, de Mesué.

℞. Racine de gentiane. . . . . . . }
         d'aristoloche . . . . . } ãã 16 gramm. ℨ ß.
Baies de laurier . . . . }
Miel dépuré . . . . }
Extrait de genièvre . . . . . } ãã 384 gramm. ℥ xij.

L'extrait ou rob de genièvre seul est appelé *theriaca Germanorum*, parce que les Allemands l'emploient fréquemment dans beaucoup de maladies, en place de thériaque.

Au reste, le *diatessaron*, mot qui signifie *de quatre* substances ou ingrédiens, est aussi nommé la *thériaque des pauvres*. On incorpore les racines et les baies en poudre au miel et au rob.

C'est un remède propre contre les spasmes et l'épilepsie, dit-on ; un alexitère contre les morsures d'animaux venimeux. Du moins elle est un bon stomachique, diaphorétique et emménagogue. La dose est de 4 grammes (un gros à un gros et demi).

Diascordium de Fracastor, *ou electuaire opiatique astringent du* Codex.

℞. Roses rouges . . . . \
Racices de bistorte. . . . . . . |
     de gentiane . . . . . . |
     de tormentille . . . . . |
Cassia-lignea . . . . |
Cannelle. . . . . } ãã 16 gramm. ℨ ß.
Dictame de Crète. . . . . . . |
Semences de berberis, ou d'oseille |
Storax calamite . . . . |
Galbanum . . . . |
Gomme arabique. . . . . . . /
Bol d'Arménie préparé. . . . . . . 64 gramm. ℥ ij.
Extrait d'opium préparé par le vin. }
Gingembre . . . . } ãã 8 gramm. ℨ ij.
Poivre long. . . . . }
Miel rosat dépuré et cuit en consistance d'opiat mou. . . . . . . 1 kilogr. ℔ ij.
Vin d'Espagne de bonne qualité. . Q. s. 250 gram. ℥ viij.

L'extrait d'opium et de galbanum doivent se dissoudre dans le vin d'Espagne et se mêler au miel ; on incorpore en-

suite les autres pondres bien mélangées d'avance sur un porphyre. L'électuaire, d'abord un peu mou, acquiert plus de
consistance lorsque les poudres se gonflent. On peut prendre
du benjoin ou du baume de Tolu, en place de storax calamite.

C'est un remède très-estimé contre les dévoiemens et les
dyssenteries ; il est stomachique , et un peu diaphorétique. On
le prend depuis un jusqu'à six grammes (un scrup. à un gros
et demi). Il y a un grain d'opium sur 184 de cet électuaire.

La bistorte, la gomme arabique peuvent être supprimées,
ainsi que les semences de berberis ou celles d'oseille. La cannelle remplacera la cassia lignea.

L'inutilité, aujourd'hui reconnue, de plusieurs grands électuaires tels que la thériaque *céleste*, le mithridate du médecin Damocrates, l'orviétan, et l'orviétan dit *sublime*, qui sont
des sortes de contrefaçons de la thériaque, nous les ont fait
supprimer. On peut en trouver les formules dans toutes les
vieilles pharmacopées.

Opiat de Salomon, de Joubert.

R̶. Racines d'acorus vrai . . . . ⎫
                 d'aunée. . . . . . . ⎬ ãã 125 gramm. ℥ iv.
            de fraxinelle . . . . ⎭
            de contrayerva. . . .   4 gramm. ℨ j.
            de gentiane. . . . . ⎫
Bois d'aloès. . . . . ⎪
Cascarille . . . . ⎪
Cannelle fine. . . . . . . ⎬ ãã   8 gramm. ℨ ij.
            blanche. . . . . ⎪
Écorces sèches de citrons. . . ⎭
Macis. . . . . ⎫ ãã   4 gramm. ℨ j.
Graines de petit cardamome. . ⎭
Girofles. . . . . ⎫
Semences de santoline. . . . ⎪
            de chardon bénit. . ⎪
            de citron. . . . . ⎬ ãã 16 gramm. ℨ iv.
Feuilles de dictame de Crète. . ⎪
Fleurs de roses rouges sans on- ⎪
            glets . . . . ⎭

Faites une poudre de chaque substance séparément , puis
une pulpe avec les ingrédiens suivans :

Sucre rosat. . . . . ⎫ ãã 250 gramm. ℥ viij.
Écorces de citrons confits. . . ⎭
Conserve de fleurs de buglosse. ⎫
            de romarin . . . . . ⎬ ãã 64 gramm. ℥ ij.
            d'œillets . . . . . . ⎭
Thériaque ou mithridate. . . .   32 gramm. ℥ j.
Extrait de genièvre. . . . . .   16 gramm. ℥ ß.
Sirop de limons. . . . . . ;   Q. s.

L'écorce de citron s'épistera avec du sirop de limons, et ou
passera la pulpe au tamis de crin ; on incorporera la poudre

générale bien mêlée avec les conserves, le sirop, le mithridate, le sucre rosat. A quoi servent dans cette composition la conserve de buglosse, le sucre rosat et quelques autres substances?

Cet électuaire, très-estimé jadis, est stomachique, digestif; il ranime les forces abattues, arrête le vomissement, les diarrhées, etc. La dose est de deux à six grammes, ou de demigros à deux gros. Salomon est le nom du médecin auquel Joubert a emprunté cette composition.

Électuaire antihydropique, *de* Quarin.

R). Rob d'yèble. . . . . } āā 64 gramm. ℥ ij.
    de genièvre . . . . }
Oxymel scillitique. . . . . .   32 gramm. ℥ j.
Racine de jalap en poudre . .   16 gramm. ℥ ß.
Sulfate de potasse. . . . . .   8 gramm. ℥ ij.
Sirop de nerprun. . . . . .   Q. s.

Formez un électuaire. La dose est d'un gros, à des intervalles rapprochés, pour obtenir des évacuations suffisantes. Quand on a évacué de la lymphe, on prendra l'électuaire suivant, du même auteur :

R). Quinquina en poudre. . . . .   24 gramm. ℈ vj.
Éthiops martial ou limaille de fer } āā   8 gramm. ℈ ij.
Thériaque diatessaron.. . . . . }
Sirop de cannelle. . . . . .   Q. s.

La dose est d'un gros matin et soir.

Électuaire ou opiat stomachique, *d'*Helvélius.

R). Citrons confits. . . . . . .   32 gramm. ℥ j.
Noix muscades confites. . . .   12 gramm. ℈ iij.
Girofles confits. . . . . . .   32 gramm. ℥ j.
Gingembre confit. . . . . .   64 gramm. ℥ ij.
Opiat de Salomon. . . . . .   16 gramm. ℥ ß.
Cannelle. . . . .   12 gramm. ℈ iij.
Cascarille.. . . . .   2 gramm. ℈ ß.
Huile volatile de cannelle. . .   Gutt. x.
    de girofle.. . . .   24 décigr. ℈ ij.
Sirop d'œillets. . . . . . .   Q. s.

On épiste dans un mortier, avec un peu de sirop d'œillets, les substances confites ; on en tire la pulpe par le tamis de crin, ensuite on incorpore les poudres et les autres ingrédiens; on met vers la fin les huiles volatiles. C'est un médicament fort stomachique, échauffant, aphrodisiaque, diaphorétique. On en prend depuis un scrupule jusqu'à un gros, ou d'un à quatre grammes.

Opiat somnifère, *ou* requies Nicolai Myrepsi.

R). Roses rouges sans onglets . . . } āā 12 gramm. ℈ iij.
Fleurs de violettes. . . . . . }

-I.   24

Semences de jusquiame blanche.
    de laitue.
    de pavot blanc
    de pourpier.
    de psyllium
    de scariole.
Écorce de racine de mandragore.
Laudanum.
Gingembre
Noix muscades.
Cannelle fine.
       aā 6 gramm. ℈ j ß.

Santaux rouge.
   citrin.
   blanc.
Spode d'ivoire, ou ivoire calciné
  à blancheur.
Gomme adragant
       aā 2 gramm. 6 décig. ℈ ij.

Miel rosat . . . . Q. s.

Formez un opiat avec les poudres de toutes les substances. C'est un remède calmant qu'on prend depuis demi-gros jusqu'à deux gros et demi. On l'applique aussi sur les tempes. Le spode et plusieurs semences sont inutiles.

Philonium romain, autre opiat somnifère.

℞. Semences de jusquiame blanche.
   de pavot blanc. aā 20 gramm. ℥ v.
Opium du Levant, choisi. 10 gramm. ℈ ij ß.
Cassia-lignea.
Cannelle fine aā 6 gramm. ℈ j ß.
Semences d'ache
Castoréum.
Costus d'Arabie. aā 4 gramm. ℈ j.
Semences de persil.
   de fenouil.
Daucus de Crète. aā 3 gramm. ℈ ij.
Nard indien
Pyrèthre.
Zédoaire. aā 7 décigr. ℈̃ xv.
Safran. 12 décigr. ℈ j.
Miel blanc de Narbonne 285 gramm. ℥ xj.

On mêle toutes les poudres au miel despumé. Cet opiat est très-calmant dans les convulsions, les coliques, la toux férine. On le prend en lavement ou par la bouche, depuis demigros à un gros, ou de deux à quatre grammes. Son inventeur est le philosophe et médecin Philon, de Tharse, en Cilicie. (*Voyez*, dans Mésué, *De electariis*, lib. 1, et Galien, lib. 9, *De compos. pharm. per loca.*) Le demi-gros de cet opiat contient deux grains de semences de jusquiame et un grain d'opium. Il y a d'autres *philonium*, tous somnifères.

Électuaire de baies de laurier, de Rhasis.

℞. Baies de laurier. 48 gramm. ℥ j ß.
Feuilles sèches de rhue. 32 gramm. ℥ j.
Sagapenum
Opopanax aā 16 gramm. ℥ ß.

Semences d'aunée. . . . . .
     de cumin. . . . .
     de nielle romaine. . .
     de livèche. . . . .
     de carvi . . . . .
     de daucus de Crète. .
Acorus calamus . . . . . .   ãã   8 gramm. ƷƷ ij.
Origan entier. . . . . .
Amandes amères mondées. . .
Poivre noir. . . . . . .
     long. . . . . . .
Menthe d'eau . . . . . .
Castoréum . . . .
Miel de Narbonne. . . . . .   1125 gramm. ℔ j ℥ iv.

Les semences huileuses se doivent pulvériser avec les matières plus sèches. De la poudre générale bien uniforme, on fait un électuaire avec le miel liquéfié.

C'est un bon carminatif, utile dans les coliques, les vapeurs hystériques; il est aussi emménagogue et diurétique. On en prend depuis demi-gros jusqu'à 2 gros, ou de 2 à 8 grammes. Baumé prescrit de liquéfier le sagapenum avec le vin d'Espagne, ce qui n'est pas nécessaire. Cette gomme-résine se pulvérise fort bien avec les autres matières.

Électuaire hiera diacolocynthidos de Rufus, *réformé par* Pachius.

℞. Stœchas d'Arabie. . . . . .
  Marrube blanc. . . . .
  Chamædrys . . . .   ãã   40 gramm. Ʒ x.
  Agaric. . . . .
  Coloquinte. . . . .
  Scammonée d'Alep. . . . .   ãã   24 gramm. Ʒ vj.
  Racine d'ellébore noir. .
  Castoréum . . . .   12 gramm. Ʒ iij.
  Opopanax. . . . .
  Sagapenum. . . . .
  Semences de persil. . . .   ãã   20 gramm. ℥ v.
  Aristoloche ronde. . . . . .
  Poivre blanc . . . .
  Cannelle fine. . . . .
  Spica-nard . . . .
  Myrrhe. . . . .   ãã   16 gramm. ℥ ß.
  Pouliot . . . .
  Safran. . . . .
  Miel blanc. . . . .   15 hectogr. ℔ iij.

Le sagapenum se pulvérisera avec les autres substances. La poudre générale, faite et bien mêlée, s'incorporera au miel despumé.

C'est un violent purgatif usité contre l'apoplexie, la paralysie, la léthargie, la manie; il excite le flux menstruel. On en prend d'un à quatre gros (4 à 16 grammes). Il entre aussi dans des lavemens. Chaque gros contient plus de deux grains de coloquinte et autant d'agaric, moitié moins d'ellébore et de scammonée.

Électuaire hiéra-picra, de Galien. (Lib. VII, *Thérap.*)

℞. Cannelle fine...........
Macis...............
Racines d'asarum....... } ãã 24 gramm. ʒ vj.
Safran...............
Mastic...............
Aloès succotrin......... 384 gramm. ℥ xij.
Miel blanc............ 1500 gramm. ℔ iij.

Le mot *hiéra* signifie sacré, et *picra*, amère. Toutes les poudres faites et mêlées s'incorporent au miel. C'est un puissant stomachique, irritant, apéritif, dit-on. Il excite les flux hémorroïdal et menstruel. La dose est d'un à 4 gros. Chaque gros contient 13 grains d'aloès. La *hiera-simplex* fut inventée par Antonius Musa, selon Scribonius Largus.

La *teinture sacrée* est tirée de cet électuaire, sur lequel on fait digérer du vin blanc.

Électuaire vermifuge, de Spielmann.

℞. Etain pur............. } ãã 32 gramm. ℥ j.
Mercure purifié......... }

Amalgamez ; ajoutez :

Carbonate calcaire..... } ãã 32 gramm. ℥ j.
Magnésie calcinée ..... }

Mêlez et incorporez le tout en poudre exacte, dans

Conserve d'absinthe..... 96 gramm. ℥ iij.
Sirop de menthe........ Q. s.

Pour former un électuaire. On en prend de deux jours l'un, un gros, le matin.

Électuaire caryocostin.

℞. Costus arabique........
Girofles............. } ãã 8 gramm. ʒ ij.
Gingembre...........
Cumin.............
Scammonée........... } ãã 16 gramm. ℥ ß.
Hermodactes.......... }
Miel blanc............ Q. s. ou 192 gr. ℥ vj.

Toutes les substances en poudre s'incorporent au miel. Cet électuaire purge, se donne contre la goutte, la mélancolie, l'hydropisie ; est aussi céphalique. La dose est d'un à 6 gros. Son nom lui vient du costus et du girofle. Chaque gros contient 3 grains et demi de diagrède, et d'hermodactes autant.

Électuaire de poivre composé.

℞. Poivre noir........... } ãã 500 gramm. ℔ j.
Racine d'aunée......... }
Semences de fenouil... 1500 gramm. ℔ iij.
Miel despumé......... } ãã 1000 gramm. ℔ ij.
Sucre pur............ }

Mêlez toutes ces substances pulvérisées, dans les matières sucrées réduites à l'état de sirop. Préparez un électuaire s. a.

On en fait usage dans les affections leucophlegmatiques avec atonie des viscères (*Pharmacop. de Londres*).

Confection d'anacarde, de Mesué, *ou d'*Hoffmann, *reformée.*

℞.		
Anacardes......................	48 gramm.	℥ j ß.
Myrobolans indiques..........	32 gramm.	℥ j.
Racines de costus d'Arabie...		
Girofle		
Baies de laurier..............	ãã 24 gramm.	ʒ vj.
Storax calamite		
Poivre long	16 gramm.	℥ ß.
Castoréum	8 gramm.	ʒ ij.
Miel despumé.................	Q. s.	

Faites une confection selon l'art. La dose est depuis 1 scrupule jusqu'à 1 gros, et avec une tasse de thé ou de café. Nous ne rapportons cette composition que parce qu'elle a été vantée *pour aviver l'esprit, augmenter la mémoire.* Les matières âcres qu'elle contient échauffent et exaltent, mais nuisent aux tempéramens trop vifs; c'est pourquoi elle ne convient pas à ceux qui sont doués d'une imagination ardente. Au reste, elle est stomachique, emménagogue aussi. On a dit qu'elle rendait sots les gens d'esprit, et donnait de l'esprit aux sots.

Électuaire bénédict laxatif; de Nicolas, *de* Salerne.

℞.		
Racine de turbith	ãã 40 gramm.	℥ x.
Écorce de racine d'ésule		
Scammonée.	ãã 20 gramm.	ʒ v.
Hermodactes		
Roses rouges		
Girofles		
Spica-nard		
Gingembre		
Safran.		
Semences de saxifrage		
d'ammium		
d'ache		
de persil.	ãã 4 gramm.	ʒ j.
de carvi		
de petit houx		
de grémil		
de cardamome majeur		
Poivre long.		
Macis.		
Petit galanga		
Sel gemme, ou muriate de soude fossile.		
Miel blanc	750 gramm.	℔ j ß.

Les poudres mêlées, on les incorpore au miel despumé. Cet électuaire moisit aisément.

Il est purgatif, apéritif, carminatif; il excite le flux menstruel. Usité surtout en lavement. Chaque gros contient 2 grains

de turbith, autant d'ésule, et un grain un tiers de diagrède et
d'hermodacte. La dose est d'un à six gros. Le sel ordinaire
remplacera le fossile. On peut supprimer les semences excepté
le poivre, mais il faudrait les remplacer par d'autres poudres.
L'on prend la seconde écorce de la racine d'ésule, et on corrige son âcreté par une macération préliminaire dans le vinaigre.

DES OPIATS.

Nous ne prenons pas ici le mot *opiat* dans son acception
étymologique. L'usage a prévalu de le donner surtout aux
électuaires simples, et qu'on peut préparer sur-le-champ, avec
ou sans opium. La plupart sont même magistraux. Toutes les
poudres qu'on incorpore dans des sirops ou des miels deviennent ainsi des opiats, ou se prennent en bols.

*Opiat mésentérique, ou électuaire d'aloès , de protochlorure de mercure
et fer, du* Codex.

℞. Gomme ammoniaque.	16 gramm.	℥ ß.
Séné mondé.	24 gramm.	℥ vj.
Mercure doux (calomel). . . .		
Racine d'arum . . . . . . } aa	8 gramm.	℥ ij.
Aloès succotrin.		
Poudre cornachine ou *de tribus* } aa	12 gramm.	℥ iij.
de rhubarbe		
Limaille de fer porphyrisée . .	16 gramm.	℥ ß.
Sirop de pommes composé . . .	Q. s. ou env. le double du tout.	

La limaille de fer, en s'oxydant, avec le temps, fait beaucoup durcir cet opiat, et le noircit. On doit alors le ramollir
par de nouveau sirop. Il ne paraît pas que le mercure doux
s'y décompose, comme le pense Baumé. Cet électuaire passe
pour apéritif, désobstructif dans la chlorose, l'ictère, les
empâtemens des viscères. On le prend depuis demi-gros jusqu'à 2 gros. La quantité des purgatifs est d'un cinquième de
la masse.

Électuaire de quinquina, ou opiat fébrifuge, du Codex.

℞. Bon quinquina en poudre . .	72 gramm.	℥ ij ℥ ij.
Hydrochlorate d'ammoniaque .	4 gramm.	℥ j.
Miel pur . . . . } aa	64 gramm.	℥ ij.
Sirop d'absinthe.		

Dans une autre formule ancienne on remplace l'hydrochlorate ammoniacal par du carbonate de potasse, qui rend le
quinquina plus rouge et divise bien cet électuaire.

Extemporané. Dose de 2 gros à demi-once, trois fois le
matin avant l'accès fébrile.

Opiat ou électuaire anthelminthique.

℞. Racines de jalap en poudre. . . }
        de valériane en poudre. } aã 4 gramm. ʒ j.
Sulfate de potasse. . . . . }
Oxymel scillitique. . . . . . Q. s.

Extemporané. Dose d'un gros à deux. Trois fois par jour.

Autre opiat contre les vers.

℞. Semen-contra en poudre. . . . 32 gramm. ʒ j.
Rhubarbe choisie en poudre . . } aã 16 gramm. ʒ ß.
Mercure doux ou calomel . . . }
Sirop de suc de pourpier, cuit en
    consistance de miel épais, c'est-
    à-dire à 28 degrés au pèse-sirop.   250 gramm. ʒ viij.

Faites du tout un opiat, qui est un peu laxatif aussi. On en prend depuis un scrupule jusqu'à 2 gros. Chaque scrupule contient un grain et demi de mercure doux, autant de rhubarbe, et 3 grains de semen-contra.

Opiat dentifrice.

℞. Corail rouge porphyrisé . .   128 gramm. ʒ iv.
Os de sèche porphyrisé . . } aã 32 gramm. ʒ j.
Cannelle pulvérisée. . . . }
Cochenille en poudre . . .   16 gramm. ʒ iv.
Miel de Narbonne ou rosat .   320 gramm. ʒ x.
Sulfate d'alumine pulvérisé .   2 gramm. ʒ ß.

Mêlez toutes les poudres au miel; on peut aromatiser à son gré cet opiat par de l'huile volatile de girofles ou autres.

Il faut porphyriser toutes les substances sèches, que l'on mêle au miel. On s'en frotte les dents avec une petite brosse, et ensuite on se lave la bouche avec de l'eau des Carmes ou autre, étendue d'eau. Quelques personnes prennent du sirop de mûres au lieu de miel, et ajoutent de la crême de tartre à l'opiat, mais l'acide tartrique attaque les dents.

Confection de cachou reformée, de la pharmacopée d'Edimbourg.

℞. Cachou purifié . . .   128 gramm. ʒ iv.
Kinô, suc concret. .   96 gramm. ʒ iij.
Cannelle. . . . . . } aã 32 gramm. ʒ j.
Muscade . . . . . }
Extrait d'opium . .   6 gramm. ʒ j ß.
Sirop de cannelle. .   Q. s.

On dissout l'opium dans un peu de vin d'Espagne, et on l'incorpore avec les autres objets en poudre, à l'aide du sirop de cannelle.

Il y a un grain d'opium dans trois gros de cet opiat, qui se prend à la dose d'un à deux scrupules. C'est un astringent, tonique et stomachique, calmant, qui peut suppléer le diascordium.

Confection de rhue, de la pharmacopée de Londres.

℞. Feuilles de rhue sèches . . }
   Semences de carvi . . . } aā 48 gramm. ℥ j ß.
   Baies de laurier . . . . }
   Sagapenum . . . . . .   16 gramm. ℨ iv.
   Poivre noir. . . . . .   8 gramm. ℨ ij.
   Miel . . . .   192 gramm. ℥ vj.

Préparez selon l'art un électuaire, qui se prend à la dose de demi-gros à un gros. Est échauffant, sudorifique, emménagogue, carminatif, utile aux complexions lymphatiques, et contre les vers, la chlorose.

Électuaire fébrifuge, de Boerhaave.

℞. Confection alkermès. . . . .   4 gramm. ℨ j.
   Gingembre confit . . . . . .   24 gramm. ℨ vj.
   Racine de contrayerva . . . }
     de serpentaire de Virginie . } aā 4 gramm. ℨ j.
   Sirop des cinq racines apéritives .   Q. s.

On en conseille demi-gros dans les fièvres adynamiques et les intermittentes.

Électuaire de magnésie.

℞. Carbonate de magnésie . . . .   24 gramm. ℨ vj.
   Semences d'anis vert. . . . .   16 gramm. ℨ iv.
   Safran pulvérisé . . . . . .   4 gramm. ℨ j.
   Sirop de chicorée composé . .   Q. s.

Se donne aux enfans qu'on allaite, contre les aigreurs; la dose est de demi-gros, selon la pharmacopée danoise de Copenhague.

Électuaire anticachectique, du docteur Ward.

℞. Racine d'aunée en poudre. . . .   64 gramm. ℥ ij.
   Semences de fenouil pulvérisées .   96 gramm. ℥ iij.
   Poivre noir pulvérisé . . . . .   32 gramm. ℥ j.
   Sucre blanc . . . . }
   Miel . . . , ... } aā 64 gramm. ℥ ij.

Faites un électuaire, usité à la dose d'un ou deux gros, dans les cachexies. On boit une infusion tonique à chaque prise.

Électuaire balsamique astringent, de Barthez.

℞. Conserve de roses. . . . .   128 gramm. ℥ iv.
   Sirop de Tolu . . . . .   32 gramm. ℥ j.
     diacode . . . . .   8 gramm. ℨ ij.

Mêlez. Usité dans l'hémoptysie, à la dose de cinq à six cuillerées par jour.

Électuaire antifébrile, de Quarin.

℞. Quinquina rouge pulvérisé. . .   32 gramm. ℥ j.
   Racine de gentiane . . . . . }
   Muriate de fer et d'ammoniaque } aā 4 gramm. ℨ j.
     sublimé . . . . }
   Oxymel scillitique. . . . . }
   Sirop des cinq racines apéritives. } aā Q. s.

La dose est de deux gros toutes les trois heures, contre la fièvre quarte qui accompagne l'hydropisie quelquefois.

ÉLECTUAIRES AVEC DES PULPES.

Ce n'est pas sans motif que nous séparons ceux-ci des autres électuaires ; car les pulpes, contenant beaucoup de parenchyme mucoso-sucré et un principe fermentescible, les électuaires qui les admettent fermentent beaucoup et se détériorent plus promptement que les autres. Ils sont aussi tous plus ou moins laxatifs, humectans, indépendamment des purgatifs qu'on y fait entrer : c'est à cause du mucoso-sucré.

La moisissure, *mucor*, et *byssus septica*, qui commence à se former à la surface de ces électuaires, surtout si l'on y laisse tomber quelques gouttes d'eau, annonce un commencement de décomposition. Toutefois le sucre ou le miel les empêche de passer à la putréfaction, mais il est nécessaire de renouveler ces électuaires au bout d'un an ou deux, ce qui n'est pas exigé de même pour les autres, dont quelques-uns se conservent même plus d'un siècle. D'ailleurs, les électuaires à pulpes, contenant un parenchyme nutritif et se desséchant, les insectes s'y mettent après un certain temps (*acarus domesticus* de Géer, c'est la mitte), et se nichent dans leurs fissures. Quoique l'électuaire de psyllium ne tienne pas des pulpes, il est chargé de substances mucilagineuses, extractives, fermentescibles.

Casse cuite, ou pulpe de casse confite.

℞. Pulpe de casse récemment extraite.	5 hectogr.	℔	j.
Sirop de violettes.	384 gramm.	℥	xij.
Sucre en poudre	96 gramm.	℥	iij.
Huile volatile de fleurs d'oranger.	Q. s.		

Pour obtenir nne livre de pulpe de casse, il faut bien quatre livres de casse en siliques, nouvelles. On met cette pulpe avec le sirop et le sucre, dans un vase au bain-marie, et on agite le mélange. Lorsqu'il a une consistance suffisante, pour ne pas humecter le papier sur lequel on en pose, on ajoute quelques gouttes d'huile essentielle d'oranger. Le tout se conserve dans un vase fermé ; mais cet électuaire se moisit et s'aigrit en moins de cinq semaines. (*Voyez* Extrait de casse, p. 3o2.)

Voltaire prenait cette pulpe comme un doux laxatif qui tient le ventre libre, à la dose d'un ou deux gros. Elle produit beaucoup de flatuosités à cause de son principe mucoso-sucré qui dégage du gaz acide carbonique dans les premières voies. L'on doit préférer l'extrait de casse pour le même usage.

Électuaire lénitif, ou de séné et de pulpes de fruits, du Codex.

℞. Orge entier et mondé.		
Racine de polypode de chêne.	ãã 64 gramm.	℥ ij.
Tamarins.		
Raisins secs		
Jujubes		
Pruneaux noirs	ãã 48 gramm.	℥ i ß.
Scolopendre récente		
Mercuriale récente.	128 gramm.	℥ iv.
Réglisse ratissée et contuse.	32 gramm.	℥ j.
Séné de la *Palte*, mondé.	64 gramm.	℥ ij.
Sucre non raffiné	1 kilogr. 250 gr.	℔ ij ß.

Faites une décoction d'environ 5 livres, ou 2,500 grammes, à laquelle on ajoute le sucre que l'on cuit en sirop épais; ensuite,

℞. Pulpe de tamarins	ãã 288 gramm.	℥ ix.
de casse.		
Semences de fenouil en poudre.	ãã 8 gramm.	℥ ij.
d'anis en poudre		

On extrait les pulpes de casse et de tamarins. On fait une décoction du polypode, de l'orge, des raisins, jujubes, pruneaux, tamarins; on y ajoute les plantes vers la fin, et avec le sucre on forme un sirop dans lequel on introduit par portions les poudres de fenouil et d'anis, à l'aide d'un bistortier. Si l'électuaire est trop liquide, on l'épaissit au bain-marie. On obtient une masse d'environ 2 kilog. 144 grammes.

Cet électuaire relâche doucement, *leniter*, d'où vient son nom; il évacue aussi en lavemens, mais à plus haute dose. On en prend depuis 4 gros jusqu'à 1 once et demie.

Le sucre raffiné se candirait dans cet électuaire; l'on doit préférer la cassonade.

Catholicum double, ou électuaire de rhubarbe composé, du Codex.

℞. Racines de polypode de chêne.	250 gramm.	℔ ß.
de chicorée.	64 gramm.	℥ ij.
de réglisse.	32 gramm.	℥ j.
Feuilles d'aigremoine	ãã 96 gramm.	℥ iij.
de scolopendre.		
Semences de fenouil.	24 gramm.	℥ vj.
Sucre blanc.	2 kilogr.	℔ iv.

Faites un sirop; ajoutez ensuite

Pulpe de casse.		
de tamarins.	ãã 128 gramm.	℥ iv.
Poudre de rhubarbe.		
de séné mondé.		
de réglisse ratissée.	32 gramm.	℥ j.
Semences de violettes en poudre	64 gramm.	℥ ij.
Quatre semences froides majeures en poudre	32 gramm.	℥ j.
Semences de fenouil en poudre.	16 gramm.	℥ iv.

L'on extrait d'une part les pulpes ; on prépare une décoction avec les racines et les feuilles, et l'on en fait un sirop d'autre part. Le fenouil ne doit être ajouté que sur la fin de la cuisson de ce sirop.

L'on pulvérisera les semences froides, celles de violettes et de fenouil, à l'aide des autres poudres, et de manière à les bien diviser. Ensuite on formera le mélange du sirop et des pulpes, et on y incorporera par portions les poudres bien mélangées.

Cet électuaire, donné comme un purgatif universel (catholicon) des humeurs, relâche sans effort ni tranchées. Il est employé aussi dans les dévoiemens, car il resserre le ventre après avoir purgé. On le conseille depuis demi-once jusqu'à 2 onces, et aussi en lavemens.

On réserve une portion de semences de fenouil en poudre pour ajouter aux pulpes, car celle qui se joint en infusion au sirop, perd de son odeur. La demi-once de catholicon contient environ 14 grains de rhubarbe, autant de séné et de chaque pulpe.

Électuaire diaprun simple.

℞. Racine de polypode de chêne. . . . . . . 64 gramm. ℥ ij.
Semences de berbéris. . . . . . }
Réglisse sèche, ratissée et contuse. } aa 32 gramm. ℥ j.
Fleurs de violettes récentes. . . . . 125 gramm. ℥ iv.

Faites une décoction et une infusion selon l'art ; ensuite :

℞. Pruneaux noirs . . . . 75o gramm. ℔ j ß.
Sucre . . . . 1 kilogr. ℔ ij.
Suc de coings. . . . 192 gramm. ℥ vj.

Ajoutez :

Poudre de santal citrin . . . }
          et rouge. . . . . } aa 16 gramm. ʒ jv.
Semence de violettes en poudre. }
          de pourpier   *id.* . . } aa 32 gramm. ℥ j.
Roses de Provins sèches *id.* . . }

Faites d'abord une décoction et une infusion des premières substances. Une partie de cette décoction doit servir à cuire les pruneaux, et on en tirera la pulpe, à l'ordinaire. L'autre portion de décoction, unie au suc de coings et au sucre, formera un sirop que l'on fera épaissir. Ce sirop, mêlé à la pulpe précédente, servira pour incorporer les poudres et former un électuaire de bonne consistance. C'est un léger purgatif tonique, et qui resserre dans les dévoiemens. On en prend une à deux onces, ou en lavemens.

La semence de violettes, très-huileuse, se pulvérise avec les autres poudres.

Électuaire diaprun solutif.

℞. Diaprun simple. . . . . 192 gramm. ℥ vj.
Scammonée d'Alep en poudre. 8 gramm. ʒ ij.

Rendu ainsi plus purgatif, il agit depuis 2 gros jusqu'à r once ; mais on ne le prépare qu'au moment de l'usage, et seulement à froid, pour ne pas grumeler la scammonée : elle se trouve à la dose de 5 à 6 grains par deux gros.

Confection Hamech, de Mesué.

℞. Polypode de chêne contusé . . . . 144 gramm. ℥ jv ß.
Pruneaux noirs sans noyaux . . . ⎱ ãã 500 gramm. ℔ j.
Raisins secs. . . . . ⎰
Myrobolans, sans noyaux, citrins . ⎞
              chébules. ⎬ ãã 125 gramm. ℥ jv.
              indiens . ⎠
Feuilles sèches d'absinthe. . . . 32 gramm. ℥ j.
Semence de violettes contuses . . 125 gramm. ℥ jv.
Sommités sèches de thym. . . . 64 gramm. ℥ ij.
Epithym. . . . . 125 gramm. ℥ jv.

D'autre part, vous prendrez :

Rhubarbe choisie et concassée . . 160 gramm. ℥ v.
Séné mondé. . . . . 64 gramm. ℥ ij
Chair de coloquinte coupée menu. ⎱ ãã 144 gramm. ℥ iv ß.
Agaric blanc coupé menu. . . . ⎰
Semences d'anis . . . . ⎱
        de fenouil. . . . . ⎬ ãã 48 gramm. ℥ j ß.
Roses rouges sèches. . . . . . ⎰

Ensuite,

Suc de fumeterre dépuré. . . . 2 kilogr. ℔ iv.
Petit-lait bien clarifié . . . . 12 kilogr. ℔ xxiv.
Sucre. . . . . 15 hectog. ℔ iij.
Manne en larmes. . . . . . 125 gramm. ℥ jv.

Formez du tout un sirop épais, délayez-y :

Pulpes de casse . . . . 250 gramm. ℥ viij.
      de tamarins . . . . . 320 gramm. ℥ x.

D'autre part, faites une poudre avec les matières suivantes :

Scammonée d'Alep. . . . . . 96 gramm. ℥ iij.
Myrobolans citrins . . . . . ⎞
        chébules. . . . ⎬ ãã 32 gramm. ℥ j.
        indiens . . . . ⎠
        bellérics. . . . ⎞
        emblics. . . . ⎬ ãã 24 gramm. ʒ vj.
Rhubarbe choisie. . . . . . ⎟
Semences de fumeterre. . . . ⎠
      d'anis . . . . . ⎞
      de fenouil. . . . ⎬ ãã 16 gramm. ʒ jv.
Spica-nard. . . . . ⎠

Après la dispensation des drogues, on fait bouillir, dans quantité suffisante d'eau, les pruneaux, le polypode et les autres substances jusqu'à l'épithym. On verse le décoctum bouillant sur les ingrédiens qui suivent jusqu'aux roses rouges. On passe avec expression; on soumet les marcs à une seconde décoction et infusion, que l'on passe aussi avec expression. Les liqueurs réunies, on les mêle au suc de fumeterre, au petit-lait, au sucre et à la manne; on chauffe, on passe au blanchet, on évapore en consistance de sirop épais, puis on y mêle les pulpes; et enfin les poudres réunies des dernières substances se doivent incorporer au sirop mêlé de pulpe, afin de former du tout un électuaire bien uni.

La confection Hamech (du nom d'un ancien médecin arabe), que Mesué nous a transmise, est un vigoureux purgatif dans toutes les maladies cutanées, les dartres, la lèpre, la teigne, les scrofules, etc. On en prend depuis 1 jusqu'à 6 gros. Chaque dragme peut tenir un quart de grain d'extrait de coloquinte et d'agaric, autant de chaque myrobolan, un demi-grain de diagrède, etc.

Il paraît que le petit-lait, sa matière extractive et caséeuse, qu'il retient, ainsi que ses sels (hydrochlorate de soude et de potasse, phosphate de chaux, carbonate de soude, etc.), contribuent à corriger l'âcreté de plusieurs matières extracto-résineuses, comme l'agaric, la coloquinte, le séné, la scammonée. On pourrait élaguer bien des substances peu actives, et augmenter la dose de la manne et des pulpes.

Électuaire de psyllium, de Mesué.

℞. Sucs dépurés de buglosse . . . ⎫
           de bourrache. . . ⎬ āā   1 kilog. ℔ ij.
           d'endive . . . ⎭
           d'ache. . . .
           de fumeterre. . .   250 gramm. ℔ ß.
Feuilles de séné mondé. . . ⎫ āā 32 gramm. ℥ j.
Epithym. . . . . . ⎭
Semences d'anis. . . . ⎫ āā 16 gramm. ℥ ß.
Racine de cabaret, ou asarum. . ⎭
Capillaire blanc. . . . .   64 gramm. ℥ ij.
Spica-nard . . . . . .   8 gramm. ℥ ij.
Semences de violettes. . . .   64 gramm. ℥ ij.
       de psyllium. . . . .   96 gramm. ℥ iij.

Ensuite,

   Sucre. . . . . . .   15 hectog. ℔ iij.

Mêlez-y :

   Poudres de scammonée. . .   96 gramm. ℥ iij.
         de roses rouges . . . ⎫
         de rhubarbe. . . . ⎬
         de réglisse . . . . ⎬ āā 32 gramm. ℥ j.
         d'ivoire calciné à blan- ⎬
            cheur. . . . . ⎭
   Semences de berbéris pulvérisées   8 gramm. ℥ ij.

Semences de pourpier en poudre.
     de coriandre   *id.*
     d'anis   *id.*
     de fenouil   *id.*
Gomme adragant   *id.*
Mastic   *id.* } aã 4 gramm. ʒ j.

Quoique cet électuaire ne contienne pas de pulpes, il renferme du mucilage et des substances extracto-muqueuses qui l'assimilent aux précédens. Pour le faire, on verse les sucs dépurés de plantes sur les matières concassées, depuis le séné jusqu'à la semence de violettes. L'infusion se prolonge à chaud pendant un jour; on la fait ensuite bouillir un peu; on passe avec expression, et la colature chaude se jette sur les graines de psyllium concassées. Après vingt-quatre heures de macération à chaud, en agitant de temps en temps, on passe avec exgression; on ajoute le sucre, et l'on fait un sirop épais, dans lequel on incorpore les poudres de tout le reste des ingrédiens.

Ce purgatif est émollient, relâchant; l'âcreté du diagrède qui s'y trouve à la quantité de quatre grains par dragme, est mitigée. Cependant il évacue bien les humeurs séreuses; il est apéritif dans l'ictère, dans les fièvres quartes rebelles. La dose est d'un à 4 gros, ou même plus.

Électuaire diaphœnix, ou de scammonee et de turbith, composé,
du Codex, d'après Mesué.

ʄ. Pulpe de dattes cuites dans l'hy-
    dromel . . . . } aã 250 gramm. ʒ viij.
Sucre ordinaire . . . .
Amandes douces mondées . . .   116 gramm.   ʒ iij ß.
Miel blanc . . . .   1 kilogr.   ℔ ij.
Poudres de gingembre . . . .
    de poivre . . . .
    de macis . . . .
    de cannelle . . .
    de rhue . . . . } aã 8 gramm. ʒ ij.
    de semence de daucus de
      Crète . . . . .
    de fenouil . . . .
    de racines de turbith . .   128 gramm.   ʒ iv.
    de scammonée . . . .   48 gramm.   ʒ j ß.
    de stigmates de safran . .   3 décigr.   g vj.

Les amandes douces mondées, réduites en pâte fine, se mêlent au sucre ordinaire pulvérisé, s'incorporent à la pulpe des dattes cuites et au miel blanc despumé. A ce mélange on ajoute peu à peu les poudres de tous les autres ingrédiens, pour les convertir en un électuaire de bonne consistance. Il est convenable de passer la pâte d'amandes au travers d'un tamis de crin; on la forme avec un peu de miel pour prévenir le développement de l'huile par la percussion.

Cet électuaire est un fort purgatif, hydragogue, convenable aux hydropiques, aux apoplectiques séreux, aux léthargiques; il agite le sang menstruel; est employé à l'hôpital de la Charité de Paris, en lavement, dans la colique des peintres; il se prend aussi par la bouche. La dose est d'un à huit gros. Le mot *phœnix* signifie dattes.

Il y a par grammes six grains de turbith et deux grains un quart de diagrède.

DES PILULES ET DES BOLS.

Le nom de *pilule*, diminutif de *pila*, une balle, désigne la forme de ce médicament, et le mot *bol*, qui dérive, ou de *buccella*, petite bouchée, ou de βολος, une balle, s'applique aussi à un médicament solide, divisé en petits morceaux ronds destinés à être avalés sans être mâchés. Les bols sont plus gros que les pilules, et d'une consistance plus molle, afin qu'ils se prêtent mieux à la déglutition; aussi on leur donne souvent une forme d'olive. Les pilules ont diverses grosseurs. On les a inventées pour épargner au malade le désagrément de prendre des substances déplaisantes au goût. Ce sont d'ordinaire des poudres ou des oxydes métalliques, des gommes-résines, des extraits, des sucs desséchés, des sels, du savon, des terres, des corps quelquefois âcres, amers, fétides, etc., que l'on incorpore en divers excipiens, et dont on forme des masses pour les diviser commodément. Plus la masse a été battue, plus les pilules se roulent facilement sous les doigts.

Les excipiens sont ou des sirops, du miel, ou le vin ou autres liquides, ou un baume, une huile, ou des conserves, des électuaires, un mucilage, ou la mie de pain, etc. Les matières de quelques pilules suffisent quelquefois pour se former en masse, comme celles qui contiennent des extraits; d'autres se font par la chaleur, lorsqu'il y a des sels fusibles, des résines, etc.

La consistance qu'on donne aux masses des pilules à conserver toutes faites dans les officines, permet à ces médicamens de se garder long-temps sans détérioration sensible; et il suffit de rebattre et de ramollir par l'excipient approprié celles qui se dessèchent trop.

D'ailleurs, plus on peut prendre les pilules molles, plus elles se délaient facilement dans les premières voies, et préviennent les inconvéniens de celles qui sont de difficile dissolution, comme les pilules avec les résines. Aussi une masse pilulaire est d'autant mieux préparée, que ses divers ingrédiens sont plus exactement divisés et mêlés, que toute la pâte est bien unie, que les résines âcres, les poudres drastiques sont bien incorporées. Souvent les sels, les extraits, rendent les pilules déliquescentes, ou, chez d'autres, les substances salines s'effleurissent à la surface de la masse, de sorte qu'elles n'y sont plus parfaitement mêlées. Les mucilages ont l'inconvénient de rendre solides et fragiles les masses pilulaires, après quelques jours.

On recommande d'envelopper d'un parchemin les masses de pilules, et de les tenir dans un pot bien fermé. Il ne faut pas huiler les parchemins, comme quelques praticiens l'ont dit, et comme le répète fort mal à propos le *Codex*, ni malaxer les masses avec des mains huilées ; car, si l'on a l'intention de défendre ces médicamens de l'action de l'air, l'huile rancit en revanche, et devient âcre.

On divise une masse de pilules en formant des cylindres égaux d'un poids déterminé, qu'on partage en pilules, soit avec le pilulier (voir les figures), soit avec une lame dentée. L'on roule les pilules entre les doigts. Le pilulier les fait uniformément, mais toujours de la même grosseur, à moins qu'on n'ait des piluliers de plusieurs calibres.

Les pilules doivent être roulées, ou dans la poudre de réglisse, ou d'iris, ou celle d'amidon, ou celle de lycopode, ou dans des feuilles d'argent ou d'or, pour qu'elles ne s'attachent, ni entre elles, ni à la gorge. On ne peut pas argenter celles qui contiennent du soufre ou des sulfures métalliques, car elles noircissent. Les pilules mercurielles avec le mercure éteint, ne doivent pas être dorées, parce que l'or s'amalgame au mercure. On prend les pilules et les bols, ou dans du pain azyme (à chanter), ou dans quelque véhicule agréable.

On distinguait les pilules en *altérantes* et en *purgatives*, division peu utile à l'art ; nous avons plutôt séparé celles qui contiennent des substances métalliques, de celles qui sont surtout formées de matières végétales, parce que ces dernières consistent en de simples mélanges, et que les autres offrent diverses combinaisons chimiques.

DES PILULES AVEC DES SUBSTANCES MÉTALLIQUES.

Elles sont de plusieurs genres : 1° celles qui contiennent un métal plus ou moins oxydé ; 2° celles qui contiennent des sels métalliques ; 3° celles qui contiennent des sulfures ou hydrosulfures métalliques. Nous observerons à chaque article quelles combinaisons s'opèrent.

Diverses pilules martiales ou chalybées durcissent beaucoup, et les oxydes de fer absorbent de l'oxygène, comme les cimens ferrugineux.

Pilules purgatives mercurielles.

℞. Mercure coulant pur. . . . . 160 gramm. ℥ v.
Jalap en poudre. . . . . . 250 gramm. ℥ viij.
Séné en poudre . . . . . . 192 gramm. ℥ vj.
Aloès succotrin . . . . . . 128 gramm. ℥ iv.
Scammonée. . . . . 96 gramm. ℥ iij.
Gomme-gutte. . . . . } āā 32 gramm. ℥ j.
Pignons d'Inde . . . . }
Baume de copahu. . . . . . 64 gramm. ℥ ij.
Sirop de nerprun. . . . . . Q. s.

Éteignez le mercure dans le baume de copahu et du sirop de nerprun. D'autre part, réduisez en pâte les pignons d'Inde mondés de leur écorce, et ajoutez les autres poudres de manière à former une poudre générale uniforme, qu'on passe au tamis. Incorporez cette poudre au baume de copahu, avec le mercure, et ajoutez suffisante quantité de sirop, La masse bien battue et unie, formez des pilules de 4 grains. Elles sont dépuratives, fondantes dans les maladies de la lymphe et la syphilis. Elles purgent fortement à la dose de 48 grains.

On reconnaît que le mercure est éteint, lorsqu'en frottant un peu de sa masse sur du papier gris, qui absorbe les matières grasses ou liquides, on n'aperçoit plus de globules de mercure coulant. M. Planche observe qu'en battant trop les pilules mercurielles, le métal se revivifie.

Pilules mercurielles avec scammonée et aloès, du Codex de Paris.

℞. Mercure très-pur. 32 gramm. ℥ j.
Miel . . . . . . 176 gramm. ℥ v ß.

Éteignez le mercure parfaitement dans ce miel, et en triturant; enfin, ajoutez-y, pour incorporer, les poudres suivantes :

Aloès succotrin. . . } āā 64 gramm. ℥ ij.
Scammonée d'Alep. . }
Macis ou muscade. . . } āā 8 gramm. ʒ ij.
Cannelle en poudre.. }

Battez la masse, faites des pilules de 4 à 8 grains, qu'on roule dans la poudre de réglisse. On en prend une ou deux comme dépuratives, par jour, ou au nombre de cinq ou six pour purger, surtout dans les maladies syphilitiques, et aussi les affections dartreuses ou autres cutanées, et contre les vers. Ces pilules sont imitées de celles de Béloste, et sont réformées

I. 25

de la formule de Renou (Renodæus) pour les pilules napolitaines.

Pilules mercurielles, dites de Béloste.

Béloste, chirurgien, inventa ces pilules contre les maladies vénériennes: la famille de Béloste continuait à vendre, comme un remède secret, ces pilules, souvent mal préparées, puisque le mercure n'y est pas bien éteint.

La recette authentique de Béloste a été rendue publique par la Préfecture de police, et insérée dans le *Journal de Pharmacie*, février 1820, pag. 93; la voici :

℞. Mercure. . . . . 96 gramm. ℥ iij.
Miel blanc. . . . . 250 gramm. ℥ viij.

Triturez jusqu'à extinction du mercure, ajoutez :

Agaric blanc pulvérisé. . 16 gramm. ʒ iv.
Aloès succotrin en poudre 16 gramm. ʒ iv.
Scammonée pulvérisée. . . 64 gramm. ℥ ij.
Poivre blanc pulvérisé . . 12 gramm. ʒ iij.

Mêlez d'abord toutes les substances pour fournir une poudre composée que vous incorporerez avec le mercure et le miel.

Conservez pour l'usage. Béloste roulait les pilules divisées à la dose de 4 grains chaque, dans une poudre composée de méchoacan et de jalap, épuisé par l'alcool, à parties égales.

C'est, au reste, un remède très-estimé dans la syphilis, et contre les maladies de la peau. On les prend, ou comme fondantes, à la dose de 8 à 16 grains, en deux ou quatre pilules par jour, ou comme purgatives à la dose d'un gros.

Pilules mercurielles scammoniées-aloétiques (Pilules de Renaudot *et de* Béloste, *reformées*).

℞. Mercure pur. . . . . 6 parties.
Miel blanc. 6
Aloès succotrin pulvérisé 6
Rhubarbe de Chine, *id.* 3
Scammonée d'Alep, *id.* 2
Poivre noir, *id.* 1
                        ——
                        24

Triturez dans un mortier de fer le mercure avec le miel et une partie de l'aloès : l'extinction du métal se fait avec une grande promptitude. Lorsqu'elle est parfaite, ajoutez le restant de l'aloès, puis la scammonée, enfin les autres poudres préalablement mêlées; battez la masse, et faites-en des pilules de 4 grains. Chaque pilule contient un grain de mercure, un grain d'aloès, un demi-grain de rhubarbe et un tiers de grain de scammonée. La formule du *Codex* est très-imparfaite.

Pilules napolitaines ou mercurielles, de Renou.

℞. Mercure revivifié de cinnabre....	24 gramm.	ʒ vj.
Aloès succotrin...............	20 gramm.	ʒ v.
Rhubarbe...................	12 gramm.	ʒ iij.
Scammonée d'Alep...........	8 gramm.	ʒ ij.
Agaric blanc................	4 gramm.	ʒ j.
Macis...................		
Cannelle...............	ãã 12 décigr.	Э j.
Sassafras.................		
Miel de Narbonne.............	Q. s.	

Après avoir éteint ou divisé le mercure dans le miel et la scammonée, on ajoute les poudres. Ces pilules sont dépuratives et un peu purgatives dans les maladies cutanées. Elles fortifient aussi. La dose est de 12 à 48 grains.

Pilules de Plenck, mercure gommeux (formule reformée) avec la ciguë.

℞. Mercure purifié........	1 partie.
Miel pur.............	
Racine de guimauve en	ãã 2 parties.
poudre fine.........	
Extrait de ciguë.......	1 partie.

Faites l'extinction du mercure dans le miel, puis ajoutez les autres substances. On forme des pilules de deux grains chaque. Plenck employait la gomme arabique et non la poudre de guimauve.

Pilules de cyanure de mercure.

℞. Cyanure de mercure porphyrisé..	℈ vj.
Opium brut..................	℈ xij.
Mie de pain..................	ʒ ß.

Formez, selon l'art, 96 pilules, dont chacune contiendra un seizième de grain de cyanure et un huitième d'opium. Contre la syphilis.

Pilules pour le gravier des reins.

℞. Extrait de ménianthe......		
d'aunée..........	ãã 10 gramm.	ʒ ij ß.
de chiendent		
Savon médicinal.........		
Limaille de fer porphyrisée.	12 gramm.	ʒ iij.
Aloès................		
Jalap...............	ãã 6 gramm.	ʒ j ß.
Scammonée....		
Ognon de scille..........		
Sirop de nerprun.........	Q. s.	

Faites des pilules de 6 grains. On en prend quatre par jour. Elles purgent un peu, et sont lithontriptiques, dit-on, dans le calcul rénal ou vésical.

Pilules purgatives pour une prise.

℞. Protochlorure de mercure doux. 6 décigr. ℈ xij.
Scammonée . . . . 5 décigr. ℈ x.
Jalap . . . . 1 gramm. ℈ xviij.
Sirop de fleurs de pêcher . . . Q. s.

Faites selon l'art.

En prenant aussi 19 grains de savon de jalap, humecté d'huile d'amandes douces, on fait des pilules de 4 grains qui purgent également bien ; mais les premières agissent plus vigoureusement, et il faut en diminuer la dose pour des tempéramens faibles ou les enfans.

Pilules de panacée mercurielle, dragées vermifuges.

℞. Protochlorure de mercure lavé, dit
panacée mercurielle porphyrisée. 32 gramm. ℥ j.
Mie de pain tendre. . . . . . 2 gramm. 2 décigr. ℈ ij.
Eau. . . . . , ... Q. s.

Incorporez avec un pilon, la panacée dans la mie de pain, et faites trois cent quatre-vingt-quatre pilules, afin que chacune ne tienne qu'un grain et demi de panacée. On en prend de deux à huit dans la syphilis, les dartres, la gale rebelle, la teigne, les obstructions, et contre les vers. Si l'on incorpore la panacée dans deux onces de sucre et une once d'amidon avec du mucilage de gomme adragant, et que l'on fasse deux cent quatre-vingt-huit pilules ou dragées, on en donne une le soir et une le matin aux enfans, contre les vers.

Pilules d'aconit mercurielles, du docteur Double.

℞. Extrait d'aconit napel. . . 1 gramm. 1 décigr. ℈ xx.
Deutochlorure de mercure. 1 décigr. ℈ ij.

Divisez, après un mélange très-exact, en 20 pilules égales ; usitées contre les maladies vénériennes anciennes, les dartres rebelles et les scrofules. La dose est d'une pilule matin et soir.

Pilules ou dragées, de Keyser.

℞. Oxyde de mercure, de couleur briquetée, ou mercure précipité *per se*. . . 64 gramm. ℥ ij.
Vinaigre distillé privé de tous acides
minéraux. . . . . 1 kilog. ou Q. s.

Faites un acétate de mercure ; ensuite

℞. Manne ou sucre en poudre fine. 5 hectogr. 444 gramm. ℔ j ℥ xlv.
Amidon fin en pondre. . . . 64 gramm. ℥ ij.
Mucilage de gomme adragant. . Q. s.

En 1772, le gouvernement acheta le secret de ces dragées, vantées comme un excellent spécifique contre les maladies vénériennes. On fait cet acétate, ou en versant de l'acide acétique sur du mercure précipité rouge, bien privé de nitrate de mercure (par son lavage dans une eau alcaline), ou sur l'oxyde de mercure précipité de sa dissolution nitrique, ou enfin par double décomposition de l'acétate de potasse liquide, mêlé au nitrate de mercure en liqueur. Dans ce cas il faut redissoudre le sel et le cristalliser pour le priver d'acide nitrique; on doit faire presque à froid la dissolution mercurielle, car à chaud elle est plus corrosive et tient du deutonitrate.

Dans l'une ou l'autre de ces opérations on obtient, par évaporation, de l'acétate de mercure en cristaux écailleux, brillans, argentins, peu solubles à l'eau; ce sel sec se mêle au sucre ou à la manne et à l'amidon. Le tout s'incorpore dans un mucilage. On étend la masse, au moyen d'un rouleau, sur un marbre saupoudré d'amidon, et on enlève, avec un emporte-pièce de petit diamètre, des pastilles ou rotules, du poids d'environ six grains. Il faut mille ou douze cents de ces pilules par chaque boîte, qui suffit d'ordinaire pour un traitement. On commence par deux pilules matin et soir, et l'on augmente successivement la dose jusqu'à ving-cinq pilules le matin et autant le soir, ou même plus. Ce remède est doux et ne cause pas d'accidens. Si les gencives se tuméfient, on interrompt le traitement. L'auteur incorporait son acétate dans la manne.

On sait que le sucre, la manne, ont la propriété de décomposer les acétate et nitrate mercuriels, selon A. Vogel, en réduisant l'oxyde.

Dragées mercurielles, du docteur Vaume.

℞. Mercure. . . . . 32 gramm. ℥ j.
Sirop de raisin. . . . . . 500 gramm. ℔ j.
Amandes douces écorcées. . . 128 gramm. ℥ jv.
Fiel de bœuf. . . . . . . 96 gramm. ℥ iij.

Triturez pour éteindre le mercure; ajoutez à la masse bien homogène :

Farine de riz . . . . 378 gramm. ℥ xij.
Racine de guimauve en poudre 96 gramm. ℥ iij.

On forme de la masse totale 9,500 pilules, que l'on roule dans une poudre de sucre et de gomme arabique.

Pilules expectorantes.

℞. Beurre de cacao. . . . . 6 gramm. ℥ j ß.
Iris de Florence en poudre. . . 2 gramm. ℥ ß.
Oxyde d'antimoine hydrosulfuré
brun (kermès minéral). . . 15 centigr. ℈ iij.

Faites une masse pour trente-six pilules. On se sert de quelques gouttes d'huile d'amandes douces pour unir la poudre au beurre de cacao.

Si l'on argentait ces pilules, l'hydro-sulfure les ferait noircir.

Pilules toniques, *de* Stoll.

℞. Limaille de fer. . . . . . . }
    Extrait de petite centaurée. . } āā Part. ég.
    Gomme ammoniaque. . . . }

Formez des pilules de 4 à 6 grains. Elles servent contre la chlorose. Sydenham n'employait avec la limaille de fer que l'extrait d'absinthe, ou par fois de l'aloès, ou de la cannelle, contre les cachexies.

Pilules pour la gale, *ou éthiopiques*.

℞. Sulfure noir de mercure. .   32 gramm. ℥ j.
    Sulfure d'antimoine . . . }
    Résine de gayac. . . . . } āā 16 gramm. ℥ jv.
    Extrait de salsepareille. . .   32 gramm. ℥ j.

Porphyrisez les sulfures d'antimoine et de mercure avec la résine de gayac; incorporez dans l'extrait. Faites des pilules de 6 à 8 grains contre les gales rebelles, teigne, dartres, ulcères caoëthes, et aussi dans l'hydropisie, la fièvre quarte tenace. On prend de deux à quatre pilules. On ne peut pas les argenter sans qu'elles noircissent.

Bols antimoniaux.

℞. Sulfure d'antimoine porphyrisé. 32 gramm. ℥ j.
    Cannelle en poudre. . . . . 8 gramm. ℥ ij.
    Conserve de roses. . . . . . Q. s.

Faites des bols de 8 grains. On en prend de deux à quatre par jour contre la gale et les dartres. Le sulfure d'antimoine naturel peut contenir de l'arsenic.

Pilules de Meglin, *contre le tic douloureux*.

℞. Extrait de jusquiame noire . . . . . }
    de racine de grande valériane. } Part. égal.
    Oxyde blanc de zinc. . . . . . . }

Faites, selon l'art, des pilules de trois grains. On commence par une, et on augmente jusqu'à 6 ou 8, ou jusqu'à la cessation du tic.

Pilules anitcéphalalgiques, *du docteur* Broussais.

℞. Extrait de jusquiame. . . . }
    de belladone. . . . . } āā 25 centigr. ℈ v.
    de laitue . . . . . .   50 centigr. ℈ x.
    gommeux d'opium . . .   12 centigr. ℈ ij ß.
    Beurre de cacao. . . . . .   4 gramm. ℥ j.

Faites 30 pilules égales, à prendre une matin et soir.

Pilules bénites, de Fuller, *ou d'aloès et de substances fétides.*

℞. Aloès.	16 gramm.	℥ ß.
Séné en poudre	8 gramm.	℥ ij.
Assa-fœtida.	} ãã 4 gramm.	℥ j.
Galbanum		
Myrrhe	8 gramm.	℥ ij.
Sulfate de fer.	24 gramm.	℥ vj.
Safran du Gâtinois.	} ãã 2 gramm.	℥ ß.
Macis.		
Huile de succin	Gutt. Nº 4.	
Sirop d'armoise	Q. s.	

Faites des pilules de 4 grains; il y en aura cent soixante : usitées dans l'hystérie, les spasmes hypocondriaques, à la dose de deux le matin et de deux le soir. Elles purgent légèrement. Elles noircissent si on les argente, car l'assa-fœtida contient du soufre. Les substances purgatives n'y sont que pour un septième.

Pilules emménagogues.

℞. Extrait d'enula campana	}		
de sabine	} ãã 24 décigr.	48 grains.
d'aloès	}	
Limaille de fer porphyrisée.	}	
Huile volatile de sabine.	Gutt. Nº 12.	
Sirop de marrube	Q. s.	

Faites douze pilules. On en prend une le matin, une le soir : dans les pâles couleurs et l'ictère. Elles excitent le flux menstruel.

Pilules antiscrofuleuses, du Codex.

℞. Scammonée en poudre.	} ãã 64 gramm.	℥ ij.
Sulfure noir de mercure		
Oxyde blanc d'antimoine diaphorétique.	} ãã 12 gramm.	℥ iij.
Cloportes en poudre.		
Savon amygdalin.		
Extrait de réglisse ou sirop des cinq racines.	160 gramm.	℥ v, ou Q. s.

Faites des pilules de 4 grains. La dose est de 2 à 10, plusieurs jours de suite.

Pilules antiscrofuleuses baryliques.

℞. Chlorure de baryum dissous dans très-peu d'eau distillée.	1 gramm. 3 décig.	ɔ j.

Mêlez à

Racine de gentiane pulvérisée.	16 gramm.	℥ ß.
Gomme arabique.	4 gramm.	℥ j.
Sirop de sucre.	Q. s.	

Faites cent quatre-vingt-douze pilules contenant chacune un dix-huitième de grain de muriate barytique. On en prend deux, matin et soir.

Pilules de Plummer.

℞. Protochlorure de mercure (mercure doux. . . . .
Oxyde d'antimoine sulfuré orangé (soufre doré d'antmoine). . . .
} aa 12 gramm. ℥ iij.
Suc de réglisse purifié. . . . . 8 gramm. ℥ ij.
Mucilage de gomme arabique. . . Q. s.

On fait des pilules de six grains; elles sont antisyphilitiques et sudorifiques.

Remèdes et bols vermifuges.

Les vermifuges sont : 1° ou ceux qui agissent mécaniquement; 2° ou ceux qui opèrent comme poisons sur les vers; 3° ou les purgatifs; 4° l'écorce de la racine de grenadier.

Les vermifuges mécaniques sont d'abord l'étain en limaille, donné à la dose de quelques gros; il ne semble pas que ce métal agisse autrement que parce qu'il n'offre rien de nutritif pour les vers. Il a d'abord été employé par Alston. Ensuite les soies du légume d'un arbuste papilionacé, *negretia*, de Ruiz et Pavon. Il en est de même de celles du *dolichos pruriens*, L. On les mêle avec du miel ou du sirop pour former des bols qu'on avale. C'est le remède des nègres. Ces soies fines et raides percent les vers et les font périr. On les emploie aussi dans les Indes occidentales, selon Chamberlayne.

Le charbon pilé est un bon anthelmintique contre les tænias; chez les Islandais, d'après Pallas.

Les véritables vermifuges ou poisons des vers, ont été proposés en grand nombre, et l'on a vu même l'eau à la glace, ou celle de fontaine prise très-froide à grande dose, expulser les cucurbitains. Redi ayant vu mourir des lombrics dans l'eau de fleurs d'oranger, en conclut qu'elle était un bon anthelmintique. Les végétaux d'odeur et de saveur amère ont été employés avec succès, comme tous les stimulans et les toniques; par exemple la *brayera anthelmintica* de Kunth.

Ainsi le camphre, l'huile du cajéput véritable, le semen-contra, ou les graines d'*artemisia judaïca*, celles de tanaisie, *tanacetum vulgare*, les *spigelia anthelmintica* et *marylandica*, l'écorce du *geoffroya surinamensis* ou cabbage, le *fucus helminthocorton*, la racine de fougère, *aspidium filix mas*, de Willdenow, ont tour à tour été conseillés avec plus ou moins de succès, outre l'ail, les amers violens. Cependant Florman a vu des vers encore vivans dans des animaux tués par la noix vomique.

L'eau dans laquelle a bouilli du mercure n'en contient pas

un atome, et cependant elle agit comme anthelminthique.

Parmi les substances fétides qui tuent le plus énergiquement les vers, il faut compter l'huile animale empyreumatique. Une partie mêlé avec deux d'huile de térébenthine et distillées ensemble forment un remède très-actif contre tous les vers, même la douve du foie et les tænias, selon Chabert. Il en est de même de l'huile animale de Dippel, à la dose de dix gouttes dans une tasse de thé, ou de l'huile de térébenthine dans du jaune d'œuf. Le pétrole ou naphte, à la dose de dix à vingt gouttes, réussit aux Egyptiens contre les tænias. L'huile volatile de térébenthine, 3 onces, avec miel 6 gros, et eau distillée de menthe 3 gros, à prendre en trois prises, sont un remède actif contre le *tænia lata*.

Enfin les anthelminthiques purgatifs sont plusieurs sels, comme l'hydrochlorate de soude et celui d'ammoniaque, le sulfate de soude ou de magnésie.

On a tiré quelque avantage aussi de l'élixir vitriolique de Mynsicht ou de l'élixir acide de Haller. Mais les principaux vermifuges sont l'huile de ricin, vantée par Odier et Dunant, contre les vers solitaires. On y peut ajouter, si l'on veut, la racine de fougère et son extrait par l'alcool. Passerat de la Chapelle avait recommandé l'huile de noix mêlée de vin d'Alicante; mais les drastiques, tels que la gomme-gutte, l'aloès, la scammonée, l'ellébore noir et fétide, la gratiole, la cévadille, donnés avec prudence, sont plus efficaces. Les tænias périssent surtout par l'écorce de racine de grenadier.

On connaît le remède de Mme Nouffer, acheté en 1775, par ordre du roi, et qui consiste en racine de fougère mâle, en protochlorure de mercure doux, en scammonée et gomme-gutte; on en fait des bols contre les tænias. Le remède d'Herrenschwands lui est fort analogue.

On applique encore l'onguent d'arthanita sur l'épigastre des enfans.

Remède contre le tænia.

On prendra, trois heures après le repas, un bol fait avec

Protochlorure de mercure doux.	} āā 1 décigr. 2 grains.	
Corne de cerf calcinée		
Conserve de roses.	Q. s. pour un bol.	

On boira une tisane avec:

Racines de fougère séches . . .	128 gramm.	℥ iv.
Eau	1 kilogr.	500 gramm. ℔ iij.

Réduite à 1 kilogramme, édulcorée avec:

Sirop de mousse de Corse. . .	64 gramm.	℥ ij.

Vers le soir on prendra 32 gram. (une once) d'huile d'amandes douces, et le lendemain matin les bols suivans :

℞. Scammonée pulvérisée . . . . .   1 gramm.   18 grains.
Racine de fougère en poudre. .   8 gramm.   ℥ ij.
Gomme-gutte . . . . } āā 6 décigr.   12 grains.
Protochlorure de mercure doux .

Faites des bols avec quantité suffisante de sirop de mousse de Corse, à prendre en trois doses à quelque temps de distance, et si le malade, après les deux premières doses, rend par le haut ou le bas le vers solitaire, on ne donne pas la troisième prise.

D'autres praticiens recommandent le bol suivant :

Etain pur en limaille fine. . . 15 décigr. ℈ xxx.

incorporé dans Q. s. de conserve de roses ou autre.

On prend plusieurs fois ce bol dans le traitement. Quelques personnes, au lieu de limer l'étain, ce qui enduit bientôt la lime, le versent fondu dans une boîte à savonnette enduite de craie; on lave et on triture ensuite la grenaille; mais le meilleur procédé consiste à triturer parties égales de feuilles d'étain avec du sucre : on fait une poudre; on enlève le sucre par le lavage. L'étain reste en poudre très-fine par ce moyen, comme l'or en coquille.

L'huile de ricin, 32 gramm. (une once), avec éther sulfurique, 4 gramm. (un gros), forme aussi une mixture active dans le même traitement.

Pilules chalybées, ou martiales.

℞. Limaille de fer porphyrisée. 32 gramm.   ℥ j.
Cannelle fine. . . . . 24 gramm.   ℥ vj.
Aloès succotrin. . . . . 4 gramm.   ℥ j.
Sirop d'armoise. . . . . Q. s.

Formez des pilules de 4 grains. Elles sont stomachiques, emménagogues, toniques, apéritives; usitées contre la chlorose. On en prend de deux à six.

Pilules fondantes, de Vic-d'Azyr.

℞. Extrait de fiel de bœuf sec. . . . . . } āā 12 gramm.   ℥ iij.
      de petite centaurée . . . .
Ecorce de Winter pulvérisée. . . . . . } āā 4 gramm.   ℥ j.
Oxyde de fer noir (éthiops martial).

Faites des pilules de 4 grains. On en prend de quatre à six par jour dans les empâtemens des viscères abdominaux par atonie.

Pilules martiales, de Sydenham.

℞. Limaille de fer porphyrisée. 64 gramm.   ℥ ij.
Extrait mou d'absinthe . . . Q. s.

Pour faire des pilules de six grains : on en prend quatre par jour.

Pilules astringentes, de Lémery, reformées.

℞. Bol d'Arménie.............
Terre sigillée. .... } aa 8 gramm. ℥ ij.
Corail rouge................
Cachou....................
Pierre hématite............. } aa 2 gramm. ℥ ß.
Sang-dragon................
Racines de grande consoude. . 8 gramm. ℥ ij.
    de tormentille...... } aa 2 gramm. ℥ ß.
    de bistorte.........
Mastic.................... 12 décigr. Ɔ j.
Laudanum liquide.......... 2 gramm. ℥ ß.
Sirop de myrrhe composé.. Q. s.

Porphyrisez les substances minérales ; faites des pilules de six grains. Usitées dans l'hémoptysie, la ménorrhagie, la leucorrhée, la blennorrhée, la dysenterie et le flux de ventre. On en prend de deux à six. On peut supprimer le corail, la terre sigillée, que l'on remplace par le bol d'Arménie. La consoude est peu utile.

Pilules de sulfate de fer.

℞. Sulfate de fer en poudre. 4 gramm. ℥ j.

Formez-en une masse pilulaire avec suffisante quantité d'extrait mou de gentiane. Divisez en trente pilules. Bon tonique, stomachique et fébrifuge.

Pilules de sous-carbonate de fer.

℞. Sous-carbonate de potasse. }
Sulfate de fer en cristaux } aa Part. ég.
purs................. }

Triturez ensemble pendant une heure ; ces sels se liquéfient ; il faut continuer la trituration, afin que la masse se dessèche. Ajoutez, pour demi-once de ces sels, dix-huit grains (un gramme) de gomme arabique ; formez quarante-huit pilules que vous argenterez de suite, pour prévenir leur ramollissement à l'air.

On en prend de deux à cinq par jour, en buvant ensuite une infusion légère de bourgeons de sapins du Nord. C'est un bon tonique. Il y a du sulfate de potasse formé ou échange des bases.

Pilules de cuivre ammoniacal, de Swédiaur.

℞. Sulfate de cuivre ammoniacal. 8 décigr. ℈ xvj.
Mie de pain.................. 5 gramm. Ɔ iv.
Carbonate ammoniacal liquide. Q. s.

Faites 96 pilules dont chacune contient un sixième de sel cuivreux. On en prend deux à trois par jour contre l'épilepsie.

Pilules arseniees.

℞. Acide arsénieux..... 1 décigr. ℥ ij.
Opium pulvérisé.... 3 décigr. ℥ vj,
Savon blanc......... 11 décigr. ℥ xxij.

Formez une masse pilulaire à diviser en 32 pilules.

On en prend une, en buvant par dessus une infusion appropriée. Remède contre les fièvres intermittentes, rebelles, en Amérique; à employer avec prudence.

Pilules antiépileptiques, de **Kopp**.

℞. Semences de *phellandrium*.. } āā 4 gramm. ℨ j.
Extrait de mille-feuille...... }
Acétate de plomb........... 25 centigr. ℥ v.

Faites des pilules de deux grains. On n'en prend qu'une par jour. On ajoute parfois à la masse :

Extrait gommeux d'opium... 25 centigr. ℥ v.

Se donnent aussi contre l'hystérie. On doit en user avec précaution.

Pilules antiépileptiques.

℞. Nitrate d'argent pur.......... ℥ j.
Mie de pain................. 4 gramm. ℨ j.

Mêlez très-exactement; faites 20 pilules. On n'en prend qu'une à la fois. On y peut joindre le musc, le camphre et l'opium. Comme il y a du danger, il faudrait employer plutôt le nitrate cristallisé que la pierre infernale, qui contient souvent de l'oxyde de cuivre. Ce nitrate d'argent se décompose dans les extraits végétaux, mais moins avec la mie de pain.

Pilules tartarées, de **Schroëder**.

℞. Extrait sec d'aloès préparé avec
le suc de fraises dépuré... 125 gramm. ℥ iv.
Gomme ammoniaque en larm. 48 gramm. ℥ j β.
Sulfate de fer............. } āā 16 gramm. ℨ iv.
Extrait de safran .... }
Acétate de potasse.......... 32 gramm. ℥ j.
Extrait de gentiane......... 24 gramm. ℨ vj.
Tartrate de potasse et de fer
en liqueur, ou teinture de
Mars tartarisée.......... Q. s.

Pour adoucir l'aloès, l'auteur le faisait dissoudre dans le suc de fraises, et on en formait l'extrait. Mais les acides malique et citrique de ce suc seraient aussi bien remplacés par ceux du vin. Pulvérisez l'aloès, la gomme, le sulfate; amollissez dans un mortier échauffé les extraits; incorporez les sels et les poudres par l'addition de la teinture de Mars. On conserve la masse pilulaire dans du parchemin et un pot. Chaque pilule sera de six grains. On en prend de quatre à huit. Elles purgent un peu ; elles sont apéritives contre les fièvres intermittentes, l'ictère, la chlorose, les obstructions. Le sulfate de fer avec l'acétate de potasse échangent leurs bases.

PILULES SANS SUBSTANCES MÉTALLIQUES.

Ce sont, pour la plupart, de simples mélanges de végétaux. Cependant, lorsqu'on joint des savons aux résines, celles-ci se combinent en partie à l'alcali, et forment des savonules, ce qui les rend plus solubles dans les premières voies. Ces mêmes alcalis diminuent l'âcreté des purgatifs.

Pilules de savon ou smectiques, du Codex.

R). Savon blanc amygdalin.... 128 gramm. ℥ iv.
    Poudre de guimauve....... 16 gramm. ℥ iv.
    Nitrate de potasse......... 4 gramm. ʒ j.

On coupe en feuillets, ou l'on râcle le savon, que l'on bat fortement avec la poudre de racine de guimauve; d'autres préfèrent la farine de lin avec du nitre. On fait des pilules de 4 grains ; elles sont fondantes, apéritives, lithontriptiques, dit-on; elles conviennent dans les empoisonnemens d'acides, d'oxydes ou de sels métalliques. Le savon doit être fait avec de l'huile d'amandes douces ou d'olives pure.

On l'humecte soit avec de l'huile soit avec un sirop simple. Ces pilules peuvent être argentées.

Pilules de savon et d'aloès.

R). Aloès succotrin en poudre.. 16 gramm. ʒ iv.
    Savon amygdalin........... 24 gramm. ʒ vj.
    Huile volatile d'anis........ 8 gouttes.

Faites une masse avec suffisante quantité de sirop de nerprun. L'aloès y entre pour deux tiers. C'est un fondant.

Pilules de Morton.

R). Poudre de cloportes.......... 24 gramm. ʒ vj.
    Gomme ammoniaque en larmes 12 gramm. ʒ iij.
    Acide benzoïque sublimé. .... 8 gramm. ʒ ij.
    Safran...................... ⟩ ãã 13 décigr. ℈ xxvj.
    Baume du Pérou............. ⟩
    de soufre anisé....... Q. s. ou 8 gramm. ʒ ij.

Formez une masse avec le baume de soufre anisé. C'est un bon remède dans l'asthme, la toux, les maladies de poitrine. Elles excitent l'expectoration. La dose est d'un à six grains. Les cloportes ne servent à rien ici. On ne peut pas argenter ces pilules sans qu'elles noircissent.

Pilules toniques, de Georges-Frédéric Bacher.

℞. Extrait d'ellébore noir....... 32 gramm. ℥ j.
Extrait aqueux de myrrhe... 32 gramm. ℥ j.
Poudre de chardon-bénit..... 14 gramm. ℥ iij ℈ j.

L'extrait d'ellébore se prépare en versant sur cette racine, grossièrement pulvérisée, suffisante quantité d'eau-de-vie alcalisée pour qu'elle en soit parfaitement humectée. On répète cette irroration douze heures après, et après le même espace de temps on verse sur le macéré du vin blanc du Rhin, ou à son défaut du vin de Grave, de manière à ce qu'il recouvre de six travers de doigts dans une terrine de grès. Après quarante-huit heures d'infusion, on fait bouillir pendant une demi-heure, dans une bassine d'argent; on passe la liqueur chaude; préparez une seconde infusion du marc dans une nouvelle quantité de vin ; faites bouillir et passez de même; on réunit les deux produits; on les étend de deux parties d'eau bouillante , puis on les évapore jusqu'en consistance de sirop épais. Cet extrait est redissout dans la même quanté d'eau bouillante , et réduit par l'évaporation en consistance d'extrait solide ; c'est alors qu'il sert à la préparation des pilules.

La liqueur alcalisée se prépare en dissolvant une partie d'alcali du nitre fixé dans neuf parties d'excellente eau-de-vie.

L'extrait d'ellébore noir (*voyez* aux Extraits, pag. 325), ramolli par la chaleur, on y incorpore la myrrhe et le chardon-bénit, en battant la masse fortement. On fait des pilules d'un grain, que l'on dessèche et que l'on argente si l'on veut. Il faut les tenir en lieu sec. On en fait des paquets de douze ou de vingt-quatre pilules. Bacher se servait de l'*helleborus hyemalis,* mais on peut employer le *niger* ou le *fœtidus,* pied de griffon, etc.

Elles conviennent dans l'hydropisie, les dartres et gales rebelles ; sont vermifuges, emménagogues, utiles dans la mélancolie. On en prend une en se couchant.

Pilules antè cibum, ou *gourmandes*, ou *grains de vie*, de Mesué.

℞. Aloès succotrin..... 24 gramm. ℥ vj.
Mastic............. } āā 8 gramm. ℥ ij.
Roses rouges........
Sirop d'absinthe.... Q. s.

Ces poudres, préparées séparément, s'incorporent au sirop. On fait des pilules de 4 grains. Chaque gros de pilules contient 32 grains d'aloès. C'est un stomachique chaud avant le repas, excitant l'appétit. Elles purgent à la dose d'un gros ; on n'en prend qu'une ou deux.

Les *grains de santé*, vendus sous le nom du docteur Frank, contiennent les neuf dixièmes d'aloès ; du fiel de bœuf, de la crême de tartre, de l'émétique, etc.

Autres pilules, antè cibum, *ou stomachiques*, du Codex.

℞. Aloès succotrin pulvérisé... 24 gramm. ℥ vj.
Extrait de quinquina....... 12 gramm. ℥ iij.
Cannelle en poudre........ 4 gramm. ℥ j.
Sirop d'absinthe........... Q. s.

Faites des pilules de 4 grains ; il y aura un grain d'aloès dans chacune.

Pilules de poix.

℞. Poix liquide............... 4 gramm. ℥ j.
Poudre de racine d'aunée.... Q. s.

Formez une masse pilulaire qu'on divisera en 60. C'est un remède employé contre les affections catarrhales chroniques. (*Pharmacop. of the United States.*)

Pilules savonneuses, de Mlle Stéphens.

℞. Savon amygdalin......... 2 kilogr. 250 gramm. ℔ iv ß.
Miel blanc............... 500 gramm. ℔ j.

Poudre charbonneuse de parties égales de semences de carottes sauvages, de bardane, de semences de frêne, de cynorrhodon et d'aubépine, brûlées dans un vaisseau clos, 250 grammes ou huit onces. Faites du tout des pilules de 9 grains chacune. Ces semences fraîches sont diurétiques ; mais en les charbonnant elles perdent leur vertu. Cependant leur charbon contient une portion d'huile empyreumatique indécomposée, qui peut avoir quelque propriété. On prend en trois fois chaque jour dix-huit de ces pilules, avec la tisane de mademoiselle Stéphens, page 204. On suit un régime gras, régulier. S'il survient un dévoiement, on prend un scrupule de poudre absorbante de mademoiselle Stéphens.

Ces pilules ont été très-vantées contre les maladies des reins, la gravelle, la pierre. Il en faut continuer long-temps l'usage.

Pilules balsamiques, de Stahl.

℞. Résine de lierre.............. } aã 80 gramm. ℥ ij ß.
de genévrier............. }

Extrait d'aloès fait à l'eau..... } aã 64 gramm. ℥ ij.
de myrrhe à l'eau...... }

d'absinthe au vin.......)
de chardon-bénit au vin. } aã 60 gra m. ℥ j ℥ vij
de ményanthe à l'eau..)

de fumeterre au vin....)
d'ellébore noir à l'eau... } aã 20 gramm. ℥ v.
de rhubarbe à l'eau.....)

Thérébenthine de Venise...... Q. s.

Pulvérisez les résines, liquéfiez-les avec les extraits sur un feu doux ; ajoutez la térébenthine ; agitez bien le tout et le desséchez, de sorte qu'en se refroidissant il forme une masse solide. La matière encore chaude doit être divisée en pilules d'un grain, et à mesure qu'on fait celles-ci, on les argente et on les conserve dans des vases bien fermés. Elles deviennent dures, mais attirent l'humidité. Elles sont toniques, emménagogues, apéritives, stomachiques, vermifuges ; elles purgent un peu, excitent l'appétit. La dose est d'une à douze. Les extraits vineux de ces pilules contiennent du tartre, et les acides du vin.

Pilules calmantes, du docteur Petit.

℞) Beurre de cacao...............	} ãã 3 gramm. ℈ ij.
Gomme arabique...............	
Extrait gommeux d'opium....	℥ xij.

Formez les pilules de 5 grains avec suffisante quantité de sirop d'ipécacuanha ; roulez-les dans la poudre de racines de guimauve.

Pilules sudorifiques.

| ℞. Poudre de Dower..... | 4 gramm. | ʒ j. |
| Rob de sureau......... | Q. s. | |

Faites des pilules de six grains. On en prend une de quatre en quatre heures, avec une infusion chaude de fleurs de sureau édulcorée ; dans la pleurodynie par transpiration répercutée.

Pilules antispasmodiques, de Piderit.

℞. Asa-fœtida..................	} ãã 4 gramm.	ʒ j.
Castoréum..................		
Acide succinique concret.......	2 gramm.	ʒ ß.
Huile animale de Dippel......	20 gouttes.	
Teinture alcoolique de myrrhe.	Q. s.	

Faites des pilules de 5 grains. La dose est de 10 à 20 grains. On y peut joindre l'opium.

Pilules angéliques.

℞. Sucs dépurés de bourrache.....		
de chicorée......	} ãã 125 gramm.	℥ iv.
de houblon......		
de fumeterre.....		
de roses pâles....	} ãã 5 hectogr.	℔ j.
Aloès succotrin en poudre.....		
Rhubarbe choisie pulvérisée...	32 gramm.	℥ j.
Trochisques d'agaric pulvérisé.	16 gramm.	ʒ iv.
Cannelle en poudre..........	8 gramm.	ʒ ij.

On évapore en extraits les sucs dépurés, et l'on incorpore à chaud les poudres faites séparément. Il faut bien percuter la masse pour unir le tout également. Ces pilules, d'une vertu

angélique, selon les anciens, sont stomachiques , apéritives.
On les emploie pour exciter l'appétit, pour dégager les embarras du mésentère et du foie, pour faire couler la bile, pour
purger les glaires. On en prend depuis douze grains (ou deux
pilules) jusqu'à un demi-gros. Baumé fait dissoudre l'aloès
dans les sucs dépurés.

Pilules aloétiques émollientes.

℞. Aloès succotrin................   24 gramm. ℥ vj.
   Racine de réglisse en poudre.. } aã 12 gramm. ℥ iij.
     de guimauve en poudre }
   Sirop de pommes.............   Q. s.

Faites selon l'art. Ces pilules purgent et sont stomachiques.
La dose est de douze grains à deux gros.

Pilules de Mittié, contre la gonorrhée.

℞. Feuilles de noyer......... }
     d'ache............ } Part. égal.
     de trèfle d'eau... }

Exprimez-en le suc, que l'on fait concentrer en consistance
pilulaire. On prend de deux à six de ces pilules de six grains
par jour. On fait usage d'une infusion de *botrys* ou de *scordium*.

Pilules scillitiques, du Codex.

℞. Scille pulvérisée..........   48 gramm. ℥ j ß.
   Gomme-résine ammoniaque. 16 gramm. ℥ iv.

Faites une masse avec suffisante quantité d'oxymel scillitique. Ces pilules sont incisives à la dose de 4 à 12 grains.

Pilules de scille composées, de la Pharmacopée de Londres.

℞. Scille en poudre.......   4 gramm. ℥ j.
   Gingembre en poudre... } aã 12 gramm. ℥ iij.
   Savon médicinal........ }
   Gomme ammoniaque.....   8 gramm. ℥ ij.

Incorporez le tout avec suffisante quantité d'oxymel scillitique. Utiles contre les affections catarrhales chroniques, à la
dose de 12 à 24 grains.

Pilules de Rufus, ou d'aloès et myrrhe.

℞. Aloès succotrin.....   64 gramm. ℥ ij.
   Myrrhe choisie.....   32 gramm. ℥ j.
   Safran du Gâtinois..   16 gramm. ℥ iv.
   Sirop d'absinthe....   Q. s.

Faites, selon l'art, des pilules stomachiques, purgatives, toniques. La dose est depuis huit grains jusqu'à une once et
demie. Chaque pilule sera de quatre grains.

Pilules fétides majeures, de Mesué*, reformées.*

℞. Hermodactes.. . . . . . . } āā 8 gramm. ℥ ij.
    Racines d'ésule macérées dans }
      le vinaigre. . . . . . . }
    Racines de turbith.. . . .   16 gramm. ℥ iv.
      de gingembre. . .   6 gramm. ℥ j ß.
    Spica-nard. . . . . . .   4 gramm. ℥ j.
    Epithym. . . . .)
    Coloquinte . . . . . .)
    Semences de rhue . . .)
    Sagapénum. . . . . . .)
    Gomme ammoniaqué . . . } āā 20 gramm. ℥ v.
    Opopanax . . . .)
    Bdellium.. . . . . . .)
    Aloès succotrin . . . .)
    Euphorbe . . . .   24 décigr. 48 grains.
    Scammonée. . . . . . .   12 gramm. ℥ iij.
    Cannelle fine . . . . .)
    Safran gâtinois . . . . } āā 4 gramm. ℥ j.
    Castoréum. . . . . . .)
    Suc de poireaux. . . . .   Q. s.

Toutes ces substances, séparément réduites en poudre, on
les bat ensemble dans un mortier de fer avec le suc de poireaux. On fait des pilules de deux ou quatre grains. Leur dose
est depuis 12 grains jusqu'à un scrupule dans l'hystérie, les
spasmes nerveux, l'aménorrhée, la chlorose. Elles sont fondantes aussi dans les maladies arthritiques, la fièvre quartre,
les humeures visqueuses, etc. Elles noircissent dans les feuilles d'argent.

Pilules de cynoglosse, ou d'extrait d'opium, de Mesué.

℞. Racine de cynoglosse . . . . .)
    Semences de jusquiame blanche . } āā 16 gramm. ℥ ß.
    Extrait d'opium par le vin . . .)
    Myrrhe en larmes . . . . . .   24 gramm. ℥ vj.
    Encens en larmes . . . . . .   20 gramm. ℥ v.
    Safran . . . . }
    Castoréum. . . . . } āā 6 gramm. ℥ j ß.
    Sirop d'opium . . . .   Q. s.

Toutes les substances, séparément en poudre, se mêlent,
s'incorporent en masse pilulaire avec le sirop, en les épistant dans un mortier de fer. Avec le temps, elles deviennent
très-dures; il faut les rebattre. On les conserve dans un parchemin non huilé, car l'huile est sujette à rancir. Il y a un
grain d'extrait d'opium par huit grains de ces pilules. Elles
se donnent à la dose de sept ou de huit grains comme somnifères, et dans les maladies de poitrine, dans l'asthme, la toux,
pour les calmer. Très-usitées.

Pilules de digitale, du docteur Withering.

℞. Poudre de feuilles sèches de)
      digitale pourprée . . . } āā 4 gramm. ℥ j.
    Assa-fœtida. . . . . . .)

Faites des pilules de quatre grains, avec quantité suffisante de sirop. On en prend deux chaque matin contre l'hydropisie.

Pilules de storax, de Galien.

℞. Storax calamite	} āā 16 gramm. ʒ ß.	
Encens en larmes		
Myrrhe choisie		
Extrait sec de réglisse. . . .		
d'opium.		
Safran du Gâtinois	4 gramm. ʒ j.	
Sirop de pavot blanc.	Q. s.	

Faites une masse comme pour les précédentes. La quantité d'opium est à peu près la même, à pareille dose. Elles conviennent encore mieux dans les affections de la poitrine. La chaleur les ramollit lorsqu'elles sont desséchées par le temps.

Pilules de Starkey.

℞. Extrait sec d'opium	} āā 64 gramm. ʒ ij.	
Poudre de réglisse		
d'ellébore noir.. . . .		
blanc. . . .		
Savon de Starkey	192 gramm. ʒ v.	
Huile volatile de térébenthine .	Q. s.	

Le mélange des ellébores et de l'opium paraît fort incongru. L'extrait de réglisse serait préférable à la poudre. Le savonule de Starkey, ramolli par l'essence de térébenthine, sert à incorporer les poudres, et son alcali modifie l'action des ellébores en s'y combinant. Ces pilules purgent et font dormir. On en prend 4 à 18 grains contre la jaunisse, l'hydropisie, les obstructions. L'auteur les ordonnait contre la manie.

Pilules d'alun teint, de Mynsicht.

℞. Sulfate d'alumine potassé (alun).	64 gramm.	ʒ ij.
Sang-dragon en poudre fine .	32 gramm.	ʒ j.

On fait liquéfier l'alun en poudre sur un feu doux; on y mêle le sang-dragon, et on forme très-promptement des pilules pesant six grains. Elles durcissent beaucoup par le refroidissement.

C'est un astringent puissant dans les hémorrhagies, soit utérines, soit nasales, soit hémorrhoïdales, l'hémoptysie, etc., à la dose d'une à six pilules.

Pilules de térébenthine, et térébenthine cuite.

℞. Térébenthine liquide, pure .	Q. v.	
Eau	Q. s.	

On met dans l'eau bouillante la térébenthine, et on continue l'ébullition jusqu'à ce qu'en jetant une portion de cette résiné dans de l'eau froide, elle prenne la consistance d'une pâte. En effet, elle perd par cette opération la plus grande partie de son huile essentielle, qui la tenait liquide. La térébenthine suffisamment cuite, on la pétrit dans de l'eau froide, et on en forme des pilules de 4 à 6 grains. On conserve celles-ci sous l'eau, parce qu'elles se réuniraient en masse. Leur dose est depuis quatre jusqu'à huit contre les maladies des reins et de la vessie. Elles détergent les ulcères de ces organes, et aussi ceux de l'utérus. Elles conviennent dans les anciennes gonorrhées, la gravelle, etc., communiquent une odeur de violette à l'urine, et quelquefois occasionent des maux de tête, de même que l'essence de térébenthine.

On peut purifier de la même manière, ou priver de leur huile volatile les autres térébenthines, telles que le baume de Canada, celui de copahu, etc. *Voy.* pag. 136.

Pilules de baume de copahu.

℞. Résine de copahu parfaitement pure . . . . . ℔ j.
 Oxide de magnésium fortement calciné. . . . ℥ j.

On mêle peu à peu, à l'aide d'un tamis, l'oxyde de magnésium au baume de copahu, que l'on ajoute aussi à diverses reprises; le mélange opéré, on le verse dans un pot, que l'on place à l'abri du contact de l'air; dans l'espace de quinze à vingt jours, le baume acquiert une consistance égale à celle de l'emplâtre diapalme, sans avoir rien perdu de son poids, et une transparence parfaite; dans cet état on le ramollit, au besoin, entre les doigts, et l'on en forme des pilules du poids de 8 grains, qui contiennent chacune 7 grains et demi de baume.

Selon le procédé de M. Mialhe, une once de magnésie calcinée mêlée à une livre de baume de copahu, suffit pour la solidifier et lui donner la consistance pilulaire après quinze jours. Si le baume contenait de l'huile de ricin, il resterait mou et trop liquide.

Pilules stomachiques et fondantes.

℞. Aloès succotrin en poudre . 24 gramm. ℥ vj.
 Fiel de bœuf épaissi . . . 8 gramm. ℥ ij.
 Alcool à 36 degrés . . . . Q. s.

Pour des pilules de 4 grains.

Faites chauffer au bain-marie le fiel épaissi, en le délayant avec de l'alcool. Ajoutez l'aloès en agitant. Formez des pilules, qui deviendront solides par le froid. C'est un bon stomachique, un vermifuge, un emménagogue et un apéritif utile. Du sirop, au lieu d'alcool, rendrait ces pilules

gluantes. On doit les dorer ou argenter, à cause de leur amertume. Le docteur Saiffert y ajoute de l'extrait de gentiane en
place d'aloès et de la scammonée.

Extrait ou pilules catholiques.

R). Extrait d'aloès . . . . 32 gramm. ℥ j.
      d'ellébore noir. . . . . 8 gramm. ℥ ij.
      de coloquinte . . . . 4 gramm. ℥ j.
Résine de jalap. . . . . . . } ãã 6 gramm. ℥ j ß.
  Scammonée . . . . }

Ces pilules sont un violent drastique qui agite toutes les
humeurs, d'où vient le nom de *catholique* ou *universel*. La
dose est de 12 à 18 grains. On ne l'emploie guère que dans les
pays du Nord, pour les corps flegmatiques.

Pilules splénétiques.

R). Gomme ammoniaque en larmes . } ãã 48 gramm. ℥ j ß.
Extrait d'aloès. . . . . . . }
  Myrrhe choisie. . . . . . . } ãã 8 gramm. ℥ ij.
Poudre de racine de bryone . . }

Les gommes-résines ramollies, en les percutant dans un
mortier chaud, on y incorpore la poudre de bryone, et on fait
des pilules de 4 grains. Elles se durcissent en refroidissant.
On en prend de trois à six. Elles purgent un peu et sont
très-utiles dans le *spléen*, l'hypochondrie, l'aménorrhée.

Bols antiparalytiques, de Swédiaur.

R). Semences de moutarde blanche . 2 gramm. ℥ ß.
      de carvi . . . . . } ãã grains iv.
Cannelle en poudre. . . . . }
Sirop de gingembre . . . . Q. s.

Pour une dose divisée en plusieurs bols. On peut y ajouter
quatre gouttes d'huile essentielle de térébenthine. On en prend
une dose soir et matin.

Pilules antidysentériques, de Willis.

R). Cire jaune . . . . 16 gramm. ℥ iv.
Céline, ou blanc de baleine . } ãã 4 gramm. ℥ j.
Cachou . . . . }
Huile volatile de cannelle . . Gutt. xij.

Faites des pilules de six grains, usitées dans les dysenteries chroniques.

Pilules amères fondantes.

R). Savon blanc amygdalin . . . }
Rhubarbe en poudre. . . . } ãã 16 gramm. ℥ iv.
Extrait de gentiane . . . . }

Faites des pilules de 4 grains, que l'on prend de deux à huit
dans les maladies de la peau, et comme un léger purgatif.

Les *pilules moscovites toniques* du docteur Huln, se font avec parties égales de poudre de gentiane, des extraits de columbo, de racine de gentiane, de bois de quassia et de fiel de bœuf. On prend, après le repas, une pilule de 4 grains de ces amers.

Pilules purgatives, de De Haën.

℞. Extrait catholique. . . . . . . 32 gramm. ʒ j.
Résine de jalap . . . . }
Scammonée . . . . } ãã 16 gramm. ʒ ß.
Alcool pour ramollir ces substances   Q. s.

Faites des pilules de 4 grains, contre l'hydropisie et les maladies asthéniques, dans les corps épais et forts. C'est un drastique puissant. La dose est de 10 à 20 grains. On doit l'éviter dans les flux et les inflammations.

Pilules écossaises, d'Anderson.

℞. Gutte (gomme camboge). . }
Aloès succotrin . . . . . } ãã 8 gramm. ʒ ij.
Huile volatile d'anis . . .   Gouttes xxx.
Sirop de sucre . . . . .   Q. s.

Formez des pilules de 4 grains; trois ou quatre suffisent pour purger. On peut tempérer ce drastique en l'unissant à du savon et à un peu de cannelle en poudre.

Bols antiasthmatiques.

℞. Conserve d'âche. . . . . . }
Extrait d'aunée . . . . . } ãã 4 gramm. ʒ j.
Soufre sublimé lavé. . . . }
Gomme ammoniaque. . . . } ãã 2 gramm. ʒ ß.
Oxymel scillitique . . . .   Q. s.

Faites des bols de 10 grains. On en prend depuis 1 jusqu'à 6 dans la journée, contre l'asthme humide et l'hydrothorax.

Bols antiscrofuleux, de Bail.

℞. Eponge calcinée . . . . Ɔ j, ou xxiv grains.
Sulfate de potasse . . .   xv grains.
Baume de soufre, simple . Gouttes x.
Sirop de sucre . . . . . Q. s.

On fera des pilules de 3 à 4 grains, à prendre moitié le matin, moitié le soir, en buvant par-dessus un verre d'eau de mer, naturelle ou factice.

Bols astringens.

℞. Conserve de cynorrhodon . . . 4 gramm. ʒ j.
Extrait de ratanhia, sec . . . 2 gramm. ʒ ß.
Poudre d'alun . . . . ʒ x.
Sirop de coings . . . . Q. s.

Pour vingt bols. On en prend deux dans trois heures de

têmps contre les hémorrhagies passives, et dans les diarrhées chroniques.

Pilules savonneuses, de De Haën.

℞. Gomme ammoniaque. . . ⎫
    Acétate de potasse. . . . ⎬ aã 8 gramm. ℥ ij.
    Pilules de Rufus . . . . ⎭
    Savon médicinal . . . . 16 gramm. ℥ iv.

Ces pilules, faites du poids de 4 grains, se gardent en un vase fermé; elles conviennent contre les engorgemens lymphatiques, les maladies du mésentère, les dartres, etc. On en prend depuis un gros jusqu'à trois.

Pilules diurétiques, de De Haën.

℞. Térébenthine . . . . 64 gramm. ℥ ij.
    Réglisse en poudre . . . . . Q s.

Faites des pilules de 4 grains, à prendre toutes les heures. On boira ensuite une tasse d'infusion de réglisse animée d'un peu de vin blanc.

Bols fébrifuges, du docteur Marc.

℞. Racine de valériane en poudre. 8 gramm. ℥ ij.
    Protosulfate de fer. . . . . 4 gramm. ℥ j.
    Miel. . . . . Q. s. pour huit bols.

A prendre un toutes les deux heures hors des accès de pyrexie.

Bols fébrifuges, de Laennec.

℞. Poudre de quinquina . . . . 24 gramm. ℥ vj.
    Emétique . . . . 3 décigr. ℈ vj.
    Extrait de genièvre. . . . . Q. s.

Faites soixante bols, à prendre dans les 24 heures pendant l'apyrexie de la fièvre quarte.

D'autres unissent l'émétique au sulfate de quinine.

Bols contre l'œdème des poumons (de Richard de Hautesierk).

℞. Racine de dompte-venin . . . . . 16 gramm. ℥ iv.
    Scille en poudre . . . . 8 gramm. ℥ ij.
    Souscarbonate de potasse . . . . 4 gramm. ℥ j.
    Sirop d'érysimum . . . . Q. s.

Pour former 24 bols, on en prend *quatre* par chaque jour.

Pâte d'églantine, ou pilules alexitères et purgatives, de Rolrou.

℞. Pignons d'Inde, mondés, pilés,
    et dont on a extrait l'huile. . 500 gramm. ℔ j.
    Acide sulfurique. . . . . 32 gramm. ℥ j.

Le marc exprimé, séché, réduit en poudre, à la quantité de 250 gramm. (demi-livre), on y ajoute :

Serpentaire de Virginie, en poudre.   125 gramm.   ℥ iv.
Crême de tartre en poudre . . . . .   64 gramm.   ℥ ij.

Après une suffisante exposition à l'air, on incorpore le tout avec le sirop de capillaire, quantité suffisante.

Les pignons d'Inde, dont l'huile a été d'abord exprimée, sont pulvérisés et arrosés d'acide sulfurique. On soumet ce mélange à la presse pour en extraire une grande partie de cet acide et de l'huile, qui est extrêmement caustique, et qu'il ne faut pas toucher. On doit même détourner le visage en pilant les pignons des Indes. Le marc bien exprimé, séché, pulvérisé de nouveau, l'on y joint les autres poudres, et le mélange s'expose à l'air, recouvert d'un simple papier, pendant deux mois, en renouvelant plusieurs fois les surfaces. Ensuite on fait une masse de pilules avec le sirop. Ces pilules sont très-purgatives, et ne se donnent qu'avec précaution, à la dose de deux à six grains, dans le traitement des maladies scrofuleuses et squirrheuses, avec des fondans antimoniaux, tels que l'antimoine diaphorétique (fondant de Rotrou) et sa teinture aurifique (hydrosulfate liquide d'antimoine, alcoolisé).

L'action de l'acide sulfurique sur les pignons d'Inde les adoucit beaucoup ; il oxyde et décompose une portion de leur huile âcre et l'acide jatrophique.

Pilules anthelminthiques, de Schmucker.

℞. Semences de cévadille pulvérisée . .   16 gramm.   ℥ iv.
Huile volatile de fenouil . . . .   xx gouttes.
Miel. . . . .   16 gramm.   ℥ iv.

Faites des pilules de 5 grains ; les enfans en prennent une ou deux ; les adultes 4 à 6.

Pilules de Beccher.

℞. Aloès . . . . ⎫
Myrrhe. . . . . ⎪
Safran . . . . ⎪
Résine de lierre . . . . ⎬ āā 12 gramm.   ℥ iij.
Sandaraque. . . . . ⎪
Soufre sublimé, lavé . . . . . . ⎪
Galle-insecte kermès . . . . . . ⎭
Extrait d'absinthe. . . . . ⎫
de chardon-bénit . . . . ⎪
de ményanthe. . . . . . ⎬ āā 12 gramm. ℥ iij.
de gayac. . . . . ⎪
de rhubarbe . . . . . . ⎭
Mithridate. . . . .
Elixir de propriété. . . . .   Q. s.

Dans un mortier de fer, échauffé par l'eau bouillante et sec, on épiste, avec le mithridate, les extraits qui s'y ramollissent ; on y incorpore, par portions, les poudres mêlées des autres substances, en ajoutant de l'élixir de propriété. L'on fait des pilules d'un grain qui deviennent dures en se refroidissant. Elles attirent moins l'humidité que celles de Stahl, auxquelles elles ressemblent par les vertus. On les prend à la même dose, ou de deux à six.

Pilules hystériques.

℞. Gomme-résine opopanax. . . . . 32 gramm. ℥ j.
      ammoniaque. . . . . . . ⎫
      galbanum . . . . ⎬ ãã 16 gramm. ℥ ß.
      sagapénum. . . . . . ⎭
      myrrhe. . . . . ⎫
      assa-fœtida. . . . . ⎬ ãã 12 gramm. ℈ iij.
Castoréum . . . . ⎭
Huile de succin empyreumatique. 12 décigr. ℈ j.
Mithridate. . . . . Q. s.

Si les gommes-résines sont choisies en larmes, on les peut pulvériser en hiver, ou par un temps froid, par trituration; alors on les incorpore au mithridate et à l'huile de succin. Si c'est dans un temps chaud, on ramollit ces gommes-résines en les battant avec force dans un mortier échauffé par l'eau bouillante, et on y incorpore les autres substances; l'huile s'ajoute à la fin. La masse se conserve dans un parchemin et un vase fermé. Chaque pilule sera de 4 grains. On en prend de deux à huit contre les vapeurs hystériques et dans l'aménorrhée, la chlorose virginale, comme les pilules de Fuller; elles ne peuvent pas être argentées sans noircir.

Pilules coahcées mineures, de Rhasis.

℞. Aloès.. . . . . ⎫
  Scammonée. . . . . ⎬ Parties égales.
  Trochisques alhandal. . . . . . . ⎭

Faites du tout une poudre qu'on incorpore dans du sirop de roses composé, ou tout autre. C'est un purgatif violent, drastique, dans l'hydropisie, la manie, etc. La dose est de 12 à 36 grains. (*Voyez* les Trochisques alhandal.) Le mot *cochée* vient de coccus, à par ce que Rhasis, l'inventeur, leur donnait la forme de grains de kermès (*coccus*). Il y a 3 grains de chaque ingrédient par demi-scrupule.

Pilules cochées majeures, de Rhasis.

℞. Poudre de l'hiéra picra. . . 48 gramm. ℥ j. ß.
  Trochisques alhandal. . . . 13 gramm. 2 décigr. ℈ iij. ℈ j.
  Scammonée . . . . 8 gramm. ℈ ij.
  Racines de turbith. . . . . . ⎫ ãã 20 gramm. ℈ v.
  Fleurs de stœchas. . . . . . ⎭
  Sirop de nerprun.. . . . . . Q. s.

Faites du tout une masse. La dose et les qualités sont les mêmes que celles des précédentes; mais celles-ci sont un peu moins violentes. On n'en doit pas faire usage dans les temps d'exacerbation et d'éréthisme.

Il y a 4 grains de turbith, près de 3 grains de coloquinte, 2 de scammonée et 1 d'hiéra par scrupule.

Pilules des trois diables, *de* Maetz.

R). Protochlorure de mercure.   4 décigr.   8 grains.
Trochisques de coloquinte. } aã 2 décigr.   4 grains.
Scammonée d'Alep. . . . . }
Sirop de stœchas. . . . . .   Q. s.

Faites quatre pilules. C'est la dose la plus violente pour un homme très-robuste. Contre les gonorrhées chroniques, dérivatif très-drastique sur le canal intestinal pour détourner l'inflammation de l'urètre.

Pilules hydragogues, *d'*Helvétius.

R). Gomme-gutte................ 320 gramm. $\frac{3}{3}$ x.
Jalap....................... 160 gramm. $\frac{3}{3}$ v.
Suc d'ail.................... 16 gramm. $\frac{3}{3}$ iv.
Sirop de roses-pâles.......... Q. s.

Eaites une masse de pilules ; elles conviennent dans les maladies vermineuses, l'anasarque et l'hydropisie. On en prend de six à douze grains.

Pilules hydragogues de Bontius, *ou d'aloès et gomme-gutte.*

R). Aloès succotrin.............)
Gomme-gutte................ } Parties égales.
Gomme ammoniaque......... }
Vinaigre blanc très-fort.......) Q. s.

Battez ces résines avec le vinaigre, faites en des pilules. La dose est de 12 à 36 grains dans l'hydropisie, comme les précédentes. Le *Codex* demande qu'on dissolve ces trois substances dans le vinaigre, et qu'on en forme un extrait. Leur âcreté est plus corrigée par ce procédé.

Pilules balsamiques, *de* Boerhaave.

R). Myrrhe purifiée. . . . .   8 gramm. $\frac{3}{3}$ ij.
Cétine, ou blanc de baleine. . . . 16 gramm. $\frac{3}{3}$ iv.
Incorporez avec térébenthine de
  Chio . . . .   16 gramm. $\frac{3}{3}$ iv.
Encens en poudre. . . . .   Q. s.

Faites des pilules de 3 grains. On en prend une de trois en trois heures, dans la phthisie pulmonaire.

Pilules contre l'hydrothorax, *du docteur* Dupuy.

R). Digitale pourprée en poudre.. } aã 4 gramm. $\frac{3}{3}$ j.
Assa-fœtida................... }
Extrait de trèfle d'eau .... } aã 6 gramm. $\frac{3}{3}$ j. ß.
Poudre de scille.............. }

Mêlez; faites 108 pilules. La dose est de 4 le matin et 4 le soir, avec une décoction de pariétaire nitrée, oxymellée.

Pilules ou extrait, de Rudius.

℞. Coloquinte coupée . . . . . . 24 gramm. ℥ vj.

Agaric blanc . . . .
Scammonée . . . .
Racine d'ellébore noir. . . . } ãã 16 gramm. ℥ jv.
        de jalap . . . . . .

Aloès succotrin . . . . . . 32 gramm. ℥ j.

Cannelle fine. . . . . . .
Macis. . . . . } ãã 24 décigr. Ɖ ij.
Girofles. . . . .

Alcool à 36 degrés. . . . . 5 hectogr. ℔ j.

Il faut mettre dans l'alcool la coloquinte, l'agaric, l'ellébore et le jalap concassés. La macération préparée dans un matras pendant quelques jours, en agitant, on passe ensuite avec expression; l'aloès et la scammonée s'ajoutent en poudre à la colature, ainsi que les aromates en poudre fine. La seconde macération faite après quelques jours, on filtre le tout et on évapore le liquide au bain-marie, ou en le distillant. Le résidu s'épaissit en extrait de consistance pilulaire. Selon Morelot, les aromates doivent s'incorporer en poudre à cet extrait; mais cette quantité diminue les proportions des autres substances. On fait des pilules qui purgent fortement dans l'hydropisie, la manie, l'apoplexie, la léthargie, les fièvres quartes, la mélancolie, à la dose de 12 jusqu'à 48 grains. Si l'on met les poudres d'aromates, la prescription sera un peu plus fortement dosée.

DES TROCHISQUES.

Ce mot vient de *trochus*, une toupie ou un cône, parce que les trochisques reçoivent souvent cette forme. On les a confondus avec les pastilles, dont ils ont la consistance sèche; mais celles-ci se prennent à l'intérieur, d'ordinaire, tandis que plusieurs trochisques sont pour l'usage externe, et même ceux dont l'emploi est interne, ne sont pas préparés pour l'agrément, comme la plupart des pastilles. On donne cependant quelquefois le nom de pastilles à des trochisques fumigatoires.

Afin que les trochisques se sèchent mieux, on préfère de les préparer à l'aide de mucilages, ou de mie de pain, ou de farine, de sucs de plantes, ou même par un excipient aqueux, plutôt qu'avec les miels et sirops, ou les corps gras. On leur donne tantôt la forme d'un grain d'avoine, ou d'un tétaèdre, ou d'un pain rond, ou d'un cône, d'une pyramide, etc. Autrefois on les formait en pastilles, sur lesquelles on imprimait un cachet. D'autres trochisques s'enduisent ou se vernissent d'un baume ou d'une teinture aromatique.

L'objet de la trochiscation est de conserver sèches les poudres ou autres substances susceptibles d'altération, et pour mieux faire sécher les matières minérales broyées à l'eau sur un porphyre. Nous avons figuré l'entonnoir à trochisques. Il ne sert que pour ceux dont l'excipient est l'eau. Plusieurs de ces préparations, au reste, sont aujourd'hui abandonnées à cause de leur peu d'utilité, comme les trochisques de vipères, ceux de scille, ceux d'agaric blanc, ceux de coloquinte, dits *al handal*, etc.; mais on trochisque encore les lacques, les fécules colorantes, les pastilles fumigatoires, les substances escarrotiques, pour l'usage chirurgical ou extérieur, etc.

DES TROCHISQUES POUR L'USAGE EXTERNE.

Plusieurs contiennent des substances caustiques ou des oxydes métalliques; les autres servent pour fumigation, et sont destinés à être brûlés.

Trochisques escarrotiques.

℞. Deutochlorure de mercure ou
    sublimé corrosif. . . . . . 32 gramm. ℥ ſs.
    Amidon en poudre.. . . . . 64 gramm. ℥ ij.
    Mucilage de gomme adragant. Q. s.

Le sublimé étant pulvérisé et bien mêlé à l'amidon, l'on fait une pâte avec le mucilage, et l'on forme des trochisques en grains d'avoine. Ils s'appliquent humectés sur les ulcéres vénériens, les chancres, les excroissances, les chairs baveuses des scrofuleux. Ils les rongent assez promptement. Ce serait un poison à l'intérieur. D'autres praticiens forment ces trochisques de huit parties d'arsenic blanc; une de sublimé, dans le mucilage. On y peut joindre de l'opium lorsqu'on le prescrit.

Trochisques de minium.

℞. Oxyde de plomb rouge, ou minium. 16 gramm. ʒ iv.
    Deutochlorure de mercure. . . . 32 gramm. ℥ j.
    Mie de pain tendre . . . . . . 192 gramm. ℥ vj.
        ou séchée et pulvérisée. 128 gramm. ℥ iv.
    Eau rose. . . . . Q. s.

Faites des trochisques en forme de grain d'avoine; ils ont les qualités des précédens, et ne servent qu'aux mêmes usages extérieurs. L'eau simple convient autant que l'eau rose, dont l'odeur s'évapore par dessiccation. Le sublimé est en double dose de l'oxyde de plomb.

Escarrotique arsenical du frère Côme, *ou de* Rousselot.

℞. Oxyde blanc d'arsenic. . . . 4 gramm. ʒ j.
Cinnabre en poudre. . . . . 160 gramm. ʒ v.
Sang-dragon. . . . . 3 gramm. Ɖ ij.

Faites une poudre de chacune de ces substances, dans un mortier de verre; unissez-les pour en former des trochisques avec de la gomme et de l'eau. On applique aussi ce mélange en pâte sur la peau. Il fait tomber les poils et corrode le derme, ronge les carcinômes; mais ce topique n'est pas sans danger. L'arsenic, absorbé par les vaisseaux lymphatiques, cause de graves accidens.

Escarrotique de Justamond, *dit poudre arsénicale.*

℞. Sulfure d'antimoine. . . . 32 gramm. ʒ j.
Oxyde blanc d'arsenic. . . 16 gramm. ʒ iv.

Faites fondre dans un creuset. La masse refroidie sera pulvérisée, et l'on triture avec elle 10 grammes (deux gros et demi) extrait d'opium.

Cette poudre ronge les excroissances fongueuses.

Trochisques de plomb blanc, ou de blanc Rhasis, *ou sief des Arabes.*

℞. Oxyde de plomb blanc porphyrisé. 40 gramm. ʒ x.
Sarcocolle en poudre. . . . . 12 gramm. ʒ iij.
Amidon fin en poudre. . . . . 8 gramm. ʒ ij.
Gomme arabique. . . . . . . } ãã 4 gramm. ʒ j.
    adragant . . . . }
Camphre . . . . 2 gramm. ʒ ß.
Eau rose. . . . . Q. s.

Les médecins arabes, auteurs de ces trochisques, les employaient contre les ophthalmies. On les applique entre les paupières. On les délaie dans des collyres, et aussi dans les injections astringentes ou siccatives contre la gonorrhée simple. Le mot arabe *sief* signifie un remède contre les maux d'yeux, communs dans les pays chauds et sablonneux.

On pulvérise les ingrédiens; on divise le camphre dans de l'alcool, et on fait des trochisques à l'eau rose, de forme de grains d'avoine. On y peut joindre de l'opium pour les injections.

Trochisques ou pastilles mercurielles pour fumigations.

℞. Mercure sulfuré rouge ou cinnabre. 8 gramm. ʒ ij.
Succin en poudre. . . . . 4 gramm. ʒ j.
Mucilage de gomme-adragant. . . Q. s.

Faites des trochisques en petits grains. On les jette sur des charbons ardens, et l'on en reçoit la fumée sur les parties affligées, avec un entonnoir. On les prescrit dans les rhumatismes, les affections vénériennes.

Trochisques odorans pour brûler. Pastilles, clous, ou chandelles fumantes.

℞. Benjoin en larmes	16 gramm.	℥	ß.	
Storax - calamite	5 gramm.	3 décig.	℈ iv.	
Baume sec du Pérou	8 gramm.	ʒ ij.		
Cascarille	5 gramm.	3 décig.	℈ jv.	
Girofles	2 gramm.	ʒ ß		
Charbon sec en poudre	48 gramm.	℥ j ß.		
Nitrate de potasse	4 gramm.	ʒ j.		
Huile volatile de fleur d'oranger. } ãã	2 gramm.	ʒ ß.		
Teinture d'ambre gris . . . . . . }				
Mucilage de gomme-adragant. .	Q. s.			

Formez du tout une pâte, à diviser en petits cônes ou clous triangulaires, hauts d'un pouce. Conservez-les secs. On y met le feu par leur extrémité : ils brûlent sans flammes, en répandant une fumée odorante dans les appartemens. L'huile de fleur d'oranger se dissipe bientôt et peut se supprimer. En Allemagne on n'emploie que quatre parties de storax, autant de benjoin, une de santal, vingt-quatre de charbon de tilleul, et seulement un quart de partie de labdanum. (*Voy.* aux Fumigations, pag. 259.)

DES TROCHISQUES POUR L'USAGE INTÉRIEUR.

Ils sont simples ou composés. Ceux-ci, formés du mélange de plusieurs objets, sont d'anciennes compositions peu usitées et qu'on peut réformer; les autres sont des substances simples, en poudre, qu'on incorpore à un excipient propre à modérer leur action. Au reste, ces sortes de compositions sont à présent la plupart inusitées.

Trochisques musques, ou alipta moschata.

℞. Storax calamite.	125 gramm.	℥ iv.	
Labdanum. . . . . } ãã	32 gramm.	ʒ j.	
Benjoin . . . . }			
Bois d'aloès	24 gramm.	ʒ vj.	
Sucre très-blanc	48 gramm.	℥ j ß.	
Musc.	12 décigr.	℈ j.	
Ambre gris	4 gramm.	ʒ j.	
Mucilage de gomme - adragant à l'eau rose.	Q. s.		

Faites des trochisques ronds, du poids d'un grain. On les donne dans l'asthme, dans les embarras de la poitrine, et aux enfans. Ce remède, pris intérieurement, est fortifiant, stomachique. La dose est depuis 2 jusqu'à 20 grains. Ils servent aussi en fumigation, à cause de leur bonne odeur. Le mot *alipta* signifie friction, car on s'en parfumait après les bains, au lieu de frictions ordinaires.

Trochisques de karabé ou succin.

℞. Succin citrin.............................. 32 gramm. ℥ j.
    Corne de cerf brulée à blancheur. ⎫
    Gomme arabique.................. ⎪
            adragant................ ⎪
    Résine lacque porphyrisée........ ⎪
    Suc d'acacia...................... ⎬ āā 10 gram. 6 décig. 3 ij ℈ ij.
        de l'hypocistis.............. ⎪
    Balaustes......................... ⎪
    Mastic............................ ⎪
    Corail rouge...................... ⎪
    Semences de pavot blanc........ ⎭
    Encens............................ ⎫
    Safran............................ ⎬ āā 8 gramm. 3 ij.
    Opium choisi...................... ⎭
    Mucilage de psyllium............ Q. s.

Toutes les poudres faites à part, mêlées, sont incorporées au mucilage qu'on prépare avec l'infusion de plantain sur la graine de psyllium. On fait des trochisques triangulaires. Ils sont très-astringens contre les hémorrhagies, l'hémoptysie, les flux de ventre, les hémorrhoïdes, la dysenterie, les gonorrhées. On les prend, ou par la bouche, ou délayés, en injections, depuis 12 grains jusqu'à 1 gros. La corne de cerf et le corail sont peu utiles; le mastic peut remplacer l'encens.

Trochisques antihystériques.

℞. Assa-fœtida..................... ⎫ āā 10 gramm. 3 ij ß.
    Galbanum .... ⎭
    Myrrhe......................... 8 gramm. 3 ij.
    Castoréum...................... 6 gramm. 3 j ß.
    Racines d'asarum.............. ⎫
        d'aristoloche ronde. ⎪
    Feuilles de sabine............ ⎬ āā 4 gramm. 3 j.
        de cataire............ ⎪
        de matricaire........ ⎪
        de dictame.......... ⎭
    Suc de rhue................... Q. s.

Incorporez les poudres de toutes ces substances dans le suc de rhue, et formez des trochisques triangulaires. On les prend depuis 12 grains jusqu'à 1 gros, contre les spasmes et vapeurs hystériques, dans l'aménorrhée, la suspension des lochies, etc.

Trochisques d'alkékenge, de Mesué.

℞. Pulpe d'alkékenge épaissie.. 64 gramm. ℥ ij.
    Gomme arabique........... ⎫
          adragant......... ⎪
    Extrait de réglisse.......... ⎬ āā 16 gramm. 3 iv.
    Amandes amères mondées.. ⎪
    Semences de pavot blanc.. ⎭
         d'ache........ ⎫ āā 8 gramm. 3 ij.
    Succin porphyrisé.......... ⎭
    Opium...................... 4 gramm. 3 j.
    Suc de feuilles d'alkékenge.. Q. s.

D'une part, on tire la pulpe des fruits d'alkékenge écrasés,

on l'épaissit au bain-marie. De l'autre, on pile les amandes et
les semences de pavot et d'ache, en pâte ; on y incorpore les
poudres des autres substances : on arrose le tout du suc non
dépuré de feuilles d'alkékenge, et on y mêle la pulpe ; la masse
se divise en petites portions, qu'on fait sécher à l'étuve. Ces
portions séchées sont de nouveau pulvérisées avec soin et arro-
sées de nouveau suc de la plante. On en forme des trochisques
contre la dysurie, l'hématurie, les ulcères des reins et de la
vessie, à la dose d'un à trois scrupules. On les délaie dans les
potions huileuses ou mucilagineuses. Ces trochisques sont un
peu somnifères. Si l'on pile deux fois la masse, c'est afin que
les poudres en soient plus subtiles.

Trochisques hédychroón, d'Andromachus.

℞. Marum. . . . .)
   Marjolaine. . . . . . . } ãã   8 gramm.   ʒ ij.
   Racines d'asarum. . . . . }
   Bois d'aloès . . . . . .)
   Schénanthe . . . . . .)
   Calamus aromaticus. . . .)
   Rhapontic . . . .)
   Bois de baume . . . . . } ãã 12 gramm. ʒ iij.
   Baume de la Mecque. . . .)
   Cannelle fine. . . . . .)
   Costus d'Arabie. . . . .)
   Myrrhe. . . . .)
   Feuilles indiennes ou malaba-
      thrum . . . . } ãã 24 gramm. ʒ vj.
   Safran. . . . .)
   Spica-nard. . . . . . .)
   Cassia lignea. . . . . .)
   Amomum en grappes. . . .   48 gramm.   ℥ j ß.
   Mastic. . . . .   4 gramm.   ℥ j.
   Vin d'espagne. . . . . .   Q. s.

Toutes les poudres faites et mêlées, incorporez-les avec le
baume de la Mecque et le vin d'Espagne. On leur donne la
forme qu'on veut, et on les enduit, étant secs, d'un vernis à
l'alcool, fait avec du baume de la Mecque. Leur nom grec signifie *belle couleur*, car ils sont d'un beau jaune. On ne s'en
sert que dans la thériaque (encore aujourd'hui les supprime-
t-on, puisque leurs ingrédiens entrent eux-mêmes dans cet
électuaire). Ils sont vantés comme propres à chasser le mauvais air, comme alexipharmaques et diaphorétiques. La dose
est d'un à trois scrupules. Cités par Galien, liv. I, *de Antidot.*,
chap. 10, et *de Theriacá*, chap. 13, et Paul d'Egine, lib. VII,
chap. 11.

Trochisques cyphéos, de Damocrates.

℞. Santal citrin. . . . . .)
   Cascarille. . . . . . . } ãã 32 gramm. ℥ j.
   Sucre candi. . . . . .)
   Calamus aromaticus. . . .   36 gramm. ʒ ix.

Bdellium. . . . .
Spica-nard. . . . .
Cassia lignea. . . . . } aã 12 gramm. ʒ iij.
Souchet rond. . . . .
Baies de genièvre. . . . .
Térébenthine de Chio. . . .   96 gramm. ℥ iij.
Myrrhe. . . . .
Schénanthe. . . . . . . } aã 48 gramm. ℥ j ß.
Cannelle. . . . .   16 gramm. ʒ iv.
Bois d'aloès. . . . . . .   10 gramm. ʒ ij ß.
Safran. . . . .   4 gramm. ʒ j.
Miel de Narbonne. . . . .   16 gramm. ℥ ß.
Vin d'Espagne. . . . . .   Q. s.

On prétend que ces trochisques servaient, au lieu d'encens, aux prêtres égyptiens dans leurs sacrifices, d'où ils ont passé à l'usage de la médecine, selon Dioscoride, liv. I, chap. 24, et Galien, *de Compos. Medic. secund. leg.*, lib. VIII, chap. 7. Le mot *cyphi*, qui est arabe, signifie odorant.

On ramollit, dans un mortier échauffé, la térébenthine. le bdellium; on ajoute le miel, le vin d'Espagne, et on incorpore par portions les poudres mêlées des autres substances. Le tout battu se divise en trochisques. Ils sont cordiaux, stomachiques, anti-contagieux, à la dose de 12 grains à 1 gros; mais on ne s'en sert que dans la composition du mithridate.

DES TROCHISQUES SIMPLES.

Trochisques alhandal.

℞. Poude de coloquinte. . . . Q. v.
Mucilage de gomme adragant. Q. s.

Le mot arabe *al handal* signifie la coloquinte. On réduit sa chair sèche, sans graines, en poudre, que l'on incorpore avec le mucilage en trochisques triangulaires. Ils purgent depuis 2 jusqu'à 24 grains, dans les maladies cutanées, l'hydropisie, la léthargie, l'apoplexie. 500 grammes (une livre) de coloquinte, privée de ses semences, ne pèsent plus que 160 grammes (5 onces), et donnent 130 grammes de poudre (4 onces et un demi-gros). On ne répète plus les pulvérisations de ces trochisques, comme on le prescrivait.

Trochisques d'agaric, de Mesué.

℞. Agaric blanc léger en poudre.. 64 gramm. ℥ ij.
Racine de gingembre. . . . 2 gramm. ʒ ß.
Eau de cannelle simple. . . . Q. s.

L'agaric se pulvérise en le froissant contre un tamis de crin. Cette poudre se mêle avec l'eau de cannelle, dans laquelle on a fait infuser le gingembre concassé, et que l'on a passé avec expression. Cette infusion est choisie pour corriger la saveur de l'agaric. Les anciens préféraient l'infusion de gingembre dans le vin blanc. Ces préparations ne se font plus aujourd'hui. Lémery donne l'hydrochlorate d'ammoniaque comme le meilleur correctif de l'agaric.

Ils servent comme les trochisques *al handal.*

Trochisques du professeur Chaussier.

℞. Camphre. . . . . 4 gramm. ℥ j.
Opium. . . . . 1 gramm. 2 décigr. ℈ j.
Gomme adragant. . . . 6 décigr. ℈̃ x.
Sucre . . . . 36 gramm. ℥ ix
Eau. . . . . Q. s.

Pour faire 150 trochisques, dont on prend 5 à 6 par jour contre l'angine, la phthisie laryngée.

Trochisques de baies de sureau.

℞. Extrait de baies de sureau. . . . . Q. v.

Incorporez-y suffisante quantité de farine de seigle pour former des trochisques triangulaires. Ils se donnent d'un à deux gros dans la dyssenterie. Préparation peu utile, mais plus facile par ce procédé que par celui des autres praticiens.

On fait aussi des *trochisques astringens de baies de myrte* avec le sumach, les balaustes, la noix de galles et le bdellium ajoutés à ces baies.

Trochisques de scille.

℞. Pulpe de scille cuite . . . . 384 gramm. ℥ xij.
Farine d'orobe très-fine . . . 250 gramm. ℥ viij.
Ou plutôt racine de dictame en
poudre . . . . 250 gramm.

La coction de la scille se fait au bain-marie, plutôt que sous la cendre, enveloppée dans de la pâte, selon l'ancienne méthode. Mais cette coction ôte beaucoup des vertus de la scille, ainsi que ce mélange de farine d'orobe. Il vaut donc mieux prendre de la scille sèche en poudre, et la mêler, non à la farine d'orobe qui n'a presque aucune vertu, mais à la poudre de dictame blanc, comme le dit Lémery. Encore cette composition est peu utile, et ne sert que dans la thériaque. On se contente aujourd'hui de mettre dans cet électuaire la scille en poudre. Ces trochisques étaient jadis empreints d'un cachet portant la figure de la scille avec le nom du préparateur. On les enduisait d'un vernis fait avec le baume de la Mecque et l'alcool. On les vantait contre l'asthme, pour faire expectorer. La dose est d'un à deux scrupules. Ces trochisques, en forme de tablettes, s'humectent à l'air libre.

Trochisques de cubèbes, de Spitta.

℞. Cubèbes en poudre . . .   8 gramm. ' ℥ ij.
   Baume de Tolu . . . . .   3 décigr. ℈ vj.

Mêlez exactement. D'autre part, prenez :

Extrait de réglisse purifié. . }
Sirop de baume du Pérou. . } ããᾱ 32 gramm. ℥ j.
Gomme arabique en poudre.   Q. s.

Épistez ces substances avec la poudre de cubèbes aromatique précédente ; formez des trochisques du poids de 10 grains chaque.

Contre le coryza (enchifrénement) : on met un de ces trochisques fondre sur la langue.

Trochisques de vipères.

℞. Poudre de vipères. . . . . . Q. v.
   Mucilage de gomme adragant. . Q. s.

La chair de vipères séchée à l'étuve et pulvérisée, s'incorpore bien au mucilage. On fait des tablettes sur lesquelles on imprimait autrefois un cachet représentant la vipère. On les enduit d'un vernis de baume de la Mecque et d'alcool, dont on met plusieurs couches. Ces trochisques, destinés à entrer dans la thériaque, se prenaient aussi depuis 12 grains jusqu'à 1 gros, pour purifier le sang, pour rétablir les forces, pour chasser les venins, etc.

Les anciens s'imaginant que le venin résidait dans toute la vipère, lui faisaient subir plusieurs préparations préliminaires. Ils la fouettaient d'abord dans une bassine chaude, ils en coupaient la queue et la tête, faisaient cuire le tronc avec l'eau salée et l'aneth, y mêlaient du pain, etc. La chair de vipère se corrompant après quelque temps, ces trochisques doivent être renouvelés.

LIVRE CINQUIÈME.

DES MÉDICAMENS OFFICINAUX INTERNES, DE CONSISTANCE LIQUIDE.

CETTE série de compositions doit se distinguer non moins ici que dans l'officine. En effet, toutes les précédentes se conservent dans des boîtes ou dans des pots, soit de faïence, soit de porcelaine et autres vases opaques. La consistance plus ou moins solide de ces médicamens les rend souvent difficiles à prendre, et peu agréables à la vue. Mais ceux-ci, toujours à l'état de liqueur plus ou moins limpide, n'offrent rien de déplaisant à la vue ; tous se gardent dans des flacons, des bouteilles, et autres vases de verre fermés avec soin. Les teintures alcooliques, les ratafias, les alcools aromatiques, les vinaigres composés, les eaux distillées et les huiles volatiles, enfin les sirops et les mellites ou miels composés, présentent même plusieurs compositions agréables et recherchées sur les tables.

Dans les médicamens officinaux plus ou moins solides, l'excipient est presque toujours compté pour rien à l'égard de la composition ; mais parmi les préparations liquides, cet excipient devient une partie principale (excepté chez les huiles volatiles qui n'en ont aucun) pour l'usage médical. Ainsi, le vin, le vinaigre, l'alcool, l'eau et le sucre ou le miel, dans la proportion où ils se trouvent, modifient ou partagent l'effet de ces sortes de compositious.

Nous les distinguerons en trois ordres :

1° Les teintures, telles que les *vins médicinaux*, les *vinaigres composés*, les *teintures alcooliques*, comme les élixirs, les baumes factices, les *ratafias* et teintures alcooliques sucrées : on les prépare par macération ou infusion ;

2° Les *alcoolats distillés simples*, les *alcoolats composés distillés*, les *eaux simples distillées*, les *huiles volatiles* ou essentielles et éthérées : la distillation au bain-marie est le mode de leur préparation ;

3° Les *sirops simples* ou *composés*, les *mellites* ou miels composés, forment le livre suivant, et se préparent à l'aide de la chaleur, pour la plupart.

OENOLÉS, OU VINS MÉDICINAUX.

Toutes les liqueurs vineuses, le vin, la bière, l'hydromel, etc., auxquels on ajoute des médicamens, sont des vins médicinaux. On y combine, tantôt une seule, tantôt plusieurs substances. On comprend qu'il faut employer, en général, de très-bon vin, et riche en alcool, pour mieux extraire les principes des végétaux. En effet, outre qu'il faut éviter que ces vins s'aigrissent, on est souvent obligé de leur ajouter de l'alcool, comme nous le verrons. On doit les tenir en des bouteilles pleines et bien bouchées. On n'en doit préparer qu'en petite quantité, puisqu'ils sont sujets à se détériorer.

Les anciens modes de préparation étant souvent défectueux, on en a proposé d'autres, mais qui ne paraissent pas convenir dans tous les cas.

On préparait jadis le vin d'absinthe, par exemple, en mettant de cette plante sèche avec du moût de raisin en fermentation ; mais l'expérience montre qu'une grande portion du principe amer et de l'arome des plantes se décompose alors, et le vin en est moins chargé que par la simple macération. Les végétaux mucilagineux ou purgatifs perdent même presque toutes leurs vertus par cette fermentation. Ce procédé convient seulement à l'égard de l'opium, lorsqu'on veut enlever à ce suc son principe vireux et malfaisant. C'est à quoi Langelot est parvenu, en le faisant fermenter avec le suc de coings, et l'abbé Rousseau, en le soumettant à la fermentation de l'hydromel.

Le procédé de l'infusion ou de la macération, dans le vin, des végétaux secs (excepté les antiscorbutiques qu'on doit employer frais) est défectueux à plusieurs égards, comme l'a remarqué Parmentier ; mais il convient seul, en d'autre cas aussi. Souvent les vins tournent à l'acidité, perdent de leurs principes spiritueux, de leur matière colorante, et se décomposent en partie, à moins qu'on n'emploie les vins très-généreux du Midi, comme ceux d'Espagne, de Frontignan, du Roussillon, etc. C'est pourquoi Parmentier (*Code pharmaceutique,* pag. 364 et suivantes, 3ᵉ édition) recommande de les préparer par l'addition d'une teinture alcoolique ou faite à l'eau-de-vie, des plantes dont on veut composer un vin médicamenteux.

Ce procédé convient très-bien aux vins toniques et stomachiques, pour lesquels on emploie des végétaux aromatiques et extracto-résineux. L'eau-de-vie est un bon excipient en ce cas ; mais nous pensons qu'elle convient peu lorsqu'on prépare des vins doués d'autres propriétés, comme les vins scillitique, antiscorbutique, etc. En effet, la macération dans le vin extrait de la scille et des antiscorbutiques beaucoup de principes dont l'alcool, même aqueux, ne peut assez se charger (1).

Il convient donc de conserver les trois espèces de procédés, savoir: 1° par la teinture spiritueuse; 2° par la macération; 3° par la fermentation, en appropriant ces procédés à chaque genre de vin. Aucun ne doit être préparé par la chaleur, si ce n'est celle du soleil ou d'une douce tiédeur, et seulement pour les vins que l'on doit employer promptement. La chaleur, faisant dissiper une partie de l'alcool de ces vins, les dispose à s'aigrir, ce qu'il faut prévenir en leur restituant de l'alcool.

Les principaux avantages de la méthode de Parmentier sont de pouvoir former sur-le-champ un vin médicamenteux, plus ou moins chargé, à volonté, et de rendre cette composition très-propre à se conserver long-temps. Quercetan, Bauderon, Charas, et des pharmacologistes allemands avaient déjà recommandé ce moyen. Mais la macération vineuse est nécessaire pour les végétaux en extraits, comme nous l'avons vu à l'article des pilules basalmiques de Stahl, pag. 399. En effet, les vins n'agissent pas seulement par leurs parties aqueuses et alcooliques, mais encore par leurs acides sur les substances végétales; ils produisent ainsi des modifications particulières dans les matières qu'ils dissolvent et extraient.

Pour connaître les phénomènes qui s'opèrent dans toutes ces préparations, il est important de savoir quels sont les principes constituans des vins.

A l'état de *moût* non fermenté, le suc de raisins contient: 1° du sucre; 2° du ferment; 3° du bitartrate de potasse; 4° un peu de tartrate de chaux; 5° de l'acide malique; 6° très-peu d'acide acétique déjà formé; de plus de l'eau naturellement, et un mucilage.

Le *vin fermenté* se compose, outre l'eau : 1° d'alcool plus ou moins abondant; 2° d'acide malique; 3° d'acide acétique; 4° de surtartrate de potasse; 5° de tartrate calcaire; 6° de matière colorante jaune dans les vins blancs, rouge (ou plutôt bleue, mais rougie par les acides) dans les vins rouges. Les gros vins du Midi contiennent probablement aussi du tannin ou principe astringent, qui noircit les dissolutions de fer.

Les bières contiennent, outre beaucoup d'eau : 1° du mu-

---

(1) Ceci est prouvé par l'expérience; car plusieurs substances sur lesquelles on a fait très-long-temps digérer de l'eau-de-vie à 20° donnent encore, par l'eau ou par le vin, beaucoup d'extracto-gommeux.

cilage plus ou moins abondant; 2° de l'alcool; 3° du ferment non décomposé; 4° de l'acide acétique à demi formé; 5° de la matière extractive amère du houblon; 6° un peu d'huile grasse.

TABLEAU DES PESANTEURS SPÉCIFIQUES DES VINS, D'APRÈS BRISSON.

NOMS DES ESPÈCES ou VARIÉTÉS.	PESANTEUR spécifique.	POIDS du pied cube.				POIDS du pouce cube.		
		Livres.	Onces.	Gros.	Grains.	Onces.	Gros.	Grains.
Vins de Bourgogne.........	9,915	69	6	3	60	»	5	10
de Bordeaux..........	9,939	69	9	1	25	»	5	11
de Madère ou Malvoisie	10,382	72	10	6	20	»	5	28
Bière rouge...............	10,338	72	5	6	61	»	5	26
blanche...............	10,231	71	9	6	70	»	5	22
Cidre...................	10,181	71	4	2	.13	»	5	20

Vin d'absinthe, du Codex.

℞. Grande absinthe sèche .... } ãã 24 gramm. ℥ vj.
Petite absinthe sèche .... }
Vin blanc de 4 degrés de légèreté . . 2 kilogr. ℔ iv.

La quantité d'absinthe paraît trop peu considérable; l'ancienne formule en admettait 64 grammes (ou 2 onces), ce qui était beaucoup. Il vaut mieux mettre assez de cette plante, afin de laisser moins de temps de digestion au vin, qui y perd toujours une partie de ses qualités.

Ces plantes incisées et contuses sont macérées à froid dans le vin, dans un matras fermé avec un vaisseau de rencontre. Après deux jours, on passe avec expression, on filtre et on conserve le vin. L'usage est d'un verre de 2 à 4 onces le matin, à jeun, comme anthelminthique, excellent stomachique, tonique, propre à exciter le flux menstruel, l'appétit, etc.

On faisait jadis ce vermouth par fermentation; aujourd'hui, prépare par le moyen de Parmentier.

℞. Vin blanc .... 1 kilogr. ℔ ij.
Teinture alcoolique d'absinthe, depuis. 16 gramm. jusqu'à 64. ℥ ß à ℥ ij

Mêlez. Ce vin est supérieur en qualité au précédent.

Vin de quinquina, ou fébrifuge.

℞. Quinquina du Pérou, concassé
et bien choisi . . . . . 64 gramm. ℥ ij.
Vin rouge de Bourgogne . . 1 kilogr. ℔ ij.

Macérez pendant quinze jours, passez et filtrez. Mais il vaut bien mieux ajouter à ce vin depuis 48 jusqu'à 80 grammes de teinture alcoolique chargée de quinquina (depuis 1 once et demie jusqu'à 2 onces et demie). L'on obtient un vin très-efficace, comme stomachique, fébrifuge, tonique, antiputride : il excite l'appétit. La dose est de 2 à 4 onces.

Selon le *Codex*, le *vin de quinquina* se fera avec :

Quinquina.	250 gramm.	℥ viij.
Alcool à 22° Baumé	500 gramm.	℔ j.

Faites macérer pendant un jour, et ajoutez :

Vin rouge généreux. . . .	3 kilogr.	℔ vj.

Macérez pendant quatre jours, en agitant de temps à autre ; filtrez, et conservez à la cave. La quantité du quinquina est un quatorzième ; mais la proportion d'alcool paraît trop considérable ; il vaudrait mieux la diminuer, et prendre de bon vin d'Espagne ou de Xérès, qui est déjà tonique et spiritueux.

Au reste, les vins les plus alcooliques sont ceux qui se chargent le mieux des principes alcaloïde ou actifs du quinquina ; mais ceux qui sont riches en acide tartrique, précipitent en sels insolubles la cinchonine et la quinine.

Selon les expériences de Henry père, le sulfate de quinine, ou de cinchonine précipite la partie colorante du vin et avec une partie de quinine ou de cinchonine. Les meilleurs quinquinas ayant ainsi le plus de ces alcalis décolorent le plus les vins, comme on savait que la teinture de noix de galles donne plus de précipités avec les meilleurs quinquinas.

Ce vin, fait avec ou sans la teinture, laisse précipiter sa partie colorante, qui le rend trouble : il faut le filtrer. Cet effet résulte de la combinaison du tannin et des autres principes du quinquina avec la résine colorante du vin ; ce qui a lieu également dans les autres liquides colorés avec un principe résino-extractif, et par tous les astringens, la noix de galles, le sumac, les balaustes, etc.

L'eau-de-vie se charge fort bien des divers principes du quinquina ; ainsi l'on doit préférer la teinture à la macération, pour faire ce vin.

Vin de quinine.

℞. Sulfate acide de quinine . . .	6 décigr.	℈ xij.
Bon vin de Xérès ou Madère . .	1000 gramm.	℔ ij.

Dissolvez. On peut employer aussi tout autre bon vin spiritueux. La dose est celle des autres vins de quinquina.

Vin d'aunée.

℞. Teinture alcoolique d'aunée. . 32 gramm. ʒ j.
Vin blanc . . . . 1 kilogr. ℔ ij.

On doit préférer encore, en ce cas, la teinture spiritueuse d'aunée, depuis une once jusqu'à deux, dans ce vin, à la macération. C'est un très-bon stomachique, légèrement diurétique et diaphorétique; on le donne aussi dans l'asthme. La dose est de 2 à 4 onces.

Tous les autres vins toniques et stomachiques se préparent de même.

Vin aromatique, du Codex.

℞. Espèces aromatiques . . . . 128 gramm. ʒ iv.
Vin rouge. . . . . 1 kilogr. ℔ ij.

Faites macérer pendant cinq à six jours; passez avec expression. L'usage est pour l'extérieur, en fomentation.

Vin scillitique.

℞. Squammes de scille sèches incisées. 32 gramm. ʒ j.
Vin blanc d'Espagne spiritueux . . 500 gramm. ℔ j.

Ce vin sera mieux préparé par macération à froid, que par teinture alcoolique. La preuve en est qu'il devient plus coloré et plus amer que la teinture de scille, car la scille contient un principe mucilagineux dont l'alcool ne se charge pas. Nous prescrivons du vin généreux, et s'il ne l'était pas assez, il conviendrait d'y joindre de l'alcool pour l'empêcher de s'aigrir; car ce vin tourne aisément à l'acidité, à cause du corps muqueux de la scille. On doit le filtrer. C'est un bon diurétique, un incisif et phlegmagogue usité dans l'asthme humide, l'anasarque. La dose est d'une à trois onces soir et matin.

La scille contient aussi du tannin, qui précipite, à la longue, le principe colorant du vin.

On peut composer de même et à pareilles doses le *vin de bulbes de colchique.*

On prépare de même un *vin d'ipécacuanha*, recommandé comme incisif dans l'asthme, à la dose d'une ou deux cuillerées. Quelques personnes y ajoutent en infusion deux gros de badiane et du sucre.

Vin scillitique composé, de Richard.

℞. Squammes de scille. . . . . 32 gramm. ʒ j.
Ecorces d'oranges . . . . . } āā 8 gramm. ʒ ij.
Calamus aromaticus. . . . . }
Vin blanc . . . . 750 gramm. ℔ j ß.

Mettez macérer pendant trois jours, ajoutez:

Oxymel scillitique . . . . . . 64 gramm. ʒ ij.

La dose est de trois à quatre cuillerées par jour, dans l'hydropisie.

Vin stomachique, de Plenck.

℞. Quinquina choisi concassé . . 32 gramm. ℨ j.
Racine de gentiane sèche et coupée en lames très-fines. . . . 24 gramm. ℨ vj.
Zestes d'écorces d'oranges . . 8 gramm. ℨ ij.
Vin rouge de bonne qualité. . 1 kilogr. ℔ ij.

Faites plutôt ce vin par teinture alcoolique des mêmes ingrédiens. C'est un bon fébrifuge. La dose est de deux onces avant le repas.

Vin de quinquina composé.

℞. Ecorces de quinquina gris en poudre. 250 gramm. ℨ viij.
Bois de quassie râpé . . . . . . ⎫
Ecorces de winter . . . . ⎬ aā 16 gramm. ℨ iv.
d'oranges amères sèches . . ⎭

Mettez dans un matras; versez dessus :

Alcool (à 22° Baumé) . . . . . . 500 gramm. ℔ j.

Faites macérer pendant 24 heures, et ajoutez :

Vin généreux. . . . . 3 kilogr. ℔ vj.

Après quelques jours filtrez.

Ce vin, excellent fébrifuge et stomachique, est fort semblable au vin de Séguin.

Vin de gayac ellébore, de Lewis.

℞. Bois de gayac. . . . . ⎫ aā 64 gramm. ℨ ij.
Racine d'ellébore noir. . . . ⎭
Semences de petit cardamome. ⎫ aā 32 gramm. ℨ j.
Ecorces d'oranges sèches . . . ⎭
Vin blanc généreux. . . . . . 2 kilogr. ℔ iv.

Faites infuser pendant six jours et passez.

C'est un stimulant et hydragogue contre l'hydropisie. La dose est d'un à deux gros, le soir, dans un véhicule approprié.

Vin de tabac.

℞. Tabac incisé, sec. . . . . . . 32 gramm. ℨ j.
Vin rouge ou blanc. . . . . . 500 gramm. ℔ j.

Faites macérer pendant dix jours et filtrez.

On fait de même un *vin d'ellébore blanc,* mais comme on prend cette plante fraîche, on en met 4 onces ou 128 gramm. dans la même quantité de vin. Ce sont des purgatifs violens, usités aux Etats-Unis.

Vin d'hiera picra, ou teinture sacrée.

(*Voyez* à cet Electuaire, pag. 372.)

Vin d'extraits médicinaux , du Codex (*élixir visceral d'*Hoffmann ,
de la Pharmacopée batave).

℞. Ecorces d'oranges récentes. . . . 16 grammi. ℥ iv.
Extraits de chardon-bénit. . . . ⎫
    de cascarille . . . . . ⎪
    de petite centaurée. . . . ⎬ ãã 8 gramm. ℥ ij.
    de grande gentiane. . . . ⎪
    de myrrhe par l'eau. . . ⎭
Vin d'Espagne . . . . 1 kilogr. ℔ ij.

On le prépare par macération ; il est épais et noir. On peut
y ajouter de l'alcool.

C'est un puissant stomachique et vermifuge, que l'on prend
en gouttes depuis 1 jusqu'à 2 gros dans une infusion de thé,
ou du bouillon, ou autres véhicules. D'autres auteurs ajoutent
de la teinture d'oranges amères, 2 onces, et du carbonate de
potasse une once.

Vin diuretique composé.

℞. Racine de zédoaire. . . . . 8 gramm. ℥ ij.
Squammes de scille sèches. . . ⎫
Rhubarbe en poudre . . . . ⎬ ãã 4 gramm. ℥ j.
Baies de genièvre contusées. . ⎭
Cannelle en poudre. . . . . 12 gramm. ℥ iij.
Carbonate de potasse . . . . 6 gramm. ℥ j ß.
Vin blanc vieux . . . . . . 1 kilogr. ℔ ij.

Macérez et filtrez après quatre jours. La dose est de deux
onces, que l'on répète trois à quatre fois par jour, contre l'hydropisie. (*Pharmacopée anglaise.*)

Vin antiictérique.

℞. Suc de bigarades, avec le fruit
exprimé. . . . . N° 2.
Safran . . . . 4 gramm. ℥ j.
Vin blanc généreux . . . . 1 kilogr. ℔ ij.

La dose est de 2 onces, deux fois le jour, dans la jaunisse.

Vin ou teinture sacrée.

℞. Aloès . . . . 32 gramm. ℥ j.
Piment de la Jamaïque (*Myr-* ⎫
   tus pimenta). . . . . ⎬ ãã 4 gramm. ℥ j.
Gingembre . . . . ⎭
Vin d'Espagne . . . . . . 250 gramm. ℥ viij.

Se prend par cuillerée dans l'atonie de l'estomac, et après
les indigestions, dans une infusion de thé ou autre. On peut
remplacer les aromates par autant de cannelle blanche.

Vin martial ou chalybé, du Codex.

℞. Limaille de fer bien brillante et
porphyrisée . . . . 32 gramm. ℥ j.
Vin blanc de bonne qualité . . 1 kilogr. ℔ ij.

On met macérer dans le vin cette limaille, qui s'oxyde et se combine aux acides tartrique, malique, etc., du vin. Après huit jours de macération, avec fréquente agitation, l'on passe et l'on filtre. Ce vin se fait à froid : il se dégage un peu d'hydrogène pendant l'oxydation du fer; car ce métal décompose une portion d'eau. Il se forme des tartrate et malate de fer.

C'est un vin apéritif, qui excite la menstruation, convient dans la chlorose et les empâtemens des viscères. Il est tonique. La dose est de demi-once à deux onces, dans une infusion d'armoise ou autre.

Plus les vins sont acides, plus ils prennent de limaille de fer en dissolution. Pour avoir un vin chalybé bien égal, Parmentier conseille avec raison le procédé suivant :

℞. Teinture de Mars tartarisée (ou
    tartrate de potasse et de fer
    en liqueur). . . . . . . 32 gramm. ℥ j.
Vin blanc . . . . 2 kilogr. ℔ ij.

Mêlez et filtrez.

Vin émétique.

℞. Oxyde d'anitmoine sulfuré de-
    mi-vitreux , ou foie d'anti-
    moine en poudre. . . . . 125 gramm. ℥ jv.
Vin blanc . . . . 1 kilogr. ℔ ij.

On fait macérer, et on conserve le vin sur l'oxyde. Plus le vin est acide, plus il se forme des tartrate, malate et acétate d'antimoine. C'est donc un vin inégal dans ses qualités et ses effets; ce qu'on prévient en faisant un *vin émétique extemporané*, avec émétique demi-gros, dans deux livres ou une pinte de vin blanc.

Il convient dans la paralysie, les attaques d'apoplexie et autres affections où il faut ranimer par des violentes secousses. Il ne se prend qu'en lavement, depuis 2 gros jusqu'à 4 onces. Le vin émétique précédent se donnait quelquefois trouble et chargé de beaucoup d'oxyde salin d'antimoine. Il produit de très-violens effets alors. Mieux le foie d'antimoine est porphyrisé, plus il se dissout facilement. On peut augmenter ou diminuer à volonté la dose d'émétique.

Le *vin d'Huxham* est une once de vin de Malaga dans lequel on met un grain d'émétique. Il se prend à la dose de 40 gouttes, pour exciter la diaphorèse.

Vin diurétique amer, de l'hôpital de la Charité.

℞. Écorce de quinquina gris en poudre. ⎫
    de winter. . . . . ⎬ āā 64 gramm. ℥ ij.
    de citron . . . . ⎭

Racine de dompte-venin. . . . . }
Squammes de scille . . . . . } āā 16 gramm. ℥ ß.
Tiges d'angélique. . . . . }
Feuilles d'absinthe. . . . . }
       de mélisse. . . . . } āā 32 gramm. ℥ j.
Baies de genièvre. . . . . }
Macis ou muscade. . . . . } āā 16 gramm. ℥ iv.
Vin blanc généreux . . . . 4000 grâmm. ℔ viij.

Faites macérer toutes ces substances, grossièrement pulvérisées, dans un matras avec le vin, à 10 ou 12 degrés de chaleur; passez en exprimant légèrement, et filtrez.

La dose est d'une à deux onces, dans l'anasarque, la leuco-
phlegmatie.

Vin astringent pour fomentation.

℞. Fleurs de roses rouges . . . . }
Ecorces de grenades. . . . . } āā 8 gramm. ℥ ij.
Balaustes. . . . . }
Fleurs de sumach. . . . . }
Alun de roche, ou sulfate d'alu-
    mine. . . . . 4 gramm ℥ j.
Vin rouge du Midi. . . . . 1 kilogr. ℔ ij.
Eau vulnéraire rouge spiritueuse. 96 gramm. ℥ iij.

Faites macérer les substances bien concassées dans le vin, à
une douce chaleur; ajoutez vers la fin l'eau vulnéraire; passez
avec expression. Ce vin ne s'emploie qu'à l'extérieur, avec des
compresses imbibées, sur les entorses, les gonflemens des articulations, les tumeurs lymphatiques. Il est très-tonique.

Vin aromatique composé pour fomentation.

℞. Sommités de romarin. . . }
       de rhue. . . . }
       de sauge. . . . }
       d'hyssope. . . . }
       de lavande. . . }
       d'absinthe. . . . }
       d'origan. . . . } āā 8 gramm. ℥ ij
       de thym. . . . }
Feuilles de laurier. . . . }
Fleurs de roses rouges. . . }
       de camomille. . . }
       de mélilot. . . . }
       de sureau. . . . }
Muriate d'ammoniaque. . . }
Vin rouge de bonne qualité. 25 hectogr. ℔ v.

Au lieu de toutes ces plantes à part, on peut prendre des
espèces aromatiques, à la dose d'une once par litre de vin,
qu'on met macérer dessus. On peut y ajouter de l'alcool et du
camphre.

Le *vin aromatique camphré,* pour fomentation, se prépare
avec vin aromatique (ou digéré sur des espèces aromatiques)
1 kilog. On y joint de l'eau-de-vie camphrée 64 grammes ou
2 onces. C'est un bon discussif.

L'usage de ce vin est extérieur, et s'applique avec des compresses pour fortifier les muscles. On en lave les ulcères pour les déterger. On l'applique chaud pour résoudre les contusions des coups orbes, ou de corps contondans.

Vin antiscorbutique, de Dumorette.

℞. Racines récentes ratissées et contuses
de raifort sauvage . . . . .   384 gramm.   ℥ xij.
 de bardane . . . . . .   160 gramm.   ℥ v.
Feuilles récentes de cochléaria . . ⎫
de cresson . . . ⎬ āā 192 gramm.   ℥ vj.
de beccabunga . . ⎪
de fumeterre . . ⎭
Semences de moutarde . . . . .   192 gramm.   ℥ vj.
Hydrochlorate d'ammoniaque . . .   96 gramm.   ℥ iij.
Vin blanc. . . . .   12 kilogr.   ℔ xxiv.

Toutes les substances contusées, on verse dessus le vin blanc dans un tonneau ou un grand matras; après une semaine de macération, l'on décante le vin. On peut jeter sur le marc non exprimé 500 grammes ou une livre d'eau-de-vie. On exprime ensuite, on filtre, et on mêle la liqueur filtrée au vin. C'est un bon antiscorbutique, utile aussi dans les maladies cutanées, herpétiques, dans les engorgemens de la lymphe, dans le rachitisme. La dose est d'un petit verre chaque matin.

Quoique préparé avec des végétaux frais, ce vin peut se conserver (même sans addition d'eau-de-vie); car l'eau de végétation de ces plantes est empreinte d'un principe peu décomposable, et qui tient de la nature du soufre. L'hydrochlorate d'ammoniaque peut aussi préserver de la fermentation.

L'alcool que nous recommandons d'ajouter, donne, d'après notre expérience, de bonnes qualités à ce vin, et contribue à sa conservation. La bardane et la fumeterre se suppriment comme inutiles. Le beccabunga se remplace par les autres antiscorbutiques.

Parmentier fait ce vin par addition de l'alcool de cochléaria, dans lequel on fait macérer du raifort; mais cet alcool ne contient pas tous les principes des antiscorbutiques.

Vin antiscorbutique, du Codex.

℞. Feuilles récentes de cochléaria . . . ⎫
de cresson de fontaine. ⎬ āā 16 gramm.   ʒ iv.
de ményanthe . . . ⎪
Semences contusées de moutarde. . . ⎭
Racines fraîches de raifort râpées . .   32 gramm.   ℥ j.
Hydrochlorate d'ammoniaque. . . .   8 gramm.   ʒ ij.
Vin blanc généreux . . . .   1 kilogr.   ℔ ij.
Ajoutez à l'infusion alcoolat de cochléaria. . . . .   16 gramm.   ℥ ß.

La dose est d'une ou deux onces. Il n'y a pas assez d'alcoolat de cochléaria pour la quantité de ces végétaux.

Vin de rhubarbe composé.

R). Rhubarbe en poudre. . . . 64 gramm. ℥ ij.
Cannelle blanche en poudre. . 4 gramm. ℥ j.
Faites macérer dans l'alcool à 20° 64 gramm. ℥ ij.
Ajoutez vin d'Espagne. . . . 1 kilogr. ℔ ij.

Après une semaine de digestion, filtrez. Bon stomachique et antidiarrhoïque. La dose est d'une à deux onces.

Hypocras. (1)

R). Amandes douces concassées. . 125 gramm. ℥ iv.
Cannelle concassée. . . . . 48 gramm. ℥ j ß.
Sucre blanc en poudre. . . 1 kil. 250 gramm. ℔ ij ß.
Eau-de-vie. . . . . 500 gramm. ℔ j.
Bon vin rouge ou blanc . . . 7 kilogr. ou pintes.

Faites macérer pendant quelques jours; passez à la chausse, et versez ce vin dans un entonnoir de verre, au fond duquel sera un nouet renfermant un demi-grain d'ambre gris et autant de musc pulvérisés avec un gros de sucre candi, pour parfumer ce vin si l'on veut. D'autres mettent du gingembre, du girofle, du macis, du cardamome et autres aromates.

Ce vin est stomachique, tonique, fortifiant, à la dose d'une à quatre onces.

Vin ou teinture, de Fuller.

R). Extrait de réglisse . . . . 16 gramm. ℥ ß.
Cochenille concassée. . . . 2 gramm. ℥ ß.
Vin de Madère. . . 5 hectogr. ℔ j.

Il faut prendre de bel extrait de réglisse, fait exprès avec de la réglisse ratissée, et par infusion; *voyez* pag. 318. La cochenille ne sert qu'à colorer en rouge la liqueur. Le tout macéré jusqu'à dissolution de l'extrait, on filtre.

C'est un remède vanté dans les convalescences, pour l'asthme et la phthisie. On le prend par cuillerée à café, matin et soir.

Vin d'opium, ou laudanum liquide, ou teinture anodine, de Sydenham.

R). Opium choisi. . . . . 64 gramm. ℥ ij.
Safran du Gâtinois. . . . . . 32 gramm. ℥ j.
Cannelle . . , ... } āā 4 gramm. ℥ j.
Girofles. . . . .
Vin d'Espagne ou de Malaga. , . 5 hectogr. ℔ j.

L'opium incisé menu, les autres matières contusées sont mises en macération dans le vin pendant quelques jours, en agitant le matras par reprises. On passe et on filtre. L'on place au soleil le matras, pendant la macération.

---

(1) ὑπὸ, sous, κρᾶσις, mélange.

L'opium fait un 8ᵉ, et sa partie soluble un 16ᵉ du liquide. Vingt gouttes du laudanum de Sydenham pèsent 15 grains (75 centigr.) et contiennent un grain d'opium en dissolution (ou 5 centigr.)

Le docteur Hare, prenant de l'opium digéré dans de l'éther pour lui enlever la narcotine, prépare un *laudannm de Sydenham* privé de ce principe, et devenu plus doux.

La matière colorante du safran, se dépose à la longue dans le laudanum avec d'autres principes. Dans ce médicament, on trouve la narcotine, le méconate de morphine, et les autres alcaloïdes, la résine de l'opium, avec l'arôme, beaucoup de la matière colorante, jointe probablement à la substance e glutineuse ou végéto-animale.

Selon Henry père, le dépôt que forme ce laudanum, n'est pas la polychroïte du safran, trouvée par M. Bouillon-Lagrange, mais c'est une partie de cette matière colorante, privée de l'huile volatile (qui se trouve dans la polychroïte), dont la précipitation est causée par les sels contenus dans l'opium; ce précipité ne diminue nullement les propriétés du laudanum, puisque l'huile volatile du safran, qui est sa partie active, reste dans la liqueur de Sydenham. On détermine facilement cette précipitation au moyen d'un acide, ou d'un alcali; elle a lieu surtout quand les teintures alcooliques sont très-chargées.

On prépare aussi ce vin d'opium composé, avec de l'extrait d'opium, mais au lieu de la dose d'opium brut, on ne met que la moitié de l'extrait qui ne s'ajoute aussi qu'à la fin, après qu'on a passé la teinture obtenue des autres substances. Il serait peut-être plus exact de remplacer l'opium ou son extrait par un sel de morphine.

Ce précieux remède, inventé par le célèbre Sydenham, sert comme excellent calmant dans toutes les douleurs, les spasmes, les coliques, les dévoiemens, flux, dysenteries, superpurgations, et comme adoucissant dans les potions, les lavemens, etc. La dose est depuis 4 gouttes jusqu'à 30, et plus, quand c'est pour l'extérieur. Il s'emploie en frictions dans les rhumatismes, les inflammations, et s'applique avec du coton sur les dents malades. Les aromates servent à corriger, avec le vin, les qualités vireuses de l'opium. On peut prendre de bon vin blanc ordinaire, avec un huitième d'eau-de-vie, au lieu de vin d'Espagne.

Gouttes calmantes, de M. Magendie.

℞. Acétate de morphine.	. . .	16 grains.	
Acide acétique	. . . . . .	3 à 4 gouttes.	
Alcool.	. . . .	4 gramm.	℥ j.
Eau distillée	. . . .	32 gramm.	℥ j.

Ce sel reste bien dissous. On donne de 6 à 24 de ces gouttes comme calmantes. On peut employer si l'on veut aussi du sulfate de morphine.

Laudanum cydoniatum, de Van Helmont (*Black drop* des Anglais).

℞. Opium brut pulvérisé. . . 128 gramm. ℥ iv.,
Suc de coings récent . . . 2000 gramm. ℔ iv.

Faites digérer pendant trois semaines; alors ajoutez :

Girofles concassés . . . . . } aa 32 gramm. ℥ j.
Muscades . . . . }

On fera légèrement chauffer, puis digérer de nouveau pendant une semaine; au dernier jour ajoutez enfin :

Safran gâtinois. . . . . . 32 gramm. ℥ j.
Sucre blanc . . . . . . 128 gramm. ℥ iv.

Le sucre dissous et le safran bien infusé pendant 24 heures, filtrez, évaporez le liquide au bain-marie, jusqu'à la réduction au tiers de la quantité. Ce sont les *gouttes noires* des Anglais. Dix de ces gouttes représentent un grain d'opium pur.

Vin d'opium par fermentation, ou *gouttes de l'abbé* Rousseau, *selon le* Codex, *et celles de* Séguin.

℞. Miel blanc. . . . . . . 384 gramm. ℥ xij
Eau chaude . . . . 1500 gramm. ℔ iij.

Dissolvez le miel dans un matras avec l'eau chaude. On le place en un lieu chaud, et quand la fermentation commence, on ajoute :

Opium choisi. . . . . . . 128 gramm. ℥ iv dissous dans
Eau . . . . 384 gramm. ℥ xij.

Laissez fermenter pendant un mois, à une chaleur de 24 degrés; filtrez alors la liqueur, qu'on évaporera jusqu'à ce qu'il n'en reste que 320 grammes (10 onces). Filtrez de nouveau; ajoutez à la fin :

Alcool (à 32° Baumé). . . . 144 gramm. ℥ iv ß.

Gardez dans une bouteille bien fermée. Pour mieux exciter la fermentation du miel, on peut y ajouter du levain de bière 1 gros ou 4 grammes.

Par l'ancien procédé on délayait, dans trois livres d'eau chaude, l'opium en le maxalant avec les mains, et retenant la portion glutino-résineuse insoluble, que l'on séparait comme inutile.

D'autre part, on délaie le miel dans l'eau commune dix livres, qu'on échauffe. Les deux liqueurs sont réunies dans un grand matras, placé à une température tiède de 24 degrés en-

I.   28

viron. La fermentation spiritueuse s'y établit. On ne doit pas l'interrompre par l'agitation des vaisseaux, ni laisser trop d'ouverture à l'air, pour que le liquide ne moisisse pas à sa surface.

Après environ un mois, Baumé prescrit de filtrer le liquide, de l'évaporer jusqu'à réduction de 1 kilog. 250 gr. (2 livres et demie), d'y ajouter 564 gramm. (une livre 2 onces) d'alcool rectifié à 34 degrés. Tel est le procédé corrigé d'après l'abbé Rousseau (Voyez *les Secrets et Remèdes du capucin du Louvre*, Paris, 1718, in-12, p. 98).

— Séguin, pharmacien, a réformé ce procédé; car lorsque la fermentation est bien faite, il distille la liqueur et en tire un alcool de 28 degrés environ. Le résidu de l'alambic s'évapore en extrait mou, au bain-marie. Enfin, on fait dissoudre cet extrait d'opium dans l'alcool tiré de l'hydromel, et on filtre la liqueur pour l'usage.

Ce remède s'emploie par gouttes depuis quatre jusqu'à vingt, comme un excellent calmant et somnifère, de même que le laudanum liquide, mais il est beaucoup plus actif.

L'objet de la fermentation est de priver l'opium de son principe vireux. Il contient aussi une sorte de ferment glutineux, qui se détruit par cette opération. Déjà Van Helmont, Etmuller, Neumann et d'autres auteurs avaient eu en vue de priver par ce moyen l'opium de sa partie vireuse. (*Voyez* l'Extrait d'opium de Langelot, pag. 316.)

Il est certain que dans cette préparation, il se forme, outre l'alcool, un peu d'acide acétique qui doit agir sur les principes de l'opium. Celui-ci, modifié par l'acte de la fermentation, paraît perdre une grande partie de sa narcotine, soit qu'elle se décompose, soit qu'elle se précipite. A l'égard de la morphine, rien ne l'a dû détruire, car les alcalis végétaux organiques, combinés surtout à l'acide méconique ou à l'acétique qui s'est produit, résiste fort bien à la fermentation. L'acide acétique formé, ainsi que l'alcool sont, au reste, trop délayés dans cette préparation pour agir sur la narcotine.

Le procédé de Séguin conserve mieux les principes volatils de l'opium, et les exalte même; mais comme ils sont encore vireux, le procédé de Baumé les écarte et rend aussi la composition moins somnifère.

Le procédé du *Codex* donne une liqueur plus épaisse que le laudanum de Sydenham, dont vingt gouttes pesant 22 grains (ou 1 gram. 1 décig.) contiennent environ trois grains d'opium. Ainsi sept gouttes contiennent un grain d'opium.

DES BRUTOLÉS OU DES BIÈRES MÉDICINALES.

Bière purgative de Sydenham.

℞. Polypode de chêne. . . . . 500 gramm. ℔ j.
Rhapontic, ou rhubarbe des moines. }
Séné mondé . . . . } āā 250 gramm. ℥ viij.
Raisins passes, mondés de pepins. . }
Rhubarbe incisée. . . . . } āā 96 gramm. ℥ iij.
Racines de raifort. . . . . }
Feuilles de cochléaria . . . . } āā 192 gramm. ℥ vj.
        de sauge. . . . . }
Oranges coupées.. . . . .   N° 4.
Aîle, ou bière d'Angleterre sans houblon.   25 litres ou pintes.

Mettez ces substances lorsque cette bière fermente encore;
faites macérer pendant une semaine; passez et décantez le
dépôt.

Elle purge doucement les sérosités, convient dans le scorbut, les rhumatismes et fluxions. On en boit un litre chaque
matin pendant quinze jours.

Bière antiscorbutique, ou sapinette.

℞. Feuilles récentes de cochléaria. 48 gramm. ℥ j ß.
Racine de raifort. . . . . 64 gramm. ℥ ij.
Bourgeons de sapin. . . . . . . 32 gramm. ℥ j.
Bière . . . . 2 kilogr. ℔ iv.

Le raifort et le cochléaria contus, ainsi que les bourgeons,
se mettent macérer dans un matras avec la bière, pendant
quelques jours. On décante le liquide, et on le conserve. La
dose est de huit onces en deux verres par jour, ou même plus,
comme antiscorbutique, apéritive, diurétique. C'est un excellent remède. Le *Codex* n'admet que 32 grammes (une once)
de cochléaria. Cette bière doit souvent se renouveler, car elle
est sujette à se gâter.

L'*épinette*, ou bière de *spruce* du Canada (espèce de sapin),
faite avec l'avoine, la mélasse et les bourgeons de cet arbre,
est très-estimée. L'illustre navigateur Cook préserva toujours
par elle ses équipages du scorbut, dans ses voyages autour du
monde. Ces bières ne sont pas de longue conservation; voici
son procédé:

Bière de spruce ou épinette du Canada.

℞. Un fagot de branches d'*abies canadensis* ou *alba* (Aiton)
de 21 pouces de tour environ, près du lien; on les casse par
morceaux dans une barrique d'eau; faites bouillir jusqu'à ce
que l'écorce se détache. On fait griller dans une poêle un bois-
seau d'avoine, et on fait aussi rôtir 15 livres de pain coupé par
tranches; le tout étant jeté dans la liqueur, on lui donne quel-

ques bouillons ; ensuite on décante le liquide de dessus toutes ces matières, et on le verse dans une barrique qui a contenu du vin rouge, en ajoutant six pintes ou litres de mélasse ou gros sirop de sucre et 15 livres de cassonade. Délayez dans ce mélange une livre de levûre de bière. On laisse ensuite fermenter. En fermant le vase, la liqueur devient piquante et mousseuse ; en le laissant à demi ouvert, la liqueur est plus douce ; on a soin de remplir d'eau le tonneau. La liqueur peut se colorer par l'addition de quelques pintes de vin rouge.

Elle est très-rafraîchissante et très-saine surtout en mer. L'on peut également l'aromatiser en y admettant des baies de genièvre.

Bière simple de quinquina.

℞. Écorces de quinquina gris, pulvérisées.   32 gramm.   ℨ j.
    Bière forte . . . .   1000 gramm.   ℔ ij.

Faites macérer pendant deux jours en remuant. Passez la liqueur que vous conserverez en une bouteille bien fermée. On la prend par verres de 4 onces, dans les fièvres intermittentes.

Bière diuretique.

℞. Semences de moutarde contusées. ⎫
    Baies de genièvre concassées. . . ⎬ āā 250 gramm. ℔ ß.
    Semences de carottes. . . . . .   192 gramm.   ℨ vj.
    Bière sans houblon ou aîle, récente.   40 kilogr.   ℔ LXXX.

On en fait usage en boisson ordinaire, dans l'hydropisie commençante, et les maladies de la vessie.

Bière céphalique.

℞. Racine de grande valériane . . . .   814 gramm.   ℥ x
    Semences de moutarde . . . . .   192 gramm.   ℥ vj.
    Serpentaire de Virginie. . . . .   64 gramm.   ℥ ij.
    Sommités de romarin ou de sauge .   96 gramm.   ℥ iij.
    Bière blanche nouvelle . . . . .   40 kilogr.   ℔ LXXX.

Mettez-y infuser ces substances. C'est une boisson usitée dans les paralysies, les vertiges, l'épilepsie, qui réclament des stimulans.

Bière de quinquina composée, ou prophylactique, de Mutis.

℞. Quinquina rouge . . . . . ⎫
         blanc . . . . . ⎬ āā 125 gramm. ℥ iv.
         jaune . . . . .   156 gramm. ℥ v.
    Cannelle . . . .   16 gramm. ℥ ß.
    Muscade . . . .   N° 1.
    Cassonade. . . . . . .   4 kilogr.   ℔ viij.
    Eau . . . .   50 kilogr.   ℔ c.

Morelot donne, d'après Joseph Mutis, botaniste et médecin de l'Amérique espagnole, la formule de ce vin ou de cette bière, où l'on infuse du quinquina et des aromates pendant la fermentation. C'est, dit-on, un excellent tonique et anti-scorbutique, surtout dans les voyages sur mer et les pays chauds. Mais nous pensons qu'une partie des vertus des ingrédiens se décompose par la fermentation. Il faut ajouter du levain au sucre et à l'eau.

Remarques sur la préparation des bières médicinales.

Il y a des bières qu'on prépare en admettant des médicamens au moment de la fermentation, et d'autres dans lesquelles on se contente de faire infuser ces médicamens après la fermentation. Celles-ci ne diffèrent des vins médicinaux que par la nature de l'excipient, et sont faciles à préparer ; mais les premières sont moins usitées, et d'ailleurs les principes se dissocient par le mouvement fermentatif. Les aromates perdent ainsi de leur arome, quoique la noix muscade, au contraire, semble y développer plus d'odeur. On ne fait plus guère usage que des bières médicamenteuses par infusion ou macération, comme les vins. Il faudrait les animer par l'addition de l'alcool ou eau-de-vie, d'autant mieux qu'elles sont sujettes à rester en vidange et à s'aigrir ou perdre beaucoup, ce qu'on préviendrait par ce moyen.

DES OXÉOLÉS OU DES VINAIGRES MÉDICINAUX.

Si les vins extraient par macération les substances solubles des végétaux en certaines proportions, relativement à la nature de ces menstrues ; il en est de même des vinaigres médicinaux. Comme on doit employer des vinaigres de bonne qualité, ou qui contiennent toujours une portion d'alcool, avec des acides acétique, malique et tartrique, l'action combinée de ces menstrues produit diverses modifications sur les substances végétales. Cela est sensible sur la scille, le colchique, l'opium, etc., dont le vinaigre corrige les qualités vireuses. Mais il se charge assez bien de plusieurs aromes ; il a même été regardé comme le meilleur dissolvant des gommes-résines. Cependant son acidité en altère sensiblement les odeurs, les saveurs et les autres propriétés.

Les vinaigres de bière ou d'autres produits des céréales se décomposent promptement à cause de la surabondance du ferment qu'ils contiennent. Pour prévenir cet inconvénient, il faut les faire bouillir, ce qui coagule le ferment.

Plus les vinaigres sont alcoolisés, plus ils conviennent pour former de bons vinaigres médicinaux. C'est pourquoi on doit ajouter de l'eau-de-vie, surtout à ceux qui sont tirés des céréales. Lorsqu'on les fait agir sur des végétaux frais, il convient d'employer des vinaigres concentrés ou par la gelée ou par l'évaporation, jusqu'à donner 12° environ à l'hydromètre, car l'eau de végétation les ramène à l'état ordinaire. Nous avons donné, ci-devant, les moyens de connaître la pureté des vinaigres, page 58.

On doit, autant qu'il se peut, employer des végétaux secs et des vinaigres blancs. Les seuls végétaux antiscorbutiques s'emploient frais.

La plupart s'obtiennent par simple macération, mais d'autres se préparent aussi par distillation ; tels sont les vinaigres aromatiques des parfumeurs.

Du vinaigre distillé.

L'on ne doit pas distiller cet acide dans des vases métalliques, mais dans ceux de grès ou de verre, qu'il n'attaque point. Les vinaigres distillés en grand dans des cucurbites de cuivre étamé, contenant toujours un peu de cuivre (ce qu'on reconnaît par de l'ammoniaque) produisent quelquefois des irritations à la peau, ou de petites rougeurs.

Le premier produit de cette distillation est toujours le plus suave et le plus pénétrant, quoique le moins acide, car la portion alcoolique du vinaigre, s'élevant avec lui, forme une liqueur légèrement éthérée. Les derniers produits sont bien plus acides, mais acquièrent une odeur empyreumatique, pour peu que le résidu de la cucurbite ait brûlé. On enlève cette odeur en rectifiant cet acide sur la craie, et en l'exposant ensuite à un grand froid. Il reste, après la distillation des vinaigres, un extrait ou acide très-concentré, attirant fortement l'humidité. C'est un mélange d'acide du tartre, de surtartrate de potasse, d'acide malique, d'huile empyreumatique, de matière colorante et extractive brune, et du principe fermentescible.

C'est particulièrement ce dernier qui, brûlant facilement dans la cucurbite, donne aux vinaigres qu'on distille cette odeur animalisée et pyrogénée avec du prussiate d'ammoniaque, surtout dans les dernières portions.

Pour enlever cette odeur, il faut remplir un filtre de charbon animal en poudre, et y filtrer le vinaigre distillé. On l'obtient pur. En ménageant la distillation, le vinaigre prend moins de cette mauvaise odeur.

Boerhaave recommande cet acide distillé contre les maladies putrides, inflammatoires, l'hypocondrie, etc., et comme diaphorétique. La dose est de 2 à 8 gros à l'intérieur. Extérieurement, il sert pour la toilette, et mêlé à l'eau, il nettoie, raffermit les gencives, la peau, etc. Maille faisait de très-bons vinaigres avec l'hydromel aigri.

Vinaigre rosat.

℞. Roses rouges mondées de leurs calices et bien sèches. 250 gramm. ℔ ß.
   Vinaigre blanc à dix degrés de l'hydromètre. . . . 4 kilogr. ℔ viij.

Macérez pendant huit jours ; passez, filtrez, ajoutez alcool, 128 grammes (4 onces).

On préparera de même les vinaigres de fleurs d'œillets, de lavande, de sauge, de romarin, de sureau, dit *surard*. Ils servent pour l'agrément et la table. On s'en gargarise à la dose d'une demi-once avec six onces d'eau, dans les esquinancies et chaleurs de gorge.

Vinaigre de framboises.

On verse du bon vinaigre rouge 4 livres ou deux kilogrammes sur des framboises mondées, et avant leur trop grande maturité, six livres ou trois kilogrammes. On macère pendant quatre jours, et on obtient par filtration un vinaigre agréable, qui sert pour faire le sirop de vinaigre framboisé. On peut préparer ainsi des vinaigres avec d'autres fruits.

Vinaigre distillé de lavande.

Faites macérer des sommités fleuries de lavande dans du vinaigre distillé ; procédez à la distillation au bain-marie. On en extrait les trois-quarts. Toutes les autres plantes odorantes et les aromates peuvent fournir des vinaigres odorans ; ils servent pour la toilette, rafraîchissent et raffermissent la peau.

On fait un autre vinaigre de lavande, en mêlant à de l'alcool distillé sur cette plante, trois à quatre fois plus du vinaigre distillé ordinaire. Le mélange se trouble ; mais après quelques jours l'huile essentielle se recombine, la liqueur s'éclaircit : elle n'a point d'odeur empyreumatique.

Vinaigre scillitique, selon le Codex.

℞. Squammes de scille sèches . . . 250 gramm. ℥ viij.
   Vinaigre blanc, de bonne qualité,   3 kilogr.   ℔ vj.

On fait macérer la scille découpée menu dans le vinaigre pendant quinze jours, au soleil. On passe avec expression, et on filtre. Il est très-utile d'ajouter un seizième d'alcool ou 32 grammes (une once) à 22 degrés aréom. Baumé, à cette teinture, pour la conserver et pour aider le vinaigre à dissoudre les divers principes de la scille, qu'il faut toujours prendre sèche, pour ne pas faire gâter le vinaigre. Ne vaudrait-il pas mieux ajouter, au lieu d'alcool, à ce vinaigre, de l'acide acétique concentré, qui aurait le même effet de conservation ?

C'est une préparation usitée pour faire l'oxymel scillitique ; mais elle s'emploie aussi comme incisive, atténuante, apéritive, dans l'hydropisie, etc., depuis un gros jusqu'à quatre. On prétend que Pythagore, célèbre philosophe, est l'inventeur de ce médicament, ainsi que de l'oxymel scillitique ; et il a reconnu que le vinaigre corrigeait les qualités vireuses de la scille.

Vinaigre colchique.

℞. Bulbes de colchique sèches. . .	24 gramm.	℥ vj.
Vinaigre blanc ou rouge . . .	500 gramm.	℔ j.
Alcool à 35°.	32 gramm.	℥ j.

On divise le colchique, on en prépare un vinaigre, et ensuite un oxymel, comme avec la scille. Il a de plus violentes propriétés.

On peut également remplacer l'alcool par de l'acide acétique concentré ; le résultat en sera meilleur.

Vinaigre thériacal.

℞. Espèces décrites dans la composition de l'alcoolat thériacal. . .	250 gramm.	℥ viij.
Vinaigre blanc	4 kilogr.	℔ viij.
Thériaque d'Andromachus . . .	250 gramm.	℥ viij.

On fait macérer d'abord pendant un mois au soleil le vinaigre sur les ingrédiens de l'alcoolat thériacal, concassés. On passe avec expression ; l'on délaie enfin la thériaque, qu'on laisse digérer pendant quinze jours ; ensuite on filtre.

C'est un excellent antiputride dans les affections contagieuses ; cordial, tonique, diaphorétique, vermifuge à l'intérieur ; il se prend à la dose d'un à quatre gros. A l'extérieur on s'en frotte diverses parties du corps, ou on le fait évaporer dans les appartemens.

Vinaigre camphré.

On divise 2 grammes (demi-gros) de camphre dans de l'alcool, ou dans suffisante quantité de miel, et on le délaie dans un kilogramme de vinaigre. Ce remède magistral est usité comme antiseptique ; il sert aussi extérieurement dans les maladies de la peau, les dartres, etc. La dose, à l'intérieur, est d'une cuillerée à café plusieurs fois le jour.

Vinaigre de café.

℞. Café torréfié	12 gramm.	℥ iij.
Vinaigre de vin , ...	48 gramm.	℥ j ℥ iv.

Faites bouillir, passez, et ajoutez :

    Sucre. . . . . 6 gramm. ʒ j ß.

C'est un bon contre-poison de l'opium. A prendre par cuillerées à chaud. Utile aussi contre le *delirium tremens* des buveurs.

Vinaigre d'estragon.

℞. Feuilles d'estragon mondées,
    et récentes. . . . . . 250 gramm. ʒ viij.
    Vinaigre blanc concentré à
    11 degrés au-dessous de
    zéro à l'hydromètre. . . 4 kilogr. ℔ viij.

Macérez et infusez; passez. L'usage est pour la table.

Vinaigre antiscorbutique.

℞. Fumeterre sèche. . . . . . 64 gramm. ʒ ij.
Racines de gentiane sèche. . . 125 gramm. ʒ iv.
    de raifort récente. . . 48 gramm. ʒ j ß.
Bigarades coupées. . . . . . N° 6.
Vinaigre blanc. . . . . . . 4 kilogr. ℔ viij.

Toutes les matières divisées, on les macère pendant huit jours. On passe, on filtre, on ajoute :

    Alcool de cochléaria . . . . . 64 gramm. ʒ ij.

C'est un bon antiscorbutique depuis un jusqu'à quatre gros. Le cochléaria frais serait préférable à la fumeterre.

Gouttes noires, de Lancaster.

Ce médicament empirique, fort célèbre en Angleterre, ne paraît pas être autre chose qu'une solution d'opium dans l'acide acétique, en sorte qu'une goutte de cette solution équivaut à trois gouttes de solution d'opium ordinaire. Les effets de ce médicament sont semblables à ceux de l'opium; néanmoins on en use beaucoup. *Voyez* d'autres *Black drop*, ci-devant pag. 433.

Vinaigre d'opium, appelé communément goutte noire (black drop).

℞. Opium . . . . 250 gramm. ℔ ß.
Bon vinaigre . . . . 1500 gramm. ℔ iij.
Muscade contusée . . . . 48 gramm. ʒ j ß.
Safran . . . . 16 gramm. ʒ iv.

Faites chauffer au bain-marie jusqu'à réduction de moitié, puis ajoutez :

    Sucre. . . . . 128 gramm. ʒ iv.
    Ferment de bière liquide . . 16 gramm. ʒ iv.

Faites digérer pendant sept semaines; ensuite exposez à l'air libre jusqu'à consistance sirupeuse. Passez au travers d'une étamine, et conservez dans un flacon fermé, en ayant soin d'ajouter une petite quantité de sucre au liquide, afin qu'il ne se moisisse pas. (*Pharmacop. des Etats-Unis*).

Remède estimé autant que le laudanum liquide, et qui se prend par gouttes dans quelque potion appropriée.

Vinaigre dentifrice.

℞. Racine de pyrèthre . . . . 64 gramm. ℥ ij.
 Cannelle fine . . . . } āā 8 gramm. ℈ ij.
 Girofles . . . . }
 Vinaigre blanc . . . . . . 2 kilogr. ℔ jv.
 Alcoolat de cochléaria . . . . 64 gramm. ℥ ij.
 Alcool vulnéraire rouge . . . 125 gramm. ℥ jv.
 Résine de gayac . . . . . . 8 gramm. ℈ ij.

On met macérer les ingrédiens concassés dans le vinaigre. D'autre part on fait dissoudre la résine de gayac dans l'alcool vulnéraire et l'esprit de cochléaria; on ajoute au vinaigre filtré ces teintures alcooliques; le mélange se trouble, mais s'éclaircit après quelques jours. C'est un excellent remède dans l'odontalgie, en se gargarisant du côté de la dent souffrante avec ce vinaigre. Il déterge les dents cariées, il nettoie la bouche lorsqu'on en verse une cuillerée dans l'eau pour se gargariser.

Vinaigre aromatique alliacé ou antiseptique, dit *des quatre voleurs*, selon le Codex.

℞. Sommités sèches d'absinthe grande
      et petite. . . .
     de romarin . . .
     de sauge . . . . } āā 64 gramm. ℥ ij.
     de menthe. . . .
     de rhue. . . .
 Fleurs de lavande sèches . . .
 Ail . . . .
 Racine d'acorus calamus. . . .
 Cannelle fine. . . . . . . } āā 8 gramm. ℈ ij.
 Girofle . . . .
 Noix muscade . . . . . .
 Vinaigre rouge . . . . . . 4 kilogr. ℔ viij.
 Camphre dissous par l'alcool . . } āā 16 gramm. ℥ ß.
 Et de l'acide acétique (à 10°). . }

Toutes les matières sèches, concassées et macérées pendant quinze jours au soleil dans un matras bouché par de la vessie, on coule avec expression, et l'on filtre; ensuite on ajoute le camphre dissous dans l'alcool, et on mêle par agitation.

C'est un remède vanté contre les maladies contagieuses et l'air infect. On s'en frotte les mains, le visage; on expose à sa vapeur les vêtemens et autres objets, en temps de peste. C'est un bon prophylactique à l'extérieur. On le prend aussi à l'intérieur, comme le vinaigre thériacal.

On raconte que quatre voleurs, dans la peste de Marseille,

en 1720, se garantirent, par ce remède, de la contagion. La vie leur fut, dit-on, accordée, à condition qu'ils donneraient leur recette. (*Voyez* aussi Chicoyneau, Deidier, etc., sur cette peste.)

PESANTEURS SPÉCIFIQUES DES VINAIGRES.

DÉNOMINATION DES SUBSTANCES.	PESANTEUR spécifique.	Poids du pied cube.				Poids du pouce cube.		
		Livres.	Onces.	Gros.	Grains.	Onces.	Gros.	Grains.
Vinaigre rouge pur............	10,251	71	12	»	65	»	5	23
blanc pur...........	10,135	70	15	»	69	»	5	18
distillé..............	10,095	70	10	5	9	»	5	17
Acide acétique concentré......	10,626	74	6	»	65	»	5	37
des fourmis....	9,942	60	9	4	2	»	5	11

DES ALCOOLS, TEINTURES, ESSENCES, ÉLIXIRS, BAUMES, EAUX SPIRITUEUSES, SIMPLES OU COMPOSÉES, AVEC OU SANS DISTILLATION, ET LIQUEURS OU RATAFIAS.

Nous avons fait connaître, ci-devent, la nature de l'alcool (pag. 113 et suiv.), et la manière de l'obtenir. Nous parlerons ici de ses espèces et de ses qualités. Le mot *al kool* est arabe, et désigne une substance très-ténue ou impalpable. Toutes les matières sucrées, fermentées fournissent des alcools, mais qui conservent plusieurs qualités des substances d'où ils sont extraits. L'alcool de canne à sucre porte le nom de *guildive* à l'Ile-de-France et aux Indes-Orientales ; celui de la mélasse se nomme *rhum* ou *taffia* en Amérique ; celui du vin est l'*esprit-de-vin* ; celui du cidre, du poiré, de l'hydromel, de la pomme de terre, de la bière et des autres graines céréales fermentées, s'appelle aussi *esprit* ; celui de riz fermenté, *arak* (1) ; de cerises, *kirsch-wasser* ; celui de mérises ou cerises noires, *marasquin* ; celui de prunes, *karsch-wasser* ; celui de pêches, *persicot* ; celui du lait de jument, *koumiss* ; celui du vin de palmier ou de cocotier, *calou*, etc. L'eau-de-vie qu'on distille avec le genièvre, ou l'anis, ou le fenouil, etc., pour lui donner une saveur et une odeur particulières, porte le nom de genièvre ou schnik, d'anisette, de fenouillette, etc., espèces de liqueurs de table.

---

(1) On dit que le *rack* ou *arak*, dans l'Inde, tire son nom de ce qu'on met des fruits d'arèque (noix du palmier, *areca catechu*, L.) avec le riz, pour distiller et donner plus de saveur à cette eau-de-vie.

Les vins spiritueux du Midi fournissent le meilleur alcool. Ceux du Languedoc et d'Espagne en donnent jusqu'à un quart; ceux de Bordeaux un cinquième; ceux de Bourgogne moins d'un huitième. Les vins nouveaux en rendent plus que les vieux. Les meilleurs vins donnent une eau-de-vie excellente, comme sont les vins ou sucrés ou vieux; mais les vins aigres ou tournés, ceux du Nord, en rendent peu et de mauvaise qualité, à cause de leurs acides malique et acétique. C'est aussi pourquoi les esprits de cidre et de poiré sont peu agréables; l'abondance de la matière muqueuse qui brûle presque toujours dans l'alambic, et la décomposition par le feu de l'acide malique, impriment une odeur et une saveur d'empyreume qu'on ne peut jamais enlever entièrement à ces alcools (1). Toutefois, en les rectifiant sur du charbon animal, l'on détruit une partie de cette odeur. Les alcools obtenus des lies, du marc ou des rafles de raisins fermentés, ont pareillement une odeur et une saveur de *brûlé*. Il est très-particulier que les peuples du nord de l'Europe et de l'Amérique sont tellement habitués à cette odeur d'empyreume, qu'il le faut donner tout exprès à nos bonnes eaux-de-vie du Midi, afin qu'ils consentent à les acheter pour leur usage. L'orge contient dans sa pellicule une matière résineuse, qui passe en partie à la distillation et communique son âcreté aux esprits de grain, indépendamment de l'huile pyrogénée qui se forme et que les Allemands nomment *fousel*. De plus, les pepins de raisins (2) ou ceux de groseilles fournissent une huile âcre qui se dissout dans l'alcool; mais les noyaux de cerises, des pêches lui communiquent au contraire une saveur et une odeur prussiques. De là vient qu'on s'en sert pour préparer les liqueurs de ta-

---

(1) Il est connu que les alcools obtenus de fruits, de graines, de racines, de sucre, ne peuvent, par les mêmes moyens de concentration, être conduits à marquer un égal degré de force sur l'aréomètre, et qu'à degré aréométrique égal, ces alcools jouissent de capacités de solution et de saturation différentes.

(2) Selon Aubergier, pharmacien à Clermond-Ferrand, l'eau-de-vie de marc de raisins doit son odeur et son goût âcre et pénétrant, non au pépin (qui donne à la distillation l'odeur d'amandes amères agréable), mais à la pellicule même du raisin, qui fournit une huile particulière qu'on peut obtenir en rectifiant l'eau-de-vie de marc à une chaleur modérée. Cette huile limpide et incolore d'abord, devient citrine à la lumière, d'une saveur très-âcre insupportable, dont une seule goutte peut infecter 100 litres de la meilleure eau-de-vie. Les eaux-de-vie d'Andaye et de Cognac sont meilleures, car elles sont produites par distillation du vin blanc qui n'a pas fermenté sous la grappe. Les eaux-de-vie des fruits ont une saveur peu agréable par le principe huileux volatil de la pellicule de ces fruits : en la leur enlevant, par exemple, aux poires, pommes, prunes, abricots, pêches et orge mondés, on retirerait des eaux-de-vie presque sans saveur particulière. Cette huile ne se saponifie point, ne tache point le papier, est peu soluble en l'alcool, peu volatile, et se rapproche des huiles grasses. *Annal. Phys. et Chim.*, t. XIV, juin 1820, p. 210, *sq.*

ble. Les fruits donnent plus d'agrément aux alcools que les herbes. La saveur du rhum résulte du suc propre de la canne, et d'une portion du caramel formé pendant la distillation. Les agrémens particuliers des eaux-de-vie de chaque fruit dépendent de son arome.

Baumé, Chaptal et plusieurs autres chimistes, ont perfectionnéles appareils distillatoires des *brûleries*. Les principaux soins sont, 1° *d'échauffer à la fois également tout le liquide*; 2° *de favoriser l'ascension des vapeurs*, en donnant plus de développement aux surfaces; 3° *de refroidir et condenser promptement ces vapeurs*. On peut voir à ce sujet plusieurs appareils ingénieux, inventés par Etienne Bérard, Edouard Adam, etc. (*Nouveau cours d'Agriculture*, article Distillation), et l'ouvrage de M. Dubrunfaut et autres auteurs (1).

Le bain-marie donne des eaux-de-vie bien plus suaves et exemptes d'empyreume, que la distillation à feu nu. Lorsqu'on distille des rafles, des lies ou des liquides épais, comme les grains fermentés, le cidre, etc., il est presque impossible d'empêcher que ces matières ne s'attachent au fond de l'alambic, et n'y brûlent. Il convient alors de séparer ces substances grossières des parois de la cucurbite, en les contenant dans un panier à mailles serrées, ou par tout autre moyen. Les eaux-de-vie de Cognac et celles d'Orléans sont les plus estimées. Le vin exhale d'abord beaucoup de gaz acide carbonique, puis des vapeurs alcooliques, qui deviennent plus fortes par l'ébullition du liquide, et s'affaiblissent sur la fin. Plus les vins sont vieux, plus l'eau-de-vie, mieux combinée, s'en sépare difficilement.

Le premier alcool qui passe à la distillation est le plus rectifié; les seconds produits sont toujours plus aqueux en général, et on doit les rectifier de nouveau.

Les sels de strontiane, dissous dans l'alcool, communiquent à sa flamme une couleur pourpre; les sels de cuivre une couleur en vert; le nitre, en jaune; l'hydrochlorate de chaux, en rouge, etc. Les sulfates, au contraire, se précipitent par l'alcool de leur dissolution. De la glace mise dans l'alcool rectifié tombe au fond et s'y dissout sur le champ.

----

(1) L'on doit faire circuler la flamme autour de la cucurbite, pour bien échauffer le liquide; enfoncer le fond de cette cucurbite en cul de bouteille, pour que la chaleur s'élève au milieu de la liqueur; supprimer le réfrigérant du chapiteau, pour que les vapeurs aillent se condenser dans le serpentin, qui les refroidit mieux. On peut appliquer à cette distillation aussi un grand appareil de Woulf, comme M. Chaptal le décrit dans sa *Chimie des arts*, tom. I, pag. 217 et suivantes.

Des quantités d'alcool que peut contenir une mesure exacte de deux livres d'eau.

L'alcool à 22° Baumé. . . .	1 livre	13 onces	4 gros	15 grains.
à 26°.	1	12	6	29
à 32°.	1	12	»	71
à 36°.	1	11	»	60
à 40°.	1	10	3	70

Des densités de l'alcool, selon ses degrés.

L'alcool à 22° Baumé présente. . . .	923	de densité.
à 26°.	900	
à 32°.	868	
à 36°.	847	
à 40°.	828	

Voici comment on obtient l'expression de cette densité. Dans une mesure contenant 1000 grammes d'eau distillée, ou un kilogramme juste, l'alcool à 22° ne donnera en poids que 923 grammes, et plus il sera rectifié, plus il sera léger, et par conséquent plus il aura de volume, avec moins de densité.

Toutes ces expériences doivent être faites sous la même pression atmosphérique, ou lorsque la colonne barométrique est à 28 pouces (environ 76 centimètres), et à une température moyenne de 10° du thermomètre.

L'*aréomètre* de Baumé prenant le plus haut degré de son échelle à 10°, et l'*hydromètre* des Hollandais commençant la sienne à 0°, il y a une différence perpétuelle de 10° en moins à l'échelle de Hollande. (*Voyez* aux *Aréomètres.*)

Les eaux-de-vie du commerce sont depuis 16 jusqu'à 22 et 23 ° à l'aréomètre de Baumé. Ce qu'on nomme du *trois-six* est l'alcool à 33° ; il contient toujours, comme les eaux-de-vie, un peu d'acide acétique.

Les eaux-de-vie de grains ayant une odeur empyreumatique due au marc ou à la lie des matières d'où on les tire, et qui se brûle en partie par la distillation, il s'ensuit qu'une portion de l'huile pyrogénée formée est enlevée par l'alcool. On a proposé de rectifier l'eau-de-vie de pommes de terre sur l'huile d'amandes douces pour la priver de son odeur désagréable : l'huile retient celle-ci.

L'eau-de-vie récente est incolore ; elle se charge, dans les tonneaux, de l'extractif du bois qui la colore. Mais dans le commerce, on la colore encore plus avec du caramel, ou par une infusion de curcuma ou de safran. En vieillissant, elle acquiert beaucoup plus d'agrément à la dégustation. Nous disons comment on lui donne sur le champ ce goût de vétusté. (*Voyez* l'article de l'Eau de mélisse spiritueuse.)

Pour connaître les degrés d'*esprit* des eaux-de-vie, on a recours à l'hydromètre ou aréomètre. Celui de Baumé est encore le plus employé pour l'usage ordinaire (1). Voici les proportions qu'il marque :

ALCOOL RECTIFIÉ à 37 degrés, MÊLÉ A DE L'EAU DISTILLÉE, dans la proportion de	Donne à 10 degrés de température un alcool marquant à l'hydromètre.	A 15 degrés de température marque à l'hydromètre.	PESANTEUR spécifique.	POIDS du pied cube.			
				Livres	Onces.	Gros.	Grains.
Alcool ℥ ij, sur eau ℥ xxx.	12°	12°	9 919	69	6	7	31
— ℥ iv, eau ℥ xxviij.	13	13	9 852	68	15	3	28
— ℥ vj, eau ℥ xxvj.	14	14	9 791	68	8	4	53
— ℥ viij, eau ℥ xxiv.	15	15 1/4	9 783	68	2	0	55
— ℥ x, eau ℥ xxij.	16 1/2	16 1/2	9 674	67	11	3	66
— ℥ xij, eau ℥ xx.	17 1/4	18	9 598	67	2	7	58
— ℥ xiv, eau ℥ xviij.	19	19 1/2	9 519	66	10	1	2
— ℥ xvj, eau ℥ xvj.	20 1/2	21	9 427	65	15	6	43
— ℥ xviij, eau ℥ xiv.	22	23	9 317	65	3	4	2
— ℥ xx, eau ℥ xij.	24	25	9 199	64	6	2	22
— ℥ xxij, eau ℥ x.	26	27	9 075	63	8	3	14
— ℥ xxiv, eau ℥ viij.	28 1/2	29	8 947	62	10	0	37
— ℥ xxvj, eau ℥ vj.	31	32	8 815	61	11	2	17
— ℥ xxviij, eau ℥ iv.	33	34	8 674	60	11	4	3
— ℥ xxx, eau ℥ ij.	36	37	8 527	59	11	0	14

Quoique l'alcool à 37 degrés ne soit pas le plus déphlegmé possible, on peut toujours savoir par approximation combien d'eau contient une eau-de-vie. Plus elle sera riche en *esprit*, plus elle sera légère, et plus la chaleur la raréfiera, d'où il suit que les alcools paraissent plus purs à mesure qu'ils sont dans une température plus élevée. Le froid les fait paraître plus faibles, et en général ils perdent à l'aréomètre un degré, en les prenant à la température de la glace, au lieu de celle de 10° au-dessus de 0 Réaumur.

L'eau-de-vie est faible au-dessous de 18°. Elle sert en boisson de 20 à 22°; on l'appelle double au-dessus de 27 jusqu'à 32 degrés. Elle prend au-delà le nom d'esprit de vin ou alcool rectifié.

Pour l'obtenir au-delà de 37 et de 38°, il faut la rectifier, ou sur le chlorure de calcium sec, ou sur le sulfate de soude ef-

---

(1) M. Gay-Lussac a donné des tables, en se servant de l'aréomètre de Cartier. Les résultats sont analogues, mais il apprécie mieux les variations par les températures. Voir sa *Description de l'aréomètre centésimal*, et son instruction détaillée. Cet instrument marque 100 degrés; le 0 correspond à l'eau pure ; le N° 100 à l'alcool absolu.

fleuri, ou sur la chaux vive ou éteinte, ou sur l'acétate de potasse sec. On l'obtient à 4o degrés et à 828 de densité. Mais la
chaux, la potasse pure, agissant sur l'alcool, le décomposent
en partie, lui donnent une couleur rousse (due à un peu de
son carbone séparé de l'hydrogène), forment un liquide très-
léger, âcre, brûlant, très-avide de s'unir à l'eau ; alors il y a
une pénétration vive, avec dégagement de chaleur, et les liquides occupent moins d'espace qu'auparavant. Les rectifications sur le charbon ou le manganèse diminuent l'odeur de
l'empyreume sans le détruire. On a recommandé aussi pour
cela de rectifier l'alcool avec de l'acide hydrochlorique ou un
peu d'acide nitrique. Mais celui-ci forme de l'éther.

En fractionnant les produits de la distillation de l'eau-de-
vie, on obtient des alcools plus ou moins déphlegmés ; en
s'évaporant, ils produisent du froid, et sont utiles pour cela
contre les brûlures, en application. L'alcool tue sur-le-champ
les insectes, les poux, etc. Étendu de 20 parties, d'eau, et
placé dans un flacon ouvert, l'alcool s'y décompose à la longue
en flocons blancs, qui deviennent bruns par la suite.

Les préparations alcooliques sont l'une des plus utiles parties de la pharmacie ; elles offrent des médicamens faciles à
prendre. Elles donnent aussi au liquoriste , au parfumeur,
d'agréables recettes; au vernisseur, au distillateur, au chimiste , de très-utiles moyens d'agir sur les matières végétales et
animales, et d'empêcher leur putréfaction.

ALCOOLÉS OU TEINTURES ALCOOLIQUES (1).

Comme l'on emploie d'ordinaire un alcool plus ou moins
aqueux, pour y faire infuser les végétaux, ce menstrue agit de
deux manières. La partie alcoolique dissout les arômes huileux, volatils, les substances résineuses et résino-extractives ;
la portion d'eau se charge aussi de principes extractifs, salins, etc., d'autant plus abondamment que l'alcool sera plus
aqueux. Selon la nature du végétal ou de la matière animale
qu'on veut traiter par ce menstrue, on doit prendre un alcool
plus ou moins rectifié. Les *teintures* blanchissent avec l'eau ,
parce que la résine est abandonnée de l'alcool qui s'unit à
l'eau. C'est ainsi que se prépare, avec la teinture, de benjoin le
lait virginal.

Les teintures alcooliques doivent toujours s'opérer en vais-

____

(1) Le *bitter* ou l'*amer* des Allemands et des Hollandais, est une teinture
dans l'eau-de-vie (ou esprit de grain), d'écorces d'oranges amères sèches, de
gentiane et de rhubarbe. Ils en boivent de petits verres, comme stomachique
le matin ou à dîner. L'*essence* de Bischoff, dont on se sert en Allemagne

seaux clos, pour qu'elles retiennent toutes les parties volatiles des matières livrées à leur action. La durée de la macération à froid ou à chaud est relative à la rectification de l'alcool
et à la substance qu'on lui soumet.

Il faut remarquer que les teintures alcooliques ne donnent
point à l'aréomètre le même degré que l'alcool employé. Ce
n'est pas que celui-ci ait perdu beaucoup d'*esprit*; c'est que
les matières dissoutes ont augmenté la densité du liquide, et
empêchent l'aréomètre d'y descendre autant. Il y a deux sortes d'alcoolés, des simples et des composés. Pour obtenir ces
teintures, on prend des substances d'ordinaire divisées en
poudre, et sèches, en assez grande quantité pour que l'alcool
s'en puisse saturer. Si l'on emploie plusieurs ingrédiens, les
plus durs ou les plus difficiles à dissoudre, seront présen-
tés les premiers à toute l'énergie de l'alcool; ensuite viennent les substances plus faciles à dissoudre. Il faut aussi employer des alcools plus ou moins concentrés, selon la nature
des objets; car s'il y avait des matériaux de très-différente solubilité, on pourrait employer des alcools de différens degrés
de rectification. Il y a pareillement des degrés de chaleur plus
ou moins élevés pour la digestion, selon la nature des matériaux.

On pourrait avoir un alcool très-rectifié, qu'on mélange-
rait au degré qu'on voudrait avec de l'eau distillée, comme
le recommande le *Codex*; mais cela devient dispendieux et
inutile.

Quelques auteurs ont pensé que les alcalis, potasse et ammoniaque, facilitaient la dissolution des résines dans l'alcool.
Mais le souscarbonate de potasse n'a pas rendu plus solubles
la résine de gayac, les principes de la racine de valériane, ni
même le succin. L'ammoniaque liquide n'a pas mieux opéré
avec l'alcool sur diverses substances, que l'alcool pur.

Plusieurs de ces alcoolés sont la base de divers élixirs,
eaux spiritueuses, et autres remèdes vantés.

Les teintures balsamiques peuvent être très-chargées en
baumes et en résines; car l'alcool en prend jusqu'à la moitié
de son poids; cependant il suffit de lui en donner un quart;
autrement ces résines et baumes se sépareraient trop dans les
potions et autres liquides où ils sont admis. D'ailleurs, on doit
d'abord mêler les teintures aux sirops des potions, pour les

---

pour aromatiser le vin chaud, est un liquide rougeâtre obtenu par la macération dans l'alcool de plusieurs aromates, tels que cannelle, girofle, écorces
d'oranges, etc. Elle est envoyée en de petites fioles.

I.   29

tenir mieux en suspension. Chaque goutte doit être évaluée un demi-grain en poids.

La *teinture alcoolique de colchique* est un antigoutteux, selon plusieurs médecins anglais, comme le docteur Want, et forme, dit-on, la base de l'eau médicinale d'Husson. La teinture de semences de *phellandrium aquaticum*, contre l'asthme et la phthisie pulmonaire se fait avec l'alcool ; on y ajoute autant de vin muscat (1). On en faisait des secrets.

Les *teintures d'aconit, de rhus radicans*, ne doivent être employées à l'intérieur qu'avec précaution.

TABLEAUX DES ALCOOLÉS SIMPLES, USITÉS EN PHARMACIE.

TEINTURES A FROID , OU FAITES AU DEGRÉ DE TEMPÉRATURE ATMOSPHÉRIQUE.

NOMS des SUBSTANCES.	POIDS. On en prend toujours une partie pour dose commune.	Quantité de l'alcool à employer.	Degrés de cet alcool.	Nombre de jours de macération.
		Parties.		
Aconit	Feuilles récentes	8	32	12
Absinthe	Sommités	6	20	4
Oranges	Ecorces concassées	6	20	6
Benjoin	Concassé	4	36	6
Cantharides	Pulvérisées	8	22	10
Cannelle	Ecorces concassées	4	32	6
Digitale pourprée	Sommités sèches	4	32	6
Rhubarbe	Racines choisies	8	18	6
Safran	Stigmates	4	32	6
Serpentaire de Virginie	Racines concassées	6	18	6
Baume de Tolu	Baume benzoïque	4	36	6
Rhus radicans	Feuilles récentes	8	32	12

Nota. Mac-Léan prépare l'alcool de digitale avec une partie de feuilles sèches et huit parties d'alcool à 20 degrés.

(1) Le *strammonium* a été vanté contre le rhumatisme par Zollickoffer, en teinture. On met une once de ses semences macérer dans de l'alcool. On y joint une once d'extrait d'opium et deux onces d'esprit de vin camphré aromatique. La dose est de 8 gouttes chaque jour ; on l'augmente jusqu'à produire le vertige. On peut aussi l'employer en frictions à l'extérieur.

ALCOOLÉS A CHAUD (1), A 28 OU 30° RÉAUMUR (35 A 38 CENTIGR.).

NOMS des SUBSTANCES.	POIDS. On prend toujours une partie pour dose commune.	Quantité de l'alcool à employer.	Degrés de l'alcool.	Nombre de jours de l'infusion.
Aloès..............	Succotrin.............	4	32	3
Angustura........	Écorce concassée.......	8	22	8
Assa-fœtida.......	Suc concret...........	4	32	3
Cachou..........	Extrait sec...........	4	22	4
Cascarille........	Écorce contuse........	4	32	6
Contrayerva......	Racine coutuse........	4	32	6
Galanga..........	Id.	6	20	4
Gentiane.........	Id.	6	20	4
Gayac............	Bois râpé.............	8	22	8
Aunée............	Racine contuse........	6	18	5
Jalap............	Id.	8	22	6
Geoffroya........	Écorce concassée......	8	20	8
Quinquina gris (2).	Id.	8	22	8
rouge..	Id.	8	22	7
Quassie	Bois et écorce.........	8	22	8
Mastic...........	Résine contuse........	8	20	7
Myrrhe..........	Gomme résine contusée.	4	32	4
Succin en poudre.	Bitume porphyrisé (3)..	16	36	12
Tormentille......	Racine concassée......	8	20	6
Valériane........	Id.	6	18	4
Ipécacuanha (4)...	Id.	8	-30	6

Les vertus de toutes ces substances sont celles des matières citées dans notre *Histoire naturelle des médicamens.* La dose est d'après la prescription médicale.

Teintures avec l'alcool à 36° Baumé.

De résine de jalap.	1 partie avec l'alcool	4 parties.
de gayac	id.	id.
Des térébenthines copahu. . .	id.	id.
de la Mecque.	id.	id.
communes .	id·	id.
Des baumes de Tolu.	id.	id.
storax calamite.	id.	id.
benjoin . . .	id.	id.

La gayacine donne 1 partie dissoute dans 6 ou 7 d'alcool.

Le tolu 1   4 à 5

Le benjoin . . . 1   5 à 6

(1) Au bain de sable ou tiède.

(2) Ces teintures ne contiennent pas de quinate de chaux ou sel de quinquina, insoluble dans l'alcool. Cet alcool à 22° est trop faible pour obtenir tous les principes du quinquina ; néanmoins cette teinture est fébrifuge et contient la cinchonine ou la quinine.

(3) A l'aide de la potasse aussi ; mais en ce cas il se forme une sorte de savonule avec la potasse caustique.

(4) Quoiqu'il y ait diverses espèces d'ipécacuanha, il paraît que l'alcool empêche leur faculté vomitive, du moins en partie, tant de l'écorce que du bois.

Teintures avec l'alcool à 32°, Baumé.

Des sucs gommo-résineux, myrrhe. . . 1 partie avec 4 d'alcool.
        aloès . . . *id.*   *id.*
        scammonée . *id.*   *id.*
        ammoniaque. *id.*   *id.*
        assa-fœtida . *id.*   *id.*
        euphorbe. . *id.*   *id.*
Des produits animaux, ambre gris . *id.*   *id.*
        musc . . . *id.*   *id.*
        castoréum . *id.*   *id.*

Le castoréum fournit 1 partie dans 4 à 5 d'alcool.
L'assa-fœtida . . . 1   8 à 9.
L'aloès 1   4 à 5.
La myrrhe 1   17.
Scammonée. . . . 1   7.

Teintures avec l'alcool à 32°, Baumé.

Des substances entières, stigmates de safran. . . 1 partie avec 4 d'alcool.
       girofles. . . . . . . *id.*   *id.*
       cannelle . . . . . . *id.*   *id.*
       cascarille . . . . . *id.*   *id.*
       racine d'ellébore noir. . *id.*   *id.*
        de contrayerva. . *id.*   *id.*
       feuilles d'asarum . . . *id.*   *id.*
        de digitale pour-
         prée . . . . *id.*   *id.*

La digitale pourprée fournit 1 partie sur 15 à 16 d'alcool.
Le safran. 1   8 à 9
La cannelle. 1   26 à 27

Teintures avec l'alcool à 22°, Baumé.

Des racines de jalap. . . . . . . 1 partie sur 4 d'alcool.
     d'ipécacuanha . . . . *id.*   *id.*
     de valériane . . . . *id.*   *id.*
     d'aunée. . . . . . *id.*   *id.*
     de gentiane . . . . *id.*   *id.*
De bulbes de scille. . . . . . . *id.*   *id.*
     de colchique . . . . *id.*   *id.*
De bois de gayac . . . . . . *id.*   *id.*
D'écorce de quinquina gris (1) . . . *id.*   *id.*
      rouge. . . . *id.*   *id.*
de feuilles d'absinthe . . . . . *id.*   *id.*
De semences, noix vomique. . . . *id.*   *id.*

On doit les préparer à l'aide de la chaleur, avec précaution.

La noix vomique fournit 1 partie sur 36 à 37 d'alcool.
La scille. 1   6 à 7.
Le bois de gayac. . . 1   22 à 23 d'alcool.
Le jalap 1   43 à 44.
L'ipécacuanha 1   30.
La valériane 1   28 à 29.
La gentiane. 1   16 à 17.
Le quinquina gris . . 1   25 à 26.
L'absinthe 1   20.

---

(1) *Nota.* Les teintures alcooliques des quinquinas sont d'autant plus actives, qu'elles sont faites avec des alcools plus forts, qui dissolvent fort bien la cinchonine et la quinine, mais non l'amidon, la gomme, le quinate de chaux, etc. Les alcalis minéraux précipiteraient au contraire la cinchonine et la quinine dans ces teintures, si l'on les y faisait entrer.

Nota. La cannelle fournit plus de produits avec de l'alcool à 20° qu'avec de l'alcool à 32°.

Teinture de noix vomique, selon M. Magendie.

℞. Alcol à 36°. . . . . 32 gramm. ℥ j.
Extrait sec de noix vomique. . 3 grains.

Dissolvez. On administre par gouttes dans des boisssons appropriées ou des potions, cette teinture, contre les affections paralytiques. *Voyez* aux Extraits, pag. 323, la préparation de l'extrait sec.

Teinture de cantharides.

℞. Cantharides en poudre fine. 100 gramm. ℥ iij ʒ j.
Alcool à 22° Baumé . . . 800 gramm. ℔ j ℥ x.

Faites macérer pendant quatre jours; filtrez. La proportion de la substance des cantharides est d'une partie sur 55, 86 d'alcool. L'eau-de-vie faible tire plus de matière âcre des cantharides que l'alcool plus rectifié. Cette teinture sert en frictions à l'extérieur; rarement elle se donne par gouttes à l'intérieur. Elle sert pour les taffetas vésicatoires aussi. (*Voy*. p. 250 *sq.* de ce vol.) L'alcool à 36° agit encore mieux sur les cantharides que celui à 22°.

Teinture de cantharides et de poivre long.

℞. Poivre long (*capsicum annuum*). 4 gramm. ʒ j.
Cantharides pulvérisées. . . . 40 gramm. ʒ x.
Eau-de-vie. . . . . 500 gramm. ℔ j.

Faites digérer pendant dix jours, et filtrez. Remède rubéfiant en friction sur les membres paralysés.

Teinture de cachou.

℞. Extrait de cachou. . . 30 gramm. ʒ vij ß.
Alcool à 22°. . . . . 120 gramm. ℥ iij ʒ vj.

Vous ferez digérer pendant quatre jours; filtrez. Le cachou entre pour un quart en cette solution.

Teinture stomachique amère.

℞. Racine de gentiane........ 32 gramm. ℥ j.
Safran.................... 16 gramm. ℥ ß.
Ecorce extérieure d'oranges. N° 6.
Cochenille............... 4 gramm. ʒ j.
Alcool.................... 1 kilogr. ℔ ij.

Faites macérer les substances concassées, pendant trois jours, dans un matras bouché avec une vessie. Passez et filtrez à l'entonnoir fermé. La *Pharmacopée d'Édimbourg* admet, au lieu de safran, de la cannelle, 8 gramm. (2 gros), ou de l'écorce de Winter.

C'est un bon stomachique, un vermifuge et un apéritif, dans la chlorose; il excite les règles. On en prend de demi-gros à un gros dans du vin sucré.

Teinture d'absinthe composée (ou quintessence).

℞.			
Feuilles séchées de grande absinthe.	16 gramm.	℥ iv.
d'absinthe mineure.	12 gramm.	ʒ iij.
Girofles............................	8 gramm.	℈ ij.
Sucre..............................	8 gramm.	ʒ ij.
Alcool.............................	160 gramm.	℥ v.

Macérez pendant quinze jours, passez et filtrez. C'est un stomachique très-estimé; on le prend aussi comme propre à exciter l'appétit, chasser les vents, rappeler les règles, tuer les vers, dissiper les langueurs, les empâtemens. On en prend de demi-gros à un gros dans du vin blanc. La couleur verte de l'absinthe se peut obtenir par le suc d'épinards, et pour empêcher sa décoloration, l'on colle la liqueur à la colle de poisson, qui enlève une partie de la couleur susceptible de jaunir à la lumière; mais il convient mieux de dissoudre de l'indigo dans l'acide sulfurique, le précipiter par le carbonate de chaux. On filtre. Ce bleu devient très-soluble alors dans l'alcool. On fait le vert avec du jaune de curcuma ensuite. Cette teinture sert pour colorer celle d'absinthe.

Eau ou teinture dentifrice alcaline.

℞. Eau-de-vie à 22°...........   128 gramm. ℥ iv.
Souscarbonate de potasse .   2 gramm. ʒ ß.
Teinture de girofle........ }
de cannelle....... } ãã Gutt. xx.

Mêlez exactement, afin que la potasse forme une sorte de savonule avec les principes huileux volatils. Le repos rend cette liqueur claire. On la mêle à quatre fois son volume d'eau, pour se nettoyer la bouche et les dents; elle prévient leur carie et enlève les douleurs de dents.

Teinture de quinquina étherée, de Chaussier.

℞.			
Quinquina choisi............	60 gramm.	℥ ij.
Cascarille.................	15 gramm.	ʒ ß.
Cannelle de Ceylan........	12 gramm.	ʒ iij.
Safran gâtinois............	2 gramm.	ʒ ß.
Infusez dans l'alcool faible, ou eau-de-vie à 26°......	500 gramm.	℔ j.
Vin d'Espagne ou de Lunel.	500 gramm.	℔ j.
Ajoutez sucre.............	150 gramm.	℥ v.
Éther sulfurique rectifié...	6 gramm.	ʒ j ß.

Faites selon l'art. On prend chaque matin une cuillerée de cette teinture, soit pure, soit dans une infusion de thé ou de camomille, dans les temps de contagion.

Teinture balsamique pour les gencives.

℞. Cachou.................. } aã 32 gramm. ℥ j.
Myrrhe..................
Baume du Pérou sec....   4 gramm. ℨ j.
Alcool rectifié.......... } aã 96 gramm. ℥ iij.
Alcoolat de cochléaria..

Faites macérer les substances en poudre, dans les alcools ;
filtrez. C'est un bon remède contre les affections scorbutiques
des gencives ; il sert dans les gargarismes avec le miel rosat.

Teinture de corail, d'Helvétius.

℞. Corail rouge en poudre......   2 kilogr.   ℔ iv.
Suc de fruits d'épine-vinette..   2 kilogr.   ℔ iv.
Alcool.....................   750 gramm.   ℔ j ß.

On fait digérer sur le corail le suc de berbéris, qui contient
beaucoup d'acide malique libre. Il se forme, avec effervescence,
un sel calcaire par cet acide. On passe la dissolution ; on décante la liqueur rouge ; on l'évapore en extrait, et on verse sur
cet extrait salin l'alcool. Après quinze jours de macération,
l'on filtre l'alcool, qui s'empare de la partie colorante rouge
du fruit de berbéris, et ne prend que peu des acides et des
sels calcaires. Ce médicament, vanté comme astringent, fortifiant, cordial, est un peu diurétique à la dose de vingt gouttes
jusqu'à un gros.

Les résidus contiennent beaucoup de malate de chaux.

On fait une *teinture anodine de corail*, du même Helvétius (le médecin, père du philosophe), par la macération de
750 gramme d'alcool sur 125 grammes de la poudre de corail anodyne (*Voyez* pag. 288), dont les vertus sont les mêmes.
La dose est celle de la précédente.

Teinture de malate de fer.

℞. Limaille de fer porphyrisée...   500 gramm.   ℔ j.
Suc récent de pommes aigres.   1500 gramm.   ℔ iij.

Laissez opérer le suc sur le métal, en agitant souvent. Ce
suc étant saturé, on le décante ; on ajoute de nouveau suc
jusqu'à ce que tout le fer soit dissous. Ces dissolutions réunies sont évaporées jusqu'à moitié de leur poids. Sur six parties de cette dissolution, l'on ajoute une partie d'alcool rectifié. On laisse digérer le mélange, et on le filtre.

La dose est d'un demi-gros à un gros dans la chlorose, l'a-
tonie de l'estomac, le carreau mésentérique des enfans.
(*Pharmacop. Vindobon.*)

Teinture ou alcoolé de citrate de fer.

℞. Alcool à 20°.................   416 gramm.   ℥ xiij.
Citrate de peroxide de fer liquide.   64 gramm.   ℥ ij.
Alcoolat de citrons..............   32 gramm.   ℥ j.

Mêlez d'abord le citrate à l'eau-de-vie, et ajoutez ensuite l'alcoolat.

Cette mixture astringente ou tonique, est rouge, acide ; on en prend de 10 à 50 gouttes dans une potion appropriée. (*M. Béral.*)

Nota. On peut remplacer cette liqueur par de l'acétate de fer ou du muriate de fer dans l'alcool.

Teinture de lacque.

℞. Résine lacque séparée de ses rameaux.　32 gramm.　ʒ j.
　Alun desséché.......................　4 gramm.　ʒ j.
　Alcoolat de cochléaria..............　250 gramm.　ʒ viij.

On fait macérer jusqu'à ce que la lacque fournisse tout ce qu'elle peut à l'alcool ; ce que l'alun favorise.

Cette teinture astringente sert dans les gonflemens et les ulcères scorbutiques de la bouche, dans les relâchemens de l'appareil salivaire à la suite des traitemens mercuriels. On s'en gargarise avec un véhicule approprié.

Teinture d'opium ammoniacée, ou élixir parégorique d'Édimbourg.

℞. Opium.................　8 gramm.　ʒ ij.
　'Huile volatile d'anis vert.　2 gramm.　ʒ ß.
　Alcool ammoniacal......　500 gramm.　℔ j.

Macérez à froid et filtrez après quelques jours. La dose est de trente gouttes à un gros et demi. On peut ajouter du camphre à cette teinture.

Dans cette préparation, l'ammoniaque doit décomposer le méconate de morphine, et précipiterait celle-ci, si elle n'était pas dissoluble dans l'alcool. Ce médicament reste donc avec tous les élémens de l'opium, solubles, mais dans un état différent de ses autres préparations.

Teinture ou eau vulnéraire rouge, et eau d'arquebusade blanche.

℞. Sommités sèches de sauge. . . .　⎫
　　　　d'absinthe. . . . . .　｜
　　　　de fenouil. . . . . .　｜
　　　　d'hyssope. . . . . .　｜
　　　　de rhue . . . . . .　｜
　　　　de marjolaine . . . .　｜
　　　　d'origan . . . . . .　｜
　　　　de camomille romaine . ｜
　　　　de sarriette . . . . . ｜
　　　　de menthe aquatique. . ⎬ āā 128 gramm.　ʒ iv.
　　　　de mélisse. . . . . . ｜
　　　　de thym . . . . . . ｜
　　　　de romarin . . . . . ｜
　　　　de calament. . . . . ｜
　　　　de serpolet . . . . . ｜
　Feuilles récentes d'angélique. . . ｜
　　　　de basilic. . . . . . ｜
　Fleurs de lavande . . . . . ｜
　　　　de mille pertuis . . . . ⎭
　Eau-de-vie à 22° . . . .　　24 kilogr.　℔ xLviij.

Mettez macérer le tout pendant quinze jours ; passez et filtrez. Afin que l'alcool devienne bien rouge, on y fait macérer de la racine d'orcanette ou de la cochenille, avec un peu d'alun, ou de la résine lacque, pour *l'eau vulnéraire rouge*. Le mille-pertuis d'ailleurs la colore déjà

C'est un bon vulnéraire, appliqué sur les contusions, les luxations, foulures, coups, etc. Il raffermit les lèvres des plaies récentes ; il sert comme dentifrique pour consolider les gencives. On s'en rince la bouche avec de l'eau.

Ce même alcool, sur la même quantité de plantes, et infusé, donne, par la distillation, *l'eau vulnéraire blanche*, dite *d'arquebusade*.

L'ancienne formule prescrit, à pareille dose, le mille-pertuis, la sarriette, le romarin, le scordium, le basilic, la rhue, le serpolet, etc., que le *Codex* supprime. Le *Codex* pense que la sauge, le fenouil, le thym, la lavande, sont des élémens les plus actifs.

Elle se prend aussi à l'intérieur dans les syncopes et évanouissemens, elle est également cosmétique.

L'alcoolé, dit *eau d'émeraudes*, à cause de sa couleur verte d'abord (mais qui jaunit ensuite à l'air et à la lumière), est un alcool aromatique par infusion sur des plantes qui fournissent un principe colorant vert, comme l'angélique, l'absinthe, la rhue, le persil et autres herbes fraîches, avec plusieurs de celles de l'eau d'arquebusade. Les propriétés de ces eaux se ressemblent à peu près. On peut en composer de mille sortes, avec les plantes aromatiques.

Nous ne donnons pas la recette de l'ancienne eau d'arquebusade, parce qu'il y entre une foule de végétaux insignifians.

Eau d'arquebusade, de Theden.

℞ Alcool rectifié . . . . }	ãã 1500 gramm.	℔ iij.
Vinaigre non aromatique. . .		
Acide sulfurique étendu d'eau.	320 gramm.	℥ x.
Sucre blanc ordinaire. . . .	384 gramm.	℥ xij.

Dissolvez, filtrez. Cette solution peut se prendre intérieurement à la dose de 20 à 30 gouttes dans les fièvres adynamiques. A l'extérieur, elle déterge bien les ulcères sanieux, et arrête les hémorrhagies.

Eau-de-vie allemande, ou teinture purgative.

℞. Jalap choisi concassé.	250 gramm.	℥ viij.
Scammonée d'Alep. .	64 gramm.	℥ ij.
Racines de turbith. .	32 gramm.	℥ j.
Alcool à 32° . . .	3 kilogr.	℔ vj.

Faites macérer à froid ou au soleil; exprimez, filtrez après huit jours. Cette teinture purge depuis 2 gros jusqu'à 2 onces; elle convient dans les douleurs de goutte atonique, de rhumatisme, dans l'hydropisie, etc. On l'édulcore avec le sucre ou un sirop. Les Allemands l'aromatisent avec safran 3 gros, iris de Florence un demi-gros, et ajoutent carbonate de potasse 2 gros.

Teinture de suie.

℞. Suie brillante de bois.　32 gramm.　ℨ j.
　Assa-fœtida. 　.　.　.　16 gramm.　ℨ iv.
　Alcool à 22°. 　.　.　.　384 gramm.　ℨ xij.

Faites macérer; filtrez. La dose est de 15 à 50 gouttes dans un véhicule convenable. Elle s'emploie contre les flatuosités, les convulsions hystériques, celle de la dentition, etc. La suie contient de l'acide ulmique. Est usitée contre la teigne à l'extérieur.

Eau-de-vie de gayac.

℞. Gayac râpé 　.　.　64 gramm.　ℨ ij.
　Eau-de-vie à 22°　1 kilog.　℔ ij.

Faifes selon l'art. Passez; filtrez après quinze jours. Elle sert pour rincer la bouche, raffermir les gencives, calmer les douleurs de dents, arrêter leur carie; elle blanchit dans l'eau, comme *l'eau de vie infusée sur le buis râpé*. Celle-ci est antiscorbutique, sudorifique aussi à l'intérieur.

Eau-de-vie caraïbe, drogue amère, ou teinture de gayac aloetique,
contre la goutte.

℞. Résine de gayac......... 　40 gramm.　ℨ j ℨ ij.
　Myrrhe................... 　48 gramm.　ℨ j ß.
　Aloès succotrin.......... 　40 gramm.　ℨ j ℨ ij.

Pulvérisez à part chacune de ses substances, et mettez-les dans

Alcool à 21°............. 　1 kilogr.　℔ ij.

Eaites macérer au soleil pendant huit à dix jours.

On peut préparer plus exactement cette teinture en mêlant des alcoolés de gayac, d'aloès et de myrrhe, dans les proportions convenables, ou à peu près à parties égales, mais un peu plus de l'alcoolé de myrrhe.

La dose est d'une à deux cuillerées à jeun. C'est un remède efficace contre la goutte; il est aussi sudorifique, vermifuge, emménagogue; il s'emploie contre les faiblesses d'estomac par débilitation. A l'extérieur, il s'emploie comme vulnéraire; il est même antiscorbutique en quelques cas; mais il nuit dans les affections vénériennes, dans les complexions hémorrhoïdaires. On peut prendre ensuite une infusion de thé ou de tilleul ou de fleurs d'oranger.

D'autres pharmacopées ajoutent; safran 64 gramm. (2 onces), et aussi de l'oliban et du mastic en larmes ; mais ces additions sont peu nécessaires.

Teinture d'extrait d'opium.

℞. Extrait aqueux d'opium..　　30 gramm.　ʒ vij ß.
　　Alcool à 22°..............　360 gramm.　ʒ xj ʒ ij.

Faites digérer en un matras fermé. La solution obtenue, on filtre. Cette solution tient un douzième d'opium : ainsi 24 gouttes ou 12 grains de cette teinture contiennent un grain d'extrait d'opium.

Baume vulnéraire.

℞. Térébenthine fine...........　48 gramm.　ʒ j ß.
　　Alcool rectifié...............　192 gramm.　ʒ vj.

Dissolvez la térébenthine. Cet alcool ne s'emploie guère qu'à l'extérieur, comme tonique, vulnéraire, dans les divisions des tendons : à l'intérieur c'est un diurétique.

Baume de Salazar.

℞. Eau-de-vie...................　　℔ iv.
　　Encens en larmes............
　　Mastic.....................　} aã ʒ j.
　　Aloès succotrin.............
　　Poix résine.................　　ʒ ß.

Faites digérer à la chaleur du soleil en agitant souvent. On filtre, et on conserve ce baume dans des bouteilles bien bouchées.

On en use en frictions pour stimuler l'action musculaire et ranimer la sensibilité des viscères abdominaux (Sarcone).

Eau-de-vie camphrée.

℞. Camphre...................　16 gramm.　ʒ ß.
　　Eau-de vie à 22°...........　1 kilogr.　℔ ij.

Dissolvez le camphre. Le *Codex* en admet 20 gramm. 5 gros par kilogramm. d'eau-de-vie. Ce remède est très-usité dans tous les pansemens des contusions, luxatious, chûtes, plaies, etc. Il prévient la gangrène, est un résolutif, un antiseptique précieux.

On se sert d'alcool camphré pour dissoudre la résine copale dans les vernis ; le camphre facilite cette dissolution.

Teinture dentifrice astringente.

℞. Kinô, suc concret pulvérisé.　.　32 gramm.　ʒ j.
　　Alcool à 32°................　500 gramm.　℔ j.

Faites macérer dans un matras pendant quelques jours, et passez la liqueur rouge; ajoutez ensuite :

Alcoolat de menthe poivrée ..	64 gramm.	℥ ij.
Éther sulfurique...............	12 gramm.	℥ iij.

Formez le mélange. On verse une cuillérée de cette teinture dans de l'eau en se frottant les dents, et pour nettoyer la bouche. On peut employer aussi la teinture de quinquina au lieu de kinô.

Teinture purgative, de Daffy's.

℞. Séné......................	32 gramm.	℥ j.
Jalap en poudre.............		
Coriandre..................	āā 16 gramm.	℥ iv.
Surtartrate de potasse........		
Sucre......................	192 gramm.	℥ vj.
Eau-de-vie à 22°............	750 gramm.	℔ j ß.

Faites infuser; filtrez. La crème de tartre ne se dissout que fort peu. L'alcool devient un purgatif assez agréable à prendre. La dose est d'une à trois onces. Il faut prendre ce médicament à plusieurs fois.

Teinture ammoniacale de gayac.

℞. Alcool avec ammoniaque (1).......	192 gramm.	℥ vj.
Gomme-résine de gayac pulvérisée.	32 gramm.	℥ j.

Faites digérer. Après quelques jours, décantez du dépôt.

Ce médicament est un fort bon antiarthritique, pris comme le précédent, par gouttes, dans une boisson appropriée, froide, (*Code pharm. de Berlin*). Sans l'ammoniaque, la gayacine se dissout aussi bien.

Autre teinture volatile de gayac.

℞. Résine de gayac	32 gramm.	℥ j.
Alcoolat volatil aromatique de Sylvius..............	192 gramm.	℥ vj.

Faites dissoudre selon l'art. Dose d'un gros à trois, dans la dysurie, la colique néphrétique, la goutte; se prend dans du lait ou de l'eau tiède (*Pharmacop. de Londres*).

Teinture de valériane ammoniacée.

℞. Racines de grande valériane contusée.	128 gramm.	℥ iv.
Alcool ammoniacal	1000 gramm.	℔ij.

---

(1) On fait *l'alcool ammoniacal*, ou esprit de sel ammoniac vineux, du *Codex medicam. Berolinensis*,

Avec alcool à 32°.............	64 gramm.	℥ ij.
ammoniaque liquide......	32 gramm.	℥ j.

Distillez. On peut aussi le préparer sans la distillation.

Faites digérer pendant dix jours, et filtrez ensuite. Bon diaphorétique dans plusieurs circonstances où il convient d'exciter la sueur.

Elixir antiscrofuleux, ou teinture de gentiane ammoniacale, du Codex.

℞. Racine de gentiane contusée. . . 32 gramm. ℥ j.
Carbonate ammoniacal . . . . . 8 gramm. ℥ ij

Faites digérer pendant huit jours dans

Alcool à 22°. ., ... 1 kilogr. ℔ ij.

Passez, exprimez, fiiltrez. La gentiane est un trente-deuxième, le carbonate ammoniacal un cent-vingt-cinquième. Au lieu de ce sel, si l'on met du carbonate de soude 12 gramm. (3 gros), on aura l'*élixir de Peyrilhe.* La dose est de demi-once ou plus dans une infusion amère, contre les scrofules.

Teinture d'iode.

Selon M. Coindet, on dissout dans une once d'alcool à 35° de l'iode pur 48 grains. On donne 10 gouttes de cette teinture dans un verre d'eau sucrée contre le goître; d'abord une fois, puis trois fois par jour, et on augmente progressivement la dose pour les adultes. En cas d'accidens, on cesse l'emploi et on fait usage d'adoucissans. Vingt gouttes contiennent à peu près un grain d'iode.

Il ne faut pas préparer cette solution trop à l'avance, car l'iode se convertit en acide hydriodique ioduré avec le temps en prenant de l'hydrogène. Au reste, l'alcool peut dissoudre jusqu'à 60 ou 80 grains d'iode, quand il est très-concentré; l'iode aussi se précipite en partie, en cristaux, de sa dissolution alcoolique.

L'iode est extrêmement emménagogue aussi; il peut causer l'avortement, mais avec danger.

Teinture de castoréum.

℞. Castoréum sec et pulvérisé . . . 16 gramm. ℥ ß.
Alcool rectifié à 32°. . . . . . . 64 gramm. ℥ ij.

Faites macérer à froid pendant quelques jours, tout se dissout. Filtrez. C'est un puissant antispasmodique contre l'hystérie, de 10 à 30 gouttes dans un véhicule. Cette teinture blanchit dans l'eau et dépose une résine.

Teinture de musc.

℞. Musc du Thibet . . . . 4 gramm. ℥ j.
Alcool rectifié . . . . 48 gramm. ℥ j ß

Faites macérer. C'est l'*essence de musc* des parfumeurs; elle sert pour la toilette. L'on observe que l'alcool masque beaucoup l'odeur de ce parfum. L'essence de civette se fait de même, et sert comme la précédente. Toutes deux excitent des spasmes hystériques chez les femmes nerveuses.

Teinture d'ambre gris.

℞. Ambre gris. . . . . 4 gramm. ℥ j.
Alcoolat de roses. . . . . }
Alcool à 37°. . . . . } ãã 48 gramm. ℥ j ß.

On le fait aussi avec l'eau de Rabel, 192 gramm. (6 onces), sur ambre gris 1 once, et à chaud. C'est un stomachique astringent, que l'on prend de 2 à 12 gouttes, dans un véhicule approprié; il excite l'urine, et sert pour fortifier les voies urinaires.

La teinture d'ambre à la rose est pour la toilette, et sert, comme tonique, pour aromatiser les liqueurs. On liquéfie l'ambre à la chaleur, en le mêlant dans les alcools.

On prépare aussi une *teinture de myrrhe* avec l'alcool de Rabel. On prend myrrhe 96 gramm. (3 onces), sur eau de Rabel 500 gramm. (une livre.)

Teinture ou élixir thériacal.

℞. Alcool de mélisse composé. . . . 5 hectogr. ℔ j.
Esprit volatil aromatique huileux. }
Thériaque d'Andromachus. . . . . } ãã 80 gramm. ℥ ij ß.
Sucre . . . . 32 gramm. ℥ j.
Lilium de Paracelse . . . . }
Eau de cannelle orgée . . . . } ãã 48 gramm. ℥ j ß.

Macérez le tout au soleil, pendant une semaine, en agitant; décantez sans filtrer, pour ne pas dissiper le carbonate ammoniaco-huileux. Le lilium de Paracelse est un alcool avec la potasse pure.

On donne cet élixir par gouttes, de 10 à 30, dans un véhicule cordial. Il agit comme sudorifique, stimulant, alexipharmaque, dans les maladies exanthématiques, il convient dans les coliques et l'aménorrhée. Ce remède doit toujours être bien renfermé.

DES ÉLIXIRS.

Le mot *élixir* vient, dit-on, d'ελχω, j'extrais, ou d'un mot arabe qui signifie la même chose. *Elixare*, chez les Latins, était une manière de cuire les alimens dans leur jus.

Teinture ou élixir antiscorbutique, de Selle.

℞. Extrait de ményanthe par l'eau . . .)
de petite centaurée. . . . }
de fumeterre. . . . . } ãã 16 gramm. ℥ iv.
de chiendent. . . . .)

Eau distillée de camomille romaine.	2000 gramm.	℔ iv.
Alcoolat de cochléaria	64 gramm.	℥ ij.
Acide sulfurique concentré. . . .	8 gramm.	ℨ ij.

Faites macérer; filtrez. La dose est d'une once en deux prises par jour.

Elixir fétide, *de la* Pharmacopée de Fulde. |

℞. Castoréum	16 gramm.	ℨ ß.
Assa-fœtida.	8 gramm.	ℨ ij.
Opium	2 gramm.	ℨ ß.
Esprit volatil de corne de cerf. .	4 gramm.	ℨ j.
Alcool à 32°.	128 gramm.	ℨ iv.

Faites macérer pendant quatre jours et filtrez. C'est un puissant antispasmodique et hystérique, à la dose de 30 gouttes à 1 gros dans un véhicule.

Teinture ou élixir vitriolique, *de* Minsycht, *du* Codex.

℞. Racines de galanga	}		
d'acorus calamus.	} āā	16 gramm.	ℨ iv.
Fleurs de camomille romaine . .	}		
Feuilles de sauge	}		
d'absinthe mineure . . .	} āā	8 gramm.	ℨ ij.
de menthe crépue. . . .	}		
Girofles.	}		
Cannelle . . . :	}		
Cubèbes	} āā	6 gramm.	ℨ j ß.
Noix muscades	}		
Gingembre	}		
Bois d'aloès	} āā	2 gramm.	ℨ ß.
Ecorces de citron	}		
Acide sulfurique à 66°.		64 gramm.	℥ ij.
Alcool à 22°		500 gramm.	℔ j.
Sucre blanc.		48 gramm.	℥ j ß.

Tous les végétaux réduits en poudre grossière, et humectés d'alcool, on verse dessus l'acide sulfurique. Le mélange noircit, se charbonne, s'échauffe; il se produit un peu de gaz sulfureux et de l'acide acétique. Après deux ou trois heures, on ajoute le reste de l'alcool et on continue la digestion pendant une semaine. L'élixir, de couleur brune, se décante et se conserve; il a une odeur éthérée et aromatique; avec une saveur très-acide : il se prend à la dose de 15 à 20 gouttes, dans un liquide convenable, et il passe pour un puissant antiseptique, céphalique, fortifiant, cordial; il est aussi antiscorbutique.

Nous pensons qu'une bonne partie des principes les plus volatils des aromates est détruite par l'acide. Nous avons préparé cet élixir avec l'eau de Rabel; les végétaux, moins charbonnés, ont donné des principes plus suaves, et la couleur de l'élixir était moins brune. L'action de l'acide sulfurique concentré sur les matières végétales, constitue de l'ulmine ou l'acide ulmique de Pol. Boullay. Le terreau, la tourbe contiennent le même produit. Les aromates font un cinquième de l'alcool, l'acide sulfurique un huitième, le sucre un douzième.

Autre élixir vitriolique (Pharmacop. of the United States).

℞. Acide sulfurique............... 96 gramm. ℥ iij.
     Alcool rectifié .... 1000 gramm. ℔ ij.

Instillez peu à peu l'acide dans l'alcool. Faites digérer le mélange pendant trois jours; ensuite ajoutez :

Gingembre contusé............ 32 gramm. ℥ j.
Cannelle contusée............. 48 gramm. ℥ j ß.

Faites digérer de nouveau dans un vase clos, pendant une semaine; ensuite filtrez dans un entonnoir de verre au travers d'un papier Joseph.

Cette teinture se prend par gouttes, comme l'élixir de Minsycht.

Teinture ou essence carminative, de Wedelius.

℞. Racines de zéodaire .... 32 gramm. ℥ j.
     de carline................. }
     de roseau aromatique.... } aã 16 gramm. ʒ iv.
     de galanga .... }
Fleurs de camomille romaine .... }
Semences d'anis .... } aã 8 gramm. ʒ ij.
     de carvi................. }
Ecorces d'oranges................ }
Cirofles......................... } aã 6 gramm. ʒ j ß.
Baies de laurier................. }
Macis........................... 4 gramm. ʒ j.
Alcool de citron distillé .... 500 gramm. ℔ j.
Acide nitrique .... 20 gramm. ʒ v.

Mettez dans un matras toutes les matières concassées, avec les liqueurs; infusez pendant seize jours; passez, filtrez.

C'est un bon stomachique dans les coliques venteuses, et un emménagogue, depuis demi-gros jusqu'à un gros. L'acide du nitre donne une odeur éthérée à la composition, et la rend moins échauffante.

Teinture aphrodisiaque, ou essence royale.

℞. Ambre gris .... 2 gramm. 4 décigr. Ɔ ij.
Musc...................... 1 gramm. 2 décigr. Ɔ j.
Civette .... 5 décigr. x grains.
Huile de cannelle. .... Gutt. vj.
     de bois de Rhodes. ..... Gutt. iv.
Carbonate de potasse. ...... 2 gramm. ʒ ß.
Alcoolat rectifié de roses ... }
     de fleurs d'oranges ... } aã 48 gramm. ℥ j b.

Les ingrédiens solides se divisent avec la potasse : on y joint les huiles volatiles ; on dissout le tout dans les alcools à froid : on décante la liqueur.

On prend quelques gouttes de cet alcool odorant, sur du sucre ou dans du sirop, pour ranimer les ardeurs de Vénus. C'est pourquoi on l'a nommé *royal* (*Voy.* aussi l'Alcoolat de magnanimité).

M. Farines, pharmacien, prépare un *élixir aphrodisiaque* avec le *cerambyx moschatus* dans l'alcool, avec addition de sucre.

Teinture aromatique de Londres.

℞. Cannelle fine.		24 gramm.	℥ vj.
Cardamome mineur.		12 gramm.	℥ iij.
Poivre long	} āā	8 gramm.	℥ ij.
Gingembre.			
Alcool. . . . , ...		5 hectogr.	℔ j.

Faites selon l'art ; filtrez dans un entonnoir fermé. Cette teinture, très-stomachique, digestive, pour les corps humides ou phlegmatiques, se prend de dix à trente gouttes.

Teinture ou essence céphalique, ou bon ferme, d'Armagnac, d'après le Codex.

℞. Muscades	} āā	16 gramm.	℥ ß.
Girofles			
Fleurs de grenades.		20 gramm.	℥ v
Cannelle		16 gramm.	℥ iv.
Alcool à 32°		250 gramm.	℥ viij.

Faites macérer pendant huit jours ; ajoutez alors alcool à 22°, encore 250 gramm. (8 onces). Faites macérer pendant quinze jours, sur le premier marc, pour l'épuiser ; puis mêlez les liqueurs, passez, filtrez. On aspire *bien ferme* par le nez cet alcool, dans les maux de tête et les chutes ou coups sur le crâne. Il fait évacuer le sang caillé.

Essence douce, de Hale.

℞. Acétate de potasse.	8 gramm.	℥ ij.
Sucre très blanc	64 gramm.	℥ ij.
Eau de rivière	48 gramm.	℥ j ß.

Après avoir fait cuire, dans l'argent ou la porcelaine, l'acétate, le sucre et l'eau, jusqu'à ce que le mélange soit noir, ajoutez-y : alcool à 30 degrés ou rectifié, 384 gramm. (douze onces) ; macérez et filtrez. Le sucre caramélisé et l'acétate se dissolvent dans l'alcool. La dose est de huit à vingt gouttes dans un excipient. Cette essence passe pour diurétique, balsamique, apéritive. J'ai réformé la recette irrégulière donnée par Morelot.

I.

Élixir antivénérien, de Wright, usité à la Jamaïque.

℞. Résine de gayac.	40 gramm.	℥ j ʒ ij.
Serpentaire de Virginie	12 gramm.	ʒ iij.
Piment poivre (*myrtus pimenta*).	8 gramm.	ʒ ij.
Opium.	4 gramm.	ʒ j.
Sublimé corrosif.	2 gramm.	ʒ ß.
Eau-de-vie à 22°.	1000 gramm.	℔ ij.

Faites d'abord dissoudre le sublimé dans l'eau-de-vie ; puis mettez-y les autres substances concassées. Après trois jours de macération, filtrez la liqueur.

On prend deux cuillerées à café de cette teinture dans une pinte ou litre de décoction de salsepareille. On doit boire chaque jour deux fois cette quantité. Le traitement doit durer un mois, ce qui suffit pour détruire les affections les plus invétérées.

Élixir antiasthmatique, de Boerhaave.

℞. Racines d'asarum.	1 gramm.	℈ xviij
Calamus aromaticus . . . } ãã	4 gramm.	ʒ j.
Racine d'énula campana . .		
Iris de Florence	2 gramm.	ʒ ß.
Réglisse de Provence . . .	6 gramm.	ʒ j ß.
Semences d'anis	2 gramm.	ʒ ß.
Camphre	3 décigr.	℈ vj.
Alcool rectifié.	250 gramm.	℥ viij.

Préparez selon l'art. Le camphre se dissout à part, après la liqueur filtrée. C'est un bon incisif, expectorant, pour faire sécréter la pituite épaisse et le mucus des bronches. On le prend dans un liquide pectoral, depuis 12 jusqu'à 36 gouttes.

Élixir parégorique, de la Pharmacopée d'Edimbourg.

℞. Acide benzoïque sublimé. } ãã	12 gramm.	ʒ iij.
Safran		
Huile volatile d'anis . . .	2 gramm.	ʒ ß.
Extrait d'opium	8 gramm.	ʒ ij.
Alcool ammoniacal	500 gramm.	℔ j.

Faites macérer pendant quatre jours, filtrez pour l'usage.

D'autres pharmacopées prescrivent : extrait d'opium et acide benzoïque de chaque 2 gros, camphre 26 grains, huile volatile d'anis 1 scrupule, et alcool à 24° 23 onces. C'est un remède calmant et sudorifique propre à dégager les congestions catarrhales. La dose est de 50 à 100 gouttes.

Autre élixir parégorique (teinture de camphre opiacée).

℞. Opium . . . . } ãã	4 gramm.	ʒ j.
Acide benzoïque.		
Extrait de réglisse . . .	16 gramm.	ʒ iv.
Camphre	2 gramm.	ʒ ß.
Miel despumé.	64 gramm.	℥ ij.
Eau-de-vie.	1000 gramm.	℔ ij.

Faites digérer ensemble pendant dix jours, et filtrez. On prend cette teinture dans des potions contre l'asthme et les catarrhes, comme un doux parégorique.

Elixir antiarthritique, de l'Ile-de-France.

℞. Myrrhe . . . . 32 gramm. ʒ j.
Aloès succotrin . . . . . . }
Résine de gayac . . . . . } aã 40 gramm. ʒ j ʒ ij.
Alcool à 20° . . . . 1000 gramm. ℔ ij.

Faites dissoudre à part chacune de ces substances dans une portion d'alcool. Filtrez et mélangez ces teintures ensemble à parties égales (*Voyez* pag. 458, *l'eau-de-vie caraïbe*).

C'est un stomachique, emménagogue et vermifuge, qu'on prend à la dose d'une à deux cuillerées à jeun, en buvant ensuite une infusion de thé, ou de tilleul, ou de feuilles d'orangers.

Teinture ou essence alexipharmaque, de Stahl.

℞. Racine d'impératoire . . . . . }
       de carline . . . . . . }
       d'angélique . . . . . } aã 16 gramm. ʒ iv.
       de pimprenelle . . . . }
       de dompte-venin . . . . }
       de dictame blanc. . . . }
       de contrayerva . . . . } aã 32 gramm. ʒ j.
       de grande valériane . . }
Alcool rectifié à 32° . . . . . 1 kilogr. ℔ ij.

Faites macérer ces racines contusées dans l'alcool, en agitant. On filtre, après quatre à cinq jours. Remède vanté contre les fièvres adynamiques, la rougeole, la variole, à la dose de 20 gouttes à demi-gros, mais nuisible quand il y a une fièvre ardente.

Essence antihystérique, de Lemort.

℞. Castoréum . . . . 16 gramm. ʒ iv.
Assa-fœtida . . . . 8 gramm. ʒ ij.
Huile volatile de sabine. . . . }
            de rhue . . . . } aã 2 gramm. ʒ ß.
            de succin rectifié . 4 gramm. ʒ j.
Alcool rectifié. . . . . 320 gramm. ʒ x.

Faites macérer, distillez. Ajoutez au produit :

Carbonate ammoniacal pyrohuileux de corne de cerf. . . . . 8 gramm. ʒ ij.
Camphre . . . . 4 gramm. ʒ j.

Faites macérer et filtrez, ou bien distillez de nouveau.

Cette essence est très-active contre les affections hystériques, chez les personnes inertes et languides, mais serait nuisible aux individus trop irritables.

Teinture de cardamome composée.

℞. Semence de cardamome. . . . } āā   8 gramm.   ʒ ij.
      de carvi . . . . . }
Cochenille.. . . . .
Cannelle . . . .   16 gramm.   ʒ iv.
Raisins secs sans pépins. . .   125 gramm.   ℥ iv.
Alcool à 28° . . . .   500 gramm.   ℔ j.

On ne met les raisins qu'après que l'alcool a agi sur les autres substances. On macère pendant quatre jours, et on filtre. Une petite cuillerée de cette teinture est un bon stomachique (*Pharmacop. de Londres*).

Elixir odontalgique, de la Faudignère.

℞. Résine de gayac . . . . . .   8 gramm.   ʒ ij.
Pyrèthre. . . . . } āā   4 gramm.   ʒ j.
Noix muscade. . . . . . . }
Girofle . . . .   2 gramm.   ʒ ß.
Huile volatile de romarin. . .   Gutt.   x.
      de bergamotte .   Gutt.   iv.
Alcool à 26° . . . .   96 gramm.   ℥ iij.

Faites selon l'art. Cet élixir sert pour se gargariser avec l'eau ; il fortifie très-bien les gencives, est de bonne odeur. Il vaut mieux prendre de la résine de gayac que du bois qui ne fournit pas assez de substance ; si l'on emploie le bois, on en mettra une quantité double ou triple de la prescription de la résine.

Gouttes amères.

℞. Fèves de St-Ignace râpées . . .   500 gramm.   ℔ j.
Sous-carbonate de potasse liquide.   16 gramm.   ℥ ß.
Suie pure ou bistre en extrait. .   4 gramm.   ʒ j.
Alcoolat distillé d'absinthe. . .   1 kilogr.   ℔ ij.

Digérez au bain-marie pendant quinze jours ; exprimez et filtrez. C'est un très-puissant remède stomachique contre les coliques venteuses ; la dose est d'une à huit gouttes au plus dans un verre d'infusion amère. Cette teinture est extrêmement amère, et serait dangereuse prise à plus haute dose. La potasse contribue à dissoudre et à mitiger le principe amer et délétère des fèves Saint-Ignace ; c'est pourquoi nous avons augmenté sa quantité, ainsi que la suie, qui fournit un extrait empyreumatique. L'on peut substituer la noix vomique à ces fèves. Ce remède doit s'administrer prudemment : il pourrait causer des convulsions nerveuses, car il contient de la strychnine.

Gouttes anodynes, de Talbot.

℞. Écorce de sassafras . . . . } āā   32 gramm.   ℥ j.
Racine d'asarum . . . . . . }
Bois d'aloès . . . .   16 gramm.   ℥ ß.

Opium choisi . . . . 12 gramm. ʒ iij.
Sel volatil de corne de cerf rectifié. 4 gramm. ʒ j.
Alcool rectifié . . . . 5 hectogr. ℔ j.

Les matières concassées se macèrent à froid pendant un mois; on passe et on filtre. Le carbonate ammoniaco-huileux doit se mettre sur la fin seulement. Ce remède, un peu négligé maintenant, est stomachique, cordial, tempérant, utile dans les spasmes hystériques. On en prend de 10 à 36 gouttes. Il concilie le sommeil. Il ne faut pas confondre ces gouttes avec celles dites d'*Angleterre*, quoiqu'elles en portent aussi le nom.

Teinture balsamique ou baume du commandeur de Permes, *du* Codex.

℞. Racines d'angélique sèches et cou-
 pées menu . . . . 16 gramm. ℥ ß.
Fleurs sèches de mille-pertuis. . . 32 gramm. ℥ j
Alcool rectifié . . . . 1125 gramm. ℔ ij ℥ jv.

Faites digérer six jours au bain de sable; passez avec expression; ajoutez :

Myrrhe . . . . }
Encens . . . . } ãã 16 gramm. ʒ jv.

Vous ferez macérer; ensuite on met :

Storax calamite, ou baume du Pé-
 rou . . . . 96 gramm. ℥ iij.
Benjoin amygdaloïde . . . . . . 96 gramm. ℥ iij.
Aloès succotrin . . . . 16 gramm. ʒ iv.
Ambre gris, si l'on désire . . . . . 8 décigr. ℊ vj.

Continuez à faire macérer pendant plusieurs semaines; passez, et décantez la liqueur après le repos.

On doit commencer les macérations par les ingrédiens qui fournissent le moins, afin que l'alcool agisse mieux sur eux. Les résines ne se mettent qu'à la fin. L'on doit préparer ce baume, d'abord sans ambre gris; on ajoute celui-ci à volonté, et on lui substitue quelquefois le musc.

Il serait mieux de faire deux macérations, selon le conseil de Demachy; d'une part, les végétaux avec une partie de l'alcool; de l'autre, les résines avec une autre partie de l'alcool, puis on réunit les deux. Par ce moyen, chaque genre de sub-stances est mieux attaqué par le menstrue.

Ce baume ou cette teinture, de bonne odeur, est un excel-lent vulnéraire dans les plaies nouvelles, appliqué à l'exté-rieur. On le prend, à l'intérieur, de 10 à 40 gouttes, comme stomachique, cordial, diaphorétique, antiputride; il pousse à la peau, excite les règles, etc.; il blanchit avec l'eau.

Baume de vie de Lelièvre, *ou élixir de* David-Spina.

℞ Agaric blanc . . . . }
 Racine de zédoaire . . . . . } ãã 8 gramm. ʒ ij.
 Myrrhe . . . . }

Aloès succotrin . . . . . . } aa 32 gramm.   ℥ j.
Thériaque . . . . }
Rhubarbe . . . .   24 gramm.   ℥ vj.
Racine de gentiane . . . .   16 gramm.   ℥ iv.
Safran du Gâtinois . . . .   8 gramm.   ℥ ij.
Sucre . . . .   128 gramm.   ℥ iv.
Eau-de-vie . . . .   1 kilogr.   ℔ ij

Faites digérer toutes les substances concassées, excepté le sucre et la thériaque, dans l'eau-de-vie. Après huit jours, on passe, on ajoute à la colature la thériaque et le sucre, et, après huit autres jours, on filtre; on conserve pour l'usage. C'est un bon stomachique, un vermifuge légèrement purgatif : la dose est d'une à trois cuillerées à café; il échauffe et excite les hémorrhoïdes et le flux menstruel.

Ce remède est vanté : on s'en sert aussi comme vulnéraire et détersif à l'extérieur.

Elixir de longue vie, ou teinture d'aloès composee, du Codex.

℞. Aloès succotrin . . . . . .   36 gramm.   ℥ j ℨ j.
Racine dé gentiane . . . . . }
Stigmates de safran . . . . }
Rhubarbe . . . . } aa 4 gramm.   ℨ j.
Agaric blanc . . . . . . }
Thériaque . . . .   8 gramm.   ℨ ij.

Faites macérer l'aloès, la gentiane, la rhubarbe, le safran et l'agaric, pendant quinze jours, dans :

Alcool à 22° . . . . . .   1 kilogr.   ℔ ij.
Ajoutez sucre blanc . . .   32 gramm.   ℥ j.
Cannelle . . . . . .   4 gramm.   ℨ j.

Faites-lez digérer dans de l'autre alcool à 22 degrés, 1 kil. (2 livres) qui aura été passé sur le marc des matières précédentes, avec la thériaque. Les deux alcools réunis seront passés et conservés. La quantité des ingrédiens est d'un 32e, l'aloès est un 55e à peu près. On fait usage de cet élixir comme du précédent.

Baume de vie, de Frédéric Hoffmann.

℞. Huiles volatiles de lavande . }
de marjolaine . . . }
de girofles . . . . } aa 12 décigr.   Ͽ j.
de macis . . . . . }
de cannelle . . . . }
de rhue . . . . } aa 6 décigr.   Ͽ ß.
de succin . . . . }
de citron . . . .   12 décigr.   Ͽ j.
Ambre gris . . . . . .   6 décigr.   ℈ xij.
Baume du Pérou . . . .   12 décigr.   Ͽ j.
Alcool à 37° . . . . . .   286 gramm.   ℥ ix.

On fait dissoudre toutes ces substances dans l'alcool; on filtre. C'est un remède stimulant dans les maladies nerveuses, cérébrales, les affections spasmodiques, à l'intérieur et à l'extérieur. On le prend de 10 à 20 gouttes, et l'on s'en frictionne les tempes, les régions de l'estomac, du pubis, du ventre, etc.

Teinture febrifuge antiputride, d'Huxham.

℞. Quinquina rouge en poudre. .	64 gramm.	℥ ij.	
Écorces d'oranges	48 gramm.	℥ j ß.	
Serpentaire de Virginie . . .	12 gramm.	℥ iij.	
Safran	}		
Cochenille	} āā 2 gramm.	5 décigr.	Ɖ ij.
Alcool à 32°	1 kilogr.	℔ ij.	

Faites macérer à froid dans un matras fermé, les matières concassées, pendant quatre jours ; filtrez.

La dose est de 16 à 20 grammes (4 ou 5 gros) dans les maladies putrides.

Elixir de propriété, de Paracelse.

Teinture de myrrhe	125 gramm.	℥ iv.
de safran. . . . . }	āā 96 gramm.	℥ iij.
d'aloès. . . . . }		

Mêlez. Cet élixir se fait aussi par la distillation, et s'obtient blanc alors ; mais la myrrhe et l'aloès ne passent point à la distillation.

C'est un cordial diaphorétique, stomachique, emménagogue et antihystérique, de 6 à 36 gouttes.

Si l'on ajoute sur 32 grammes (une once) de cet élixir, par simple mélange, 12 gouttes d'acide sulfurique, l'on a l'*élixir de propriété acide*.

Teinture dite nervale et tonique.

℞. Racine de grande valériane. . }	āā 48 gramm.	℥ j ß.	
Feuilles de menthe poivrée. . }			
Castoréum.	32 gramm.	℥ j.	
Safran . . . , ...	16 gramm.	℥ iv.	
Alcool à 32°.	1 kilogr.	℔ ij.	

Faites macérer pendant huit jours ; filtrez et ajoutez alors :

Huile volatile de menthe. . . 4 gramm. Ʒ j.

Cette teinture est très-active contre les crampes, l'hystérie, les faiblesses d'estomac, à la dose de 15 à 30 gouttes dans un véhicule approprié. (*De la Pharmacopée de Berlin.*)

Teinture ou elixir utérin, de Crollius.

℞. Extrait d'armoise	32 gramm.	℥ j.
Safran	16 gramm.	℥ iv.
Castoréum.	64 gramm.	℥ ij.
Carbonate de potasse	4 gramm.	Ʒ j.
Huiles volatiles d'anis. . . }		
de cumin . . } āā 2 gramm.	Ʒ ß.	
d'angélique. . }		
Alcool	628 gramm.	℔ j ℥ iv.

Avant d'ajouter les huiles volatiles, faites digérer les autres ingrédiens dans l'alcool pendant huit jours, en agitant; puis ajoutez les essences. Cette teinture est emménagogue, nervine, à la dose de demi-gros à un gros et demi.

Elixir pour les dents, de l'abbé Ancelot.

℞. Alcool distillé de romarin . . 250 gramm. ℥ viij.
Racine de pyrèthre contuse. . 32 grmm. ℥ j.

Faites macérer; filtrez. On mêle de cet élixir avec le double de son volume d'eau pour s'en rincer la bouche. Il excite la salive et nettoie les dents.

Elixir odontalgique du Para.

℞. Suc non filtré de sommités de
cresson du Para (*spilanthus*). } ãã 500 gramm. ℔ j.
Alcool à 40° . . . . }

Mêlez. Filtrez, puis vous filtrerez de nouveau ce mélange, sur du charbon animal, 125 grammes (4 onces).

On colore en vert avec l'indigo et le curcuma, cette alcoolature, qui est moins amère que celle préparée sans cette seconde filtration. C'est un remède vanté contre les douleurs de dents.

Teinture de cantharides composée.

℞. Cantharides pulvérisées . . . 100 gramm. ℥ iij ʒ j.
Cochenille. . . . . 24 gramm. ʒ vj.
Huile volatile de genièvre . . 52 gramm. ℥ j ʒ v.
Alcool à 22° . . . . 3 kilogr. ℔ vj.

Faites infuser dans un vase clos. Filtrez après quelques jours.

On s'en frictionne les membres pour exciter le système musculaire dans l'atonie, la paralysie, etc. Quelquefois on en fait usage à l'intérieur, mais avec précaution; l'on en met quelques gouttes seulement dans un véhicule approprié.

Teinture amère ou élixir stomachique, de Stoughton.

℞. Sommités sèches de grande absinthe.)
de chamædrys. . . . . .)
Racines de gentiane . . . . . . } ãã 24 gramm. ʒ vj.
Ecorces d'oranges amères . . .)
Cascarille . . . . 4 gramm. ʒ j.
Rhubarbe . . . . 16 gramm. ʒ jv.
Aloès . . . . 4 gramm. ʒ j.
Alcool à 22° . . . . 1 kilogr. ℔ ij.

Faites digérer pendant quinze jours; passez, filtrez. C'est un puissant stomachique contre les coliques, les vers; il excite l'appétit. On en prend une cuillerée à café dans un liquide convenable.

Elixir sacre.

℞. Aloès succotrin en poudre . . .   24 gramm. ʒ vj.
   Rhubarbe concassée . . . . .   40 gramm. ʒ j ʒ ij.
   Semences de petit cardamome. .   16 gramm, ʒ iv.
   Eau-de-vie de vin . . . . . .   1000 gramm. ℔ ij.

Faites digérer à froid; filtrez. Il faut d'abord faire agir l'alcool sur la rhubarbe et le cardamome, car s'il était déjà en
partie saturé d'aloès, il agirait moins. C'est un stomachique
stimulant qu'on prend à la dose d'une cuillerée; il excite les
hémorrhoïdes.

Teinture de safran composée; pour l'elixir de Garus, *du* Codex.

℞. Aloès succotrin. . . . . . .   320 gramm. ʒ x.
   Myrrhe . . . .   64 gramm. ʒ ij.
   Safran. . . . .   32 gramm. ʒ j.
   Cannelle. . . . . ⎫
   Girofle. . . . . ⎬ āā   16 gramm. ʒ iv.
   Muscade . . . . ⎭
   Alcool à 22° Baumé . . . .   8000 gramm. ℔ xvj.
   Eau de fleurs d'oranges. . .   500 gramm. ℔ j.

Digérez pendant deux jours; distillez au bain-marie, pour
obtenir :

   Liqueur distillée . . . . .   4000 gramm. ℔ viij.

La quantité des aromates y sera pour un quart. Si l'on ajoute
et si l'on mêle à cette liqueur :

   Sirop de capillaire. . . . .   5000 gramm. ℔ x,

on aura l'élixir de Garus, qu'on peut colorer avec du caramel
dissous dans de l'eau de fleurs d'oranger, 250 grammes ou 8
onces.

Quelques praticiens ne mettent pas le safran à la distillation, mais le font macérer après; toutefois l'élixir présente
alors trop d'odeur et une âcreté safranée que ne supportent
pas toutes les personnes.

Il est bien inutile, quoique le *Codex* le recommande, de
mettre l'eau de fleurs d'oranger à redistiller avec les autres
substances.

Elixir de Garus , *pour liqueur, selon d'autres proportions.*

℞. Aloès. . . . .   8 gramm. ʒ ij.
   Myrrhe . . . .   16 gramm. ʒ jv.
   Safran du Gâtinois . . . .   8 gramm. ʒ ij.
   Cannelle fine . . . . . . ⎫
   Girofles . . . . ⎬ āā 12 décigr. Ə j.
   Muscade. . . . . ⎭
   Eau-de-vie à 22°. . . . .   1 kilogr. ℔ ij.

Faites macérer, filtrez, édulcorez avec partie égale de sirop
de capillaire, et aromatisez avec l'eau de fleurs d'oranger. Si

vous préférez cet élixir par distillation, alors, après avoir fait
macérer les ingrédiens dans l'alcool (en mettant aloès 2 onces
au lieu de 2 gros), on distille au bain-marie, et on mêle le
produit distillé avec partie égale en poids de sirop de capillaire, ensuite on aromatise avec l'eau de fleurs d'oranger.

En plongeant cet élixir dans de la glace pilée, pendant six
heures, on lui ôte l'odeur d'empyreume et on le rend plus
agréable. Quelques personnes y ajoutent un peu d'ambre gris.

C'est un excellent stomachique, cordial, utile dans les coliques, les indigestions, et qui sert de liqueur de table aussi,
comme les ratafias, dont il se rapproche. On le prend par petits verres. Il pousse à la peau.

DES ÉTHÉRATS.

Ils se préparent avec l'éther comme les teintures alcooliques, mais ne tirent point les mêmes produits. Ils dissolvent bien certains principes huileux fixes ou volatils, et des
corps résineux, mais nullement des matières extractives,
comme le font les alcools plus ou moins aqueux, et peu ou
point de substances salines.

Teinture etherée de digitale pourpree.

℞. Feuilles sèches de digitale pour-
     prée, pulvérisée. . . . . . . 8 gramm. ℥ ij.
    Ether sulfurique rectifié à 56° . . . 32 gramm. ℥ j.

Faites macérer pendant deux jours dans un flacon bien bouché. Décantez la liqueur et la conservez. La dose est de dix à
vingt gouttes ou plus, dans un liquide approprié ; c'est un bon
diurétique : la digitale fait un 68ᵉ de la teinture. On prépare
aux mêmes doses les *teintures éthérées* de *ciguë*, d'*arnica*, de
baume de Tolu, ou autres baumes, d'*assa-fœtida,* etc. Plusieurs
de ces éthers s'emploient seulement par leur vapeur, qu'on
inspire.

Etherat de castoreum.

℞. Castoréum en poudre grossière. . 8 gramm. ℥ ij.
    Ether sulfurique . . . . 32 gramm. ℥ j.

Macérez dans un vase fermé à l'émeri ; décantez de son dépôt. Cette teinture donne, dans l'eau, une huile de castoréum
particulière, que l'on peut séparer. Ses vertus sont celles du
castoréum, mais plus actives.

La *teinture éthérée de succin* se prépare aussi avec l'éther
sulfurique ; lorsque celui-ci est rectifié, il tire peu ou point de
matière de la cochenille et du safran, tandis qu'il en extrait
beaucoup s'il n'est pas pur.

Ces éthérats se préparent à froid.

L'éthérat ou *teinture éthérée de valériane,* de Keup, se fait avec une once de racines de valériane en poudre, infusées dans huit onces d'éther sulfurique. Les Allemands s'en servent beaucoup à la même dose que l'éther dans les fièvres ataxiques et les affections spasmodiques. On la prépare aussi avec l'alcool ammoniacal, mais la dose va alors jusqu'à 3 gros. C'est alors la *teinture antispasmodique* de Keup. Elle se prend dans une infusion de camomille romaine.

L'éthérat d'opium offre une singularité remarquable; lorsqu'après l'avoir fait par digestion, l'on mêle cet éther à l'eau, il se prend en coagulum, se sépare ensuite en deux parties, l'une limpide, l'autre grasse, butyreuse, conservant une forte odeur et saveur d'opium. La portion limpide est l'extractif pur; l'autre, butyreuse, est une huile essentielle mêlée d'une sorte de caout-chouc. La narcotine est séparée.

Éthérat de Tolu, du docteur Moreau.

℞. Ether sulfurique. . . . . . . 64 gramm. ℥ ij.
Baume de Tolu pur . . . . . 12 gramm. ℨ iij.

Dissolvez dans l'éther. Cette composition sert pour la respirer dans un flacon inspiratoire contre les catarrhes laryngés et pulmonaires, les affections nerveuses des poumons, etc.

On le prépare de la même manière que la *teinture éthérée de castoréum,* celle de *musc,* celle d'*ambre gris,* etc.

Éthérat aromatique, de la Pharmacopée de Londres.

℞. Cannelle concassée. . . . . . 12 gramm. ℨ iij.
Cardamome . . . . 6 gramm. ℨ j ß.
Poivre long . . . . ⎫
Gingembre . . . . ⎭ āā 4 gramm. ℨ j.
Esprit d'éther sulfurique. . . 500 gramm. ℔ j.

Faites macérer pendant deux semaines en un matras fermé. On filtre.

L'esprit d'éther est un mélange de deux parties d'alcool et d'une d'éther.

Cet éthérat s'emploie dans les juleps stomachiques, carminatifs.

Teinture de Bestucheff, ou du docteur Klaproth, ou teinture de muriate (hydrochlorate) de fer, ou gouttes d'or du général Lamotte.

℞. Hydrochlorate de fer sublimé . . 4 gramm. ℨ j.
Ether sulfurique alcoolisé, liqueur
minérale anodyne d'Hoffmann. 36 gramm. ℥ j ℨ j.

Faites digérer pendant huit jours, en un flacon bien fermé à l'émeri, en agitant le mélange de temps en temps. Ensuite on décante la liqueur, et on la conserve pour l'usage. Cette teinture, d'un jaune doré, se donne à la dose de 15 à 30 gouttes comme antispasmodique, dans un véhicule approprié. Il faut diviser cet éther en petits flacons bien remplis et bien fermés, parce qu'en prenant l'air, l'oxyde de fer passerait de l'état de protoxyde à celui de deuto ou de tritoxyde, se précipiterait, ou adhérerait aux parois du vase, et la liqueur deviendrait très-acide, car l'acide hydrochlorique resterait libre. Klaproth, au lieu d'hydrochlorate de fer sublimé, employait de l'acétate de fer en liqueur, à la dose de 9 onces sur 2 onces d'éther et 2 onces d'alcool. Son acétate de fer se prépare avec de l'acide acétique distillé et de l'oxyde rouge de fer, jusqu'à saturation. (*Voyez* l'article du *Fer.*)

Étherat d'acétate de fer.

℞. Acétate de fer peroxidé liquide. . } Parties égales.
   Ether acétique . . . . }

Mêlez; laissez digérer pendant 48 heures; filtrez. Cet éther acétique ferré est d'une couleur rouge foncée. Miscible à l'eau en partie: il ne la trouble pas. Se donne de 20 à 30 gouttes, comme la teinture de Bestucheff. (*Béral.*)

Étherat zincé (zinck-œther) des Allemands.

Ether non rectifié	64 gramm.	℥ ij.
Alcool rectifié.	32 gramm.	℥ j.
Hydrochlorate de zinc.	16 gramm.	℥ jv.

Faites dissoudre ce sel dans les liquides. On prend de deux à quatre gouttes de ce mélange dans un véhicule approprié, deux fois par jour, comme puissant antispasmodique. L'hydrochlorate est un septième.

Éther phosphoré.

℞. Ether sulfurique	500 gramm.	℔ j.
Phosphore coupé en petits morceaux.	10 gramm.	℥ ij ß.

Faites digérer pendant près d'un mois, en agitant souvent, ce mélange, dans un flacon bouché et entouré d'un papier noir pour le défendre de la lumière. Ensuite on décantera l'éther. Il aura pris environ un cent cinquante-deuxième de phosphore, ou un peu plus de 3 grains par once. La dose doit être fort modérée, ou de quelques gouttes, parce que ce remède est un stimulant très-énergique et même dangereux.

Éther acétique cantharidé.

℞. Ether acétique rectifié . . .	64 gramm.	℥ ij.
Cantharides en poudre . . .	4 gramm.	℥ j.

Faites macérer dans un flacon bouché à l'émeri, en agitant. On doit filtrer à une basse température, après plusieurs jours. L'usage n'est qu'extérieur, en frictions rubéfiantes, dans les rhumatismes et la paralysie.

DES ALCOOLATS DISTILLÉS.

La plupart ne sont qu'odorans, puisque les seules substances volatiles, comme les aromes, montent à la distillation. Aucun n'est purgatif, aucun ne contient de substances extractives ou résineuses; tous sont ou doivent être incolores. Leur action sur nos organes, quoique vive et prompte, est plus passagère que celle des alcools précédens, parce que ceux-ci ne contiennent que des principes fugaces ou dissipables. Plusieurs d'entre eux servent pour la toilette, d'autres sont chargés, ou d'ammoniaque qui se combine aux huiles volatiles, ou d'acides également volatils et pénétrans, ou d'huiles empyreumatiques et d'odeurs fétides.

Avant de distiller, il faut toujours faire macérer les substances dans l'eau-de-vie, afin qu'elle se charge bien de leurs principes.

En règle générale, on ne doit pas concasser les graines et les semences, ou écraser les fruits qu'on met macérer dans les alcools destinés pour les liqueurs de table : alors on obtiendrait des produits moins suaves; car l'arome réside principalement à la surface.

Alcoolats simples, du Codex.

Alcoolats d'écorces d'oranges.

℞. Ecorces récentes d'oranges. . . . 240 gramm.　℥ vij ß.
Alcool à 32° Baumé . . . . . 960 gramm.　une pinte.
Eau distillée. . . . . 480 gramm.　℔ j.

Macérez pendant deux jours, distillez au bain-marie pour retirer les 960 grammes d'alcool.

On peut obtenir de même celui de *bergamotte*.

Alcoolat de cochlearia.

℞. Feuilles de cochléaria récentes. . 720 gramm.　℔ j ℥ vij.
Alcool à 32° . . . . 480 gramm.　℔ j.

Distillez au bain-marie, en retirant 400 grammes.

Alcoolat de romarin.

℞. Sommités fleuries de romarin récent　128 gramm.　℥ iv.
Alcool à 32°. . . . . 360 gramm.　℥ xj ß.
Eau distillée de romarin. . . . . 120 gramm.　℥ iij ℨ vj.

Après une macération de quatre jours, retirez, au bain-marie, un alcool aromatique 3oo grammes. On obtiendra de même des alcoolats de *menthe crépue* ou *poivrée*, de *lavande*, de *mélisse*, etc.

Alcoolat de Pyrèthre.

℞. Racines de pyrèthre . . . . . . 500 gramm. ℔ j.
    Alcool à 22°. . . . . 2 kilogr.   ℔ iv.

Pulvérisez grossièrement la pyrèthre, qui ne doit pas être vieille ni vermoulue. Faites digérer pendant quatre jours, puis distillez pour retirer tout l'alcool, qui est âcre et jouit d'une odeur particulière.

Le *Paraguay-Roux* est un alcool distillé sur du cresson du Para ou Paraguay, *spilanthus oleracea*, ou mieux, le *sp. salivaria*. On prendra parties égales d'alcool et de la plante.

TABLEAU DES ALCOOLATS DISTILLÉS, OU ESPRITS ODORANS SIMPLES.

DÉNOMINATIONS des SUBSTANCES SIMPLES.	UNE PARTIE pour dose commune.	QUANTITÉS d'alcool.	DEGRÉS de l'alcool.
Angelique	Racines sèches	4 part.	20 degr.
Anis vert	Semences	10	20
Absinthe	Sommités sèches	16	18
Basilic	*Id.* fraiches	10	18
Bergamotte	Épidermes de fruits	4	22
Carvi	Semences	10	20
Cédrat	Epidermes de fruits	4	22
Citron	*Id.*	4	22
Cannelle	Ecorces concassées	5	28
Coriandre	Semences	8	20
Fenouil	*Id.*	8	20
Framboises	Fruits non mûrs	1/2	33
Genièvre	Baies	3	22
Girofles	Calices	4	28
Hyssope	Sommités fleuries	10	18
Lavande	*Id.*	10	18
Marjolaine	*Id.*	10	18
Mélisse	*Id.*	10	18
Menthe poivrée	*Id.*	8	20
ou autre	*Id.*	10	18
Muscades	Noix ou fruits	4	28
Myrte	Fleurs et feuilles	8	20
Oranges (fleurs)	ou néroli	4	22
Id. (fruits)	Ecorces fraîches	4	22
Roses	Pétales macérées	1/2	33
Roseau aromatique	Racines sèches	12	22
Romarin	Sommités fleuries	10	18
Sauge	*Id.*	10	18
Souchet long	Racines sèches	12	22
Thym	Sommités fleuries	10	18
Zédoaire	Racines	4	22

Nota. Les noms en italique désignent les substances qui entrent dans l'eau de mélisse des Carmes.

En général, on doit prendre de l'alcool d'autant plus rectifié, que les ingrédiens contiennent plus d'eau de végétation, parce qu'elle l'affaiblit. Les substances les plus compactes, comme les racines, sont non-seulement concassées, mais plus long-temps macérées avant la distillation, que les fleurs et sommités.

Alcoolat d'ecorces de citrons, du Codex.

℞. Ecorces de citrons récentes . . . 240 gramm. ℥ vij ʒ iv.
    Alcool à 32° . . . . 960 gramm. ou un litre.
    Eau distillée d'écorces de citrons. 480 gramm. ℥ xv.

Faites macérer pendant deux jours, et distillez au bain-marie, pour retirer tout l'alcool.

On préparera de même celui d'*écorces de cédrats.* Ils ont les vertus des huiles volatiles de ces écorces, et se prennent dans des véhicules appropriés, à la dose d'un gros ou plus.

Il nous paraît bien inutile, quoique le *Codex* le prescrive, de prendre un alcool très-rectifié pour le mêler à de l'eau simple. N'est-il pas plus naturel, moins dispendieux et tout aussi convenable, d'employer de l'alcool à 22 degrés, quatre fois la quantité des substances sur lesquelles on veut le distiller? C'est pourquoi nous avons admis plutôt de l'eau distillée d'écorces de citrons.

Alcoolat de menthe poivrée.

℞. Sommités fleuries de menthe poi-
    vrée récentes . . . . 120 gramm. ℥ iij ʒ vj.
    Alcool rectifié à 32° Baumé. . . 360 gramm. ℥ xj ʒ ij.
    Eau distillée de menthe poivrée . 120 gramm. ℥ iij ʒ vj.

Faites digérer pendant quatre jours, et distillez au bain-marie pour retirer un

    Alcool aromatisé à 22° environ. . 300 gramm. ℥ ix ʒ iij.

On obtiendra par le même procédé des alcoolats de menthe crépue, de lavande, de romarin, de mélisse et d'autres labiées.

Nota. La distillation doit s'opérer au bain-marie. On enlève l'odeur de feu que conservent toujours ces alcools dans les premiers temps, en les plongeant dans la glace pilée ou en les descendant dans une glacière.

Plusieurs de ces alcoolats servent, ou pour des ratafias et liqueurs de table, ou pour la médecine, ou pour l'art cosmétique. L'alcoolat de romarin porte le nom d'*esprit-de-vin anthosat* ou d'*eau de la reine de Hongrie.* L'alcoolat d'angélique, avec le sucre, prend le nom d'*huile d'angélique ;* celui de roses s'appelle *essence* par les parfumeurs; ceux de framboises et de fraises, qu'on prépare d'une même manière, servent en ratafias. (*Voyez* ci-après, aux Ratafias.)

Les propriétés de tous ces alcoolats sont les mêmes que celles des végétaux employés. L'huile volatile qu'ils contiennent ne trouble pas l'eau à cause de sa trop petite quantité.

On extrait par distillation, d'abord les trois quarts de l'alcool employé. Le reste est moins bon, à l'exception des alcools de roses et de framboises, qu'on extrait en totalité.

Alcoolats à odeurs fugaces.

Ce sont ceux de jasmin, de lis, de tubéreuses, de narcisse, d'iris, de violettes, etc., de la plupart des liliacées, dont l'odeur est très-prompte à se décomposer.

Lorsqu'on se contente de distiller de l'alcool rectifié sur ces fleurs récentes, même en grande quantité, le produit est fort peu odorant; et souvent, au bout de douze à quinze heures, il ne donne plus qu'une odeur vappide, quoique bien fermé pendant ce temps. Les huiles fixes sont les meilleurs excipiens de ces aromes délicats; c'est pourquoi l'on doit recourir à elles pour en charger ensuite l'alcool.

Voici les procédés usités dans la France méridionale pour préparer ces eaux ou essences de toilette.

Alcoolat de tubéreuses.

Prenez des fleurs récentes de tubéreuses, étendez-les sur un drap de laine blanche bien imbibé d'huile de ben ou d'huile d'olives; sur ce lit de fleurs, placez un autre drap de laine huilé, couvert d'un autre lit de ces fleurs, et ainsi de suite. Tous ces lits doivent être enfermés dans une boîte de fer-blanc dont le couvercle les comprime. Après vingt-quatre heures de repos, l'on retire les fleurs et on les remplace par d'autres récentes, de la même manière, jusqu'à ce que l'huile soit bien imprégnée de l'odeur. Ensuite on plonge cette laine huileuse dans de l'alcool, on la lave bien, on l'exprime et on distille au bain-marie cet alcool huileux. Il monte chargé de l'arome, mais l'huile grasse demeure dans la cucurbite. C'est ainsi qu'on prépare l'*essence de tubéreuses*, celle de *jasmin*, etc. Ces alcools conservent assez bien alors leurs odeurs. Ils s'emploient comme cosmétiques, et se font chez les parfumeurs surtout.

Remarques sur les alcoolats distillés.

Les eaux-de-vie les plus pures contiennent non-seulement des acides acétique et même malique, comme nous l'avons vu; la plupart ont aussi une huile volatile ou éthérée du végétal qui les a fournies. On les colore, d'ailleurs avec diverses substances; mais quand on veut clarifier ces mêmes eaux-de-vie, sans avoir besoin de les distiller, il suffit d'y verser un peu de crême qui se coagule et se précipite. On filtre la liqueur; elle passe alors blanche, limpide et plus adoucie. Il est vrai qu'elle a pris un peu de sérum contenu dans la crême, ce qui est un petit inconvénient tout-à-fait insensible au goût. Ce n'est que pour les expériences exactes de chimie qu'on est obligé alors de rectifier cet alcool.

Quant aux alcools d'odeur empyreumatique désagréable, les rectifications sur diverses substances, comme la craie, la mie de pain, le chlorure de chaux, etc., ne la leur enlèvent point entièrement. L'huile d'olive retient mieux cette odeur.

Au reste, si l'on abandonne de l'alcool de bière avec de l'eau et du charbon dans un tonneau, à lui-même, on obtient, au bout de quelque temps, un fort vinaigre: tout l'alcool s'est acidifié.

Eau de bouquet ou de toilette.

℞. Alcoolats de miel odorant . . . . 32 gramm. ℥ j.
        sans pareil. . . . . 48 gramm. ℥ j ß.
        de jasmin. . . . . 20 gramm. ℥ v.
        de girofles. . . . . . .⎫ āā 16 gramm. ℨ iv.
        de violettes. . . . . .⎭
        de souchet long. . . . .⎫
        de calamus aromaticus.. ⎬ āā 8 gramm. ℨ ij.
        de lavande . . . .⎭
        de fleurs d'oranges. . . 1 gramm. ℈ j.

Le mélange suffit pour cette eau, qui sert à la toilette; on y joint quelquefois l'ambre gris ou le musc. On en peut faire un ratafia, en y ajoutant du sucre et de l'alcool.

L'esprit de violettes se fait par la seule infusion de 128 gr. d'iris de Florence dans 1 kil. d'alcool rectifié; car la distillation lui enlèverait presque toute son odeur. On fait aussi l'*esprit de néroli* par la dissolution de 4 gramm. (1 gros) d'huile volatile de fleurs d'oranger dans 250 grammes (8 onces) d'alcool rectifié.

Alcoolat ou eau de miel odorante.

℞. Alcoól rectifié.. . . . . 15 hectogr. ℔ iij.
    Miel blanc.. . . . .⎫ āā 256 gramm. ℥ viij.
    Coriandre . . . .⎭
    Vanille. . . . . 12 gramm. ℨ iij.
    Ecorces récentes de citrons. . 32 gramm. ℥ j.
    Girofles . . . . 24 gramm. ℨ vj.
    Muscade. . . . .⎫
    Storax calamite. . . . . ⎬ āā 16 gramm. ℨ iv.
    Benjoin.. . . . .⎭
    Alcoolat de roses. . . . .⎫ āā 160 gramm. ℥ v.
         de fleurs d'orange. . ⎭

Concassez les substances ; faites macérer. Distillez au bain-marie ; ajoutez les alcoolats de roses et d'oranges. Quelques personnes y joignent du musc et de l'ambre gris, deux grains de chaque lorsqu'on le désire. C'est aussi une eau de toilette. On peut également en faire un ratafia , comme de la précédente.

Le miel ne sert pas beaucoup ; il est certain pourtant qu'il donne à la distillation un peu d'odeur et d'acide acétique, car il en contient.

Alcoolat dit *eau vulnéraire spiritueuse.*

R). Sommités de sauge. . . . . . \
     de tanaisie. . , ... |
     de fenouil . . . . . . |
     de thym. . . . . . . |
     de lavande. . . . . |
Tiges et racines d'angélique . . . . |
   Sommités d'absinthe. . . . . . } āā 128 gramm. ℥ iv.
     de menthe aquatique.. |
     d'hyssope. . . . . . |
     de camomille romaine. |
     d'origan. . . . . . |
     de marjolaine. . . . |
     de calament. . . . . /
Alcool à 22° Baumé. . . . . .   24 litres ou ℔ XLVIIJ.

Après macération suffisante, distillez au bain-marie, pour retirer 20 litres ou 40 livres d'alcoolat aromatique. La quantité des aromates est de 1,664 gr. ou 3 livres 5 onces 1 gros, qui feront à peu près le douzième de l'alcool. C'est un bon aromatique et vulnéraire ou tonique, comme l'eau d'arquebusade ; se donne à la même dose et s'emploie aussi extérieurement.

Alcoolat ou eau sans pareille.

R). Alcool rectifié. . . . .   3 kilogr.   ℔ vj.
  Huile volatile de bergamote.   10 gramm.   ℥ ij ß.
     de citrons . . .   16 gramm.   ℥ ß.
     de cédrats . . .   8 gramm.   ℥ ij.
  Alcool de romarin. . . . . . .   250 gramm.   ℥ viij.

Le tout mélangé, on distille au bain-marie.

C'est un cosmétique odorant. La distillation fond mieux les substances ensemble que le simple mélange.

Alcoolat ou eau de Dardel.

R). Alcoolats de sauge. . . . . . .   286 gramm.   ℥ ix.
     de menthe. . . . . . . } āā 384 gramm.   ℥ xij.
     de romarin. . . . . . }
     de thym. . . . . . .   256 gramm.   ℥ viij.
     de mélisse composée.   5 hectogr.   ℔ j.

Mêlez ; distillez si vous voulez. Ses propriétés sont celles de l'eau de mélisse, et l'usage est le même,

Eau de Cologne de Jean-Antoine Féminis *ou* Farina.

℞. Sommités de mélisse sèche, ou
        de marjolaine.....
        de thym ....
        de romarin....... } āā 32 gramm. ℥ j.
        d'hyssope.......
        d'absinthe.......
Fleurs de lavande........   64 gramm. ℥ ij.
Racines d'angélique.......   32 gramm. ℥ j.
Cardamome mineur........   64 gramm. ℥ ij.
Baies de genièvre sèches .... 32 gramm. ℥ j.
Semences d'anis ....
        de carvi........
        de cumin....... } āā 32 gramm. ℥ j.
        de fenouil.......
Cannelle fine .... } āā 64 gramm. ℥ ij.
Mucades .... }
Girofles. ....   32 gramm. ℥ j.
Ecorces de citrons récentes. .. 64 gramm. ℥ ij.
Huile volatile de bergamote. . 4 gramm. ℥ j.
Eau-de-vie...........   8 kilogr. ℔ xvj.

Cette recette d'un Italien, donnée d'après Morelot, fournit
un alcool d'agréable odeur. On fait d'abord macérer les substances sèches, on les distille au bain-marie. Très-employée.

Cette eau de toilette se prépare avec quelques différences
dans les quantités des huiles volatiles, selon les goûts particuliers. Elle se fabrique encore à Cologne.

Alcoolat de citrons composé, dit *eau de Cologne, d'après le* Codex.

℞. Huiles volatiles de diverses sortes de
   citrons dits bergamote ......
        citron........... } āā 100 gramm. ℥ iij ℈ j.
        cédrat ....
        de romarin ......
        de fleurs d'orange. . } āā 50 gramm. ℥ j ℈ iv ß.
        de lavande. .
        de cannelle .

Dissolvez dans :

Alcool à 36° Baumé........ 12 kilogr. ℔ xxiv.
Alcoolat de mélisse composé. . 1 kilogr. 500 gramm. ℔ iij.
     de romarin........ 1 kilogr. ℔ ij.

Mélez; digérez pendant dix jours, distillez au bain-marie,
pour retirer les quatre-cinquièmes : on obtient de *l'eau de
Cologne*, dans laquelle on a mis des huiles volatiles 475 grammes, de l'alcool, 14 kilog., 500 grammes.

On peut y joindre, pour la rendre plus agréable, de l'eau
de bouquet (*voyez*, ci-devant, p. 481), 500 gramm. (1 livre).

On peut exposer au froid de glace cette eau de Cologne,
pour lui enlever toute odeur de feu.

Alcoolat de mélisse composé, dit *eau des carmes*, d'après le Codex.

℞. Cannelle concassée en poudre grossière. \
    Girofles entiers.. . . . . \
    Noix muscades . . . . > āā 96 gramm. ℥ iij. \
    Semences d'anis contusées. . . . . . \
         de coriandre contusées . . . \
    Écorces sèches de citrons incisées. . . /

Chacune de ces substances, *à part*, sera macérée pendant deux à trois jours, selon la température de l'air, dans :

    Alcool à 22° Baumé. . . . .   1000 gramm. ℔ ij.

Chacun de ces infusum sera distillé à part au bain-marié, et les produits conservés dans des bouteilles parfaitement fermées. En général, on arrêtera ces distillations lorsque la liqueur cessera de couler en filet, ou ne viendra plus que goutte à goutte.

D'autre part, on distillera de la même manière, après une macération préalable, et toujours chaque dose à part,

Angélique herbe entière (même la racine si l'on veut). \
Romarin. . . . . \
Marjolaine. . . . . \
Hyssope . . . . > feuilles et fleurs sans tiges > āā 96 gramm. ℥ iij. \
Thym . . . . \
Sauge . . . . /

dans

    Alcool à 22 degrés. . . . .   1000 gramm. ℔ ij.

Toutes ces herbes prises fraîches, à l'époque de leur plus grande odeur.

    Mélisse, les feuilles seules. . .   96 gramm. ℥ iij,

dans la même quantité d'alcool, sera distillée, soit au mois de mai, soit en septembre à la seconde pousse ; mais on fera beaucoup plus de cet alcool que des autres.

Tous ces alcools distillés, et conservés dans des flacons étiquetés, seront ensuite mêlés ainsi qu'il suit, en trois barils.

Le premier contiendra les alcoolats d'aromates secs.

    de cannelle. . . . . . 3 parties 5 centièmes. \
    de girofles. 3   0. \
    de muscade 3   0. \
    d'anis 2   0. \
    de coriandre. 3   5. \
    de citron 0   25.

Le second comprendra les alcoolats d'herbes odorantes :

    d'angélique . . . . . 10 parties 0. \
    de romarin 6   0. \
    de marjolaine 7   0. \
    d'hyssope. 8   0, \
    de thym 7   0. \
    de sauge 15   5.

Dans le troisième baril on ne mettra que de l'alcoolat simple de mélisse : cela ainsi préparé, on prendra du baril :

des aromates.	5 parties	0.
des herbes odorantes. .	5	0.
de mélisse	5	5.

On mélange le tout ; on y joint la dixième partie d'eau de fontaine (et la quatre-vingtième partie de sucre blanc en poudre, ce qui paraît fort inutile); enfin, on distille ce mélange au bain-marie, pour obtenir les quatre cinquièmes du tout. On a de cette manière une eau de mélisse parfaite.

Cette formule, tombée par hasard entre les mains de quelques personnes, a paru mériter d'être publiée par la méthode particulière employée dans cette préparation, afin de conserver tout l'agrément des aromates. Ces mélanges particuliers ont pour but de tellement combiner les odeurs qu'aucune ne domine trop; car s'il y avait trop d'alcoolat de girofle ou de cannelle, on augmenterait les autres, et si la mélisse paraissait trop faible, il y faudrait ajouter de l'alcoolat de citron.

Les carmes la préparaient fort bien, comme le collége de pharmacie le faisait jadis; ce qui consiste, outre les justes proportions des alcoolats, dans le mode de leur distillation au bain-marie, et 1° à un feu doux; 2° dans la vétusté de ces alcoolats odorans; 3° dans l'art de les priver de toute odeur de feu, au moyen du froid, en les plongeant dans la glace pilée avec de l'hydrochlorate de soude, pendant six à huit jours.

L'on reconnaît les eaux de mélisse mal faites, que l'on colporte, à une odeur tenace d'empyreume qui persiste sur la peau, lorsqu'on s'en frotte les mains; si l'on goûte l'eau dans laquelle on verse cet alcoolat, elle laisse une saveur désagréable que n'a point la bonne eau de mélisse. Celle-ci est légère, balsamique, suave. C'est un excellent céphalique, stomachique, tonique et vulnéraire; on l'applique sur les plaies récentes; elle nettoie la bouche et prévient la carie des dents; elle donne bonne haleine; elle s'applique aussi sur les brûlures, et causant du froid en s'évaporant, elle les guérit.

C'est encore un bon remède contre les syncopes, les vapeurs hystériques et hypocondriaques. On en prend une cuillerée dans l'indigestion, les coliques venteuses, ou celles causées par suppression de transpiration.

La dose est environ de quatre gros à une once, avec ou sans véhicule approprié.

Remarques sur les alcoolats odorans.

Le choix des alcools n'est pas indifférent pour ces eaux odorantes. Il faut de l'alcool de vin ; celui même des rafles de raisins et de lies épaisses que l'on distribue dans le commerce,
conserve une odeur d'empyreume qu'on ne peut presque
point lui enlever. D'autres alcools se tirent des vins tournés
à l'aigre, et contiennent une notable quantité d'acide acétique. Leur odeur, quoique assez suave, convient cependant
peu avec les huiles volatiles des plantes. Le vrai moyen pour
en séparer l'acide est de rectifier l'alcool sur un peu de carbonate de potasse. Mais lorsque l'on veut se dispenser de cette
rectification, l'on verse quelques gouttes d'ammoniaque dans
l'alcool acidule. C'est par ce secret que j'ai fait connaître le
moyen de *vieillir* sur-le-champ des eaux-de-vie récentes et
âpres au goût. Elles s'adoucissent, et le peu d'acétate d'ammoniaque formé n'est d'aucune saveur. Mais ce moyen ne
conviendrait pas autant pour les alcools chargés d'huiles volatiles, car l'ammoniaque formerait avec celles-ci des savonules.

Alcoolat aromatique, dit eau générale.

℞. Semences de coriandre. . . . . . ⎫
    de carvi . . . . . . ⎪
    de séséli . . . . . . ⎪
    de cumin. . . . . . ⎬ aā 48 gramm. ℥ j ß.
    de fenouil . . . . . ⎪
    d'anis . . . . . . ⎪
    d'aneth . . . . . ⎭

Feuilles de marjolaine . . . . ⎫
    de basilic. . . . . . ⎪
    de pouliot . . . . . ⎪
    de pouliot de montagne. ⎪
    de thym . . . . . . ⎪
    de sauge . . . . . . ⎪
    de marrube . . . . . ⎪
    de marum. . . . . . ⎪
    d'absinthe majeure . . ⎪
       mineure . . ⎪
    de dictame de Crète . . ⎪
    de cerfeuil. . . . . . ⎬ aā 32 gramm. ℥ j.
    de beccabunga . . . . ⎪
Racines de galanga mineur. . . ⎪
    de méum. . . . . . ⎪
    d'angélique . . . . . ⎪
    de contrayerva. . . . ⎪
    d'impératoire . . . . ⎪
    d'iris de Florence . . . ⎪
    de gingembre . . . . ⎪
    de raifort sauvage. . . ⎪
    de mélisse. . . . . . ⎪
    d'origan . . . . . . ⎪
    de romarin . . . . . ⎪
    de serpolet . . . . ⎭

Racines d'hyssope.	
de sarriette,	
de scordium,	
de menthe de jardin.	
de tanaisie.	
de matricaire	
d'aurône.	
de cochléaria	
de cresson d'eau	ā̄ā 32 gramm. - ʒ j.
de zédoaire	
de spica-nard.	
de carline.	
de vipérine	
d'aunée.	
de calamus aromaticus	
de bénoite	
de fenouil.	
Fleurs de romarin	
de stœchas	
d'oranges.	
de camomille romaine	ā̄ā 12 gramm. ʒ iij.
de lavande	
de sureau.	
de giroflée jaune	
Safran	
Baies de laurier	
de genièvre	ā̄ā 48 gramm. ʒ j ß.
Poivre long.	
rond.	
Cubèbes.	
Girofles.	
Cardamome	
Macis.	
Muscades	ā̄ā 96 gramm. ʒ iij,
Écorces d'oranges.	
de citrons	
Bois d'aloès.	
de sassafras.	
de Rhodes	ā̄ā 64 gramm. ʒ ij.
de cèdre.	
de santal citrin.	
Cascarille.	128 gramm. ʒ iv.
Résine caragne	
Tacamahaca verte.	
Myrrhe.	ā̄ā 16 gramm. ʒ iv.
Benjoin	
Storax calamite.	
Castoréum	8 gramm. ʒ ij.
Opium.	32 gramm. ʒ j.
Alcool rectifié.	7 kil. 500 gramm. ℔ xv.

Tous les végétaux recueillis en leur temps et séchés, à l'exception des antiscorbutiques qu'on emploie frais, sont contusés et placés en infusion. L'on doit commencer par les bois, les racines, et n'ajouter qu'à la fin les résines et gommes-résines. Le tout bien macéré est soumis à la distillation au bain-marie, pour en tirer tout l'alcool.

Cette eau tient, parmi les alcools, le rang qu'on donne à la thériaque parmi les électuaires. L'on a cru que plus on admettait de remèdes dans une composition, plus elle pouvait guérir de maux.

L'eau générale est aromatique, et s'employait de 2 à 4 gros, soit à l'extérieur, comme vulnéraire alcoolique, soit à l'inté-rieur, comme céphalique, convenable dans l'apoplexie, la lé-thargie, la paralysie, les palpitations, les syncopes, les va-peurs. Elle passait aussi pour diaphorétique dans la variole et autres maladies exanthématiques ; elle excite les règles, faci-lite l'accouchement, dissipe les coliques venteuses, etc.

Alcoolat de menthe composé.

℞. Feuilles de menthe crépue.	1 kilogr.	℔ ij.
d'absinthe mineure.	96 gramm.	℥ iij.
Sommités sèches de basilic. de pouliot. } āā	64 gramm.	℥ ij.
Romarin . . . . . . Fleurs de lavande. . . . } āā	8 gramm.	℈ ij.
Cannelle.	16 gramm.	℈ iv.
Coriandre.	24 gramm.	℈ vj.
Girofles.	4 gramm.	℈ j.
Alcool rectifié.	5 hectogr.	℔ j.
Infusum de menthe	25 hectogr.	℔ v.

Faites macérer le tout bien contusé, dans les liquides, pen-dant vingt-quatre heures, et distillez. On obtient une liqueur blanchâtre, demi-laiteuse, à cause de l'huile volatile interpo-sée. On ne doit point la rectifier.

C'est un bon céphalique, dit-on, emménagogue, antihysté-rique, nerval, vulnéraire, de 1 à 4 gros. On la prend dans un véhicule approprié.

Alcoolat ou eau impériale.

℞. Racines d'impératoire. . . . de souchet long. . . d'iris de Florence. . . d'angélique de Tours . de calamus aromaticus de galanga mineur. . de zédoaire. . . . . } āā	16 gramm.	℈ iv.
Cannelle fine.	64 gramm.	℥ ij.
Santal citrin	32 gramm.	℥ j.
Fleurs de stœchas . . . . de lavande. . . . . . } āā	8 gramm.	℈ ij.
Girofles. . . . . Muscades. . . . . . . Ecorces d'oranges récentes. . de citrons . . . . . Sommités fleuries et sèches, d'hyssope. . . . . de marjolaine . . . de thym. . . . . . de sarriette. . . . . de sauge. . . . . . de bétoine . . . . . de souci . . . . } āā	64 gramm.	℥ ij.

Romarin	8 gramm.	ʒ ij.
Alcool rectifié.	4 kilogr.	℔ viij.
Eau de fleurs d'oranger . . .	160 gramm.	℥ v.
Alcoolat de mélisse composé. .	500 gramm.	℔ j.

Les matières concassées, macérées pendant vingt-quatre heures, sont distillées au bain-marie; on tire tout l'alcool, qui est antinéphrétique, dit-on, et capable de dissiper les douleurs des reins; mais nous le croyons plus utile comme céphalique, tonique, aromatique. On peut supprimer la bétoine, comme inutile.

Alcoolat ou eau thériacale.

R. Racine d'aunée. . . . .
    d'angélique de Tours
    de zédoaire . . . . . .
    de souchet. . . . . . .
    de contrayerva . . . } aa 32 gramm. ʒ j.
    d'impératoire . . . .
    de valériane sauvage
    de vipérine. . . . . .
Écorces récentes de citron. .
         d'orange. .
Girofles . . . .
Cannelle fine. . . . .
Galanga. . . . . } aa 16 gramm. ʒ iv.
Baies de genièvre . . . . . .
    de laurier . . . .
Sommités de sauge. . . . . .
    de romarin . . . .
    de rhue . . . .
Alcool rectifié . . . . }
Eau des trois noix. . . . . . } aa 15 hectogr. ℔ iij.
Thériaque d'Andromachus. .   250 gramm. ℥ viij.

On fait d'abord macérer toutes les substances contusées pendant trois ou quatre jours dans les liqueurs, et on délaie ensuite la thériaque : celle-ci encore macérée, on distille pour obtenir l'alcool.

On vantait cette eau comme cordiale, stomachique, antiparalytique et antiapoplectique, elle est sudorifique et de bonne odeur. La dose est de 1 à 4 gros (4 à 16 grammes).

Élixir américain ou antilaiteux, de Courcelles.

R. Racines d'asarum. . . . . . . }
    de palmiste, *cocos acu-* } aa 32 gramm. ℥ j.
    leatus. . . . . . }
Calebasses . . . .   N° 2, ou 32 gramm. ℥ j.
Opium choisi. . . . .   80 gramm. ℥ ij ß.
Ecorce de bois de fer (1) . . .   192 gramm. ℥ vj.

---

(1) Nous avons indiqué le *siderodendrum triflorum*. Vahl. Courcelles, l'auteur, dit que c'est l'*erythroxylum areolatum*, L., qui n'est pas un bois de fer. Une de ces espèces, le *coca* du Pérou, est un arbuste dont les fruits servent de monnaie, et dont les feuilles se mâchent ou se chiquent.

Herbe aux charpentiers (1). . .	64 gramm.	℥ ij.
Feuilles du laurier avocatier. .	1 kilogr.	℔ ij.
Fleurs de mille-pertuis. . . .	5 hectogr.	℔ j.
de sureau	250 gramm.	℥ viij.
Feuilles d'oranger	128 gramm.	℥ iv.
Fleurs d'oranger	64 gramm.	℥ ij.
Racines d'aunée.	2 kilogr.	℔ iv.
de canne à sucre . . . } ãã	15 hectogr.	℔ iij.
d'aristoloche ronde . . .		
de canne des jardins, *arundo donax*, L. .	1 kilogr.	℔ ij.
Baies de genièvre.	96 gramm.	℥ iij.
Fleurs de tilleul . . . . . . } ãã	64 gramm.	℥ ij.
Sommités de romarin.		
Feuilles de petit baume ou menthe, ou du *croton balsmiferum*, L.	128 gramm .	℥ iv.
Alcool à 32 derés . . . . . } ãã	8 litres.	℔ xvj.
Eau-de-vie à 21 degrés		

Toutes les matières contusées, macérées pendant trois
jours, sont distillées au bain-marie. On en tire huit litres d'alcool rectifié. Ensuite on l'affaiblit avec de l'eau distillée pour
ramener l'alcool à 20 degrés seulement, et l'on obtient 12 litres d'élixir.

On prend le résidu ou marc de la distillation, desséché; on
le fait brûler et réduire en cendres; on ajoute :

Fleurs de coquelicot.	192 gramm.	℥ vj ,

et moitié de ce poids de racine de garance. On les fait infuser
avec les cendres, dans la liqueur, pour la colorer en rouge; on
la passe et on la décante. Cet élixir, vanté contre toutes les
maladies des femmes, attribuées au *lait répandu*, se prend depuis un gros jusqu'à une once dans un véhicule approprié.
Les cendres des substances brûlées contiennent du carbonate,
du sulfate de potasse et autres sels qui peuvent se dissoudre
en partie dans cet alcool aqueux ; mais plusieurs substances ne
fournissent rien à la distillation, comme les racines de palmier,
des cannes, les calebasses, etc. L'infusion alcoolique de ces
substances serait bien préférable au produit distillé.

L'on fait usage de cet élixir dans les colonies d'Amérique et
en Europe; il se fabrique surtout à la Martinique, comme
plusieurs liqueurs. On emploie le rhum ou tafia et les végétaux
de ces contrées, qu'on apporte rarement en Europe. Toutes
ses vertus sont très-préconisées, mais on peut en douter.

Quoique cet alcoolat distillé et composé soit ensuite coloré,
il appartient à la présente série.

---

(1) A la Martinique, c'est la *justicia pectoralis*, de Jacquin ; à Saint-Domingue, on donne ce nom à la *rivina humilis*, L. (*Voy*. notre *Histoire naturelle des médicamens*.) Courcelle indique la *justicia assurgens*.

Nota. On peut remplacer l'écorce de bois de fer par celle de buis ou de gayac, la *justicia pectoralis* par notre *acanthus mollis*, les feuilles d'avocatier par celles de notre laurier, la racine de canne à sucre par celle de la canne ordinaire, les feuilles du *croton balsamiferum* par de la cascarille (*croton*), enfin la racine de palmiste est assez peu active pour qu'on puisse la supprimer; on mettra en place celle de canne.

Esprit ardent de cochléaria ou alcoolat antiscorbutique.

℞. Racines de raifort fraîches   1 kilogr.   ℔ ij.
   Feuilles de cochléaria.   .   25 hectogr.   ℔ v.
   Alcool à 22 degrés . . .   3 kilogr.   ℔ vj.

Faites macérer pendant vingt-quatre heures la racine de raifort et le cochléaria pilés; distillez l'alcool à moitié de sa quantité ou aux deux tiers, pour l'avoir fort.

Le nouveau *Codex* prend autant de cochléaria que la formule précédente, et seulement 320 grammes de raifort, mais 3 kilog. d'alcool à 32 degrés, et n'en tire que 2,500 grammes.

C'est l'un des plus excellens antiscorbutiques; on l'emploie surtout en gargarismes et à l'intérieur, à la dose de demi-gros à un gros ou deux gros; il convient aussi, comme diurétique, dans l'hydropisie, les calculs urinaires; comme apéritif, dans la jaunisse, les maladies scrofuleuses; il excite le sperme. On le prend toujours mêlé à un véhicule approprié, parce qu'il est très-pénétrant et très-âcre; mais il cause des coliques, pris à l'intérieur.

On sait que le principe antiscorbutique contient du soufre et de l'azote; ce que l'on reconnaît, lorsque les plantes antiscorbutiques passent à la putréfaction : elles exhalent alors une odeur très-fétide de gaz hydrogène sulfuré et ammoniacal. Mais l'odeur vive des antiscorbutiques frais n'est point ammoniacale, comme on l'a dit; nous pensons, d'après quelques expériences, que c'est plutôt *une combinaison particulière de soufre et d'azote.* Elle noircit les métaux blancs, comme l'argent, et forme des sulfures avec la surface de l'étain des alambics où l'on distille cet alcool.

Il faut éviter de pousser la distillation trop fort, car il passerait alors une liqueur blanche, laiteuse, contenant de l'huile volatile âcre; ce qui arrive surtout facilement, lorsqu'on emploie du cochléaria en fleurs; on est obligé de rectifier la liqueur.

Alcoolat ou esprit antiscorbutique, composé.

℞. Semences de roquette :   ⎫
              de moutarde. .   ⎬ āā 96 gramm.   ℥ iij.
              de cochléaria . ⎭

Racine de raifort sauvage.	5 hectogr.	℔ j.
Cochléaria.		
Cresson des jardins. . .		
d'eau. . . .	ãã 128 gramm.	℥ iv.
Beccabunga.		
Berle.		
Ményanthe. . . .		
Citrons	N° 3.	
Vin blanc généreux . .	4 kilogr.	℔ viij.

Contusez toutes ces herbes récentes ; faites macérer dans le vin pendant un jour, et distillez pour tirer moitié de la liqueur. On obtient un alcool faible, un peu troublé ou laiteux. Il s'emploie de 2 à 8 gros dans les affections scorbutiques. Le ményanthe ne fournit rien à la distillation.

Alcoolat ou elixir d'aulx.

℞. Aulx bien mondés et gros. N. 20.

Coupez-les et écrasez-les dans un mortier de verre ; versez dessus :

Alcool à 32 degrés. . . . 128 gramm. ℥ iv.

Distillez au bain-marie ; puis prenez de nouveaux aulx, préparez-les de même, versez dessus cet alcool alliacé, distillez de nouveau. Réitérez cette opération une troisième fois, afin de bien saturer l'alcool de l'odeur de ce bulbe ; ensuite faites dissoudre dans le produit.

Camphre. . . . 2 gramm. ʒ ß.

La dose de cet élixir est de deux grammes (demi-gros), comme diaphorétique actif dans les maladies contagieuses, les atonies. Remède fétide, actif.

Alcoolat ou eau de madame de la Vrillière, pour les dents.

℞. Canelle fine	64 gramm.	℥ ij.
Ecorces de citrons récentes.	48 gramm.	℥ j ß.
Roses rouges sèches . . .	32 gramm.	℥ j.
Girofles.	24 gramm.	ʒ vj,
Cochléaria frais. . . .	256 gramm.	℥ viij.
Alcool rectifié	1 kilogr. 500 gramm.	℔ iij.

Contusez les substances, et faites-les macérer pendant vingt-quatre heures ; distillez à siccité au bain-marie : on peut rectifier le produit. C'est encore un bon antiscorbutique, qui fortifie les gencives. On s'en gargarise, en le mêlant avec un liquide approprié.

On peut préparer cet alcool avec celui de cochléaria, qu'on aromatise par les eaux spiritueuses des autres ingrédiens.

Alcoolat ou eau balsamique pour la gonorrhée, de Rivière.

℞. Racines d'iris de Florence. . 96 gramm. ℥ iij.

Feuilles de dictame de Crète. } āā 48 gramm. ℥ j ß.
       de menthe séches. .
Semences de fenouil . .   64 gramm. ℥ ij.
       de rhue . . . .   32 gramm. ℥ j.
Térébenthine fine . . . .   500 gramm. ℔ j.
Vin blanc de bonne qualité.   5 kilogr. ℔ x.

Il faut faire macérer les ingrédiens divisés ; après trois jours,
on distille au bain-marie la moitié du liquide.

C'est un fort bon détersif, diurétique, qui donne à l'urine
une odeur de violette. Il convient dans les écoulemens de la
blenorrhée chronique et la leucorrhée des femmes. On en
prend de demi-once à une once, dans un véhicule convenable.

Alcoolat ou eau antihystérique.

℞. Racines sèches de bryone. .)
         de fraxinelle. } āā 32 gramm. ℥ j.
         de livèche. .)
         de zédoaire .   16 gramm. ℨ iv.
Cassia-lignéa . . . . . .)
Ecorces d'oranges amères. . } āā 24 gramm. ℨ vj.
         de citrons . . . .)
Feuilles d'armoise. . . .)
         de pouliot . . . } āā 80 gramm. ℥ ij ß.
         de cataire . . .)
Feuilles de sabine. . . .)
         de rhue . . . . } āā 32 gramm. ℥ j.
         de basilic. . . .)
Fleurs de matricaire . . } āā 24 gramm. ℨ vj.
         de pulsatille. . .)
Baies de sureau mûres, sèches.   96 gramm. ℥ iij.
Semences de daucus de Crète.)
         de cumin. . . . } āā 8 gramm. ℨ ij.
         de rhue sauvage . |
         d'agnus castus . .)
Eau-de-vie à 20 degrés. . .   2 kilogr. ℔ iv.

Toutes ces substances concassées, macérées pendant quelques jours dans l'eau-de-vie, on distille au bain-marie jusqu'à
siccité ; ensuite on prend :

Castoréum. . . . . } āā 16 gramm. ℥ ß.
Myrrhe. . . . . .)
Galbanum. . . . .)
Sagapenum . . . } āā 12 gramm. ℨ iij.
Petit cardamome . .)
Opium choisi. . . .   8 gramm. ℨ ij.
Assa-fœtida . . . .   6 gramm. ℨ j ß.
Camphre . . . . .   4 gramm. ℨ j.
Safran . . . . . .   2 gramm. ℨ ß.
Alcoolat de matricaire. } āā 192 gramm. ℥ vj.
         de camomille.)

Toutes ces substances étant macérées dans le produit de la
distillation, pendant une semaine, on fait une seconde distil-

lation à siccité au bain-marie ; on obtient un alcoolat vanté,
contre l'hystérie, lés spasmes hypocondriaques. C'est un emménagogue actif. La dose est de 1 à 4 gros, dans une potion
appropriée. On peut supprimer les semences d'agnus-castus,
la racine de bryone, dont la distillation ne tire presque rien.
Il vaudrait mieux faire une infusion de la seconde partie de
la formule, qu'une distillation ; alors ce serait une sorte d'é-
lixir plus actif, que l'on prendrait à la dose de quelques
gouttes.

Autre alcoolat antihystérique, ou essence antihystérique, de Lemort.

ɴ. Castoréum.	16 gramm.	ʒ jv.
Assa-fœtida	8 gramm.	ʒ ij.
Huiles volatiles de sabine . . ⎫ āā	2 gramm.	ʒ ß.
de rhue . ⎭		
Huile de succin.	4 gramm.	ʒ j.
Alcool rectifié	320 gramm.	℥ x.

Macérez et distillez ; puis ajoutez au produit :

Camphre.	4 gramm.	ʒ j.
Ammoniaque carbonatée huileuse empyreumatique, ou esprit de corne de cerf avec son sel . . .	64 gramm.	℥ ij.

Distillez de nouveau à siccité. On peut se dispenser de distiller cette composition. La macération filtrée ferait un élixir
fort actif. Ses propriétés sont celles du précédent, mais la dose
est moindre ; c'est de 15 à 40 gouttes dans un liquide convenable.

Le carbonate ammoniacal s'unit à un peu d'acide succinique
de l'huile de succin, et forme du succinate d'ammoniaque.

Alcoolat aromatique ammoniacal, ou esprit volatil aromatique huileux
de Sylvius, *selon le* Codex.

ɴ. Ecorces récentes d'oranges . . ⎫ āā	24 gramm.	ʒ vj.
de citrons. . . ⎭		
Vanille	8 gramm.	ʒ ij.
Girofles	2 gramm.	ʒ ß.
Cannelle fine	4 gramm.	ʒ j.
Hydrochlorate d'ammoniaque. . ⎫		
Eau de cannelle simple. . . ⎬ āā	128 gramm.	℥ iv.
Alcool rectifié à 32° . . . . ⎭		

Toutes ces substances aromatiques concassées, sont macérées pendant quelques jours dans l'alcool et l'eau de cannelle.
On a soin d'agiter le mélange. Au moment de la distillation au
bain-marie, on ajoute dans la cornue tubulée

Souscarbonate de potasse . . .	128 gramm.	℥ iv.

On distille avec précaution, à cause du prompt dégagement
des gaz, qui s'opère alors ; c'est pourquoi l'on adapte l'appa-

reil de Woulf, d'avance, et on lutte bien toutes les jointures.

Dans cette opération, la potasse se portant sur la sel ammoniac s'empare de l'acide hydrochlorique, et l'ammoniaque dégagée s'unit à l'acide carbonique du carbonate; une autre portion de l'ammoniaque reste pure, parce qu'elle est dégagée par la partie de la potasse non complètement carbonatée; en même temps, les huiles volatiles, en dissolution dans l'alcool, se combinent à cette ammoniaque pure, et forment un savonule qui reste en dissolutiou dans l'alcool et l'eau de cannelle, et qui passe dans le récipient. Le carbonate ammoniacal, empreint d'une portion des huiles volatiles odorantes, se sublime et se fixe vers le col de la cornue, qu'on doit choisir large à cause de cela; il y en a environ 48 gramm. (une once et demie), et on obtient près de 250 grammes (8 onces) de liqueur : celle-ci, presque incolore d'abord, prend, avec le temps et par l'action de la lumière, une couleur rouge-brune, parce que l'ammoniaque réagit sur les huiles volatiles et paraît les carboniser. Cette liqueur n'en est pas moins bonne. Elle conserve aussi, outre l'ammoniaque combinée aux huiles, du carbonate ammoniacal qu'elle a entraîné. En la tenant dans des flacons entourés de papier noirci, cette liqueur reste incolore plus long-temps.

Cette liqueur est un *savonule aromatico-ammoniacal et alcoolique*; le sel est un *carbonate d'ammoniaque empreint d'huiles volatiles odorantes*. Il existe environ demi partie de carbonate ammoniacal et deux parties de substances aromatiques dans cette composition. Ce sont des médicamens fort actifs, cordiaux, céphaliques, sudorifiques, contre les maladies exanthématiques, malignes, ils sont emménagogues, antiparalytiques, antihystériques. L'alcool se prend de 6 à 30 gouttes, et le sel de 4 à 24 grains, dans des véhicules appropriés. On s'en sert aussi en linimens. Il reste de l'hydrochlorate de potasse dans la cornue.

Essence de Ward.

C'est de l'esprit aromatique huileux de Sylvius dans lequel on dissout une once de camphre sur huit onces de cet alcoolat. On en fait des frictions contre les rhumatismes.

Alcoolat dit [de magnanimite.

℞. Fourmis rouges	1 kilogr.	℔ ij.
Alcoool rectifié	1500 gramm.	℔ iij.
Zédoaire	40 gramm.	ʒ x.
Cannelle fine	32 gramm.	℥ j.
Girofles . . . . } ãã	24 gramm.	ʒ vj.
Petit cardamome. . . . . . }		
Cubèbes	16 gramm.	ʒ iv.

L'on fait d'abord macérer les fourmis dans l'alcool; elles l'imprègnent d'un acide formique pénétrant, que Gehlen a considéré comme étant de nature particulière, mais qui est, selon d'autres chimistes, de l'acide acétique mêlé du phosphorique, et d'une résine animale âcre. On distille, et on obtient un alcool acide (l'acétique est le seul qui s'élève) avec un principe âcre animalisé. L'on fait digérer cet alcool sur les aromates concassés, et, après quelques jours, on distille de nouveau à siccité au bain-marie.

Ce médicament est un alcool aromatique acide, avec la subtance âcre volatile animale. Celle-ci, qui tient de la nature vésicante des cantharides (qualité commune à la plupart des insectes), agit principalement sur le système urinaire : aussi cet alcool, donné à la dose de 2 à 12 gros, excite à l'acte vénérien, et cause de la chaleur et de l'irritation vers l'appareil vésical. On l'emploie également en frictions pour rubéfier la peau et ranimer les organes, et contre la paralysie, l'atonie musculaire.

Alcoolat, dit esprit de castoréum.

℞. Castoréum récent	128 gramm.	℥ iv.
Fleurs de lavande récentes . .	32 gramm.	℥ j.
Cannelle fine	24 gramm.	℥ vj
Feuilles de sauge . . . . de romarin . . . } ãã	16 gramm.	℥ iv.
Macis . . . . Girofles . . . . } ãã	8 gramm.	℥ ij.
Alcool rectifié	2 litres.	℔ iv.

Faites macérer pendant deux jours, en un matras fermé, ces substances; ensuite distillez au bain-marie presqu'à siccité.

C'est un très-fort antihystérique et emménagogue pour les femmes; il sert aussi contre la léthargie, l'apoplexie, la paralysie. On en prend de demi-gros à deux gros dans un véhicule approprié.

Alcoolat de lavande ammoniacal, dit gouttes céphaliques d'Angleterre.

℞. Esprit volatil de soie crue, ou celui de corne de cerf . .	128 gramm.	℥ iv.
Huile volatile de lavande . .	4 gramm.	℥ j.
Alcool rectifié à 32°	16 gramm.	℥ ß.

L'esprit volatil de soie crue n'est autre chose qu'un souscarbonate ammoniacal, chargé d'huile animale pyrogénée, par la distillation à feu nu, de la soie (ou de la corne, des poils, si l'on veut).

On place ces trois substances dans une cornue; on fait macérer, et on distille à un feu doux. Le carbonate d'ammoniaque se sublime autour du col de la cornue, qui doit être large : on tire l'alcool, jusqu'à ce que l'huile commence à paraître.

Tournefort a décrit cette formule dans les *Mém. Académ. Scienc. Paris*, 1700, pag. 79. Le carbonate s'unit mal à l'huile volatile, que l'alcool dissout mieux : néanmoins il reste une portion de cette huile non combinée, et il faut agiter la composition lorsqu'on s'en sert.

C'est un céphalique, un antihystérique, un sudorifique, un nerval très-vanté jadis par les médecins de Londres. La dose est de 12 à 36 gouttes dans un véhicule. On a depuis fait usage des gouttes d'Angleterre, de Talbot, avec l'opium (*Voyez* ci-devant, pag. 468).

— *Alcoolat ou esprit carminatif, de* Sylvius.

℞. Racine d'angélique			4 gramm.	ʒ j.
d'impératoire	} ãã		6 gramm.	ʒ j ß.
de galanga mineur				
Baies de laurier			12 gramm.	ʒ iij.
Semences d'angélique				
de livèche	} ãã		16 gramm.	ʒ iv,
d'anis				
Cannelle			12 gramm.	ʒ iij.
Écorces récentes de citron	} ãã		4 gramm.	ʒ j.
Girofles				
Feuilles de romarin				
de marjolaine				
de rhue	ãã		48 gramm.	℥ j ß
de basilic				
Gingembre	} ãã		6 gramm.	ʒ j ß.
Muscade				
Alcool rectifié			15 hectogr.	℔ iij.

Toutes les matières concassées, macérées suffisamment dans l'alcool, sont soumises à la distillation au bain-marie, pour tirer 1000 grammes ou deux livres; les aromates entrent pour un tiers dans cette composition.

C'est un remède employé contre les mauvaises dispositions de l'estomac, les vomissemens et nausées, les coliques. On en prend de demi-gros à deux gros, dans une infusion de fenouil ou d'anis, etc.

*Alcoolat ou eau d'*Anhalt.

℞. Térébenthine du térébinthe				
ou de Chio			250 gramm.	℥ viij.
Encens			48 gramm.	℥ j ß.
Girofles				
Noix muscades	} ãã		24 gramm.	ʒ vj.
Cubèbes				
Cannelle				
Baies de laurier	} ãã		16 gramm.	℥ ß.
Semences de fenouil				
Bois d'aloès			12 gramm.	ʒ iij.
Safran			10 gramm.	ʒ ij ß.

Contusez toutes ces substances, et les faites macérer dans :

    Alcool à 28° . . . . 2 kilogr. 500 gramm. ℔ v,

avec :

    Musc. . . . . Grains xv.

Distillez au bain-marie, selon l'art. C'est un cordial stomachique, diurétique, antiapoplectique. On en prend de 4 à 12 grammes (1 à 3 gros). On s'en frictionne aussi les membres paralysés.

Baume de Fioraventi, *ou alcoolat de térébenthine composé, du* Codex.

℞, Térébenthine fine de Venise. . .	5 hectogr.	℔ j.
Baies de laurier, récentes . . .	128 gramm.	℥ iv.
Résine élémi . . . . } ãã	96 gramm.	℥ iij.
tacamahaca . . . . . . : . .		
Succin.		
Styrax liquide.	64 gramm.	℥ ij.
Galbanum . . . . } ãã	96 gramm.	℥ iij.
Myrrhe.		
Galanga mineur. , ...		
Girofles . . . . , ...		
Cannelle. . . . . } ãã	48 gramm.	℥ j ß.
Noix muscades		
Zédoaire.		
Gingembre		
Feuilles de dictame de Crète. .	32 gramm.	℥ j.
Aloès succotrin	32 gramm.	℥ j.
Alcool rectifié à 32° Baumé. . .	3 kilogr.	℔ vj.

Tous les ingrédiens concassés sont macérés dans l'alcool pendant huit à dix jours; on n'ajoute la térébenthine qu'à la fin, et on distille au bain-marie. On obtient le *baume de Fioraventi blanc et spiritueux* ; il contient beaucoup d'huile volatile. La térébenthine fait à peu près moitié des autres substances. Le *Codex* supprime à tort l'encens, la résine de lierre, de chaque, une once.

Le marc, resté dans l'alambic, est distillé dans la cornue au bain de sable; il donne le *baume de Fioraventi huileux* de couleur citrine, et ne contenant plus d'alcool, mais des huiles volatiles un peu épaisses. Cette seconde préparation-ci est peu usitée, ainsi que la suivante.

Enfin, l'on pousse le feu jusqu'à obtenir une liqueur noire à demi brûlée, contenant de l'eau ou du phlegme, et une huile brune; celle-ci est le *baume de Fioraventi noir.*

On n'emploie surtout que le baume blanc ou spiritueux, qui est d'une odeur suave. C'est un vulnéraire, un antiseptique puissant : il sert, dans les contusions, comme résolutif et discussif; il déterge les ulcères des reins, de la vessie; il guérit les coliques néphrétiques, et est diurétique. La dose est de 6 à 10 gouttes dans du thé ou autre infusion. Pour l'extérieur, sa vapeur fortifie les yeux; on s'en frictionne aussi en linimens dans les rhumatismes, les fluxions; mais, dans ce cas, on peut se servir des baumes huileux ou noir: celui-ci contient seul de l'huile de succin, si l'on admet du succin.

DES RATAFIAS (1), OU LIQUEURS ALCOOLIQUES SUCRÉES, AROMATISÉES.

Ces liqueurs de table, connues sous le nom de *ratafia*, sont de trois sortes: 1° celles par simple macération; 2° celles par distillation, avec ou sans macération préliminaire; 3° celles avec des sucs de fruits, l'alcool et le sucre. Celles-ci sont plus naturellement des ratafias, selon l'acception du mot; les premières sont les *liqueurs*, et les secondes s'appellent plus souvent *huiles liquoreuses* et *chrèmes*, non pas *crèmes*. (*Voyez* ci-après.)

Toutes les substances odorantes, agréables, ne sont pas pour cela également susceptibles de faire de bonnes liqueurs; car selon que l'arome est de nature oléagineuse, ou résineuse, ou acide, ou extractive, ou savonneuse, etc., il s'unit plus ou moins bien à l'eau-de-vie, il passe plus ou moins à la distillation, il est plus ou moins accompagné de saveurs qui charment ou déplaisent. Ainsi le *teucrium botrys*, L., et plusieurs autres labiées, ont d'agréables odeurs qu'elles donnent à l'alcool; cependant on en obtient des liqueurs assez mauvaises, tandis que plusieurs ombellifères, d'odeur moins suave, forment des liqueurs délicieuses. C'est qu'en effet il ne suffit pas d'avoir une odeur qui flatte seulement l'odorat, il faut encore une odeur qui réveille aussi dans le goût l'idée de saveur. Les ombellifères présentent des matières alimentaires; les labiées ne nous en donnent point: de là vient que, plus on prendra des végétaux odorans, mais dans les classes qui fournissent des alimens ou des condimens, plus on formera d'agréables ratafias; on flattera à la fois deux sens voluptueux. Et, s'il nous est permis de pousser plus loin la philosophie d'Épicure et d'Aristippe, nous prescrirons de n'employer que les alcools les plus exempts d'odeurs ou de saveurs étrangères, que les substances les mieux choisies, surtout pour les liqueurs fines et les palais délicats. On ne doit point réunir les saveurs ou les odeurs insociables ensemble, comme les acides et les amères, mais bien celles qui sont amies, comme le doux et l'aigrelet, etc.

Les ratafias de sucs de fruits sont de deux sortes: ceux par

---

(1) Ce mot vient peut-être, par corruption, de *rhum*, *tafia*; avec lequel on a fait d'abord ces liqueurs. D'autres auteurs donnent pour origine de ce mot *rata fiat* (*pax*), mots de conclusion de paix à un dîné diplomatique dans lequel on portait des toast avec une liqueur agréable.

simple union avec l'alcool, et ceux par fermentation alcoolique; ces derniers sont ou infusés ou distillés. Quoique l'alcool conserve bien les substances végétales, on doit toujours clarifier les sucs des fruits qu'on y admet; car le principe mucososucré, ne pouvant plus subir la fermentation vineuse, à cause de l'alcool qui l'empêche, resterait toujours en flocons dans la liqueur.

On ne doit jamais employer la chaleur pour les liqueurs non distillées, puisqu'elles perdraient le plus délicat de leurs parfums et seraient trop chargées en principes extractifs. Il y a même des liqueurs exquises qu'il faut préparer par le refroidissement artificiel; on ne fixe pas autrement l'odeur fugace des truffes dans l'alcool. Aucune substance animale ne s'allie avec l'alcool pour former des liqueurs, excepté le musc et l'ambre, etc.

Il y a cependant des ratafias qu'il faut tenir pendant quelque temps dans un lieu tiède, pour que leurs ingrédiens se *fondent*, se *mûrissent* bien, et acquièrent une saveur plus agréable. Tels sont surtout ceux qui contiennent des sucs de fruits.

RATAFIAS SIMPLES PAR INFUSION.

Ratafia d'angélique.

℞. Semences d'angélique.	» kilogr.		4 gramm.
Tiges récentes d'angélique . . . . } āā	»		128
Amandes amères mondées, concassées. }			
Eau-de-vie à 20°.	6		»
Sucre blanc.	1		»

Macérez pendant douze heures; passez et filtrez.

Ratafia d'anis.

℞. Semences d'anis.	» kilogr.	64 gramm.
Eau-de-vie à 20°.	2	»
Sucre blanc	»	300

Macérez pendant douze heures; passez et filtrez. On fait de même celui de *badiane* ou *anis étoilé*.

Huile d'anis.

℞. Alcool à 34°. . . . . . } āā	2 kilogr.	» gramm.
Sirop de sucre. . . . . }		
Semences d'anis.	»	64

Macérez pendant douze heures; passez et filtrez. On peut l'aromatiser encore avec de la teinture de vanille.

Anisette de Bordeaux (1).

℞. Sucre blanc . . . . » kilogr. 300 gramm.
   Huile volatile d'anis . . . » 6 gouttes.
   Eau de rivière . . . . . 2 »
   Alcool à 36°. . . . . . . 1 »

Faites un oléo-saccharum ; dissolvez, filtrez.
L'*eau-de-vie d'Andaye* contient moins de sucre et d'huile volatile d'anis.

Ratafia de café.

℞. Café moka brûlé, concassé . » kilogr. 500 gramm.
   Eau-de-vie à 21°. . . . . 4 »
   Sucre blanc concassé . . . » 600

Macérez pendant huit jours ; filtrez. On peut le distiller.

Ratafia de cassis.

℞. Groseilles noires ou cassis. . . 3 kilogr. » gramm.
   Girofles . . . . » 2
   Cannelle. . . . . » 4
   Eau-de-vie à 22°. . . . . . 9 »
   Sucre. 1 750

Macérez pendant quinze jours ; exprimez et filtrez.

Ratafia de cerises.

℞. Cerises de Montmorency ou à queue
   courte, mondées, écrasées . . } āā 4 kilogr. » gramm.
   Eau-de-vie à 22°. . . . . . . }
   Sucre blanc . . . . » 750

Digérez pendant un mois avec les noyaux écrasés ; ajoutez le sucre ; filtrez.

Ratafia de Grenoble.

℞. Cerises noires des bois, sans queues,
   écrasées, avec leurs noyaux . . 6 kilogr. » gramm.
   Alcool à 24° . . . . 24 »
   Sucre blanc . . . . 6 »

Macérez, exprimez les cerises ; ajoutez le sucre réduit en sirop. La macération est d'un mois. On aromatise, si l'on veut, avec des zestes de citrons. Filtrez.

---

(1) *Autre meilleure anisette de Bordeaux.*

℞. Amandes amères . . . . . } āā 250 gramm.
   Coriandre . . . . }
   Iris de Florence. . . . . 125 gramm.
   Trois-six, ou eau-de-vie à 36° 25 pintes ou litres.
   Eau . . . . 6 litres.
   Pour retirer. . . . . . . 24 litres.
Alors prenez de cet esprit aromatique . . 24 litres.
   Ajoutez sucre . . . . . . 6 kilogr. ℔ xij.
   Eau. . . . . 24 pintes.

Ratafia de chocolat ou de cacao.

℞. Cacao caraque torréfié . . . . . » kilogr. 500 gramm.
    des îles *idem*   . . . .   »   250
    Eau-de-vie à 21°   4   »
    Sucre . . . . »   750
    Alcool de vanille . . . . »   1.

Les cacaos sont torréfiés, mondés, macérés pendant quinze jours ; passez, filtrez, ajoutez la teinture de vanille.

Clairet, Rossolis des six graines.

℞. Semences d'anis.
        de fenouil . . . . . }
        d'aneth . . . . . .   } aa » kilogr. 32 gramm.
        de coriandre. . . . . }
        de carvi. . . . . .   »   53
        de daucus de Crète .   »   32
    Eau-de-vie à 21°.   2   »
    Sucre . . . . »   500

Macérez, filtrez.

Ratafia de coings.

℞. Suc dépuré de coings . . . . 3 kilogr. » gramm.
    Alcool rectifié.   1   500
    Cannelle fine concassée . . »   12
    Coriandre concassée. . . .   »   8
    Girofles concassés . . . .   »   1
    Macis. . . . .   »   2
    Amandes amères . . . . . .   »   16
    Sucre.   1   250

Macérez pendant six jours ; filtrez.

Escubac ou Usquebang.

℞. Safran du Gâtinois . . . . . » kilogr 32 gramm.
    Baies de genièvre . . . . . »   16
    Dattes sans noyaux . . . .   }
    Raisins de Damas . . . . .   } aa »   96
    Jujubes écrasées. . . . . .   »   128
    Anis-vert. . . . .   }
    Coriandre . . . .   } aa »   4
    Cannelle concassée . . . .   »   8
    Macis. . . . .   }
    Girofles . . . .   } aa »   4
    Eau-de-vie à 22°.   6   »
    Sirop de sucre concentré . . 3   »

Macérez ; ajoutez le sirop, passez, tirez à clair.

Ratafia de framboises.

℞. Framboises entières, saines. 4 kilogr. » gramm.
    Alcool à 24 degrés. 2   »
    Sucre blanc . . . . »   380

Macérez, passez avec expression, ajoutez le sucre, filtrez.

Ratafia de genièvre.

℞. Baies sèches de genièvre, entières. » kilogr. 64 gramm.
Eau-de-vie à 21 degrés. . . . . 2 »
Sucre. . . . . » 300

Macérez peu de temps; passez et filtrez.

Ratafia de brou de noix.

℞. Noix récemment nouées, saines,
écrasées. . . . . N° 60.
Eau-de-vie vieille . . . . . . 2 kilogr. » gramm.
Sucre . . . . » 380
Macis . . . . }
Cannelle . . . . } āā » 1
Girofles. . . . . }

Macérez pendant deux à trois mois; exprimez, filtrez; laissez vieillir.

Ratafia de noyaux.

℞. Noyaux de pêches ou d'abricots avec
le bois et l'amande, cassés. . . N° 120.
Eau-de-vie. . . . . 2 kilogr. » gramm.
Sucre. 300

Macérez, coulez et filtrez.

Ratafia d'œillets.

℞. OEuillets rouges mondés, sans
onglets . . . . 2 kilogr. » gramm.
Cannelle fine. . . . . }
Girofles concassés. . . . . . } āā » 1
Eau-de-vie. . . . . 4 »
Sucre. . . . . » 500

Macérez pendant quinze jours, exprimez; ajoutez le sucre et filtrez.

Ratafia à la provençale.

℞. OEillets jaspés, mondés. . . » kilogr. 500 gramm.
Alcool à 21 degrés. . . . 1 »
Sucre. . . . . » 250
Suc de framboises . . . . » 350
Safran . . . . » 1

Macérez pendant huit jours; exprimez et filtrez.

Ratafia d'écorces d'oranges.

℞. Zestes d'oranges amères récentes. » kilogr. 128 gramm.
Vieille eau-de-vie. . . . . . 4 »
Sucre. . . . . » 500

Macérez seulement six heures; passez et filtrez.

Ratafia de fleurs d'orangers.

℞. Fleurs d'oranger mondées. . 1 kilogr. » gramm.
Vieille eau-de-vie. . . . . 4 »
Sucre. . . . . » 750

Macérez seulement six heures, et filtréz.

Huile de vanille.

℞. Alcool à 32 degré. . . . . . . } āā 1 kilogr.
Sirop de sucre. . . . . }
Teinture de vanille. . . . .   Q. s.

Mêlez exactement.

Vespetro.

℞. Semences d'angélique. . . . . » kilogr. 64 gramm.
        de coriandre . . . . »   32
        de fenouil. . . . . »   8
        d'anis vert . . . . ».   8
Limons entiers, compés par tranches.   N° 2
Vieille eau-de-vie. . . . . 2 kilogr.   »
Sucre. . . . . »   500

Macérez pendant huit jours ; passez, filtrez.

Ratafia à la violette.

℞. Racine d'iris de Florence. . . ,   » kilogr. 8 gramm.
Tournesol en pains. . . . . »   32
Alcool à 32 degrés. . . . . } āā 2
Sirop de sucre. . . . . }   »

Macérez, coulez et filtrez; ajoutez le sirop, et mêlez.

Remarques sur ces ratafias.

Il n'est pas nécessaire de multiplier ici les recettes de ces liqueurs, il y a des livres entiers sur cet objet (1), nous dirons seulement que les *ratafias de limons* ou de *cédrat* se peuvent préparer comme celui d'écorce d'oranges ou *curaçao* (2) ; que ceux de *fraises* ou de *groseilles* se font comme celui de framboises ; que le *curaçao ordinaire* (non le blanc qui est distillé) se prépare aussi par infusion, comme la plupart des autres liqueurs de table, qu'on fait avec toutes les substances d'une saveur et d'une odeur suave.

Les précautions générales, pour bien opérer, sont : 1° le choix d'une excellente eau-de-vie de vin.

2° Un bon choix de substances, et une macération proportionnée à leur nature. Plus cette macération se prolonge, plus l'alcool extrait de principes souvent âcres, amers ou désagréables. Il est important surtout de ne macérer que peu d'heures les ingrédiens dont on ne veut extraire que l'arome ou l'huile volatile la plus délicate, comme des fleurs d'oranges,

---

(1) *Voyez* Demachy, et l'*Art du liquoriste-distillateur*, la *Chime du goût et de l'odorat*, revue par M. Bouillon-Lagrange, etc.

(2) L'on donne au curaçao (dit cuirasseau de Hollande) la faculté qu'il a de rougir en le délayant dans beaucoup d'eau, au moyen du bois d'Inde, teinture qui ajoute une nuance à cette liqueur.

des écorces de citrons, des tiges d'angélique, etc.; car elles fournissent des principes amers. L'*insolation* ou l'exposition au soleil ne peut convenir que pour les ratafias de sucs de fruits peu odorans, comme ceux de groseilles, de cassis, de cerises, de coings, ou pour celui de cacao. Mais, dans aucun cas, l'infusion par la chaleur n'est convenable parce que le plus délicat se dissipe.

3° Le sucre ou les sirops ne doivent s'ajouter qu'à la fin de la préparation (excepté pour l'anisette de Bordeaux qui est formée par un *oléo-saccharum*); car le sucre diminue la capacité de l'alcool pour dissoudre les substances végétales.

Les ratafias avec les sucs de fruits se perfectionnent et se mûrissent mieux avec le temps; jusque-là qu'ils prennent le caractère de vins liquoreux, comme le cassis qui se rapproche du vin de Rota, les ratafias de cerises, de framboises, etc. Celui de brou de noix devient très-bon après deux ans de garde, et son amertume particulière prend du moelleux. Ces ratafias ne demandent pas à être conservés dans un lieu trop froid, ils s'y perfectionnent plus lentement qu'en un lieu de moyenne température. C'est le contraire pour les ratafias odorans; et on donne même à ceux-ci la saveur et la vétusté en les plongeant dans la glace.

On peut préparer plusieurs ratafias de fruits avec un beau sirop de raisin, doux et bien fait.

Eau cordiale de Colladon.

On distille au bain-marie de l'eau-de-vie dans laquelle on a fait macérer plusieurs zestes de citrons. A cet esprit de citron, l'on ajoute quelques gouttes de teinture d'ambre gris et de musc : on édulcore avec un sirop de sucre très-pur. Quelquefois on colore en rose avec la teinture de cochenille. Le grand agrément de cette liqueur consiste dans la juste proportion des substances. Il faut aussi laisser vieillir cette liqueur pendant trois à quatre ans.

Cette liqueur de table est très-agréable.

Ce qu'on appelle *huile liquoreuse de fleurs d'oranges, huile de noyaux, d'anis, chrème de café, huile de genièvre*, etc., sont les infusions alcooliques de fleurs d'oranges, ou de noyaux, ou de café, ou de genièvre qu'on a distillés, et que l'on unit avec un poids égal de sirop de sucre blanc. L'on obtient ainsi des liqueurs délicates, qui filent comme l'huile quand on les verse. Ces alcools distillés portent d'ordinaire 34°, et ne sont adoucis que par le sirop. Il faut les distiller avec précaution au bain-marie, pour éviter l'empyreume. (*Voyez* aux Ratafias par distillation.)

Plusieurs liqueurs servent aussi en médecine. Le brou de noix est un excellent stomachique; l'anisette, l'angélique, le vespétro, le rossolis de six graines, sont des carminatifs utiles contre les coliques venteuses. L'escubac (*usquebang*, nom indien) est pectoral, doux, emménagogue. La fleur d'oranges, les ratafias de vanille, de cacao, d'œillets, de framboises, etc., sont de bons cordiaux; ceux de genièvre, de cassis, de café, favorisent la digestion.

Le mot *rossolis*, que portent plusieurs ratafias, signifie rosée du soleil, nom emphatique. La *fenouillette* de l'île de Rhé se prépare comme l'anisette, mais avec les semences et la plante de fenouil.

Quelques personnes ajoutent à l'*eau de noyau* du suc d'abricots ou de raisins muscats, pour lui donner meilleur goût, et affaiblir son alcool.

Liqueur éléphantine ou ratafia de benjoin.

℞. Benjoin concassé.............. 64 gramm. ℥ ij.
Eau bouillante................. 750 gramm. ℔ j ß.
Alcool à 24 degrés............. 1 kilogr. ℔ ij.

Passez, faites y dissoudre :

Sucre blanc.................. 750 gramm. ℔ j ß.

C'est une liqueur balsamique, contenant, en dissolution, de l'acide benzoïque et un peu de résine odorante, ce qui la rend légèrement trouble; car on ne la filtre pas. Elle est un agréable stomachique.

On l'appelait *urine d'éléphant*, nom dégoûtant et abandonné. On sait que l'urine des quadrupèdes herbivores contient beaucoup d'acide hippurique, d'odeur peu agréable, que l'on exploite même aujourd'hui, et il se vend dans le commerce, mêlé aux fleurs de benjoin véritables, qui sont plus suaves. On extrait ce benjoin faux des urines des bœufs et des chevaux; il est toujours un peu jaunâtre. On le sublime sur de la chaux.

Les ratafias de *baume de Tolu et du Pérou* se préparent comme le précédent; ils ont les mêmes qualités et se servent aussi sur les tables.

Ratafia dit élixir alkermès italien.

℞. Cannelle................ }
Girofles................ } ãã 8 gramm. ℥ ij.
Muscades................   16 gramm. ℥ iv.
Alcool à 32 degrés.........   4000 gramm. ℔ viij.

Faites macérer pendant huit jours ces substances concassées; ensuite faites dissoudre dans :

Eau........................ 4000 gramm. ℔ viij.
Sucre blanc................ 2000 gramm. ℔ iv.

Mêlez les liqueurs, colorez avec le sirop d'alkermès, ou bien avec :

Cochenille................ 4 gramm. ʒ j.
Sulfate d'alumine......... 6 gramm. ʒ j ß.

Filtrez. Cet élixir ou ratafia se prend dans les faiblesses d'estomac, les coliques venteuses. On peut le rendre plus délicat, en distillant le macératum alcoolique, et en augmentant d'un quart la proportion du sucre.

Ratafia antigoutteux des Caraïbes.

℞. Eau-de-vie (ou tafia.)......... 1500 gramm. ℔ iij.

Dans laquelle on dissout :

Résine de gayac............. 64 gramm. ʒ ij.

Ce remède se prend à la dose de demi-once par jour contre la goutte; mais on y joint du sucre pour en faire un ratafia agréable. La résine de gayac avec un peu de bois de gayac donne une légère odeur de vanille à cette solution alcoolique qui blanchit légèrement avec l'eau.

Ratafia du commandeur de Caumartin.

℞. Racines d'arrête-bœuf.......
    de cynorrhodon......
    de guimauve........ } aa 64 gramm. ʒ ij.
    de sceau de Salomon.
    de chardon-Roland..
    de grande consoude.. 32 gramm. ʒ j.
Muscades................... 24 gramm. ʒ vj.
Semences d'anis............ 4 gramm. ʒ j.
Baies de genièvre.......... 32 gramm. ʒ j.
Eau-de-vie................. 5 kilogr. ℔ x.
Sucre en poudre............ 1 kilogr. ℔ ij.

Faites macérer pendant quinze jours toutes ces substances. Exprimez, dissolvez alors le sucre, et filtrez. C'est, dit-on, un bon remède contre la gravelle, la strangurie, la dysurie; la dose est d'une à deux onces, matin et soir, pendant quelques jours. Il n'est point destiné pour l'usage de la table. Nous ne voyons pas que la plupart de ces racines puissent fournir quelque principe utile dans l'alcool. Celles de fraisier et d'asperges donneraient davantage peut être.

DES RATAFIAS FAITS PAR DISTILLATION.

Nous avons dit qu'on distillait plusieurs des infusions des ratafias cités précédemment. Dans cette dernière section, tous les ratafias sont incolores et limpides, à moins qu'on ne les colore exprès. Tous sont plus légers, plus suaves, moins chargés que les précédens ; mais comme leur alcool est aussi plus concentré d'ordinaire, on les unit à une plus grande dose de sucre ou de sirop : de là vient que plusieurs portent le nom d'*huile liquoreuse*, ou de *chrème*, etc. Ce mot vient de χρισμα, *huile*, plutôt que du mot *créme* : le saint-chrème est une huile d'olives ou de palmes, aromatisée par le benjoin.

Les liqueurs des îles, comme celles de la Martinique ou des Barbades, sont toutes distillées et ordinairement incolores. La plupart se préparent avec des aromates tirés des végétaux de ces pays, comme l'écorce de tulipier, le canang aromatique ou poivre d'Ethiopie (*uvaria aromatica*, Lam.), l'avocatier qui sent l'anis, le balsamier de la Jamaïque à odeur de rose, la dodonée à feuilles étroites, qui sentent la reinette, etc., et une foule d'autres que nous ne connaissons pas, mais dont les odeurs suaves les font rechercher en Europe. De plus, le tafia ou rhum qu'on emploie, communique une qualité particulière à ces liqueurs.

Pour que les ratafias distillés prennent une saveur plus agréable et un *gratter* doux, il faut les plonger au bain de glace pendant quelque temps.

Citronnelle, ou eau des Barbades.

℞. Zestes récens d'oranges . 32 gramm. ℥ j.
　　　　　　　　　de citrons. 128 gramm. ℥ iv.
　　Girofles. . . . . 2 gramm. ℈ ß.
　　Coriandre. . . . . . 4 gramm. ℈ j.
　　Alcool à 20°. . . . . 2 kilogr. ℔ iv.

On macère pendant vingt-quatre heures, on distille au bain-marie ; on ajoute au produit un poids égal de sirop de sucre blanc, on mêle et on filtre. . . . .

Chrème des Barbades.

℞. Zestes de trois cédrats .
　　　　　　　de trois oranges. .
　　Cannelle . . . . 128 gramm. ℥ iv.
　　Macis. . . . . 8 gramm. ℈ ij.
　　Girofles. . . . . 4 gramm. ℈ j.
　　Eau-de-vie ou rhum à 21° 9 kilogr. ℔ xviij.

Faites comme pour la précédente : ces liqueurs se ressemblent ; celle-ci est plus odorante. Toutes deux sont limpides et filent un peu comme l'huile, par l'abondance du sucre.

Cédrat (liqueur).

℞. Zestes de douze cédrats.
　　Alcool. . . . . 8 litres. ℔ xvj.

Macérez pendant vingt-quatre heures, distillez au bain-marie. Puis, prenez :

Alcool de cédrat. . . . . . . } a͞a Part. égal.
Sirop de sucre . . . .

Mêlez, filtrez.

Parfait-amour.

C'est la même liqueur que l'on colore en rouge, en y infusant un peu de cochenille concassée.

Extrait d'absinthe de Suisse.

On distille sur

Alcool à 20° . . . . ℔ xxxvj.
Sommités de grande absinthe . . ℔ iv.
   de génépi, ou petite absinthe. ℔ ij.
Racines d'angélique . . . . . } a͞a ℨ iv.
   de calamus aromatique. .
Semences de badiane, anis étoilé. ℨ ij.
Feuilles de dictame de Crète . . ℨ j.

Après avoir fait macérer ces substances pendant huit jours, on tire la moitié de l'alcool par distillation ; l'on ajoute :

Huile volatile d'anis vert. . . ℨ ij.

Cette liqueur amère, dite *absinthe de Suisse*, considérée comme un excellent stomachique, se colore en vert avec le suc exprimé de l'ache des marais, *apium graveolens*, ou des épinards, *spinacia oleracea*, mais la lumière détruit à la longue cette couleur : il vaut mieux composer un vert avec l'indigo et le curcuma. (*Voyez* pag. 454.)

Marasquin de groseilles.

℞. Groseilles bien mûres, écrasées . 5 myriagr. ℔ cij.
Feuilles de cerisier noir......... 8 kilogr. ℔ xvj.

On pile les feuilles qu'on ajoute aux groseilles, on soumet le tout à la fermentation vineuse : lorsqu'il se dégage une odeur de vin, on distille en plaçant dans la cucurbite une grille en bois, qui sépare les rafles de groseilles du fond de l'alambic où elles brûleraient. On rectifie cet alcool. Les acides de la groseille ne montent pas, excepté l'acétique.

℞. Alcool de groseilles rectifié... }
Sucre blanc....................... } a͞a 5 hectogr. ℔ j.
Eau distillée...................... }

Mêlez, filtrez. Le sucre doit se dissoudre à froid. Il faut ôter, par le bain de glace, l'odeur d'empyreume que prend souvent l'alcool de groseilles, ou le rectifier sur le charbon et la craie ; car les pépins de groseilles donnent une huile âcre, désagréable.

Les alcools de prunes, de framboises, de pêches (celui-ci

s'appelle *persicot*), de cerises ou *kirschen-wasser* (c'est-à-dire
eau de cerises), celui de merises qui porte plus particulièrement le nom de *marasquin*, en Dalmatie (des mots *amara
cerasus*, merise, cerise sauvage, noire amère), se font par la
fermentation de ces fruits, écrasés et distillés.

Marasquin de Zara.

℞. Alcool de merises............ 80 gramm.   ℥ ij ß.
　　　de framboises..........   64 hramm.   ℥ ij.
　　　de vin rectifié.......... 250 gramm.   ℥ viij.

Mêlez, ajoutez ensuite :

　　Sucre blanc................ 190 gramm.   ℥ vj.
　　Eau pure................... 750 gramm.   ℔ j ß.

Le sucre se dissout dans l'eau froide, et le tout se mêle aux alcools. Chacun d'eux porte sa saveur particulière fort agréable.
Lorsqu'on fait le *kirschen-wasser*, il faut laisser les noyaux
écrasés, et ajouter même des feuilles de l'arbre pilées dans le
suc du fruit en fermentation, afin de donner à l'alcool qu'on
en tire, une odeur et une saveur d'acide hydrocyanique. Si
l'on ne distille pas au bain-marie, on a un panier d'osier qui,
retenant les portions grossières des fruits, les empêche d'adhérer au fond, et de brûler contre les parois de la curcubite,
en distillant.

Huile de Vénus.

℞. Fleurs de carotte sauvage mondées. 192 gramm.   ℥ vj.
（Alcool rectifié......................   5 kilogr.   ℔ x.

Macérez pendant vingt-quatre heures; distillez, au bain-
marie, à siccité; mêlez le produit à partie égale de sirop de
capillaire, très-chargé de l'odeur de cette plante.

On a fait long-temps un secret de cette liqueur, et plusieurs
liquoristes le conservent encore. Cette recette donne une liqueur agréable. On peut la colorer en rouge, par la cochenille.

Eau divine.

℞. Alcool rectifié..............   4 litres.   ℔ viij.
　Huile volatile de citrons........ ⎫
　　　　　　de bergamotte... ⎬ aā 8 gramm.   ℥ ij.
　Eau de fleurs d'oranges double.   156 gramm.   ℥ v.
　Eau très-pure................   8 litres ou pintes.
　Sucre blanc.................   2 kilogr.   ℔ iv.

Dissolvez les huiles volatiles dans l'alcool, et distillez au
bain-marie, à siccité ; mêlez ce produit à l'eau pure et à celle
de fleurs d'oranges, dans lesquelles on a fait dissoudre à froid
le sucre. Le tout mêlé, est filtré. C'est une agréable liqueur
de table; elle sert aussi comme cordiale, digestive, légèrement
diaphorétique dans les potions.

On pourra consulter la *Chimie du goût et de l'odorat* (édition nouvelle, revue par Bouillon-Lagrange), ou *l'Art du distillateur et marchand de liqueurs*, etc., Paris, 1779, 2 vol. in-8 ; par Daubusson, si l'on désire connaître plusieurs autres recettes de liqueurs, etc.

HYDROLATS.

EAUX ODORANTES TIRÉES PAR DISTILLATION, DES VÉGÉTAUX.

L'objet de la distillation de l'eau sur les plantes, étant d'en extraire les *aromes*, *l'huile volatile* (*voyez* ces articles, p. 35 et suiv.), et les eaux distillées n'agissant que par ces parties des plantes, nous n'avons pas dû séparer leur examen de celui des huiles essentielles.

Actuarius est le premier auteur qui ait fait mention des eaux distillées. Il parle, ainsi que Mésué, des eaux de rose et d'absinthe.

Il est certain que les eaux distillées des plantes odorantes jouissent de propriétés bien décidées, mais on a lieu de douter des vertus des eaux tirées de plantes inodores : la plupart n'ont qu'une saveur absolument insipide, nulle odeur, si ce n'est quelquefois celle d'herbe, c'est pourquoi maintenant on en supprime l'usage. Il y a pourtant quelques distinctions à faire. Toute eau inodore, insipide, n'est pas toujours sans quelque qualité, dont l'effet se marque sur nos organes internes plus délicats. L'eau de *morelle noire,* ou de *pivoine*, etc., paraît presque de l'eau pure au goût, à l'odorat ; cependant elle n'est pas sans quelque action, et celle-ci se marque bien plus lorsqu'on cohobe plusieurs fois cette eau sur de nouvelles plantes. Par ces cohobations très-répétées (trois fois ou même six fois), on parvient à charger l'eau distillée d'une quantité plus sensible d'arome ou d'huile volatile, et à la rendre somnifère, etc.

M. Boullay a remarqué que *l'eau distillée de laitue* (1) avait la singulière propriété de précipiter les solutés aqueux d'opium ou de son extrait. M. Mouchon, de Lyon, a fait des recherches tendant à prouver que les principes actifs de l'opium restent néanmoins en solution.

L'eau de fleurs de petite centaurée prend, selon l'observation de M. Deyeux, une odeur extrêmement vive et piquante

____

(1) On prend 10 kilogr. de laitue cultivée pour 5 kilogr. d'eau : on pile la plante ; on retire autant d'eau au bain-marie qu'on en a mis.

par ce procédé, bien que la fleur n'ait presque aucun parfum
sensible. On peut ainsi concentrer les aromes des plantes inodores. On ne peut pas dire que celles de bluet, de pourpier,
de joubarbe, ne contiennent absolument rien ; au contraire
elles ont un principe mucilagineux assez abondant, qui se décompose bientôt ; la pariétaire tient du soufre ; celle de bourrache cohobée plusieurs fois, se putréfie dans l'espace de
quinze jours. Toutes les eaux distillées simples doivent être
renouvelées chaque année ; mais c'est surtout quand on
les expose à la lumière, et qu'on les bouche trop hermétiquement, qu'elles se gâtent le plus. Il faut donc les tenir dans
l'ombre, en lieu frais, et ne les fermer que par un simple
cornet de papier. Quand elles ont des flocons muqueux, on
doit les passer. Un peu de borax et d'alun peuvent précipiter
sur-le-champ ces flocons et les rendre très-limpides ; mais ce
procédé ne convient pas pour l'usage interne de ces eaux.

Celles de *bourrache* et de *pariétaire*, ou d'autres plantes
mucilagineuses analogues, sont légèrement acides après la distillation, mais peu de jours s'écoulant, elles deviennent bientôt ammoniacales, et verdissent alors le sirop de violettes. Il
faut les renouveler. L'eau distillée de fleurs de bourrache n'a
pas le même inconvénient de se décomposer. Il est vraisemblable que l'eau de fleurs d'oranger, qui vient de Provence, se
garde plus long-temps que toute autre, parce qu'on y ajoute
un peu d'eau-de-vie ; néanmoins, il se pourrait que la forme
des alambics dont on se sert pour la faire, contribuât à la
rendre moins corruptible. En effet, les anciens alambics dont
le chapiteau est séparé de la cucurbite par un col long et
étroit empêchent que, dans le bouillonnement, il ne s'élance,
jusqu'à la rigole du chapiteau, des parties mucilagineuses du
décoctum de la cucurbite.

De plus, tous les principes volatils des végétaux ne s'élèvent
point au même degré de chaleur ; quelques-uns sont plus
adhérens ou mieux combinés ; la texture plus ou moins dense
de la plante, l'eau de végétation, ou les substances mucilagineuses trop abondantes chez plusieurs herbes récentes, empêchent l'ascension de leurs principes volatils. C'est pour cela
qu'il convient de diviser les matières compactes. Ainsi, on râpe
les bois, on concasse les écorces, on brise les tiges, les feuilles, et on fait macérer à froid ces substances, afin que l'eau
les pénètre bien. On ne risque rien de piler les plantes inodores avant de les soumettre à l'alambic ; mais ce procédé
ferait perdre une partie de l'arome aux plantes odorantes ;
cependant les baies de genièvre, de laurier, etc., fournis-

sent plus d'huile volatile étant concassées, qu'étant entières.

Il serait inutile de distiller les plantes inodores au bain-marie; il vaut mieux les traiter à l'eau bouillante dans la cucurbite : il en est de même des plantes aqueuses et mucilagineuses. D'ailleurs on admet alors une plus grande proportion d'herbes et moins d'eau que pour les distillations des végétaux aromatiques. Ainsi les eaux distillées de fleurs de petite centaurée, de nénuphar, de pivoine, de coquelicot, etc., seront tirées à moitié, de vingt livres d'eau, par exemple, sur cinq livres de ces fleurs. Lorsqu'on veut distiller des plantes très-aqueuses, d'odeur fugace, comme les liliacées, les iris, les narcisses, on les place même sans eau, dans le bain-marie, et on distille à siccité ; leur eau de végétation suffit et une plus haute chaleur détruirait leur arome qui est de peu de durée. On peut tirer de même les eaux essentielles des fruits succulens.

L'expérience fait voir aussi que des plantes labiées, comme l'origan, le serpolet, ou des ombellifères et plusieurs autres, fournissent une plus grande abondance d'huile volatile et d'eaux odorantes, lorsqu'on les prend sèches plutôt que fraîches ; les eaux de fleurs de sureau, de muguet, de tilleul, se conservent aussi beaucoup mieux, et sont plus suaves alors; mais il n'en est pas de même de toutes les plantes, car quelques-unes perdent leur arome, ou du moins une partie, par la dessiccation. Les écorces d'oranges, de citrons, de cédrats récentes, rendent plus d'huile volatile qu'étant sèches ; celles-ci donnent plutôt des eaux très-aromatiques ; de même la rhue, la menthe aquatique, qui, étant fraîches, fournissent abondamment des eaux odorantes, donnent peu d'huile volatile, ou presque rien après leur dessiccation. Les liliacées perdent tout en se desséchant. Bucholz soupçonne que leur huile volatile se transforme en mucilage, et se putréfie dans les eaux distillées.

L'*eau de menthe poivrée* s'obtient avec 5 kilogr. de sommités fleuries et 20 kilogr. d'eau pour en retirer 10 kilogr.

Il faut délayer dans une suffisante quantité d'eau, les plantes mucilagineuses qui s'attacheraient à l'alambic et, en brûlant, communiqueraient de l'empyreume à l'eau distillée. On doit éviter surtout que la matière, trop brusquement échauffée, ne se soulève jusqu'au chapiteau, et ne passe au récipient. Ceci arrive surtout dans la distillation des roses ou autres fleurs, qui, étant plus légères que l'eau, forment à sa surface une couche épaisse, un *chapeau* plus ou moins dense, et que les vapeurs soulèvent au lieu de la traverser. Quant cet accident arrive, il faut promptement nettoyer l'intérieur du chapiteau, et refaire la distillation en ménageant mieux le feu, surtout dans le commencement. On ne doit, du reste, jamais emplir la cucurbite plus des deux tiers. Lorsque les plantes doivent dégager d'abord beaucoup de gaz, comme les plantes labiées, il ne faut pas luter trop exactement les jointures, mais laisser quelque issue à l'air; on lute davantage pour les plantes peu odorantes, afin de moins perdre.

La proportion de l'eau varie selon la texture du végétal; il en faut davantage pour les substances denses; les labiées en exigent peu, ainsi que d'autres plantes légères. Ainsi les sommités d'hyssope, de mélisse, de lavande, de sauge, de thym, de menthe simple et poivrée, de scordium, etc., n'en exigent pas plus que celles de fenouil, de tanaisie, de matricaire, de véronique, etc. On met d'ordinaire vingt parties d'eau sur cinq de fleurs. On ne doit guère extraire que la moitié de l'eau, pour ne pas brûler le résidu. Les premiers produits sont fort suaves et laiteux, quand on distille des herbes très-aromatiques; ils contiennent la portion la plus légère, la plus éthérée de l'huile volatile. Les seconds produits fournissent un liquide très-odorant doublement chargé (eau de fleurs d'oranges double, de roses double, etc.), et la plus grande partie de l'huile volatile qui le surnage : ce qu'on retire au-delà, n'est plus que de l'eau moins odorante, et qui commence à sentir l'empyreume. Quant aux semences d'ombellifères, telles que coriandre, anis, fenouil, angélique, persil, carvi et aux baies de genièvre, il suffit de mettre deux parties de ces semences ou baies, et quinze parties d'eau, pour en tirer quatre par distillation.

L'eau distillée de cannelle (1), ou de cascarille, de sassafras, de girofles, de bois de roses, se fait avec deux parties de la substance, seize parties d'eau, dont on retire la moitié.

L'huile volatile de cannelle dépose des cristaux d'acide benzoïque; celle de menthe poivrée contient une matière cristalline qui est sans doute la matière grasse nommée *stéaropton*; celui qui se trouve dans l'huile volatile de sauge est analogue à celui de l'huile volatile de persil.

Ces *stéaropton* cristallisent en lamelles nacrées et se rapprochent de la nature du camphre.

Hoffmann recommandait de faire dissoudre dans l'eau à distiller, du sel marin, afin que la plus grande densité de cette eau lui permît de s'échauffer beaucoup, et de réagir avec plus de force sur le végétal. Cette pratique n'offre ce-

---

(1) L'eau de cannelle de Chine a une odeur qui rappelle celle de la punaise et une saveur peu agréable. La cannelle de Ceylan donne une eau bien plus suave.

pendant aucun résultat plus avantageux qu'à l'ordinaire, et l'action de l'hydrochlorate de soude, quoique sel neutre, paraît nuire plutôt qu'aider. Le végétal peut contenir souvent d'autres sels capables d'opérer des décompositions. Si l'on voulait toutefois conserver des *fleurs d'orangers* pour les distiller long-temps après au besoin, on pourrait les imprégner de sel marin, comme les chairs qu'on garde dans la saumure. En pilant, par exemple, des roses avec du sel blanc, sans eau, on forme une pâte odorante qui se garde, sans altération, jusqu'en hiver; il suffit de la délayer dans de l'eau pour la distiller; on obtient alors une eau de roses plus suave qu'avec des roses sèches. Hilaire Rouelle recommandait ce procédé pour les autres fleurs aussi; car il est certain que même la couleur bleue des violettes, de l'iris, etc., se conserve par ce moyen, et reste également sensible à l'action des acides et des alcalis. On ne doit employer ce procédé que pour les végétaux qui perdraient de leurs propriétés par la dessiccation, et pour ceux dont les eaux distillées se conservent mal.

Homberg conseillait à un parfumeur, qui lui disait qu'en distillant cent livres de roses, il n'obtenait pas une once d'huile volatile (ce que Hoffmann et Tackenius confirment), de faire macérer ces roses dans une eau acidulée par un peu d'acide sulfurique, avant de les distiller. Par ce procédé, le parfumeur obtint un tiers de plus d'huile volatile.

Mais il faut alors opérer dans des cucurbites de grès pour plus de sûreté. Le fenouil est dans le même cas. L'eau chargée de sel marin est préférable toutefois à celle chargée d'acide sulfurique.

Le même chimiste découvrit aussi, le premier, le récipient florentin.

En macérant des clous de girofle concassés, dans de l'éther, et en délayant ensuite cet éther dans suffisante quantité d'eau, il se dépose de l'huile volatile de girofle, que l'éther avait séparée du végétal. On obtient, par ce procédé des huiles essentielles de divers végétaux, et même du quinquina, sans recourir à la distillation. Mais ce moyen dispendieux est inusité.

On a remarqué que les eaux distillées des herbes inodores n'étaient point aussi dépourvues de qualités qu'on l'avait pensé. Il 'sélève de ces végétaux des substances qui donnent à leurs eaux des propriétés. Telle est celle de l'eau de potentille ansérine, usitée pour la soie qui sert à faire la gaze. (Deyeux, *Annal. chim.* n° 168.) Telle est l'eau de bourrache distillée avec soin; elle contient, outre de l'acide carbonique, un principe végétal qui désoxyde les substances métalliques, et qui est , selon nous , du gaz hydrogène carburé.

Quant à l'*eau de laitue vireuse*, on rend visible l'huile volatile fétide qu'elle contient, en versant un peu d'alcool rectifié à 37° dans cette eau.

Plus on recohobe les eaux distillées sur de nouveaux végétaux, plus on obtient celles-ci laiteuses, chargées d'huile volatile ; plus on distille en grand, plus la proportion des huiles volatiles est considérable ; plus l'on choisit les herbes, dans les années sèches, et les saisons très-chaudes, dans leur point le plus parfait de vigueur, et plus elles rendent d'huile volatile.

Les fruits doivent être pris dans leur état de maturité, les fleurs avant que la floraison soit trop avancée, les feuilles et sommités avant la floraison, les racines avant la germination.

Chez les labiées, l'huile volatile réside dans les sommités ; chez les ombellifères, dans la racine et la graine surtout ; chez les rosacées, dans le calice et les pétales ; chez les hespéridées, dans l'enveloppe du fruit et la fleur ; chez les laurinées, les crucifères, dans tout le végétal ; chez la benoite, la valériane, dans la racine, etc. (1).

Quoiqu'on pense d'ordinaire que les seules huiles volatiles passent à la distillation, cependant les eaux, même de plusieurs plantes inodores , contiennent évidemment d'autres principes. Au bout de plusieurs mois, il s'y forme des flocons mucilagineux, que plusieurs botanistes croient être des *conferva* étiolées : ces eaux deviennent, ou acidules, ou alcalines, preuve qu'elles recèlent des principes végétaux qui ont passé à la fermentation acide ou putride ; c'est pourquoi elles sentent ou l'aigre ou le croupi. L'odeur de feu qu'elles présentent d'abord annonce qu'elles entraînent un peu d'acide pyroligneux. Pour dissiper cette odeur, on les expose au soleil pendant quelques jours , et seulement couvertes d'un papier. En les plongeant dans un bain de glace, cette odeur disparaît sur-le-champ ; on les conserve à la cave ou en un

---

(1) Les huiles fixes sont de meilleurs excipiens des huiles volatiles que l'eau. Ainsi quand on mêle à une huile fixe une eau chargée d'huile essentielle , cette dernière est facilement reprise par l'huile fixe. Si cette huile n'est pas sensiblement imprégnée d'odeur et de saveur, c'est parce que l'huile volatile s'y trouve bien plus masquée que dans l'eau.

Donc le moyen d'enlever à une eau distillée odorante l'huile volatile qui lui communique cette odeur, consiste à faire agiter cette eau avec une huile fixe inodore, comme celle de ben ou d'olive, etc.

On peut ensuite enlever par l'agitation dans de l'alcool, à cette huile fixe, la partie odorante dont elle s'était chargée ou imprégnée.

lieu frais et obscur, et peu couvertes. Il paraît qu'en ajoutant un peu d'alcool aux odorantes (1/32 environ), elles se conservent très-long-temps sans altération.

Les résidus de la distillation fourniraient des extraits ; mais la longue et forte ébullition qui les a privés de tout arome, et qui a dû altérer leurs principes, ne laisse à ces extraits que très-peu de qualités. On pourrait leur rendre toutefois un peu d'huile essentielle, sur la fin de la concentration.

DISTILLATION DES HUILES VOLATILES.

Lorsqu'on distille des eaux odorantes dans l'intention d'en séparer les huiles volatiles (car le meilleur moyen pour obtenir ces huiles est celui-ci), il faut opérer le plus possible sur de grandes quantités : il y a plus d'avantage. On doit considérer ensuite la nature de l'huile essentielle qu'on veut obtenir. Celle de roses ou des semences des ombellifères se concrétant à une température moyenne, comme celle d'aunée, de benoite, de semences de fenouil et d'anis, il ne faut pas trop refroidir le serpentin, parce qu'elle s'y attacherait. Les fleurs de noyer fournissent aussi une huile volatile blanche, concrète comme le beurre, mais inodore. Les huiles volatiles des bois sont pesantes d'ordinaire ; on en obtient peu par une première distillation ; il faut recohober les produits. Dans toute cohobation, l'on se sert de la première décoction restée dans l'alambic, et de l'eau distillée pour de nouvelles subsances de même nature.

Pour obtenir l'huile volatile de fleurs d'oranger, dite *Neroli*, on distillera dix kilogrammes de ces fleurs avec quinze kilogrammes ou litres d'eau; la liqueur reçue dans le récipient florentin, ou à l'italienne, facilite la séparation de l'huile volatile. On tire de même les huiles essentielles de roses, de menthe poivrée, de thym, de lavande, de sauge, de tanaisie, d'absinthe, de romarin, de basilic, rhue, camomille, sabine, anis, fenouil, baies de genièvre, écorces d'oranges, etc.

En effet, les huiles volatiles des plantes de nos climats sont plus légères que l'eau, et on les recueille dans le récipient dit *à l'italienne*. C'est une carafe de verre qui porte, soudé à son ventre, un tube de verre en forme d'une S. L'extrémité supérieure de ce tube ne s'élève pas autant que la carafe. Lorsque l'eau distille du serpentin dans ce vase, il s'emplit et se vide à mesure par le tube; mais l'huile essentielle qui surnage reste dans le récipient, parce qu'elle est plus élevée que le lieu de la soudure du tube. On n'a besoin que d'un récipient ordinaire pour les huiles plus pesantes que l'eau, comme sont celles des aromates exotiques, celles de cannelle, de girofles, de sassafras, de bois de Rhodes, etc. On doit d'abord faire macérer, pendant douze heures, dix litres d'eau sur cinq kilogrammes de substances, et une livre de sel commun, ou 500 grammes. On obtient par distillation une eau laiteuse qui déposera de l'huile; on recohobe les mêmes eaux (1).

Cette différence de pesanteur spécifique me paraît venir des diverses natures de ces huiles. Celles de nos climats tiennent souvent du camphre; celles des aromates étrangers recèlent de l'acide benzoïque. On tire celles-ci de bois, d'écorces, de fruits solides : les nôtres s'extraient d'herbes de texture légère; le soleil moins ardent de nos contrées n'y concentre pas autant les principes odorans huileux que sous la zône torride ou sous les tropiques. Ce qui le confirme aussi, c'est que nos huiles légères deviennent plus denses, plus pesantes avec le temps, et se rapprochent de la nature des résines. Telles sont surtout les huiles volatiles des labiées. Celles des ombellifères perdent, avec le temps, leur faculté concrescible; elles ne se cristallisent plus. En général, les vieilles huiles volatiles attaquent les bouchons de liége, les papiers de couleur qui les recouvrent; il paraît qu'il s'y forme, comme dans l'essence de térébenthine, un acide volatil succinique ou autre qu'on n'a pas encore bien examiné.

Pour rétablir ces huiles vieilles, qui ont perdu presque tout leur arome à mesure qu'elles se résinifient, il faut les redistiller sur de nouvelles plantes fraîches; par ce procédé on les renouvelle très-bien. D'autres se rectifient seules, au bain-marie, comme celles des écorces de fruits (cédrats, bergamottes, etc.).

Les plantes fraîches donnent pour la plupart des huiles volatiles, plus légères et d'odeur plus fragrante que les sèches. Il faut conserver les huiles volatiles dans un lieu obscur et dans des flacons bien fermés. On sait qu'elles s'épaississent beaucoup en vieillissant, se colorent et perdent de leur odeur.

L'huile essentielle de rhue, de girofle, de carvi, d'orangers et autres, ne contiennent pas du soufre et ne minéralisent pas les métaux, comme le font leurs plantes, ainsi que l'a bien observé M. Planche. Quoique l'huile volatile de moutarde et autres contiennent du soufre, diverses plantes, même les plus inodores, comme la pariétaire, ont du soufre sans

---

(1) M. Cap a retiré une huile volatile par distillation du véliver dans l'eau; elle est limpide, ambrée, légère plus que l'eau, et une autre huile plus pesante, opaque, adhère au fond du récipient; l'hydrolat est laiteux, très-odorant.

huile volatile, et d'autres 'ne huile volatile exempte du soufre qu'elles recèlent.

Les huiles volatiles n'ont pas des couleurs constantes; ainsi l'huile bleue de cajeput contient parfois du cuivre. L'huile de camomille n'est pas toujours bleue (1).

Lorsqu'on distille les plantes à grandes eaux, on obtient des huiles volatiles moins colorées; il en est de même lorsque les plantes sont prises dans une année pluvieuse. Les couleurs des huiles volatiles (comme le vert à celle du persil, le jaune à la lavande, etc.) paraissent dues à un principe colorant du végétal, dissous dans l'huile, mais étranger à sa nature; car on enlève cette couleur par la rectification de l'huile à l'eau bouillante.

Les huiles volatiles en suspension dans l'eau distillée, qu'elles rendent laiteuse, s'en séparent avec le temps. Il paraît qu'elles sont d'abord retenues dans ces eaux par l'intermède d'un peu d'acide acétique, formé pendant l'acte de la distillation. D'ailleurs, les premiers produits huileux sont plus légers, les seconds plus denses, et ne s'élèvent bien que par l'ébullition. C'est aussi pour cela qu'on n'obtient pas toute l'huile volatile des plantes par le bain-marie.

L'huile volatile de térébenthine, dite essence, qu'on se procure abondamment par la distillation des térébenthines, pour l'employer dans la peinture et les arts, contient en poids, carbone 87,6, hydrogène 12,3 sur 190 parties, selon Houtou-Labillardière ; elle se combine à l'acide hydrochlorique à l'état de camphre artificiel, comme on sait.

M. Théod. de Saussure établit que l'huile volatile de citron, par expression , est formée de carbone 96,899 , hydrogène 12,326, et azote 0775. Total 100. Combinée à de l'acide hydrochlorique, elle forme un camphe artificiel comme l'essence de térébenthine, mais plus pesant que l'eau, tandis que la térébenthine en donne un plus léger. Cette huile contient de l'hespéridine.

De la falsification des huiles volatiles, et moyens de la reconnaître.

On falsifie souvent les huiles volatiles pesantes, en les mêlant à des huiles grasses ou fixes, mais on peut les séparer par la distillation, puisque ces huiles fixes ne s'élèvent pas au degré de l'eau bouillante. Leur falsification par de l'alcool , dans la proportion d'un 6ᵉ ou un 8ᵉ, est moins facile à dé-

____

(1) L'acide nitrique colore en rouge plusieurs huiles volatiles, excepté celle d'absinthe, qu'il bleuit.

couvrir si ce n'est par la pesanteur spécifique. Les huiles des *labiées*, qui sont céphaliques, celles des *ombellifères*, qui sont carminatives, sont souvent combinées, même par distillation, avec l'essence de térébenthine rectifiée, et il est impossible de les séparer. Tout au plus on peut reconnaître cette dernière à la ténacité de son odeur, lorsque celle de l'aromate est dissipée. Les huiles volatiles de citrons, de bergamotte, et autres *hespéridées,* s'allongent avec l'esprit-de-vin qui dissout toutes les huiles essentielles, ce qu'il est facile de reconnaître par l'addition de l'eau, qui s'unit à l'alcool et libère l'huile (1).

On doit remarquer que les huiles volatiles des semences ne sont jamais situées qu'à l'extérieur de ces graines, car leur causticité nuirait au germe si elles étaient dans l'intérieur.

Eaux distillées simples.

Jadis on recommandait la distillation du petit-lait, celle de la fiente de vache, comme cosmétique (l'eau s'appelait de *mille fleurs*), celle du frai de grenouilles ou de limaçons comme rafraîchissante ; mais on a reconnu leur inutilité, puisque ces eaux n'élèvent rien ou presque rien avec elles.

A ce sujet, les anciens pharmacologues avaient les idées les plus étranges. Schrœder prescrivait une eau antiépileptique, pour laquelle on distillait le cerveau d'un jeune pendu ; un autre faisait distiller vingt petites hirondelles hachées vivantes ; Batheus prenait de jeunes pies pilées vivantes avec l'excrément d'un paon mâle. Mynsicht distillait du sang de bouc, des yeux de bouc et des noyaux de pêches, pour faire une eau lithontriptique ; un autre prescrivait, contre les convulsions, trois hirondelles, trois corbeaux et trois pies, l'aorte ossifiée d'un cerf ; un autre faisait distiller des mouches avec du miel, contre la surdité, ou pour faire croître les cheveux. On croyait que les animaux vivans fournissaient des esprits particuliers capables d'opérer les plus grandes merveilles. Ces remèdes magiques étaient administrés avec des précautions mystérieuses ; et chez les esprits faibles, dont le nombre est toujours très-grand, même parmi les *esprits forts,* ils opéraient quelquefois par l'empire de la croyance ou de l'imagination.

On ne distille plus aujourd'hui que des substances végétales au degré de chaleur de l'eau bouillante, puisqu'on n'ob-

---

(1) Un morceau de potassium placé dans une huile volatile fait connaître, en se décomposant, si elle contient de l'alcool; selon la remarque de M. Béral. Mais l'essence de térébenthine pure décompose aussi le potassium.

tient qu'une eau insipide des substances animales par ce procédé ; cependant il s'en élève des principes animalisés, puisque ces eaux se putréfient bientôt.

Les eaux de plantes inodores, ou presque inodores, sont recommandées après plusieurs cohobations.

Dans ce cas, les herbes qui paraissent les plus inertes décelent quelque odeur toute particulière, en sorte qu'on peut affirmer qu'aucune plante n'est véritablement sans arome quand on peut concentrer ses principes volatils. Aussi le *Codex* prescrit de recohober deux ou trois fois les eaux de laitue (*lactuca sativa*), de bourrache, de buglosse, de plantain, de pourpier, de quintefeuille ou potentille, de pariétaire, de chardon-bénit, de morelle noire, d'euphraise, etc.

Les feuilles d'armoise, de souci, de véronique, de morelle, de jusquiame, de nicotiane, de scrofulaire, de bugle, euphaise, bétoine et autres labiées peu odorantes, et aussi celles de chélidoine, prennent surtout, par des cohobations répétées, des odeurs et des propriétés reconnues.

Il en sera de même des fleurs de pavots rouges, de pivoine, de fèves, etc., recohobées ; mais nous ne voyons pas que celles de bluet, de tussilage, de nénuphar, etc., puissent retenir quelques principes odorans, suffisamment actifs.

Eau anticalculeuse de Quercetan *ou* Duchesne.

℞. Suc de poireaux............ ⎫
       d'oignon............. ⎬ aa 1 kilogr. ℔ ij.
       de raifort............. ⎭
       de pariétaire......... ⎱ aa 250 gramm. ℔ ß.
       de citron............. ⎰

Laissez digérer ces sucs ensemble ; et lorsqu'ils éprouvent un léger degré de fermentation dans un lieu chaud et un vase clos, de verre, il faut distiller ensuite à une chaleur modérée dans une cucurbite de grès ou de verre, au bain de sable.

Cette eau passe pour très-diurétique ; elle est aussi antiscorbutique et légèrement diaphorétique. On en prend d'une à deux onces dans un véhicule convenable.

On n'essaie pas assez l'usage des eaux tirées des herbes fétides ; celle-ci, par exemple, retient des molécules sulfureuses de ces végétaux ; il n'est pas douteux qu'on n'y trouve des propriétés.

L'ail distillé avec l'eau donne une huile extrêmement âcre, volatile, qui élève des vésicules sur la peau. Son odeur est peu agréable ; mais c'est un médicament très-stimulant, diurétique.

Les plantes dont on extrait des eaux odorantes doivent être plutôt choisies fraîches que sèches; car alors plusieurs ont beaucoup perdu de leur arome ou huile volatile. Ainsi, le romarin, le thym, la sauge, les menthes, la mélisse, la lavande, le basilic, l'origan, parmi les labiées; l'angélique, l'anis, le fenouil, l'aneth, la coriandre, le carvi, le cerfeuil, le persil, l'ache, le cumin, la livèche, etc., parmi les ombellifères; l'absinthe, la tanaisie, les camomilles et matricaires, l'estragon, parmi les synanthérées; le myrte, la sabine, la rhue, les sommités de lentisque, de citronnier, d'oranger, de lauriers, et d'autres végétaux de diverses classes, fournissent, avec leurs eaux très-odorantes, des huiles volatiles.

On met moins d'eau, et on évite avec plus de soin les coups de feu subits, en distillant des fleurs telles que les roses pâles, les roses muscates ou de Damas, celles d'oranger, d'œillets, etc. On fait de même pour les fleurs de camomille et matricaire, le mélilot, le souci, le tussilage et plusieurs labiées. Les calices de roses se distillent avec plus d'eau. La *fleur d'oranger* se doit choisir avant son parfait épanouissement, et lorsqu'elle n'a point encore perdu beaucoup d'arome. On met deux fois son poids d'eau, et on en retire la moitié pour obtenir cette eau *double* (*aqua naphe*) (1). Sur dix livres de fleurs, on jette quarante livres d'eau pour en retirer la moitié par distillation. Il est plus facile de verser de l'eau déjà bouillante, dans la cucurbite, sur ces fleurs, qu'on distille de suite. On peut faire de même pour les eaux de fleurs de tilleul, de sureau, de muguet. Quant aux eaux de roses, il faut mettre le double du poids de ces fleurs, ou 10 livres pour 20 livres d'eau, si l'on veut avoir de l'eau bien odorante, selon le *Codex*.

Lorsque l'on distille les fruits ou baies, l'on a soin de les écraser, comme celles de genièvre et de laurier, etc. Il en est de même des semences d'ombellifères, qu'on fait aussi macérer auparavant. On met cinq à six parties d'eau sur une des écorces de citrons, de cédrats, d'oranges fraîches ou sèches.

On peut distiller sèches les fleurs de roses rouges, de tilleul, de sureau, de camomille romaine, etc. Les eaux se conservent même plus long-temps qu'avec les fleurs fraîches, car elles entraînent moins de principe fermentescible. Cependant l'eau des fleurs fraîches de sureau possède une toute autre odeur que celle faite avec les fleurs sèches, et se conserve

---

(1) L'eau de fleurs d'oranger contient de l'acide acétique, assez souvent.

assez bien ; elle doit avoir des propriétés différentes dans l'une et l'autre méthode.

L'eau de tilleul recohobée sur de nouvelles fleurs de tilleul donne un liquide louche et trouble très-odorant, suave comme l'odeur du baume du Pérou, noir ; il surnage des globules d'huile volatile d'un jaune doré. Cette eau se gâte même en un lieu frais ; et devient épaisse comme une décoction de graine de lin, sans perdre son odeur. Un pharmacien ayant bu de cette eau, ressentit une ivresse joviale, avec disposition au sommeil et une action aphrodisiaque.

L'eau distillée de raifort se prépare avec :

Racines de raifort...........	2 kilogr.	℔ iv.
Eau.......................	10 kilogr.	℔ xx.

On retire 4 kilog. d'eau par distillation. Le même procédé sert pour les eaux de racines d'aunée et de valériane.

Eau des trois noix.

Au temps de la fleur du noyer, on fait une décoction chargée de ses chatons, et l'on y infuse pendant vingt-quatre heures d'autres chatons. L'on distille le tout. Cette première eau se garde jusqu'à l'époque des noix nouées et encore mucilagineuses à l'intérieur. On pile ces noix dans l'eau de la première distillation, et l'on distille de nouveau. Cette seconde eau sert lorsque les cerneaux sont mûrs. On écrase alors les noix entières dans cette eau, et on la distille pour la troisième fois. D'autres se contentent, pour cette dernière opération, de faire macérer les noix dans l'eau pendant vingt-quatre heures, et de filtrer la liqueur, qui se colore en jaune brun. Elle est stomachique, apéritive, très-diaphorétique, depuis une once jusqu'à six. La première eau contient de l'huile volatile concrète. L'extrait de noix est plus actif que cette eau.

Eau distillée d'opium.

℞. Opium choisi, concassé...	100 gramm.	℥ iij ℈ j.
Eau....................	2000 gramm.	℔ iv.

Distillez au bain-marie. Le résidu dans l'alambic, filtré, évaporé, peut donner un extrait d'opium qui, quoique moins estimé que celui fait à froid, ne manque pas de propriétés. Il est fragile étant sec.

L'eau distillée d'opium est d'une odeur vireuse ; on l'emploie à l'extérieur dans des collyres adoucissans ; à l'intérieur, comme narcotique ; mais elle produit des vertiges et même la mort, à haute dose, selon M. Orfila. *Voyez* ci-devant, p. 313.

CONSIDÉRATIONS SUR LES EAUX ESSENTIELLES.

On appelle *eaux essentielles*, celles qu'on tire par la distillation au bain-marie, seulement des végétaux frais, sans l'intermède de l'eau. Celle de leur seule végétation suffit alors. L'on ne peut en extraire que des plantes aqueuses, et ces eaux, essentielles au végétal, sont d'ordinaire fort chargées en principes.

C'est ainsi qu'on tire des feuilles ou des racines de raifort, de cresson, de cochléaria, de passerage, de beccabunga, de berle, de ményanthe, des eaux un peu nébuleuses, plus ou moins âcres et odorantes. Il faut diviser menu ces végétaux, et bien luter les jointures de l'appareil. On pourrait distiller de même les plantes grasses. Le bain-marie de la cucurbite empêche que ces végétaux ne brûlent.

Les eaux essentielles des fleurs sont celles d'orangers, de sureau, de roses, d'œillets, de lis, d'acacia, de jasmin, de muguet, etc.; mais ces fleurs blanches ne donnent que des eaux d'odeur très-fugace, et elles se corrompent bientôt. On ne peut guère tirer que le tiers du poids des fleurs en eau essentielle; et on doit les prendre très-récentes.

Les eaux essentielles des fruits sont les plus agréables de toutes. On doit écraser, par exemple, les framboises, les fraises, les mûres, les baies d'alkékenge, de sureau, de morelle noire, les grappes de groseilles, d'épine-vinette, etc. Les fruits à noyaux s'écrasent avec leurs noyaux, qui fournissent une odeur agréable; comme les pêches, les prunes, les abricots, les cerises : on doit joindre aux cerises noires des feuilles pilées de l'arbre, car elles ont une bonne odeur. On se contente de couper en menus morceaux la chair des melons, citrouilles, concombres, etc. Quelques praticiens ne distillent ces fruits qu'après leur avoir laissé subir en partie la fermentation alcoolique, mais ils perdent alors de leur odeur.

On doit conserver toutes les eaux distillées dans des vases de verre, ou des cruches de grès ou de faïence, à la cave, ou dans un endroit frais, à l'abri de la lumière et de la chaleur. Il ne faut pas les boucher trop hermétiquement, mais avec du papier, pour leur laisser perdre quelque odeur empyreumatique, contractée d'abord par l'acte de la distillation.

Des eaux odorantes avec leurs huiles volatiles.

Les eaux tirées des labiées, des ombellifères, des fruits des hespéridées, etc., de nos climats, sont surnagées par des huiles légères; mais lorsqu'on distille les bois de Rhodes, de santal, d'aloès, d'aigle, de cèdre, de mahaleb ou Sainte-Lucie, de sassafras, ou les écorces de cannelle, de cassia-lignéa, de raventsara, de costus blanc, de cascarille, de Winter, on obtient des huiles plus pesantes que l'eau. On doit bien diviser et faire macérer ces substances ligneuses auparavant, et recohober l'eau sur la même matière pour l'épuiser mieux. Les racines d'angélique, de dictame blanc, de valériane, de bétoine, rendent aussi des huiles volatiles moins légères que les autres de notre climat.

L'eau de cannelle orgée est plus aromatique que l'eau distillée simple de cannelle. On la distille dans une décoction d'orge mondé.

On tire de même, une huile volatile, du poivre, des cubèbes, du cardamome et de l'amome, des muscades et macis, du girofle, des baies de genièvre et de laurier; de la pellicule des amandes amères, du laurier-cerisier. Cette dernière, quoique d'une odeur très-agréable, est un poison violent (1), contenant de l'acide hydrocyanique et une huile volatile.

L'eau distillée de feuilles de laurier-cerisier, prunus lauro-cerasus, L., se doit faire en cette proportion, selon le *Codex :*

℞. Feuilles récentes de laurier-cerise. 1 kilogr.
Eau commune................... 2 kilogr.

Tirez, par distillation 500 gramm. (une livre) d'eau distillée, qu'on doit-conserver en un lieu particulier, parce qu'elle est un poison, et on ne doit la délivrer que sur ordonnance du médecin. Sa dose est depuis dix gouttes jusqu'à trente, et même plus.

L'eau distillée d'amandes amères s'obtient en versant 2 kil. d'eau bouillante sur 500 gramm. d'amandes amères pilées, et d'où l'on a extrait l'huile par expression. On sépare 500 gram. d'eau contenant beaucoup d'acide hydrocyanique et une huile volatile. On doit l'administrer avec précaution.

Des expériences de M. Robiquet prouvent que les qualités vénéneuses de cette huile sont dues à un produit azoté, incristallisable, qui n'est pas à l'état d'acide prussique. Il y a dans cette huile un autre principe cristallisable, surtout quand on l'expose à l'action du gaz hydrogène. Ce principe est moins vénéneux que la portion qui reste toujours fluide (2).

Les feuilles de myrte, de cajéput, de laurier, etc., rendent

(1) Le chlore est son contre-poison le plus efficace.
(2) L'huile volatile d'amandes amères a la propriété de se transformer promptement à l'air en acide benzoïque en absorbant de l'oxygène; observa-

beaucoup d'huile aussi. L'huile volatile de romarin donne un seizième de camphre, celle de marjolaine un neuvième, celle de sauge un septième, celle de lavande un quart, selon Proust.

Les propriétés de ces huiles sont comme celles des végétaux qui les ont fournies, mais bien plus actives. Cependant celles du poivre et d'absinthe n'ont pas la saveur de leurs plantes. En effet, ces huiles sont toutes âcres, irritantes, causent des inflammations à la peau, à la gorge, à la langue, échauffent trop ; c'est pourquoi on les tempère par diverses substances. Le meilleur moyen pour les rendre miscibles à l'eau est de les unir au sucre dans la proportion d'un huitième ; comme elles sont pénétrantes, elles s'insinuent entre ses molécules cristallines et s'y divisent fort bien. On doit, le moins possible, les laisser à l'air libre, où leur portion la plus ténue et la plus hydrogénée se dissipe, où elles se colorent, se résinifient et perdent de leur arome.

PESANTEURS SPÉCIFIQUES DE QUELQUES HUILES VOLATILES.

DÉNOMINATION des ESPÈCES.	PESANTEUR spécifique.	POIDS du pouce cube.			POIDS du pied cube.				OBSERVATIONS.
		Onces.	Gros.	Grains.	Livres.	Onces.	Gros.	Grains.	
Huile volatile de térébenthine..........	8 697	»	4	37	60	14	»	37	Plus légères que l'eau.
Térébenthine liquide..	9 910	»	5	10	69	5	7	26	
Huiles volatiles de lavande.......	8 938	»	4	46	62	9	»	32	Plus pesantes que l'eau.
— de girofles......	10 363	»	5	27	72	8	5	18	
— de cannelle.....	10 439	»	5	30	73	1	1	25	
Camphe, huile volatile concrète............	9 887	»	5	9	69	3	2	54	

Les huiles qu'on retire des bois de sassafras, de Rhodes, ont à peu près la pesanteur de celle de cannelle; on n'en obtient guère plus de 2 à 3 gros par livre de ces bois distillés, avec l'eau. Elles ont des odeurs très-suaves. Les sommités de marjolaine, de pouliot, de menthe, de romarin, donnent des huiles volatiles à peu près de même densité que celle de lavande.

---

tion faite par Stange, d'abord. Cette huile d'amandes amères atteste aussi dans elle la présence de l'acide hydrocyanique.

Voir les recherches de MM. Robiquet et Boutron Charlard, *Journal de pharmacie*, tom. XVI, p. 428.

Mais cette huile d'amandes amères purifiée est exempte et d'acide benzoïque et d'acide hydrocyanique, et d'eau selon MM. Wohler et Liebig. On pu-

M. Théod. de Saussure établit que l'huile volatile de lavande contient en poids, carbone 75,5, hydrogène 11,07, oxygène 13,07 et azote 0,36 pour 100 parties. L'huile volatile de romarin contient, selon le même auteur, carbone 82,21, hydrogène 9,42, oxygène 7,73, azote 0,64 pour 100 parties. L'essence concrète de roses, ou beurre, est formée, selon M. de Saussure, de carbone 86,743, hydrogène 14,889; mais l'huile fluide est plus hydrogénée.

La sabine fournit jusqu'à 2 onces par livre, à la distillation de ses sommités, et cette huile pèse à peu près comme l'essence de térébenthine : c'est un violent et dangereux emménagogue; mais on l'emploie utilement en frictions extérieures contre la paralysie, dans les linimens. Le thuya donne à peu près une même huile volatile.

L'huile volatile de carvi, qui est rougeâtre, et celle des autres semences d'ombellifères qui se concrètent aussi facilement, ont à peu près la pesanteur spécifique du camphre; elles sont fort carminatives. Celle de genièvre est jaune, ambrée, âcre, amère, pesante comme celle de sabine. Le calamus aromaticus, la tanaisie, en fournissent fort peu.

Les huiles volatiles de fleurs d'odeurs fugaces de tubéreuse, iris, lis, narcisse, violette, etc., sont fixées sur des huiles limpides inodores, comme celle de ben. *Voyez* p. 480.

Les huiles volatiles font périr les moisissures; elles peuvent absorber beaucoup d'oxygène.

L'essence de menthe cristallisée (importée d'Amérique) et celle d'anis, ont la plus grande analogie avec le camphre, selon M. Dumas. Ce sont des *stéaropton*.

Le genre camphre paraît formé d'oxides de divers carbures d'oxigène ayant des rapports de composition très-simples. Ainsi, carbone 10, hydrogène 10, oxygène 1/2, constituent l'essence de menthe concrète.

C. 10, H. 8, O. 1/2 le camphre ordinaire.
C. 10, H. 4, la naphthaline.
C. 6, H. 5, le naphte.

---

rifie cette huile en l'agitant avec de l'hydrate de chaux et une dissolution de chlorure de fer. Ensuite on sépare cette huile au moyen de la distillation.

Par le contact du gaz oxygène humide ou sec, ou de l'air atmosphérique, cette huile pure se transforme complètement en acide benzoïque cristallin. L'exposition au soleil accélère surtout cette transformation.

Chauffée avec l'hydrate de potasse sans le contact de l'air, cette huile se transforme en benzoate de potasse; il se dégage de l'hydrogène pur. L'eau a été décomposée.

FIN DU TOME PREMIER.